薬事法規・制度・倫理
マニュアル
改訂17版

編 著

亀井美和子　帝京平成大学薬学部 教授
恩田　光子　大阪医科薬科大学薬学部社会薬学・薬局管理学研究室 教授
浦山　隆雄　公益財団法人日本薬剤師研修センター 特別顧問
赤羽根秀宜　JMP法律事務所 弁護士

著 者

赤沢　　学　明治薬科大学公衆衛生・疫学研究室 教授
嶋田　修治　東京理科大学薬学部医薬品評価学研究室 教授
鈴木　勝宏　日本薬科大学薬学部社会薬学分野 教授
田口　真穂　横浜薬科大学レギュラトリーサイエンス研究室 准教授
多根井重晴　日本薬科大学大学院薬学研究科臨床薬学 教授
成川　　衛　北里大学薬学部医薬開発学研究室 教授
渡邉　文之　日本大学薬学部薬学科地域医療薬学研究室 教授

（五十音順）

南山堂

改訂17版の序

　「薬事法規・制度・倫理マニュアル」は，薬事関係法規・制度を包括した解説書として1989年（平成元年）に初版（初版から6版までの書名は「薬事関係法規マニュアル」，7版から9版までの書名は「薬事法規・制度マニュアル」）が発行されて以降，多くの薬学生，薬学関係者から，わかりやすく利便性の高い書籍として利用され，高い評価を得ています．初版発刊当時は，薬事関係法規を体系的にまとめて解説した教材はほとんどなく，法律に初めて触れる薬学生や薬学関係者が薬事関係法規を手軽に学習することは困難でした．薬剤師国家試験のための暗記ではなく，法規・制度への理解を深めるために，また，規制内容を知りたいときにすぐに調べられるような実用性を高めるために，本書はさまざまな工夫がされています．

　本書では，複雑で難解な法律・制度を表形式で解説しています．規制項目ごとに，規制内容，根拠条文，注釈を整理している点は，本書の最大の特徴です．また，法の位置づけや法改正の経緯の解説，規制の内容や関係性を表すチャート図を冒頭に示しています．これらの工夫により，本書は薬事法規・制度を視覚的に理解しやすいものとなっています．

　内容については，薬学教育モデル・コア・カリキュラムの「社会と薬学」全般に加え，薬剤師国家試験出題基準の「法規・制度・倫理」に該当する領域を網羅しています．版を重ねる毎に，法律の改正点だけでなく，学習者の視点に立って工夫を重ねてきたことが，多年にわたり多くの読者に本書を利用していただける理由と考えています．今後も引き続き，知識の習得，薬学領域のコンプライアンス向上に本書を活用していただきたいと願っています．

　最後に，改訂17版の発刊を迎えるにあたり，本書の方針に沿って，必要事項を正確，かつ，わかりやすく執筆いただいた著者の先生方に心より感謝申し上げます．また，出版側としてご尽力をいただいた株式会社南山堂のご担当者の皆様に心より敬意を表します．

2025年3月

編著者

初版の序

　薬学出身者のほとんどは医療機関，薬局，製薬企業などにおいて薬事に関連する職務に携わっているが，これらの職務は他業種と相違し，業務の大部分が安全性面を中心とする法的規制下に置かれている．

　したがって，薬事関係業務に携わる者は，多岐にわたる薬事関係法規を熟知せずには一日たりともその業務の遂行はなし得ない．

　しかしながら，法律の専門家でない薬事関係者にとって法律の規制内容は，法律，政令，省令，告示に跨がる複雑な構成と，独特な表現方法による条文のため，馴じみにくく，かつ難解である．

　本書は，この馴じみにくい法律の規制を薬学生や薬事関係者にも容易に理解できるよう，全ページを表形式で解説した．特に薬学出身者が社会で大きく関与する重要な規制やその用語については色付けをし，また，主要な法律については，個々の規制内容を全体的位置づけが理解できるように，法律ごとに規制の全貌を一表化し，視覚面からの理解の向上に努めるなど独特な編纂を試みた．

　本書に収載した薬事関係法規の範囲は，厚生省が発表した薬剤師国家試験ガイドラインに掲げる関係法律のすべてを網羅した．なお，内容については，薬事関係者の多くが関与する法律は，ほとんどの条文について参考事項を含めて丁寧に解説し，一方，比較的関与の少ない法律はその主要点のみを解説するにとどめた．

　本書の利用が薬学生はもとより広く薬事関係者にとっての座右の書とされ，難解な薬事関係法規の正しい知識の習得と実践に役立つことを期待するものである．

　終わりに，本書の執筆にあたり，幅広い知識と資料の提供など多大な協力をいただいた厚生省手島薬剤管理官に深く感謝の意を表する．

　また編集・校正など出版にあたって献身的なご尽力をいただいた南山堂関係者に厚く御礼申し上げる．

　1989 年 1 月

著　　者

目　　　次

① 薬剤師に関わる法令と倫理規範 ··1

1-1　法と倫理 ··2
1-1-1．薬学出身者の社会での活動と法規制 ·······································2
1-1-2．薬剤師とリーガルマインド ··2
1-1-3．倫理と法的責任 ··2
1-1-4．司法上の適用事例 ··3

1-2　医療人としてのこころ構え ··4
1-2-1．社会の期待と医療行為に関わるこころ構え ····························4
1-2-2．医療の担い手が守るべき倫理規範 ·······································5
1-2-3．医療に関する倫理的問題 ··7

1-3　法の構成 ··8
1-3-1．憲法と法律 ··8
1-3-2．法令の構成 ··8
1-3-3．薬剤師に関わる法律 ··9

② 薬剤師と医薬品等に係る法規範 ··11

2-1　法的責任 ··12
2-1-1．民事的責任 ··12
2-1-2．刑事的責任 ··13
2-1-3．行政的責任 ··13

2-2　製造物責任法（PL 法）··14

2-3　個人情報の保護に関する法律（個人情報保護法）······················16

2-4　薬剤師法 ··18
2-4-1．薬剤師法とは ··18
2-4-2．薬剤師法制定の沿革 ···18
2-4-3．薬剤師の任務 ··18
2-4-4．薬剤師免許 ··19
2-4-5．薬剤師国家試験 ··20
2-4-6．調剤業務と規制 ··21
　　（1）調剤権 ··21
　　（2）調剤応需義務 ··21
　　（3）調剤の場所 ··21
　　（4）処方箋による調剤 ··22

（5）処方箋中の疑義照会 ……………………………………………………………………22

（6）調剤された薬剤の表示 ……………………………………………………………………22

（7）情報の提供及び指導 ………………………………………………………………………23

（8）調剤後の処方箋の取扱い …………………………………………………………………23

（9）調剤録 ………………………………………………………………………………………23

⑽ 薬剤師の氏名等の公表 ……………………………………………………………………23

2-4-7．罰　則 ………………………………………………………………………………24

2-5　医師法，歯科医師法，保健師助産師看護師法，臨床検査技師等に関する法律 …………25

2-5-1．医師法，歯科医師法（薬剤師業務に関係する事項） ……………………………25

2-5-2．保健師助産師看護師法（保助看法）（薬剤師業務に関係する事項） …………26

2-5-3．臨床検査技師等に関する法律（薬剤師業務に関係する事項） …………………28

2-6　医薬品医療機器等法 ………………………………………………………………………30

2-6-1．医薬品医療機器等法とは ……………………………………………………………30

2-6-2．法の目的 …………………………………………………………………………………31

2-6-3．国等に課せられた責務 ………………………………………………………………31

2-6-4．医薬品等の定義 …………………………………………………………………………32

2-6-5．医薬品の分類と取扱い …………………………………………………………………34

（1）行政上・法律上の医薬品の分類 ………………………………………………………34

（2）薬局医薬品 …………………………………………………………………………………35

　① 医療用医薬品 ……………………………………………………………………………35

　② 薬局製造販売医薬品（略称：薬局製剤） ……………………………………………36

（3）要指導医薬品・一般用医薬品 …………………………………………………………36

　① 要指導医薬品 ……………………………………………………………………………37

　② 一般用医薬品 ……………………………………………………………………………40

（4）調剤された薬剤 ……………………………………………………………………………44

（5）調剤業務の流れと法的規制の概要 ……………………………………………………46

2-6-6．薬局 ………………………………………………………………………………………47

（1）薬局の開設 …………………………………………………………………………………47

（2）薬局の管理 …………………………………………………………………………………47

（3）薬局開設者の遵守事項 …………………………………………………………………50

2-6-7．医薬品の販売業 …………………………………………………………………………52

（1）医薬品販売業の許可 ……………………………………………………………………52

（2）店舗販売業 …………………………………………………………………………………53

（3）卸売販売業 …………………………………………………………………………………55

（4）配置販売業 …………………………………………………………………………………56

2-6-8．医薬品の製造販売業 ……………………………………………………………………57

（1）医薬品の製造販売業の許可のしくみ …………………………………………………57

（2）医薬品の製造販売業に関する規制 ……………………………………………………57

2-6-9．医薬品の製造販売承認 …………………………………………………………………59

（1）新薬の研究開発・承認・製造販売後調査のプロセス ………………………………59

（2）医薬品の開発プロセスと関係基準との関係 …………………………………………60

（3）医薬品の製造販売承認のしくみ ………………………………………………………60

vii

目　次

　　⑷　医薬品の製造販売承認に関する規制 ……………………………………………………………61

2-6-10.　治　験 ……………………………………………………………………………………………63

　　⑴　医薬品の治験のしくみ …………………………………………………………………………63

　　⑵　医薬品の治験に関する規制 ……………………………………………………………………63

　　⑶　治験における薬剤師の役割 ……………………………………………………………………65

2-6-11.　医薬品の製造販売後調査 ………………………………………………………………………66

　　⑴　新医薬品の再審査制度 …………………………………………………………………………66

　　⑵　医薬品の再評価制度 ……………………………………………………………………………67

　　⑶　再審査又は再評価における措置 ………………………………………………………………68

　　⑷　副作用・感染症報告制度 ………………………………………………………………………69

　　⑸　新薬の市販直後調査 ……………………………………………………………………………71

　　⑹　注意事項等情報の公表 …………………………………………………………………………71

2-6-12.　医薬品の製造業 ………………………………………………………………………………71

　　⑴　医薬品の製造販売業と製造業の関係 …………………………………………………………72

　　⑵　医薬品の製造業の許可のしくみ ………………………………………………………………72

　　⑶　医薬品の製造業に関する規制 …………………………………………………………………72

　　⑷　医薬品の製造と品質管理 ………………………………………………………………………74

　　⑸　薬局製造販売医薬品の製造業の規制 …………………………………………………………74

2-6-13.　規　範 ……………………………………………………………………………………………74

　　⑴　GLP 基準（医薬品の安全性に関する非臨床試験の実施の基準に関する省令）……………74

　　⑵　GCP 基準（医薬品の臨床試験の実施の基準に関する省令）………………………………75

　　⑶　GMP 基準（医薬品及び医薬部外品の製造管理及び品質管理の基準に関する省令等）…………76

　　⑷　GQP 基準（医薬品，医薬部外品，化粧品及び再生医療等製品の品質管理の基準に関する

　　　　省令）……………………………………………………………………………………………76

　　⑸　GPSP 基準（医薬品の製造販売後の調査及び試験の実施の基準に関する省令）…………77

　　⑹　GVP 基準（医薬品，医薬部外品，化粧品，医療機器及び再生医療等製品の製造販売後安

　　　　全管理の基準に関する省令）…………………………………………………………………77

2-6-14.　医薬品の基準・検定 …………………………………………………………………………78

　　⑴　日本薬局方 ………………………………………………………………………………………78

　　⑵　医薬品の品質基準 ………………………………………………………………………………78

　　⑶　検　定 ……………………………………………………………………………………………78

2-6-15.　医薬品の取扱い ………………………………………………………………………………79

　　⑴　毒薬及び劇薬 ……………………………………………………………………………………79

　　⑵　処方箋医薬品 ……………………………………………………………………………………80

　　⑶　医薬品の封 ………………………………………………………………………………………81

2-6-16.　医薬品の表示等 ………………………………………………………………………………82

　　⑴　医薬品の容器等の記載義務事項 ………………………………………………………………82

　　⑵　一般用医薬品の外箱表示（リスク区分表示と副作用被害救済制度の表示）………………83

　　⑶　記載義務事項の表示の特例 ……………………………………………………………………83

　　⑷　記載禁止事項 ……………………………………………………………………………………84

　　⑸　容器等への符号等の記載及び注意事項等情報の公表 ………………………………………85

2-6-17.　不正表示医薬品，不良医薬品の製造・販売等の禁止規定 ………………………………87

2-6-18. 医薬品等の広告 ……………………………………………………………………88

2-6-19. 医薬部外品に関する規制 …………………………………………………………89

2-6-20. 化粧品に関する規制 ………………………………………………………………91

2-6-21. 体外診断用医薬品に関する規定 …………………………………………………93

　　(1) 体外診断用医薬品の製造販売業及び製造業 …………………………………93

　　(2) 体外診断用医薬品の製造販売規制の概要 ……………………………………93

2-6-22. 医療機器に関する規制 ……………………………………………………………94

　　(1) 医療機器のリスクに応じた分類 ………………………………………………94

　　(2) 医療機器の特性に応じた分類 …………………………………………………94

　　(3) 医療機器の製造販売規制の概要 ………………………………………………95

　　(4) 医療機器の製造販売承認（認証）の審査内容 ………………………………95

　　(5) 医療機器の品質基準の概要 ……………………………………………………96

　　(6) 医療機器の販売業，貸与業及び修理業に関する規定 ………………………96

　　　　① 医療機器の販売業及び貸与業に関する規制の概要 ………………………96

　　　　② 医療機器の修理業に関する規制の概要 ……………………………………96

2-6-23. 再生医療等製品に関する規制 ……………………………………………………97

2-6-24. 生物由来製品での特例 ……………………………………………………………98

2-6-25. 希少疾病用医薬品，希少疾病用医療機器，希少疾病用再生医療等製品 …… 100

2-6-26. 指定薬物の規制 ………………………………………………………………… 101

　　(1) 指定薬物の規制 ……………………………………………………………… 101

　　(2) 指定薬物（抄） ……………………………………………………………… 102

　　(3) 医療等の用途の規定 ………………………………………………………… 102

2-6-27. 薬事監視，行政命令等 ………………………………………………………… 103

　　(1) 薬事監視，行政命令等に関する規定のしくみ …………………………… 103

　　(2) 薬事監視，行政命令等の規定内容 ………………………………………… 103

2-6-28. 罰　　則 ………………………………………………………………………… 106

　　(1) 関係条文の違反の罰則（例示） …………………………………………… 106

2-7　血液供給体制（安全な血液製剤の安定供給の確保等に関する法律） ……… 107

2-8　副作用被害と薬害 …………………………………………………………………… 110

2-8-1. 薬害（医薬品による有害事象） ……………………………………………… 110

2-8-2. 健康被害救済制度 ……………………………………………………………… 111

　　(1) 独立行政法人医薬品医療機器総合機構法（機構法）の沿革と目的 ……… 111

　　(2) 医薬品の副作用救済制度 …………………………………………………… 111

　　(3) 生物由来製品感染等被害救済業務 ………………………………………… 113

　　(4) 医薬品副作用及び生物由来製品を介した感染等の健康被害の救済制度のしくみ ………… 114

　　(5) 機構の承認審査・安全対策・立入検査等の業務 ………………………… 114

2-9　レギュラトリーサイエンス ……………………………………………………… 115

2-10　管理薬に関する規制 ……………………………………………………………… 116

2-10-1. 規制の意義と薬物濫用対策 ………………………………………………… 116

2-10-2. 麻薬及び向精神薬取締法 …………………………………………………… 116

　　(1) 麻薬及び向精神薬取締法の目的 …………………………………………… 116

　　(2) 麻薬とは ……………………………………………………………………… 116

目　次

麻　薬

(3) 規制対象麻薬 ……………………………………………………………………… 117

(4) 規制対象麻薬の作用，中毒症状，主な対象医薬品 ………………………… 118

(5) 麻薬関係用語の定義 ……………………………………………………………… 118

(6) 麻薬取扱者の定義，免許，資格要件，有効期間 …………………………… 119

(7) 麻薬の禁止行為及び制限行為の内容 ………………………………………… 119

　① 禁止行為 …………………………………………………………………………… 119

　② 制限行為 …………………………………………………………………………… 120

　③ その他の取扱いの内容 ………………………………………………………… 121

向精神薬

(8) 規制対象向精神薬 ………………………………………………………………… 122

(9) 規制対象向精神薬の作用，中毒症状，主な対象医薬品 ………………… 123

(10) 向精神薬関連用語の定義 ……………………………………………………… 123

(11) 向精神薬取扱者の定義，免許，有効期間 …………………………………… 123

(12) 向精神薬の規制の内容 ………………………………………………………… 124

(13) 向精神薬業務に関する記録 …………………………………………………… 125

(14) 向精神薬の種別による輸入・輸出の取扱い ……………………………… 125

麻薬向精神薬原料等

(15) 麻薬原料植物とその取扱い …………………………………………………… 126

(16) 麻薬向精神薬原料 ……………………………………………………………… 126

(17) 麻薬向精神薬原料の取扱い …………………………………………………… 127

2 -10- 3 . 覚醒剤取締法 ………………………………………………………………… 127

(1) 覚醒剤取締法の目的 …………………………………………………………… 127

(2) 覚醒剤取締法の規制対象薬物名，作用，中毒症状，主な対象医薬品 …… 128

覚醒剤

(3) 覚醒剤を取扱うことができる者の定義，指定，資格要件，有効期間 …… 129

(4) 覚醒剤の規制内容 ……………………………………………………………… 129

覚醒剤原料

(5) 覚醒剤原料を取扱うことができる者の定義，指定，資格要件，有効期間 …… 130

(6) 覚醒剤原料の規制内容 ………………………………………………………… 131

2 -10- 4 . あへん法 ……………………………………………………………………… 132

(1) あへん法の目的 ………………………………………………………………… 132

(2) あへんの独占権 ………………………………………………………………… 132

(3) あへん法関連用語の定義 ……………………………………………………… 132

(4) あへん法の禁止規定 …………………………………………………………… 132

(5) けしの栽培 ……………………………………………………………………… 132

2 -10- 5 . 大麻草の栽培の規制に関する法律 …………………………………… 133

(1) 大麻草の栽培の規制に関する法律の目的 ………………………………… 133

(2) 大麻草栽培規制法の規制対象の定義 ……………………………………… 133

(3) 大麻草栽培規制法関連用語の定義 ………………………………………… 133

(4) 大麻草栽培規制法の規制内容 ……………………………………………… 133

2 -11　毒物及び劇物取締法 ……………………………………………………… 134

2-11- 1．法の沿革 ··· 134

2-11- 2．法の目的 ··· 134

2-11- 3．毒物・劇物・特定毒物とは（定義，指定，該当品目）························· 135

2-11- 4．毒物劇物の製造・輸入・販売の登録 ··· 135

　　　　⑴ 無登録業者の製造・輸入・販売の禁止 ·· 135

　　　　⑵ 営業の登録と更新の概要 ··· 137

　　　　⑶ 登録事項の内容と変更 ··· 137

　　　　⑷ 毒物劇物営業者の届出義務とその取扱い ·· 137

　　　　⑸ 登録の基準と構造設備基準 ··· 137

2-11- 5．毒物劇物取扱責任者の設置・資格・届出 ··· 138

　　　　⑴ 毒物劇物取扱責任者の設置義務（毒物劇物営業者の場合）············ 138

　　　　⑵ 毒物劇物取扱責任者の届出 ··· 138

2-11- 6．特定毒物に関する規制 ··· 139

　　　　⑴ 特定毒物の定義と対象物 ··· 139

　　　　⑵ 特定毒物に対する規制 ··· 139

　　　　⑶ 特定毒物の使用者と用途の規制 ·· 139

　　　　⑷ 特定毒物に対する技術上の基準 ·· 140

2-11- 7．特定毒物研究者とその規制 ·· 140

2-11- 8．毒物劇物の取扱い ··· 140

2-11- 9．事故の際の措置 ·· 141

2-11-10．毒物又は劇物の譲渡手続・交付制限 ··· 141

2-11-11．毒物又は劇物の表示 ··· 141

2-11-12．毒物劇物営業者等による情報の提供 ··· 142

2-11-13．毒物又は劇物の廃棄と回収 ··· 142

2-11-14．運搬についての規制 ··· 142

2-11-15．業務上毒物又は劇物の取扱者に対する規制 ··· 143

2-11-16．特別な規制を受ける毒物劇物とその規制の内容 ··································· 144

　　　　⑴ 興奮，幻覚，麻酔の作用を有する毒物劇物の規制 ························· 144

　　　　⑵ 引火性，発火性，爆発性のある毒物劇物の規制 ····························· 144

　　　　⑶ 一般消費者の生活の用に供される劇物の規制 ································· 145

　　　　⑷ 農業用品に対する着色 ··· 145

2-11-17．行政措置 ·· 145

2-11-18．権限の委任等 ·· 146

2-11-19．毒物及び劇物取締法のまとめ ··· 147

2-12　医療法 ··· 148

2-12- 1．医療法（薬剤師業務に関係する事項）··· 148

2-12- 2．医療安全 ·· 153

　　　　⑴ 医療過誤と薬剤師 ··· 153

　　　　⑵ リスクマネジメントにおける薬剤師の責任と役割 ························· 154

2-13　医療 DX の概要 ·· 155

2-13- 1．医療・介護分野の DX 推進の概要 ·· 155

2-13- 2．医療 DX の施策 ·· 156

xi

目　次

③ 社会保障制度と薬剤経済 ································· 159

3-1 社会保障制度 ··· 160
3-1-1．日本における社会保障制度のしくみ ································· 160
3-1-2．社会保障制度の中での医療保険制度の役割 ····················· 162
3-1-3．医療従事者数 ··· 163
　⑴ 医療従事者の種類と関連法律・従事者数（法律に基づく資格者），福祉的医療業務従事者
　　の種類（法律に基づく資格者および民間の資格者） ····················· 163
3-1-4．医療施設の種類と内訳数 ··· 163
　⑴ 種類別にみた施設数及び病床数 ····································· 163
　⑵ 特定要件を満たした病院の施設数 ··································· 163
　⑶ 健康サポート薬局の届出件数および認定薬局の件数 ················· 163
3-1-5．保健医療統計 ··· 164
　⑴ 国民の健康と医療安全を確保するための根拠となる保健医療統計資料とその利活用の重要性·· 164
　⑵ 保健医療統計資料を取り扱うための基礎知識と応用的解釈 ··········· 165
　⑶ 国内外における保健医療に関する課題の抽出と対応策の提案 ········· 165

3-2 医療保険制度 ··· 166
3-2-1．医療保険制度の成り立ち ··· 166
3-2-2．医療保険制度のしくみ ··· 166
3-2-3．主な医療保険制度の保険者数及び加入者数 ······················· 167
3-2-4．医療制度と医療保険制度の関係 ··································· 168
3-2-5．医療保険給付の内容と支払い方法 ································· 168
3-2-6．医療保険の種類と内容 ··· 169
3-2-7．国民健康保険法 ··· 170
3-2-8．保険外併用療養費制度 ··· 170
3-2-9．国民の福祉健康における医療保険の貢献と問題点 ················· 170
3-2-10．審査・支払い・請求のしくみ ····································· 171
3-2-11．保険医療機関・保険薬局 ··· 171
　⑴ 療養の給付の実施機関 ··· 171
　⑵ 保険医療機関・保険薬局の指定 ····································· 171
　⑶ 保険医・保険薬剤師の登録 ··· 172
3-2-12．療養担当規則 ··· 172
　⑴ 保険医療機関の療養担当 ··· 172
　⑵ 保険医の療養担当 ··· 172
　⑶ 保険薬局の療養担当 ··· 173
　⑷ 保険薬剤師の療養担当 ··· 174
　⑸ 医薬品の適応外使用・未承認薬の取扱い ··························· 174

3-3 高齢者医療制度のしくみ ··· 175
3-3-1．高齢者医療制度の概要 ··· 175
3-3-2．高齢者の医療の確保に関する法律 ································· 176
　⑴ 概　要 ··· 176

xii

⑵　特定健康診査等 ··· 176
　　　⑶　後期高齢者医療制度 ·· 177
3-4　公費負担医療の概要 ··· 178
3-5　介護保険制度（介護保険法）のしくみ ··· 179
　　3-5-1.　介護保険制度の概要 ·· 179
　　3-5-2.　介護保険制度の内容 ·· 179
　　3-5-3.　介護保険で提供されるサービス ··· 181
　　3-5-4.　介護保険制度の給付の認定 ··· 182
　　3-5-5.　介護保険制度の費用の請求 ··· 183
3-6　診療報酬，調剤報酬，介護報酬のしくみ ··· 184
　　3-6-1.　診療報酬，調剤報酬のしくみ ··· 184
　　3-6-2.　医科診療報酬（保険医療機関） ··· 184
　　3-6-3.　調剤報酬（保険薬局） ·· 184
　　3-6-4.　介護報酬のしくみ ·· 185
3-7　薬価基準制度 ··· 186
3-8　医薬品と医療の経済性 ··· 188
　　3-8-1.　医薬品流通のしくみ ·· 188
　　3-8-2.　卸売販売業者の機能と役割 ··· 189
　　3-8-3.　独占禁止法，景品表示法・公正競争規約 ······································· 189
　　3-8-4.　医療用医薬品の流通改善に関する懇談会 ······································· 190
　　3-8-5.　国民医療費 ··· 191
　　　⑴　国民医療費の範囲 ·· 191
　　　⑵　国民医療費の推移 ·· 192
　　3-8-6.　国民医療費の内訳 ·· 193
　　3-8-7.　薬局調剤医療費 ··· 194
　　3-8-8.　薬剤料の比率 ··· 195
　　3-8-9.　後発医薬品（ジェネリック医薬品） ······································· 196
　　3-8-10.　医薬品生産金額 ·· 197
　　3-8-11.　薬物治療の経済評価の意義，評価手法 ······································· 198

④　地域における薬局と薬剤師 ··· 201

4-1　地域の医薬品提供体制 ··· 202
　　4-1-1.　医薬分業の概要と動向 ·· 202
4-2　地域薬局，薬剤師の役割 ··· 205
　　4-2-1.　調　剤 ··· 205
　　4-2-2.　医薬品の情報提供 ·· 206
　　4-2-3.　地域医療活動 ··· 207
　　4-2-4.　各種制度が示す薬局・薬剤師の業務・運営・責務 ····················· 210
　　4-2-5.　学校薬剤師の役割 ·· 212
　　　⑴　学校保健安全法による規制 ··· 212
　　　⑵　医薬品，毒物，劇物並びに保健管理に関する専門的指導 ············· 213

目　次

　　　⑶ 学校薬剤師による保健指導 ……………………………………………………… 214

　4-2-6．在宅医療及び居宅介護における薬局と薬剤師の役割 ……………………… 215

　　　⑴ 薬局における在宅医療・居宅介護の推進と方法 ………………………………… 215

　　　⑵ 在宅医療における薬局・薬剤師の役割 …………………………………………… 217

　　　⑶ 介護における薬剤師の役割 ………………………………………………………… 217

　4-2-7．セルフメディケーションにおける薬剤師の役割 ……………………………… 219

4-3　コミュニケーション …………………………………………………………………… 220

　4-3-1．コミュニケーション ………………………………………………………………… 220

　4-3-2．相手への配慮 …………………………………………………………………………… 221

　　　⑴ 医療従事者に求められる姿勢 ……………………………………………………… 221

　　　⑵ 病気と患者の心理 …………………………………………………………………… 221

　4-3-3．行動科学 ………………………………………………………………………………… 222

　　　⑴ アサーション ………………………………………………………………………… 222

　　　⑵ 認知行動療法 ………………………………………………………………………… 222

　　　⑶ 変化（行動変容）のステージモデル ……………………………………………… 223

　　　⑷ エンパワメント ……………………………………………………………………… 223

索　引 …………………………………………………………………………………………… 225

1

薬剤師に関わる法令と倫理規範

① - 1　法と倫理

① - 2　医療人としてのこころ構え

① - 3　法の構成

① -1 法と倫理

1-1-1 薬学出身者の社会での活動と法規制

薬学を学んだ者は，薬剤師として，あるいは薬学の研究者として医療，創薬，医薬品の供給面において広く活躍する[注1]

しかも，これらの業務は，ほとんどが生命に関連することから，法律の規制下におかれている[注2]

したがって，これらの業務を実行するためには，関係法令・制度の習得と，遵守が必要である

本書に記されている内容，言い換えれば「薬事法規・制度・倫理マニュアル」で学ぶ知識は，まさに，薬学出身者（主として薬剤師）が身につけなければならない知識そのものである

注1）**薬学教育と人材養成**
薬学教育では，病院・薬局の薬剤師，薬学の研究者・教育者，医薬品の製造・流通・開発・情報担当者，薬事衛生行政担当者など幅広い分野で活躍する人材の教育を行っている

注2）**薬剤師業務と規制**
病院・薬局で働く薬剤師の業務は，医薬品医療機器等法，薬剤師法，医療法，健康保険法，刑法等により業務が細部まで規制されている．また，医薬品の開発・製造販売については，医薬品医療機器等法で安全性，有効性，品質を確保するために，数多くの基準・規制が設けられている

1-1-2 薬剤師とリーガルマインド

薬剤師には高い倫理観とともに，高い「法律的素養」を身につけ，薬剤師としての「リーガルマインド」を保持することが求められる
本書は，薬剤師が保持すべき「リーガルマインド」に必要な内容を網羅し解説していることから，本書の習得により，薬剤師としてのリーガルマインドを身につけることができる

1-1-3 倫理と法的責任

項　目	内　容
倫 理 と は	薬学出身者が社会に出て，医療人として，また，医薬品の供給者として欠かせない意識に「リーガルマインド」の高揚がある．その背景にあるのが「医の倫理」，「薬の倫理」，「職能倫理」の存在である 倫理とは，平たく言うと，道義であり，道徳である．この知識こそ薬学出身者が生涯身につけるべき教養である 「広義の倫理」の意味：人として守らなければならない社会のルールや行動規範をいい，職業人としての行動規範，道義，道徳，倫理，法律を含む 「狭義の倫理」の意味：道義，道徳，倫理をまとめて表わす言葉として用いられる 「狭義の倫理」は，遵守するかしないかは個人の良心に依存した自律的な規範であるのに対し，「法律」は，国家が立法という手段により，法的拘束力・強制力を付与した規範であり，違反した場合には罰則が伴う 「広義の倫理」は，上記2つを包含していることから，「倫理は法律よりも広いもの」と理解できる．したがって「法律さえ守ればよい」という認識は，倫理に反する危険があり，医療人には絶対あってはならない 倫理（広義）━━ 倫理（狭義）：自律的な規範（道義，道徳，倫理） 　　　　　　　（立法手続）━━ 法律：法的拘束力・強制力を付与した他律的な規範 図1
法 的 責 任	社会が求める倫理（道義・道徳）のうち，最低限，守らなければならないものを国家が立法という手段を持って法的に拘束力，強制力を持たせたものが法律であり，違反には責任・刑罰が伴う 本書は，医療人として遵守すべき，法律上の責務を事項別に解説したもので，その責務を怠ったときは，行政処分はもとより，刑法，民法上の過失事件として厳しい処罰を受ける．本書は，これらの知識を事項別に解説している．ちなみに，司法上の事例を紹介する（次頁1-1-4参照）
法・律制・規制	薬事関係者を取り巻く法律は，大別すると，薬事関係法規（医薬品医療機器等法，薬剤師法，毒物劇物取締法，覚醒剤取締法等），医事関係法規（医療法，医師法），社会保険関係法規（健康保険法，国民健康保険法等）及び保健衛生法規（食品衛生法，学校保健安全法等）に分けられる これらの法律の規制下に，医薬分業制度，医薬品販売制度，医薬品の製造販売制度及び調剤業務等の法体系が組み立てられている．薬局，販売業者，薬剤師，登録販売者等はこれらの法体系により，大きな独占的権限を得る反面，規制に対する違反行為には厳しい罰則が課せられている．よって，これらの法律の規制を学ぶことは，反面，自らを犯罪から守ることにほかならない

1-1-4 司法上の適用事例

事例1 「使用上の注意事項」に従わなかった場合の過失の判例

（最高裁 平成8年1月23日判決）

医薬品の添付文書等（法第52条）に関し，添付文書に記載された使用上の注意事項に従わず，それによって医療事故が発生した場合には，これに従わなかったことにつき特段の合理的理由がない限り，医師の過失が推定されると判断した判例（この判例は，医師の事例であるが，薬剤師が調剤に際し，添付文書（注意事項等情報）に従わない場合にも同様に判断されよう）

事例2 薬剤師が疑義照会義務を怠った場合の責任

（東京地裁 平成23年2月10日判決）

医師が常用量の5倍量の処方をしたにもかかわらず，薬剤師が疑義照会を行わず，患者が死亡した事案で，医師だけでなく薬剤師にも損害賠償請求を認めた裁判例

1-2 医療人としてのこころ構え

1-2-1 社会の期待と医療行為に関わるこころ構え

項　　目	内　　容	
薬剤師に対する社会の期待	薬剤師に対する社会の評価（患者や家族・地域住民・医療や介護に従事する他職種，行政担当者などからの評価）は，「よくやってくれる」「信頼できる」「安心して任せられる」，といった肯定的なものと，「何をしているのかよくわからない」「信頼できない」「役割が明確でない」，といった否定的なものが混在している 薬剤師は，医療専門職としての倫理観を持ち，関係職種と連携しながら薬物治療の安全性確保や薬物療法の個別化，最適化という本質的な役割，セルフメディケーションの支援や慢性疾患の管理，在宅医療への参画などの役割を担うことによって，社会のニーズに応えることができる	
医療の担い手が守るべき倫理	医療人は，常に，患者の立場に立って職責を果たし，患者から信頼される者でなければならない．この医療の担い手として果たすべき責務，規範は，医療法第1条の4第1, 2項[注1)]に明確に記されている．この規範はすべての医療従事者に当てはまるものであり，薬剤師も当然この規範にて律せられる．また，薬剤師として守るべき倫理については，「薬剤師行動規範」が日本薬剤師会によって制定されている	注1) 医療法第1条の4第1項：医療の担い手は，医療提供の理念に基づき，医療を受ける者に対し，良質，かつ，適切な医療を行うよう努めなければならない 同第2項：医療の担い手は，医療を提供するに当たり，適切な説明を行い，医療を受ける者の理解を得るよう努めなければならない
患者の知る権利と自己決定権（インフォームド・コンセント）	医療行為は，患者への身体的・精神的侵襲行為であり，患者の同意がない場合には不法行為を構成し，損害賠償責任を問われる可能性がある．したがって，どのような医療行為を受けるか否かを決定する権利は患者の権利であり，医師の権利でない．インフォームド・コンセントはこのような患者の「自己決定権」と患者が受けるべき医療行為を「知る権利」とが十分保障されていることを前提とする インフォームド・コンセントとは ・インフォームド・コンセント informed consent (IC) は，「その患者に必要な，或いは患者が知りたいすべての情報を公開することを前提とし，それらの内容をわかりやすく説明することと，それらの正確な情報を患者が正しく理解した上で，患者の自由意志に基づいて今後の治療方針を自己決定すること」を含む概念である．すなわち，「説明・理解・納得・自己決定」の概念である ・説明の内容には，病状の説明，進行の予告，推奨する治療方法とその根拠，現在進められている治療の成功率，予後の予測，治療のリスク，他の選択肢などを含んだ情報の提供が望まれている ・「患者の自己決定」には「同意」のみならず，「同意の撤回」や「拒否」もあり得る ・法的根拠として，医療法第1条の4第2項で，「医療の担い手は，医療を提供するに当たり，適切な説明を行い，医療を受ける者の理解を得るよう努めなければならない」と規定している 治験におけるインフォームド・コンセントと守秘義務については 2-6-10 (3), p.65 を参照のこと	
医療事故回避の重要性（ヒヤリ・ハット事例，日本医療機能評価機構，リスクマネージャー）	医療の効率化，医療技術の高度化，新薬の登場等の環境は，一方で医療事故につながる要因ともなっている．一つの医療事故の発生には，その背景に重大には至らなかったものの，「ヒヤリ」としたこと，「ハッと」するような事例（いわゆる「ヒヤリ・ハット事例」）が数多く隠されているとする「ハインリッヒの法則」がある (2-12-2 (1), p.150 参照) この事故を回避するために，「ヒヤリ・ハット事例」を収集し，その分析を通して事故の再発を防止することの重要性・必要性が認識され，国の指導の下に，医療機関内で発生した事故について，「日本医療機能評価機構」へ報告・分析し，全国にフィードバックする事故回避策が平成 16 (2004) 年より全国で実施されている．医薬品について，この事故回避のための安全管理，すなわち，リスクマネージャーとしての役割こそ薬剤師に委ねられている最大の業務である	
自己学習・生涯学習の重要性（薬剤師の生涯教育）	患者に対し常に安全で有効な薬物療法を提供するためには，薬剤師は進歩し続ける医療水準に伍するために生涯にわたる自主的な知識・技能の研鑽が必要である わが国には，生涯学習を支援する団体が日本薬剤師研修センターなど複数あり，日本薬剤師会や日本病院薬剤師会も含めて，各種研修会の実施やその成果等に基づく認定制度を設けている．また，薬学関係の学会で，専門的な薬剤師の認定制度を設けているところもある	
研　究　活　動	医療現場においても，医薬品の創製と供給に直接的・間接的に寄与する研究が行われている	
医薬品の創製と供給	医薬品の治験は，臨床現場で実施される臨床研究の代表的な例であるが，実施に際しては，インフォームド・コンセントの徹底をはじめ，個人情報の保護に関する法律，医薬品医療機器等法におけるGCP省令などの遵守が求められる 一方，薬物治療の有効性や安全性を経時的に調査する薬剤疫学的研究の充実も不可欠である 疫学研究では，多数の研究対象者の心身の状態や周囲の環境，プライバシーに関わる具体的な情報を取り扱い，多くの医療職種が参画することになる．したがって，研究対象者の個人の尊厳と人権を守りつつ，研究実施者がより円滑に研究を行えるよう，国が定めた「疫学研究に関する倫理指針」に精通しておくことが肝要である 臨床の場における疫学研究で当該指針の対象となる事例としては，診断・治療などの医療行為について，当該方法の有効性・安全性を評価するため，診療録等の診療情報を収集・集計して行う観察研究などが挙げられる 当該倫理指針に明記されている研究者等が遵守すべき基本原則は，次の5つである 　①疫学研究の科学的合理性及び倫理的妥当性の確保 　②個人情報の保護 　③インフォームド・コンセントの受領 　④研究成果の公表 　⑤指導者の責務	

1-2-2 医療の担い手が守るべき倫理規範

項　目	内　容
「医の倫理」と その変遷	(1)人命は，何ものにも代え難い貴重なものであることから，「生命倫理」は，すべての倫理の中でも最高位に位する．なかでも「医の倫理」はその中核をなすものである (2)わが国では憲法第13条と第25条に基づき，「医療法」，「医師法」，「健康保険法」等が制定されているが，これらの法律は，すべてこの「医の倫理」を具現化したものである (3)この「医の倫理」は，古くは「ヒポクラテスの誓い」から，今日の「ヘルシンキ宣言」に至るまで医療に携わる者に対し，最大の規範として求められている 〔医の倫理の変遷〕 　「ヒポクラテスの誓い」の基本的考えは，近代になって，「ジュネーブ宣言」（1948年）に継承され，医師にとって患者の健康を第一の関心事とすることを義務づけた自立的な倫理綱領となった．その後，「ヘルシンキ宣言」（1964年）は，人を対象とする医学研究の倫理原則を定めた規範となった．さらに，「リスボン宣言」（1981年）においては，患者の権利として，良質の医療を受ける権利，選択の自由，自己決定権，情報に関する権利，秘密保持に関する権利等の11項目の規範が定められた．これら3つの宣言はすべて世界医師会総会において採択され，「医の倫理」の根幹を形作っている
ヒポクラテスの誓い	紀元前5世紀頃の古代ギリシャの医聖ヒポクラテスが自らの学派に入会する医師に対して，医師の倫理や任務などをギリシャ神に誓わせた言葉で，世界中で多くの医学生が卒業式の場などで朗読してきた また，代表的な言葉として次がある．「患者に対する措置は患者の必要と利益のためにのみ行い，いやしくも，患者に危害を招くような措置は戒めてこれを避けること」また，「患者の秘密に関してその施術の間であろうと，日常においてであろうと論なく堅く守り謹んで口外しないこと」
ジュネーブ宣言	「ヒポクラテスの誓い」を基に，1948年9月にスイスのジュネーブで開かれた世界医師会総会で採択された「医師の倫理」に関する宣言である その内容は，医師の社会的関係という点からみると，医師（個人として）の使命，医師と患者との関係，医師の師弟関係，医師の同僚との関係，医師と権力との関係についての倫理を規定している
ヘルシンキ宣言	1964年にヘルシンキで行われた世界医師会総会で，人体実験を行う場合の倫理規定として「ヘルシンキ宣言」が制定された．その内容は，実験の実施に当たっては，その目的，方法，予想される利益，リスク，それに伴う苦痛などについて，被験者に十分説明し，被験者の自由意志による同意を得る必要があるとするものである．その後内容がさらに発展し，2013年10月，世界医師会（WMA）フォルタレザ総会（ブラジル）で修正されたものが最新版である 「ヒトを対象とする生物医学的研究に携わる医師のための勧告」は，臨床試験を行う場合の国際的倫理規範になっており，医薬品の臨床試験の実施の基準（GCP）の内容は，この理念に準拠したものになっている
リスボン宣言	「患者の権利」と責任に関して，1981年9～10月，ポルトガルのリスボンで開催された世界医師会総会で採択された宣言である 以下の11項目が掲げられている ①良質の医療を受ける権利　⑤法的無能力患者　⑨健康教育を受ける権利 ②選択の自由　⑥患者の意思に反する処置・治療　⑩尊厳性への権利 ③自己決定権　⑦情報に関する権利　⑪宗教的支援を受ける権利 ④意識喪失患者　⑧秘密保持に関する権利

5

1-2

参 考　**薬剤師綱領**（日本薬剤師会）（昭和48年10月制定）

薬剤師綱領

一．薬剤師は国から付託された資格に基づき，医薬品の製造，調剤，供給において，その固有の任務を遂行することにより，医療水準の向上に資することを本領とする．

一．薬剤師は広く薬事衛生をつかさどる専門職としてその職能を発揮し，国民の健康増進に寄与する社会的責務を担う．

一．薬剤師はその業務が人の生命健康にかかわることに深く思いを致し，絶えず薬学，医学の成果を吸収して，人類の福祉に貢献するよう努める．

参 考　**薬剤師行動規範**（日本薬剤師会）
（昭和43年8月薬剤師倫理規定制定，平成9年10月改定，平成30年1月薬剤師行動規範制定）

薬剤師行動規範

薬剤師は，国民の信託により，憲法及び法令に基づき，医療の担い手として，人権の中で最も基本的な生命及び生存に関する権利を守る責務を担っている．この責務の根底には生命への畏敬に基づく倫理が存在し，さらに，医薬品の創製から，供給，適正な使用及びその使用状況の経過観察に至るまでの業務に関わる，確固たる薬（やく）の倫理が求められる．

薬剤師が人々の信頼に応え，保健・医療の向上及び福祉の増進を通じて社会に対する責任を全うするために，薬剤師と国民，医療・介護関係者及び社会との関係を明示し，ここに薬剤師行動規範を制定する．

1．任 務

薬剤師は，個人の生命，尊厳及び権利を尊重し，医薬品の供給その他薬事衛生業務を適切につかさどることによって，公衆衛生の向上及び増進に寄与し，もって人々の健康な生活を確保するものとする．

2．最善努力義務

薬剤師は，常に自らを律し，良心と他者及び社会への愛情をもって保健・医療の向上及び福祉の増進に努め，人々の利益のため職能の最善を尽くす．

3．法令等の遵守

薬剤師は，薬剤師法その他関連法令等を正しく理解するとともに，これらを遵守して職務を遂行する．

4．品位及び信用の維持と向上

薬剤師は，常に品位と信用を維持し，更に高めるように努め，その職務遂行にあたって，これを損なう行為及び信義にもとる行為をしない．

5．守秘義務

薬剤師は，職務上知り得た患者等の情報を適正に管理し，正当な理由なく漏洩し，又は利用してはならない．

6．患者の自己決定権の尊重

薬剤師は，患者の尊厳と自主性に敬意を払うことによって，その知る権利及び自己決定の権利を尊重して，これを支援する．

7．差別の排除

薬剤師は，人種，ジェンダー，職業，地位，思想・信条及び宗教等によって個人を差別せず，職能倫理と科学的根拠に基づき公正に対応する．

8．生涯研鑽

薬剤師は，生涯にわたり知識と技能の水準を維持及び向上するよう研鑽するとともに，先人の業績に敬意を払い，また後進の育成に努める．

9．学術発展への寄与

薬剤師は，研究や職能の実践を通じて，専門的知識，技術及び社会知の創生と進歩に尽くし，薬学の発展に寄与する．

10．職能の基準の継続的な実践と向上

薬剤師は，薬剤師が果たすべき業務の職能基準を科学的原則や社会制度に基づいて定め，実践，管理，教育及び研究等を通じてその向上を図る．

11．多職種間の連携と協働

薬剤師は，広範にわたる業務を担う薬剤師間の相互協調に努めるとともに，他の医療・介護関係者等と連携，協働して社会に貢献する．

12．医薬品の品質，有効性及び安全性等の確保

薬剤師は，医薬品の創製から，供給，適正な使用及びその使用状況の経過観察に至るまで常に医薬品の品質，有効性及び安全性の確保に努め，また医薬品が適正に使用されるよう，患者等に正確かつ十分な情報提供及び指導を行う．

13．医療及び介護提供体制への貢献

薬剤師は，予防，医療及び介護の各局面において，薬剤師の職能を十分に発揮し，地域や社会が求める医療及び介護提供体制の適正な推進に貢献する．

14．国民の主体的な健康管理への支援

薬剤師は，国民が自分自身の健康に責任を持ち，個人の意思又は判断のもとに健康を維持，管理するセルフケアを積極的に支援する．

15．医療資源の公正な配分

薬剤師は，利用可能な医療資源に限りがあることや公正性の原則を常に考慮し，個人及び社会に最良の医療を提供する．

1-2-3 医療に関する倫理的問題

項　　目	内　　容	
人の誕生，成長，加齢，死の意味	人は，配偶子の結合，受精卵の子宮内への着床，脳・中枢神経の原基発生，胎児の心拍動開始，母胎からの出産というプロセスを経て誕生する．どの時点を「生命誕生の起点」とするかは，妊娠中絶や生殖・再生医療研究における受精卵及び ES 細胞の取扱いに係る生命倫理上重要な意味をもつが，統一見解はない．人は誕生後，乳児期，幼児期，学童期，青年期，成人期を経て身体的・精神的な成長を遂げるが，やがて加齢に伴い身体機能が低下し老年期を迎える．老齢になると，病気の発症や近親者の死に直面する頻度が増えるが，それらの体験は，「人生」，「自己の存在」，「死の意味」といった自身の「死生観」について実感をもって考えなおす好機になる （参考：日本薬学会編，ヒューマニズム・薬学入門，東京化学同人，2007）	
死に関する倫理的問題	「死」とは「生命活動が不可逆的に停止する，あるいは停止した状態」を意味するが，人が「死」に至るまでのプロセス，あるいはどの時点（状態）をもって「人の死」を判断するか，などを巡る倫理的な問題が存在する	
	尊厳死	人としての尊厳を保ち，つまり個人の意思や希望が尊重された形で最期を迎えることである．尊厳死を実現するためには，インフォームド・コンセントやリビングウィルなどを通して，日頃から患者，家族，医療者（主に医師）の間で意思疎通を図っておくことが望ましい
	安楽死	助かる見込みがない患者に対し，本人の希望に従い苦痛の少ない方法で意図的に死に至らしめることである．安楽死が法的・倫理的に許容されるか否かについて統一見解は存在せず，日本は安楽死を法的に認めていないが，いくつかの判例の中で安楽死が許容される要件に関して言及されている
	脳　死	脳の機能が不可逆的に停止した状態のことである．従来は心臓が完全に停止したことにより死亡と判断する「心臓死」の考え方が主流であったが，人工呼吸器や臓器移植技術の進歩により，「脳死」を人の死とする考え方が広く認められるようになった
医療の進歩に伴う倫理的問題	遺伝情報の解読が進み，遺伝子検査により将来の疾病発症の可能性を予測することや，遺伝子操作により遺伝子治療や胎児の産み分けなどが可能になった．また，クローン技術や iPS 細胞を用いた人工臓器による再生医療の研究も進んでいる．その一方で，人の尊厳・価値観・死生観，遺伝子や配偶子を操作することの是非，遺伝情報の取扱い，人権保護，医療の範囲，安全性，社会秩序などを含めた倫理・法・社会的課題が山積している．今後，医療関係者には，これらの課題への問題意識を高め，患者や家族の意思や諸環境に配慮できる倫理観が求められる 法的側面からは，再生医療等製品を取り扱う医療関係者に対し，再生医療等製品の有効性，安全性，適正使用のため必要な事項について，当該再生医療等製品の使用対象者に対し適切な説明を行い，同意を得て当該再生医療等製品を使用するよう努力義務が課せられた．また，再生医療等の迅速かつ安全な提供等を図るため，再生医療等を提供しようとする者が講ずべき措置を明らかにすることを目的とした「再生医療等の安全性の確保等に関する法律」（平成 25 年 11 月法律第 85 号）が制定された．	

①-3 法の構成

1-3-1 憲法と法律

項　目	内　　容	備　考
憲法と法律	法規とは，一般的には，法規範一般をさす用語である．憲法はその中でも最高法規と言われ，法律は，国家が国民に対して，権利や自由を制限するものである一方，憲法は国家権力を制限する役割を担っており，憲法に反する法律・命令等は効力を有しない　　　　　　　　　　　　　　　　　　　　　（憲法第98条） また，憲法に基づいて法律等が定められ，法律の制定権限は国会にある（憲法第59条）．医療に関する法律も例外ではない	注1）憲法第13条〔個人の尊重と公共の福祉〕 　すべて国民は，個人として尊重される．生命，自由及び幸福追求に対する国民の権利については，公共の福祉に反しない限り，立法その他の国政の上で，最大の尊重を必要とする 注2）憲法第25条〔生存権・国民生活の社会的進歩向上に努める国の義務〕 1　すべて国民は，健康で文化的な最低限度の生活を営む権利を有する 2　国は，すべての生活部面について，社会福祉，社会保障及び公衆衛生の向上及び増進に努めなければならない
憲法と医療制度	日本国憲法第13条^{注1)}は，国民の生命，自由，幸福追求について，公共の福祉に反しない限りと限定したうえで，国政上最大の尊重を必要とすると規定している．また，憲法第25条^{注2)}は，国民が健康で文化的な生活を営む権利を認めたうえで，社会福祉，社会保障，公衆衛生の向上，増進に努めるという国の責務を定めている．その他憲法では，表現の自由（憲法第21条第1項），職業選択の自由（憲法第22条第1項）等が定められ，わが国の医療制度及び医療保険制度も憲法に基づき制定された制度であり，具体的な法律が，医事関係法規，薬事関係法規，医療保険関係法規である	

1-3-2 法令の構成

項　目		内　　容
法令の構成	法令とは	一般的に，法律（国会で制定する法規範）と命令（国の行政機関が制定する政令，省令，告示等の法規範）を併せて呼ぶときに用いる用語である
	法律とは	日本国憲法の定める手続きに従い，国会の両議院の議決によって成立された法をいう．法律案は，国会議員が発議する（議員立法）ほか，内閣も法律案を提出することができる．国会で議決された法律は天皇が公布する　　　　（憲法第59条）
	政令とは	内閣が制定する命令をいう．政令には憲法又は法律の規定を実施するためのものと，法律の委任に基づいて制定されるものとがある．前者は執行命令，後者は委任命令に属する．政令では法律の委任がなければ，新たな義務を課し，又は権利を制限することはできない．政令は閣議の決定によって成立し，天皇が公布する
	省令とは（規　則）告示とは	各省の大臣が，主管の行政事務について，法律もしくは政令を施行するため，又は法律もしくは政令の委任に基づいて発する命令をいう．前者を執行命令，後者を委任命令という．この命令は各省の場合は省令，内閣府の場合は内閣府令という．このほか，「告示」といって各行政機関が上述の法令に基づいて公式に広く一般に知らせる行為がある．告示は，各大臣又は各庁の長官がその機関の所掌事務について発することができる
	通達とは（通　知）	行政庁が，ある事項を特定の又は不特定多数の人に知らせる行為である．一般的に上級機関が下級機関に対して，法令の解釈等を示すものである 通達は，司法の判断は拘束せず，法令ではないため国民を直ちに拘束するものではないが，実質的に国民を拘束する効力をもつ場合がある
	条約とは	国際法の主体間において，一定の権利義務を当事者間に生じさせるために，書面の形式により，かつ，国際法の規律に従って締結された国際的合意である．平たくいえば，国家と国家の間の約束であり，国家間において守るべき意思の拘束として定めたものである
	条例とは	地方公共団体がその団体に属する事務を処理するため，又は法律の委任に基づいて，その地方公共団体の議会の議決によって定められる法である 地方自治法第14条では地方公共団体は法令に違反しない限りにおいて，その処理する事務に関し条例を制定することができると想定している

1-3-3 薬剤師に関わる法律

法 律 名	概　　　　要
薬 剤 師 法	薬剤師の身分や業務に関する事項を定めた法律 ①総則　②免許　③試験　④業務　⑤罰則　の5章から構成されている
医薬品，医療機器等の品質，有効性及び安全性の確保等に関する法律 （医薬品医療機器等法）	医薬品，医薬部外品，化粧品，医療機器及び再生医療等製品の品質，有効性及び安全性の確保並びにこれらの使用による保健衛生上の危害の発生及び拡大の防止のために必要な規制，指定薬物の規制に関する措置，医療上特にその必要性が高い医薬品，医療機器及び再生医療等製品の研究開発の促進のために必要な措置に関する事項について規制した法律 ①総則　②地方薬事審議会　③薬局　④医薬品，医薬部外品及び化粧品の製造販売業及び製造業　⑤医療機器及び体外診断用医薬品の製造販売業及び製造業等　⑥再生医療等製品の製造販売業及び製造業　⑦医薬品，医療機器及び再生医療等製品の販売業等　⑧医薬品等の基準及び検定　⑨医薬品等の取扱い　⑩医薬品等の広告　⑪医薬品等の安全対策　⑫生物由来製品の特例　⑬監督　⑭医薬品等行政評価・監視委員会　⑮指定薬物の取扱い　⑯希少疾病用医薬品，希少疾病用医療機器及び希少疾病用再生医療等製品の指定等　⑰雑則　⑱罰則　の18章から構成されている
再生医療等の安全性の確保等に関する法律	再生医療等に用いられる再生医療等技術の安全性の確保及び生命倫理への配慮に関する措置，その他の再生医療等を提供しようとする者が講ずべき措置，特定細胞加工物の製造の許可等の制度等に関する事項を定めた法律 ①総則　②再生医療等の提供　③認定再生医療等委員会　④特定細胞加工物の製造　⑤雑則　⑥罰則　の6章から構成されている
医 療 法	医療を受ける者による医療に関する適切な選択を支援するために必要な事項，医療の安全を確保するために必要な事項，病院，診療所及び助産所の開設及び管理に関し必要な事項，これらの施設の整備並びに医療提供施設相互間の機能の分担及び業務の連携を推進するために必要な事項等について規定した法律 ①総則　②医療に関する選択の支援等　③医療の安全の確保　④病院，診療所及び助産所　⑤医療提供体制の確保　⑥医療法人　⑦地域医療連携推進法人　⑧雑則　⑨罰則　の9章から構成されている
医 師 法	医師の身分や業務に関する事項を定めた法律 ①総則　②免許　③試験　④研修　⑤業務　⑥医師試験委員　⑦雑則　⑧罰則　の8章から構成されている
歯 科 医 師 法	歯科医師の身分や業務に関する事項を定めた法律 ①総則　②免許　③試験　④臨床研修　⑤業務　⑥歯科医師試験委員　⑦雑則　⑧罰則　の8章から構成されている
保健師助産師看護師法	保健師，助産師及び看護師の資質の向上に関する事項を規定した法律 ①総則　②免許　③試験　④業務　⑤雑則　⑥罰則　の6章から構成されている
独立行政法人医薬品医療機器総合機構法	独立行政法人医薬品医療機器総合機構の名称，目的，業務の範囲等に関する事項について規定した法律 ①総則　②役員及び職員　③業務等　④財務及び会計　⑤雑則　⑥罰則　の6章から構成されている
臨床研究法	臨床研究の実施の手続，認定臨床研究審査委員会による審査意見業務の適切な実施のための措置，臨床研究に関する資金等の提供に関する情報の公表の制度等について定めた法律 ①総則　②臨床研究の実施　③認定臨床研究審査委員会　④臨床研究に関する資金等の提供　⑤雑則　⑥罰則の6章から構成されている
麻薬及び向精神薬取締法	麻薬及び向精神薬の輸入・輸出，製造，製剤，譲渡し等についての必要な取締り，麻薬中毒者についての必要な医療を行う等の措置等に関する事項について規定した法律 ①総則　②麻薬に関する取締り　③向精神薬に関する取締り　④麻薬向精神薬原料に関する届出等　⑤監督　⑥麻薬中毒者に対する措置等　⑦雑則　⑧罰則　の8章から構成されている
あ へ ん 法	医療及び学術研究の用に供するあへんの供給の適正を図るため，国があへんの輸入，輸出，収納及び売渡を行うこと，けしの栽培並びにあへん及びけしがらの譲渡，譲受，所持等についての必要な取締りに関する事項について規定した法律 ①総則　②禁止　③栽培　④収納及び売渡　⑤管理　⑥監督　⑦雑則　⑧罰則　の8章から構成されている
大麻草の栽培の規制に関する法律 （令和7年6月1日施行）	大麻草の栽培の適正を図るための規制，大麻の濫用による保健衛生上の危害の防止に関する事項について規定した法律 ①総則　②第一種大麻草採取栽培者　③第二種大麻草採取栽培者及び大麻草研究者　④大麻草の種子の取扱い　⑤雑則　⑥罰則　の6章から構成されている
覚醒剤取締法	覚醒剤及び覚醒剤原料の輸入，輸出，所持，製造，譲渡，譲受及び使用に関して必要な取締りに関する事項について規定した法律 ①総則　②指定及び届出　③禁止及び制限　④取扱い　⑤業務に関する記録及び報告　⑥覚醒剤原料に関する指定及び届出，制限及び禁止並びに取扱い　⑦監督　⑧雑則　⑨罰則　の9章から構成されている
安全な血液製剤の安定供給の確保等に関する法律	血液製剤の安全性の向上，安定供給の確保及び適正な使用の推進のために必要な措置，人の血液の利用の適正等，献血者等の保護を図るために必要な規制に関する事項について規定した法律 ①総則　②基本方針等　③採血　④血液製剤の安定供給　⑤雑則　⑥罰則　の6章から構成されている
毒物及び劇物取締法	毒物及び劇物について，保健衛生上の見地から必要な取締りに関する事項について規定した法律 章立てはなく全27条から構成されている
健康保険法	労働者又はその被扶養者の業務災害以外の疾病，負傷，死亡又は出産に関する保険給付に関する事項を規定した法律 ①総則　②保険者　③被保険者　④保険給付　⑤日雇特例被保険者に関する特例　⑥保健事業及び福祉事業　⑦費用の負担　⑧健康保険組合連合会　⑨不服申し立て　⑩雑則　⑪罰則　の11章から構成されている

1-3-3 薬剤師に関わる法律（つづき）

法律名	概　　要
国民健康保険法	国民健康保険事業の健全な運営の確保に関する事項を規定した法律 ①総則　②都道府県及び市町村　③国民健康保険組合　④保険給付　⑤費用の負担　⑥保健事業　⑦国民健康保険運営方針等　⑧国民健康保険団体連合会　⑨診療報酬審査委員会　⑩審査請求　⑪保健事業等に関する援助等　⑫監督　⑬雑則　⑭罰則　の14章から構成されている
高齢者の医療の確保に関する法律	国民の高齢期における適切な医療の確保を図るため，医療費の適正化を推進するための計画の作成及び保険者による健康診査等の実施に関する措置，高齢期の医療について，国民の共同連帯の理念等に基づき，前期高齢者に係る保険者間の費用負担の調整，後期高齢者に対する適切な医療の給付等を行うために必要な制度を設けることに関する事項を規定した法律 ①総則　②医療費適正化の推進　③前期高齢者に係る保険者間の費用負担の調整　④後期高齢者医療制度　⑤社会保険診療報酬支払基金の高齢者医療制度関係業務　⑥国民健康保険団体連合会の高齢者医療関係業務　⑦雑則　⑧罰則　の8章から構成されている
介護保険法	加齢に伴って生ずる心身の変化に起因する疾病等により要介護状態になり，入浴，排せつ，食事等の介護，機能訓練並びに看護及び療養上の管理その他の医療を要する者等について，これらの者が尊厳を保持し，その有する能力に応じ自立した日常生活を営むことができるよう，必要な保健医療サービス及び福祉サービスに係る給付を行うため，国民の共同連帯の理念に基づき介護保険制度を設け，その行う保険給付等に関して必要な事項を規定した法律 ①総則　②被保険者　③介護認定審査会　④保険給付　⑤介護支援専門員並びに事業者及び施設　⑥地域支援事業等　⑦介護保険事業計画　⑧費用等　⑨社会保険診療報酬支払基金の介護保険関係業務　⑩国民健康保険団体連合会の介護保険事業関係業務　⑪介護給付費審査委員会　⑫審査請求　⑬雑則　⑭罰則　の14章から構成されている
個人情報の保護に関する法律	デジタル社会の進展に伴い個人情報の利用が著しく拡大していることにかんがみ，個人情報の適正な取扱いに関し，基本理念及び政府による基本方針の作成その他の個人情報の保護に関する施策の基本となる事項，国及び地方公共団体の責務等，個人情報を取り扱う事業者の遵守すべき義務等，行政機関等の義務等に関する事項を規定した法律 ①総則　②国及び地方公共団体の責務等　③個人情報の保護に関する施策等　④個人情報取扱事業者の義務等　⑤行政機関等の義務等　⑥個人情報保護委員会　⑦雑則　⑧罰則　の8章から構成されている
製造物責任法	製造物の欠陥により人の生命，身体又は財産に係る被害が生じた場合における製造業者等の損害賠償の責任に関する事項を規定した法律 章立てはなく全6条から構成されている
学校保健安全法	学校における保健管理及び安全管理に関し必要な事項を規定した法律 ①総則　②学校保健　③学校安全　④雑則　の4章から構成されている

2

薬剤師と医薬品等に係る法規範

②-1　法的責任

②-2　製造物責任法（PL法）

②-3　個人情報の保護に関する法律（個人情報保護法）

②-4　薬剤師法

②-5　医師法，歯科医師法，保健師助産師看護師法，臨床検査技師等に関する法律

②-6　医薬品医療機器等法

②-7　血液供給体制（安全な血液製剤の安定供給の確保等に関する法律）

②-8　副作用被害と薬害

②-9　レギュラトリーサイエンス

②-10　管理薬に関する規制

②-11　毒物及び劇物取締法

②-12　医療法

②-13　医療DXの概要

2 -1 法的責任

医療関係者にとって重要な法的責任は，以下の3つに大別される
(1) 民事的責任
(2) 刑事的責任
(3) 行政的責任

2-1-1 民事的責任

民法は，私人（国民）相互間の権利義務関係を規律する法律である．私人間での紛争や事件に一般的に適用される法律であり，私法の一般法ともいわれる．医療過誤等においては，加害者である医療機関や医療従事者は，以下に示す不法行為（民法第709条），使用者責任（民法第715条），共同不法行為（民法第719条），債務不履行（民法第415条）等によって責任を問われることとなる

〈法的責任と道義的責任〉
人間社会においては，道徳や倫理を守ることによって社会が成り立っている．この道徳や倫理が社会規範として共通認識となったものが法といえ，法は道徳や倫理の最低規範といわれることもある．法的責任とは，法に違反した場合に罰則や損害賠償責任等の責任を負い強制されることとなる一方，道義的責任は，強制はされないが，社会の規範である道徳や倫理に反していることを意味する

項　目		内　容
民事的責任	不法行為責任	**不法行為による損害賠償** 故意又は過失によって他人の権利又は法律上保護される利益を侵害した者は，これによって生じた損害を賠償する責任を負う （民法第709条）	(1)不法行為の要件：①患者等の利益又は権利侵害の存在　②その侵害行為が行為者の故意又は過失に基づく　③行為者に責任能力がある　④損害が現に発生したこと及び損害額　⑤加害行為と損害発生との間の因果関係 (2)薬剤師の調剤行為に過失があり患者に被害が発生した場合は，不法行為に基づき損害賠償責任を負うことがある (3)過失とは義務違反である．例えば薬剤師は調剤に当たって処方箋の確認義務があり，処方が疑わしい場合には疑義照会をする義務を怠ってはならない　（薬剤師法第24条）
	使用者の責任	**使用者等の責任** (1)ある事業のために他人を使用する者は，被用者がその事業の執行について第三者に加えた損害を賠償する責任を負う．ただし，使用者が被用者の選任及びその事業の監督について相当の注意をしたとき，又は相当の注意をしても損害が生ずべきであったときは，この限りでない (2)使用者に代わって事業を監督する者も，前項の責任を負う (3)前2項の規定は，使用者又は監督者から被用者に対する求償権の行使を妨げない （民法第715条）	(1)他人を使用する者は，被用者が第三者に加えた損害を賠償する責任を負うことがある．たとえば，病院（又は薬局）勤務薬剤師のミスで発生した事故について，開設者が賠償の責任を負うなど (2)医療機関や薬局などは，医療業務遂行についての管理体制を持つわけであり，その意味からは，機関として，不法行為責任又は使用者責任のいずれをも問われ得る
	共同不法行為責任	**共同不法行為者の責任** 数人が共同の不法行為によって他人に損害を加えたときは，各自が連帯してその損害を賠償する責任を負う．共同行為者のうちいずれの者がその損害を加えたかを知ることができないときも，同様とする　（民法第719条第1項）	医師の処方箋の内容不備と薬剤師の注意義務違反が共同して患者に損害を与えた場合は，共同不法行為を問われ，両者が連帯して賠償の責任を負うことがある
	債務不履行責任	**債務不履行による損害賠償** 債務者がその債務の本旨に従った履行をしないとき又は債務の履行が不能であるときは，債権者は，これによって生じた損害の賠償を請求することができる．ただし，その債務の不履行が契約その他の債務の発生原因及び取引上の社会通念に照らして債務者の責めに帰することができない事由によるものであるときは，この限りでない （民法第415条第1項）	(1)債務不履行の要件：①債務の成立　②債務の本旨に従った履行がないこと又は債務の履行が不能であること　③損害の発生及び額　④損害と債務不履行の間に因果関係があること　⑤違法性が存在しないこと　⑥債務者に帰責性がないこと (2)薬局開設者が患者から調剤する業務を受けたにもかかわらず，適切に調剤を行わなかったため，患者に損害を与えた場合には，賠償責任を負うことがある
製造物責任法		民事特別法（2-2, p.14 参照）

12

2-1-2 ▌刑事的責任

刑法は国家の構成者が社会に対して為す違法行為（犯罪行為）と対応する刑事罰を規定する．一般法としての性格から，通常行為者を限定しないが，社会的立場が相応に波及性が大きい場合，特に行為者を規定するものがある（秘密漏示，業務上堕胎など）．また，行政法規では罰則規定に刑法を準用するものがあり，特別刑法（行政刑法）と呼ばれる

項目		内容	注釈
刑事的責任	業務上過失致死傷等	業務上必要な注意を怠り，よって人を死傷させた者は，5年以下の懲役若しくは禁錮又は100万円以下の罰金に処する．重大な過失により人を死傷させた者も，同様とする[注1] （刑法第211条第1項）	注1）薬剤師が調剤業務上の注意義務を怠り，人を死傷に到らしめたりした場合には，この規定により罰せられることがある
	秘密漏示	医師，薬剤師，医薬品販売業者，助産師，弁護士，弁護人，公証人又はこれらの職にあった者が，正当な理由がないのに，その業務上取り扱ったことについて知り得た人の秘密を漏らしたときは，6月以下の懲役又は10万円以下の罰金に処する[注2] （刑法第134条第1項）	注2）「正当な理由」：法により命じられる場合など．「これらの職にあった者」：職務を辞した又は資格を喪失した場合でも義務は継続する．なお，第134条は「親告罪」である
	業務上堕胎及び同致死傷	医師，助産師，薬剤師又は医薬品販売業者が女子の嘱託を受け，又はその承諾を得て堕胎させたときは，3月以上5年以下の懲役に処する．よって女子を死傷させたときは，6月以上7年以下の懲役に処する[注3] （刑法第214条）	注3）指定医師の人工妊娠中絶については，母体保護法により違法性が阻却される
特別刑法（行政刑法）による責任の例		(1)医薬品医療機器等法：医薬品の無許可販売に対する罰則（3年以下の懲役若しくは300万円以下の罰金），不正表示医薬品の販売に対する罰則（2年以下の懲役若しくは200万円以下の罰金）等 (2)麻薬及び向精神薬取締法：ジアセチルモルヒネ等を，みだりに本邦若しくは外国に輸入し，本邦若しくは外国から輸出し，又は製造した者は，1年以上の有期懲役に処する （麻向法第64条第1項）	

2-1-3 ▌行政的責任

行政法規に違反した場合，特定の身分や業の許可に係る行政処分がある

項目		内容
行政的責任	医薬品医療機器等法に基づく規定	厚生労働大臣は，医薬品等の製造販売業者若しくは製造業者等について，都道府県知事は，薬局開設者，医薬品の販売業者等について，この法律その他薬事に関する法令若しくはこれに基づく処分に違反する行為があったとき，その許可を取り消し，又は期間を定めてその業務の全部若しくは一部の停止を命ずることができる（医薬品医療機器等法第75条）
	薬剤師法に基づく規定	薬剤師が，第5条各号のいずれかに該当し，又は薬剤師としての品位を損するような行為のあったときは，厚生労働大臣は，次に掲げる処分をすることができる ①戒告 ②3年以内の業務の停止 ③免許の取消し （薬剤師法第8条第1項）
	健康保険法に基づく規定	厚生労働大臣は，次の各号のいずれかに該当する場合においては，当該保険医又は保険薬剤師に係る第64条の登録を取り消すことができる（次の各号の例：法の規定に違反したとき等） （健康保険法第81条）

2-2 製造物責任法（PL法）

民法の損害賠償制度は，原則的に過失責任を前提とした制度である．製造物責任法 Product Liability Law（PL法）は，対象をいわゆる「製造物」に特化して，その製造物によって人の生命・身体・財産等に被害が生じた場合，製造物の欠陥と被害の間の因果関係が認められれば，製造業者等の過失の有無に関係なく製造業者等が損害賠償責任を負うこととなる（無過失責任）

PL法でいう「製造物」は「製造又は加工された動産」とされ，「調剤薬」は一般的には「製造物」には相当しない場合が多いとされ，調剤にかかる過失で被害が生じた場合は民法の損害賠償規定が適用される場合が多い．一方，いわゆる薬局製剤は薬局が製造販売責任を有する場合が多いと考えられ，薬局製剤の製造過程における不備による製品の欠陥があった場合は，本法が適用される可能性がある

項　目	内　　容	備　　考
法の目的	製造物の欠陥により人の生命，身体又は財産に係る被害が生じた場合における製造業者等の損害賠償の責任について定めることにより，被害者の保護を図り，もって国民生活の安定向上と国民経済の健全な発展に寄与することを目的とする[注1]　　　（法第1条）	注1）過失の証明責任が被害者（原告）側にある場合，証明が容易ではなく，救済が困難な場合がある．PL法では製造業者の過失の証明が必要ないため，被害者の保護に資する法律である
定義　製造物とは	製造物とは，製造又は加工された動産をいう[注2]　　（法第2条第1項） ①製造物又は加工されたとは，農林業，漁業の直接の収穫物等の未加工の自然産物については含まない．一方，医薬品として市場流通するものは，血液製剤やワクチンなどの生物由来製品をはじめ，薬局製造販売医薬品（薬局製剤）なども製造物となる	注2）動産：土地，家屋などの不動産は，PL法の対象とならない
定義　欠陥とは	欠陥とは，当該製造物の特性，その通常予見される使用形態，その製造業者等が当該製造物を引き渡した時期その他の当該製造物に係る事情を考慮して，当該製造物が通常有すべき安全性を欠いていることをいう　　（法第2条第2項） ①医薬品は，…副作用の存在をもって直ちに製造物として欠陥があるということはできない．むしろ，その通常想定される使用形態からすれば，引渡し時点で予見し得る副作用について，製造物としての使用のために必要な情報が適切に与えられることにより，通常有すべき安全性が確保される関係にあるのであるから，このような副作用に係る情報が適切に与えられていないことを一つの要素として，当該医薬品に欠陥があると解すべき場合が生ずる（最高裁判所第3小法廷判決平成25年4月12日 最高裁判所民事判例集，67巻4号，p.899） ②通常予見される使用形態：誤用や濫用による医薬品の事故は，原則として当該医薬品の欠陥によるものとはみなされない ③通常有すべき安全性を欠く ⅰ　設計上の欠陥：その設計・仕様自体が安全性を欠いている場合など ⅱ　品質上の欠陥：製造過程での品質管理不備により汚染変質した，又は不良品である場合など ⅲ　指示・警告上の欠陥：添付文書等に副作用や使用上の注意に関する事項が必要十分に記載されていない製品，また，これらの記載の表示方法が不適切であったり，情報提供が不適切不十分であったりする場合．	
定義　製造業者等とは	製造業者等とは，次のいずれかに該当する者をいう (1)当該製造物を業として製造，加工又は輸入した者 (2)自ら当該製造物の製造業者として当該製造物にその氏名，商号，商標その他の表示をした者又は当該製造物にその製造業者と誤認させるような氏名等の表示をした者 (3)前号に掲げる者のほか，当該製造物の製造，加工，輸入又は販売に係る形態その他の事情からみて，当該製造物にその実質的な製造業者と認めることができる氏名等の表示をした者[注3] 　　　（法第2条第3項）	注3）医薬品の場合であれば，実際の製造業者だけでなくその製品の市場責任を持つ製造販売業者も製造物責任を負う
製造物責任	製造業者等は，その製造，加工，輸入又は製造業者等の氏名を表示した製造物であって，その引き渡した製造物の欠陥により他人の生命，身体又は財産を侵害したときは，これによって生じた損害を賠償する責めに任ずる．ただし，この損害が当該製造物についてのみ生じたときは，この限りでない[注4]　　（法第3条）	注4）損害賠償事由：人の生命・身体・財産に実際上の被害が発生した場合に限定する．また，当該製品の破損等のみが被害であるときは，本法に基づく損害賠償事由とはならない

14

2 -2 製造物責任法（PL 法）（つづき）

項　目	内　容	備　考
免 責 事 由	製造業者等は，次の事項を証明したときは，賠償の責めに任じない (1)当該製造物をその製造業者等が引き渡した時における科学又は技術に関する知見によっては，当該製造物にその欠陥があることを認識することができなかったこと[注5] (2)当該製造物が他の製造物の部品又は原材料として使用された場合において，その欠陥が専ら当該他の製造物の製造業者が行った設計に関する指示に従ったことにより生じ，かつ，その欠陥が生じたことにつき過失がないこと[注6] <div align="right">（法第 4 条）</div>	注5) 開発危険の抗弁：この開発危険の抗弁は，当時における入手可能な最高の科学・技術の知識水準をもってしても欠陥があることを認識し得なかったことを製造業者等が立証しなければならない 注6) 部品・原材料製造業者の抗弁：最終製品の製造業者が指示された設計のみに従って部品等を製造した場合において，その部品等の製造業者は無過失の場合に免責される
期 間 の 制 限 （消滅時効）	損害賠償の請求権は，次の場合，時効により消滅する (1)被害者又はその法定代理人が損害及び賠償義務者を知った時から 3 年間（人の生命又は身体を侵害した場合は 5 年間）行わないとき (2)製造業者等が当該製造物を引き渡してから 10 年を経過したとき 　ただし，身体に蓄積した場合に人の健康を害することとなる物質による損害又は一定の潜伏期間が経過した後に症状が現れる損害についてはその損害が生じたときから起算する （法第 5 条） PL 法における消滅時効の特徴：蓄積毒性，遅発型副作用等（発がん性，催奇形性など）のように，医薬品ほか化学物質等の製品特性に着目し，摂取後相当の期間経過の後に発現する有害症状について，その症状による損害発生時から起算することを特に認めている	
民 法 の 適 用	製造物の欠陥による製造業者等の損害賠償の責任については，この法律の規定によるほか，民法の規定による[注7] <div align="right">（法第 6 条）</div>	注7) PL 法は，損害賠償に関する民法の特則（民事特別法）であり，本法に規定がない事項は民法の規定に準ずる

❷-3 個人情報の保護に関する法律（個人情報保護法）

高度情報通信社会における個人情報の利用拡大を受けて，個人情報の適正利用と個人の権益保護を目的とした規制を行う法律であり，個人情報取扱事業者を定義し，その情報利用について一定の規制を行いつつ，個人情報利用の有益性にも配慮する

項　目	内　容	備　考
法の目的と基本理念	目的：この法律は，デジタル社会の進展に伴い個人情報の利用が著しく拡大していることに鑑み，個人情報の適正な取扱いに関し，基本理念及び政府による基本方針の作成その他の個人情報の保護に関する施策の基本となる事項を定め，国及び地方公共団体の責務等を明らかにし，個人情報を取り扱う事業者及び行政機関等についてこれらの特性に応じて遵守すべき義務等を定めるとともに，個人情報保護委員会を設置することにより，行政機関等の事務及び事業の適正かつ円滑な運営を図り，並びに個人情報の適正かつ効果的な活用が新たな産業の創出並びに活力ある経済社会及び豊かな国民生活の実現に資するものであることその他の個人情報の有用性に配慮しつつ，個人の権利利益を保護することを目的とする　　　　　　　　（法第1条） 基本理念：個人情報は，個人の人格尊重の理念の下に慎重に取り扱われるべきものであることにかんがみ，その適正な取扱いが図られなければならない　　　　　　　　　（法第3条）	医療機関では，患者情報の取扱いについては，患者の理解と同意を得ることがすでに前提となっているが，改めて個人情報取扱事業者として法の遵守を求められる 個人情報保護法の趣旨は，個人情報の有用性に配慮しつつ，その適正利用を図るものである
個人情報等	個人情報：「個人情報」とは，「生存する個人の情報」であって，次のいずれかに該当するものである　　　　　（法第2条第1項） (1)その情報の中の氏名，生年月日その他の記述等により特定の個人を識別できるもの（他の情報と容易に照合することができ，それにより特定の個人を識別することができることとなるものを含む） (2)個人識別符号[注1]が含まれるもの 要配慮個人情報：要配慮個人情報とは人種，信条，社会的身分，病歴，犯罪歴等，取扱いに特に配慮を要する個人情報である　　　　　　　　　　　　　　　　　（法第2条第3項） 要配慮個人情報については，原則本人から同意を得ずに取得すること，オプトアウトによる第三者提供が禁止される 匿名加工情報：匿名加工情報とは，個人情報保護委員会が定める基準を遵守して加工（匿名化）し，個人情報を復元することができないようにした個人に関する情報である　　　　（法第2条第6項） 匿名加工情報は，本人を識別するための行為等を禁止する，提供する方法等を公表すること等一定の手続をとることによって，利用目的の特定や第三者提供時の本人の同意なくして，自由に利用ができるという情報である 仮名加工情報：仮名加工情報とは，個人情報の区分に応じて法律に定める措置を講じて他の情報と照合しない限り特定の個人を識別することができないように個人情報を加工して得られる個人に関する情報である　　　　　　　　　　　　　　　　　　　（法第2条第5項） 仮名加工情報は，仮名化によって一定の安全性を確保しつつ，データの有用性を加工前の個人情報と同程度に保って，匿名加工情報よりも詳細な分析を実施し得る情報である．第三者提供は原則禁止される	薬局における個人情報等：処方箋，調剤録，レセプト，薬剤服用歴，医療機関等からの診療情報提供書，ケアプラン，顧客データ等があり，紙媒体・電子媒体を問わない 注1）個人識別符号：指紋認識データ，パスポート番号，保険証の記号，番号及び保険者番号
個人情報取扱事業者、及びその法的義務 → 個人情報取扱事業者	個人情報取扱事業者：個人情報データベース等を事業の用に供している者をいう．ただし，次の者は除かれる　　　（法第16条第2項） ①国の機関 ②地方公共団体 ③独立行政法人等 ④地方独立行政法人	薬局と個人情報取扱事業者：平成29（2017）年5月の改正以前は，個人情報の取扱いが5,000件を超えない薬局等は，個人情報取扱事業者にあたらなかったが，同改正でこの例外はなくなった
個人情報取扱事業者、及びその法的義務 → 利用目的の特定と制限	利用目的の特定：個人情報取扱いに当たり，利用目的をできる限り特定する義務　　　　　　　　（法第17条第1項） 利用の制限：あらかじめ本人の同意なく，特定された利用目的達成に必要な範囲を超えて個人情報を取り扱うことは原則禁止される　　　　　　　　　　　　　　　　　　　　　　　　　　　　　　　（法第18条）	
個人情報取扱事業者、及びその法的義務 → 情報の適正取得と正確性確保	適正取得： (1)不正手段による個人情報取得の禁止　　　　　　　　　　　　　　　　　　　　　　　　　　　（法第19条） (2)情報取得に際しての利用目的の通知・公表義務　　　　　　　　　　　　　　　　　　　　　　（法第21条） (3)本人からの契約書等における情報取得に際しては，利用目的の明示義務　　　　　　　（法第21条第2項） (4)利用目的変更に際しての通知・公表義務　　　　　　　　　　　　　　　　　　　　（法第21条第3項） 内容の正確性確保：利用目的達成に必要な範囲で，個人データを正確かつ最新の内容に保つとともに，利用する必要がなくなったときは，遅滞なく消去するよう努めなければならない　　　　　　　　　　　　　（法第22条）	

16

②-3 個人情報の保護に関する法律（個人情報保護法）（つづき）

個人情報取扱事業者、及びその法的義務	情報安全管理	(1)漏洩，滅失，棄損の防止その他個人データの安全管理措置を講じなければならない	（法第23条）
		(2)個人情報取扱いに関して従業者の監督義務	（法第24条）
		(3)情報の取扱いの委託に際しては，委託先の監督義務	（法第25条）
	第三者提供の制限	(1)本人の同意なく個人データを第三者提供することは原則禁止	（法第27条第1項）
		(2)法律の要件を充たす場合は，本人の請求による第三者提供の停止．事前に一定事項通知及び届出た場合は提供可	（法第27条第2項）
		(3)委託・合併等による特定の者との共同利用で，その旨の通知があれば第三者提供とはみなさない	（法第27条第5項）
	漏えい等の報告等	要配慮個人情報の漏えい等個人の権利利益を害するおそれが大きいものとして個人情報保護委員会規則で定める場合には，原則個人情報保護委員会に報告及び本人に通知しなければならない	（法第26条）
	公表・開示・訂正等	(1)個人データの，利用目的，開示等に必要な手続き等を本人の知り得る状態にしておく義務	（法第32条）
		(2)本人の求めに応じ，当該データの開示・訂正，利用の停止等を行わなければならない	（法第33～35条）
	苦情の処理	個人情報取扱い上の苦情は適切かつ迅速に処理するよう努めなければならない	（法第40条）
	義務等の適用除外	個人情報取扱事業者等及び個人関連情報取扱事業者のうち次の者については，その個人情報等及び個人関連情報を取り扱う目的の全部又は一部がそれぞれ当該各号に規定する目的であるときは，前述の規定は適用しない　　　　　　　　　　　　　　　　　　　　　　　　　　　　　　　（法第57条） 一　放送機関，新聞社，通信社その他の報道機関（報道を業として行う個人を含む）報道の用に供する目的 二　著述を業として行う者　著述の用に供する目的 三　宗教団体　宗教活動（これに付随する活動を含む）の用に供する目的 四　政治団体　政治活動（これに付随する活動を含む）の用に供する目的	
	薬局と個人情報保護法	(1)薬局における個人情報には，処方箋，調剤録，レセプト，薬剤服用歴，医療機関からの診療情報提供書，ケアプラン，顧客データなどが該当する (2)従来，薬局で実践されてきた患者のプライバシーへの配慮や，情報の取扱いについて患者の同意を得ることなどは，すべて個人情報保護に関連している．また，薬剤師には刑法に基づく守秘義務が課せられている． (3)薬局等の個人情報の取り扱いに関しては，「医療・介護関係事業者における個人情報の適切な取扱いのためのガイダンス」［平成29年4月14日（令和6年3月一部改正）個人情報保護委員　厚生労働省］が示されている	

2 -4 薬剤師法

2-4-1 薬剤師法とは

薬剤師法は，薬剤師の身分に関する事項を定めた法律（身分法）であり，薬剤師としての社会的な行動規範を法制化している
その内容は，①総則，②免許，③試験，④業務，⑤罰則 の5章から構成されている

2-4-2 薬剤師法制定の沿革

項　目	内　容
現行法制定までの経緯	わが国において初めて薬剤師なるものの制度が確立されたのは明治22（1889）年制定の「薬品営業並びに薬品取扱規則」からであるが，その萌芽ともいうべき制度は，明治7（1874）年制定の「医制」にまでさかのぼることができる．すなわち，医制では，薬舗主，薬舗手代，薬舗見習の制度が設けられており，この場合の薬舗主が現在の薬剤師の前身と考えることができる 薬剤師だけの独立した身分法として「薬剤師法」が初めて制定されたのは大正14（1925）年4月であり，その内容も現行法に極めて近似したものである その後，日華事変の勃発から大東亜戦争へと社会情勢の変化に対応し，新たに戦時体制下の薬事制度を定める必要から，昭和18（1943）年に，従来の「薬律」，「売薬法」及び「薬剤師法」を一本化した「薬事法」が制定された．次いで，戦争の終結とともに，戦時体制下に制定された諸制度の見直しが行われ，昭和23（1948）年に，薬事法の改正が行われたが，薬剤師に関する事項は従来どおり薬事法の中に包括されて規制された．その後，昭和36（1961）年の，薬事法の大改正に際し，薬剤師の「身分と業務」に関する事項が独立され，新たに「薬剤師法」として制定された
現行法制定後の経緯	現行の「薬剤師法」は，昭和36（1961）年に制定された．平成8（1996）年には薬剤師に対し，調剤した薬剤に対する必要な情報の提供が義務づけられ，医療の担い手としての義務が課せられた．平成13（2001）年に薬剤師に係る欠格条項が改正され，初めて聴覚障害をもつ薬剤師が誕生した．また，平成16（2004）年には，薬剤師資質の向上を図るため受験資格の引き上げ（修業年限の6年制化）の改正が行われ，平成18（2006）年には，一定の条件下での患者居宅等における調剤が認められた．さらに，薬剤師の処分や，薬剤師の氏名等の公表に関する新たな規定が設けられた．平成25（2013）年には，「薬事法及び薬剤師法の一部を改正する法律」において，薬剤師法第25条の2が改正され，調剤した薬剤の交付に際しては，必要な情報の提供及び薬学的見地に基づく指導が義務づけられた

2-4-3 薬剤師の任務

(1)薬剤師は，調剤，医薬品の供給その他薬事衛生をつかさどることによって，公衆衛生の向上及び増進に寄与し，もって国民の健康な生活を確保するものとする　　（法第1条）
(2)用語の意味は以下のとおりである
・調剤：薬剤師の独占業務．法文での定義はないが，過去の判例〔大正7（1918）年大審院判決〕における一般的な解釈では，「特定の人又は家畜の特定の疾病に対する薬剤を調製すること」をいう．しかし，現在は，「薬剤師が専門性を活かして，診断に基づいて指示された薬物療法を患者に対して個別最適化を行い実施すること，また，患者に薬剤を交付した後も，その後の経過の観察や結果の確認を行い，薬物療法の評価と問題を把握し，医師や患者にその内容を伝達すること」と考えることが妥当とされている
・医薬品の供給：製造，輸入，販売等はもとより，これにかかる医薬品の保存，管理，試験，開発等の技術的行為も含んでいる
・その他薬事衛生：薬学の知識に基づいて処理すべき保健衛生上の事項で，食品衛生，環境衛生関係の化学的試験研究や検査，犯罪化学の鑑定等が該当する
(3)「任務」を規定した趣旨は，国が薬剤師という身分に対して期待するところを明確にし，上記任務における最高責任者として位置づけることである

2-4-4 薬剤師免許

項　目	内　容
免　許　制	薬剤師になろうとする者は，厚生労働大臣の免許を受けなければならない　　　　　　　　　　　　　（法第2条） 免許とは：公共の安全確保の見地から，社会上の障害を生ずる恐れがある一定の行為を，一般的に禁止した上で，公の機関が特定の場合にこの禁止を解除することで，一種の警察許可である．本法における一般的禁止の対象になる行為は「調剤」である

免許の要件

		内　容
免許の要件		薬剤師の免許は，薬剤師国家試験に合格した者に対して与える　　　　　　　　　　　　　　　　　　（法第3条） ただし，国家試験に合格しても，免許が与えられない場合がある
	絶対的欠格事由	未成年者には免許を与えない　　　　　　　　　　　　　　　　　　　　　　　　　　　　　　　（法第4条）
	相対的欠格事由	次の各号のいずれかに該当する者には，免許を与えないことがある　　　　　　　　　　　　　　　（法第5条） ＊薬剤師業務が適正に行えない者や，法律や命令を守れなかった者には免許を与えないことがある 　①心身の障害により薬剤師の業務を適正に行うことができない者として厚生労働省令で定めるもの 　　（視覚又は精神の機能の障害により薬剤師の業務を適正に行うに当たって必要な認知，判断及び意 　　思疎通を適切に行うことができない者とする）　　　　　　　　　　　　　　　　　（規則第1条の2） 　②麻薬，大麻又はあへんの中毒者 　③罰金以上の刑に処せられた者 　④前号に該当する者を除くほか，薬事に関し犯罪又は不正の行為があった者

免許の申請

免許の申請	薬剤師の免許を受けようとする者は，申請書に厚生労働省令で定める書類を添え，住所地の都道府県知事を経由して，これを厚生労働大臣に提出しなければならない　　　　　　　　　　　　　　　　　　　　　（令第3条）

薬剤師名簿

		内　容
薬剤師名簿	薬剤師名簿	厚生労働省に薬剤師名簿を備え，免許に関する事項を登録する　　　　　　　　　　　　　　　　　（法第6条） 登録内容は，法第6条に基づく政令第4条及び施行規則第2条によって定められている 　①登録番号及び登録年月日 　②本籍地都道府県名（日本の国籍を有しない者については，その国籍），氏名，生年月日及び性別 　③薬剤師国家試験合格の年月 　④免許の取消し又は業務停止などの処分に関する事項 　⑤再教育研修を受けた者は再教育研修を修了した旨 　⑥旧法で資格を認められる者はその事実 　⑦再免許の場合には，その旨 　⑧免許証を書換え交付し，又は再交付した場合には，その旨並びにその理由及び年月日 　⑨登録の消除をした場合には，その旨並びにその理由及び年月日
	名簿の登録	免許は，薬剤師名簿に登録することによって行う　　　　　　　　　　　　　　　　　　　（法第7条第1項） 厚生労働大臣は，免許を与えたときは，薬剤師免許証を交付する　　　　　　　　　　　（法第7条第2項） ＊免許は登録制 ＊薬剤師国家試験に合格しても，申請手続きをせず，薬剤師名簿に登録されていない者は薬剤師ではない
	名簿の訂正	薬剤師は，上記「登録事項」の②に変更が生じたときは，30日以内に，申請書に申請の原因たる事実を証明する書類を添え，住所地の都道府県知事を経由して厚生労働大臣に，薬剤師名簿の訂正を申請しなければならない　　　　　　　　　　　　　　　　　　　　　　　　　　　　　　　　　　　　　　　（令第5条第1，2項）
	登録の消除	薬剤師が薬剤師名簿の登録を消除したいときは，その薬剤師は，住所地の都道府県知事を経由して申請書を厚生労働大臣に提出しなければならない．また，薬剤師が死亡または失踪の宣告を受けたときは，戸籍法による届出義務のあるものが，30日以内に薬剤師名簿の登録の消除の申請をしなければならない　　　　　　　　　　　　　　（令第6条）

免許証の交付と返納

		内　容
免許証の交付と返納	免許証の書換交付	薬剤師は，免許証の記載事項に変更が生じたときは，免許証の書換交付を申請することができる．この申請をするには，申請書に免許証を添え，住所地の都道府県知事を経由して，これを厚生労働大臣に提出しなければならない　　（令第8条）
	免許証の再交付	薬剤師は，免許証を破り，よごし，又は失ったときは，免許証の再交付を申請することができる．この申請をするには，住所地の都道府県知事を経由して，申請書を厚生労働大臣に提出することとし，申請に際しては，申請書に破られたり，又はよごした免許証を添えて申請する　　　　　　　　　　　　　　　　　　　（令第9条第1，2，4項）
	免許証の返納	(1)薬剤師は免許証の再交付を受けた後，失った免許証を発見したときは，5日以内に，住所地の都道府県知事を経由して，これを厚生労働大臣に返納しなければならない　　　　　　　　　　　　　　　（令第9条第5項） (2)薬剤師は，免許を取り消されたときは，5日以内に，住所地の都道府県知事を経由して，免許証を厚生労働大臣に返納しなければならない　　　　　　　　　　　　　　　　　　　　　　　（令第10条第2項）

2-4-4 ▎薬剤師免許（つづき）

項　目		内　容
免許の取消し等	免許取消し等の処分	薬剤師が第5条各号のいずれかに該当し，又はその品位を損なうような行為のあったときは，厚生労働大臣は次に掲げる処分をすることができる ①戒告 ②3年以内の業務の停止 ③免許の取消し （法第8条第1項）
	知事の具申	都道府県知事は，薬剤師の免許の取消し等の処分を行う必要があると認めるときは，その旨を厚生労働大臣に具申しなければならない　　　　　　　　　　　　　　　　　（法第8条第2項）
	意見の聴取	厚生労働大臣は，免許を申請した者について，法第5条第1号に掲げる者に該当すると認め，同条の規定により免許を与えないこととするときは，あらかじめ，当該申請者にその旨を通知し，その求めがあったときは，厚生労働大臣の指定する職員にその意見を聴取させなければならない（法第7条の2）
	行政処分の手続き	(1)薬剤師の行政処分に当たっては，あらかじめ，医道審議会の意見を聴かなければならない （法第8条第4項） (2)薬剤師の行政処分に当たっては，行政手続法に基づく意見の聴取を行い，弁明の機会を与える必要がある （法第8条第6，11項）
	再免許	免許を取り消された者が，その取消しの理由となった事項に該当しなくなったとき，その他その後の事情により再び免許を与えるのが適当であると認められるときは再び免許を与えることができる （法第8条第3項）
	再教育研修	厚生労働大臣は，免許の取消し等の処分を受けた薬剤師，又は再免許を受けようとする者は「再教育研修*」を受けるよう命ずることができる　　　　　　　　　　　　　　　（法第8条の2第1項） ＊再教育研修：薬剤師としての倫理の保持又は必要な知識及び技能に関する研修として厚生労働省で定めたもの
届　出		薬剤師は2年ごとに，次の方式により届出を行うことを義務づけられている　　　　　（法第9条） 〔届出の方式〕 薬剤師は，厚生労働省令で定める2年ごとの年〔昭和57（1982）年を初年とする〕の12月31日現在における氏名，住所その他の事項を，翌年の1月15日までに，その住所地の都道府県知事を経由して，厚生労働大臣に届出なければならない　　　　　　　　　　　　　　　　　　　　　　　　　（法第9条，規則第7条第1項） 〔届出事項〕 ①住所　②氏名　③性別　④生年月日　⑤薬剤師名簿登録番号　⑥薬剤師名簿登録年月日 ⑦主に従事している施設及び業務の種別　⑧従事先の名称　⑨従事先の所在地　⑩就業形態　⑪休業の取得 ⑫薬剤師免許取得の際に薬学課程を修めた大学名等　⑬出身地　⑭本届出票の活用に対する確認　⑮備考 （規則第7条第2項）
名称の使用制限		薬剤師以外のものが薬剤師又はこれに紛らわしい名称を使用することは禁止されている　（法第20条） 例）薬師，薬剤士，薬業士，調剤師など

2-4-5 ▎薬剤師国家試験

項　目	内　容
目　的	国が要求している薬剤師として必要な知識及び技能を身につけているかどうかを考査し，これによって国が薬剤師としての資格を与えるためのものである　　　　　　　　　　　　　　　　　　　　　　　　（法第11条）
受験資格	受験資格は次のように定められている　　　　　　　　　　　　　　　　　　　　　　　　　（法第15条） ①学校教育法に基づく大学において，薬学の正規の課程を修めて卒業した者 ②外国の薬学校を卒業し，又は外国の薬剤師免許を受けた者で，厚生労働大臣が①に掲げる者と同等以上の学力及び技能を有すると認定したもの
試験科目	試験科目は，平成23（2011）年4月1日より次の構成で実施されている ①必須問題試験：物理・化学・生物，衛生，薬理，薬剤，病態・薬物治療，法規・制度・倫理，実務 ②一般問題試験（薬学理論問題試験）：物理・化学・生物，衛生，薬理，薬剤，病態・薬物治療，法規・制度・倫理 ③一般問題試験（薬学実践問題試験）：物理・化学・生物，衛生，薬理，薬剤，病態・薬物治療，法規・制度・倫理，実務
不正行為の禁止	試験に関して不正の行為があった場合には，その不正行為に関係ある者について，その受験を停止させ，又はその試験を無効にすることができる．この場合においては，なお，その者について，期間を定めて試験を受けることを許さないことができる　　（法第17条）
合格証書の交付	試験に合格すると厚生労働大臣から合格証書が交付される　　　　　　　　　　　　　　（規則第11条）

2-4-6 調剤業務と規制

(1) 調 剤 権

項　目	内　容
法律の規制	薬剤師でない者は，販売又は授与の目的で調剤してはならない（例外規定あり）　　　　　　　（法第19条） ただし，医師若しくは歯科医師が次に掲げる場合において自己の処方箋により自ら調剤するとき，又は獣医師が自己の処方箋により自ら調剤するときは，この限りでない 　①患者又は現にその看護に当たっている者が特にその医師又は歯科医師から薬剤の交付を受けることを希望する旨を申し出た場合 　②医師法第22条各号の場合（次欄参照）又は歯科医師法第21条各号の場合
関連規制	医師法第22条〔抜粋〕 医師は，患者に対し治療上薬剤を調剤して投与する必要があると認めた場合には，患者又は現にその看護に当たっているものに対して処方箋を交付しなければならない．ただし，患者又は現にその看護に当たっている者が処方箋の交付を必要としない旨を申し出た場合及び次の各号の一に該当する場合においては，この限りではない 　①暗示的効果を期待する場合において，処方箋を交付することがその目的の達成を妨げるおそれがある場合 　②処方箋を交付することが診療又は疾病の予後について患者に不安を与え，その疾病の治療を困難にするおそれがある場合 　③病状の短時間ごとの変化に即応して薬剤を投与する場合 　④診断又は治療方法の決定していない場合 　⑤治療上必要な応急の措置として薬剤を投与する場合 　⑥安静を要する患者以外に薬剤の交付を受けることができる者がいない場合 　⑦覚せい剤を投与する場合 　⑧薬剤師が乗り組んでいない船舶内において，薬剤を投与する場合

(2) 調剤応需義務

項　目	内　容
法律の規制	調剤に従事する薬剤師は，調剤の求めがあった場合には，正当な理由（下欄）がなければ，これを拒んではならない　　　　　　　　　　　　　　　　　　　　　　　　（法第21条）
調剤に従事する薬剤師とは	薬局，病院，診療所又は飼育動物診療施設に勤務し，現実に調剤業務に従事する薬剤師
調剤の求めとは	処方箋の提示
正当な理由	社会的通念（法的立場や患者の立場）からみて判断すべき 　例）・薬剤師が不在 　　　・薬剤師が病気 　　　・災害や事故などにより物理的に調剤が不可能 　　　・処方箋中に疑義があり，処方医に問い合わせたが，その回答が薬学的観点から不当であると判断され得る 　　　・病院，診療所に勤務する薬剤師が，当該施設の勤務医によらない院外処方箋による調剤を求められた

(3) 調剤の場所

項　目	内　容	備　考
調剤の場所	薬剤師は，医療を受ける者の居宅等〔居宅その他の厚生労働省令で定める場所[注1]〕において医師又は歯科医師が交付した処方箋により，当該居宅等において調剤の業務のうち厚生労働省令で定めるものを行う場合[注2]を除き，薬局以外の場所で，販売又は授与の目的で調剤してはならない．ただし，以下（次欄）の場合はこの限りでない　　　（法第22条）	注1）厚生労働省令で定める場所　　　（規則第13条） 　①居宅 　②児童福祉法，生活保護法，売春防止法，老人福祉法，障害者の日常生活及び社会生活を総合的に支援するための法律で規定する各施設の居室 注2）厚生労働省令で定める調剤の業務　（規則第13条の2） 　①処方箋中に疑わしい点があるかどうかを確認する業務 　②処方箋中に疑わしい点があるときに，その処方箋を交付した医師又は歯科医師に問い合わせて，疑わしい点を確かめる業務 　③処方箋を交付した医師又は歯科医師の同意を得て，当該処方箋に記載された医薬品の数量を減らして調剤する業務（調剤された薬剤の全部若しくは一部が不潔になり，若しくは変質若しくは変敗するおそれ，調剤された薬剤に異物が混入し，若しくは付着するおそれ又は調剤された薬剤が病原微生物その他疾病の原因となるものに汚染されるおそれがない場合に限る）

(3) 調剤の場所（つづき）

項　目	内　　容	備　　考
薬局以外の場所で調剤できる場合	(1)病院若しくは診療所又は飼育動物診療施設の調剤所^{注3)}において，その病院若しくは診療所又は飼育動物診療施設で診療に従事する医師，歯科医師又は獣医師の処方箋によって調剤する場合　　　（法第22条ただし書前段） (2)災害その他特殊な事由により，薬剤師が薬局において調剤することができない場合その他の厚生労働省令で定める特別の事情^{注4)}がある場合　　（法第22条ただし書後段）	注3）調剤所：医療法に規定する調剤所をいう 注4）厚生労働省令で定める特別の事情（規則第13条の3） ①災害その他の特殊な事由により薬剤師が薬局において調剤することができない場合（災害とは，地震，火災による焼失など天災，事変をいう） ②患者が負傷等により寝たきりの状態にあり，又は歩行が困難である場合，患者又は現にその看護に当たっている者が運搬することが困難な物が処方された場合その他これらに準ずる場合に，薬剤師が医療を受ける者の居宅等を訪問して規則第13条の2の業務を行う場合

(4) 処方箋による調剤

項　目	内　　容
処方箋による調剤	薬剤師は，医師，歯科医師又は獣医師の処方箋によらなければ，販売又は授与の目的で調剤してはならない （法第23条第1項）
無処方箋調剤	医師の指示であっても処方箋の形式を有しないもの，非医師の作成した処方箋による調剤も禁止 薬剤師は，処方箋に記載された医薬品につき，その処方箋を交付した医師，歯科医師又は獣医師の同意を得た場合を除くほか，これを変更して調剤してはならない （法第23条第2項）
医薬品の変更	処方医の同意なしの処方変更による調剤は，無処方箋調剤に該当する 医薬品の変更には，品目，用法，用量，投与期間の変更が含まれる
処方と処方箋	いずれも法文での定義はないが，過去の判例における一般的な解釈では，「処方とは，特定人の特定疾病に対する薬物治療の処置方法に関する意見をいい，処方箋とは，この意見を文面化したもの」とされている
処方箋の記載事項	医師法施行規則第21条（2-5-1，p.25参照）
麻薬処方箋	麻薬及び向精神薬取締法第27条第6項，同法規則第9条の3（2-10-2(6)，p.119参照）
保険処方箋	保険医療機関及び保険医療養担当規則第23条（3-2-12，p.172参照）

(5) 処方箋中の疑義照会

項　目	内　　容
疑義照会	薬剤師は，処方箋中に疑わしい点があるときは，その処方箋を交付した医師，歯科医師又は獣医師に問い合わせて，その疑わしい点を確かめた後でなければ，これによって調剤してはならない　　　（法第24条）
目　的	処方の過誤による生命・健康の危害の発生を未然に防止するため，薬剤師の処方箋監査を義務づけている
照会後の処置	(1)処方変更の有無にかかわらず，照会内容とその結果は記録しておく (2)処方箋の記載内容を変更する場合，①医師，歯科医師，又は獣医師による訂正を受ける，②新たな処方箋の交付を受ける，③医師等の同意を得て薬剤師が処方変更する，などの方法をとる
疑義照会の例	①医師，歯科医師，又は獣医師が発行した処方箋かどうか疑わしい ②処方箋中，所定の記載事項が欠けている ③薬名又は分量の記載が不明瞭か，誤記と認められる ④配合禁忌の薬品が処方されている ⑤処方医薬品間での相互作用から不適当と考えられる ⑥処方医薬品の分量が過・不足であると考えられる ⑦薬歴又は患者インタビューによって，処方医薬品が使用禁忌であると認められる ⑧薬歴などから，副作用発生の恐れが明らかである ⑨処方された用法・用量が不明確又は疑義がある ⑩麻薬配合の処方で麻薬乱用のおそれがある ⑪その他法令で定められた事項に違反する処方である

(6) 調剤された薬剤の表示

項　目	内　　容
薬剤の表示	薬剤師は，販売又は授与の目的で調剤した薬剤の容器又は被包に，処方箋に記載された患者の氏名，用法，用量その他厚生労働省令で定める事項を記載しなければならない　　　（法第25条）
記載すべき項目	①患者の氏名　②用法及び用量　③調剤年月日　④調剤した薬剤師の氏名　⑤調剤した薬局又は病院若しくは飼育動物診療施設の名称及び所在地　　　（法第25条，規則第14条）

(7) 情報の提供及び指導

項　目	内　容
情報の提供及び指導	薬剤師は，調剤した薬剤の適正な使用のため，販売又は授与の目的で調剤したときは，患者又は現にその看護に当たっている者に対し，必要な情報を提供し，及び必要な薬学的知見に基づく指導を行わなければならない（法第25条の2第1項） 薬剤師は，前項に定める場合のほか，調剤した薬剤の適正な使用のため必要があると認める場合には，患者の当該薬剤の使用の状況を継続的かつ的確に把握するとともに，患者又は現にその看護に当たっている者に対し，必要な情報を提供し，及び必要な薬学的知見に基づく指導を行わなければならない（法第25条の2第2項）
目　的	薬剤師による「服薬指導」を通して，患者に応じた情報を提供し指導を行うこととともに，薬剤の服用期間を通じた服薬状況の把握等を義務づけている

(8) 調剤後の処方箋の取扱い

項　目		内　容
調剤後の処方箋の取扱い		薬剤師は，調剤したときは，その処方箋に，調剤済みの旨（その調剤によって，当該処方箋が調剤済みとならなかったときは，調剤量），調剤年月日その他厚生労働省令で定める事項を記入し，かつ，記名押印し，又は署名しなければならない（法第26条）
調剤済みの場合	記入事項	①調剤済みの旨　②調剤年月日　③調剤した薬局又は病院若しくは診療所若しくは飼育動物診療施設の名称及び所在地　④医師，歯科医師又は獣医師の同意を得て処方箋に記載された医薬品を変更して調剤した場合には，その変更の内容　⑤医師，歯科医師又は獣医師に疑わしい点を確かめた場合には，その回答の内容　⑥記名押印又は署名（法第26条，規則第15条）
	処方箋の保存	薬局開設者は，当該薬局で調剤済みとなった処方箋を，調剤済みとなった日から3年間，保存しなければならない（法第27条）
調剤済みとならなかった場合	記入事項	調剤量
	処方箋	患者に返却する 「調剤済みとならなかった場合」とは，処方箋に記載された調剤回数分の一部しか調剤しなかった場合，いわゆる「分割調剤」した場合をいう．患者は未調剤の分について別の薬局での調剤を希望する場合もあるので，処方箋は患者に返却する．その処方箋で次に調剤する薬剤師のために，既調剤量を記載しておく

(9) 調　剤　録

項　目		内　容
調　剤　録		(1)薬局開設者は，薬局に調剤録を備えなければならない (2)薬剤師は，薬局で調剤したときは，厚生労働省令で定めるところにより，調剤録に厚生労働省令で定める事項を記入しなければならない (3)薬局開設者は，第1項の調剤録を，最終の記入の日から3年間，保存しなければならない（法第28条）
調剤録の記載事項	薬剤師法による規定	①患者の氏名及び年齢　②薬名及び分量　③調剤並びに情報の提供及び指導を行った年月日　④調剤量　⑤調剤並びに情報の提供及び指導を行った薬剤師の氏名　⑥情報の提供及び指導の内容の要点　⑦処方箋の発行年月日　⑧処方箋を交付した医師，歯科医師又は獣医師の氏名　⑨前号の者の住所又は勤務する病院若しくは診療所若しくは飼育動物診療施設の名称及び所在地　⑩医師，歯科医師又は獣医師の同意を得て処方箋に記載された医薬品を変更して調剤した場合には，その変更の内容．医師，歯科医師又は獣医師に疑わしい点を確かめた場合には，その回答の内容（規則第16条）
	保険薬局及び保険薬剤師療養担当規則による規定	保険薬局及び保険薬剤師療養担当規則（第5，10条）では，「療養の給付の担当に関し必要な事項の記載を他の調剤録と区別して整備する」と定めている．この場合の「必要な事項」とは患者の被保険者証の記号番号，調剤した薬剤の点数，調剤技術料，請求点数及び患者負担金額等の事項をさす．したがって，健康保険法に基づく保険調剤を行った場合には，別に「必要な事項」を記載した調剤録を作成し，保存することが必要である

(10) 薬剤師の氏名等の公表

項　目	内　容	備　考
氏名等の公表	厚生労働大臣は，医療を受ける者その他国民による薬剤師の資格の確認及び医療に関する選択に資するよう，次の事項を公表するものとする（法第28条の2） ①薬剤師の氏名 ②その他政令で定める事項[注1]	注1）法第28条の2の政令で定める事項は，次のとおりとする ①薬剤師の氏名及び性別 ②薬剤師名簿の登録年月日 ③法第8条第2項第1号に掲げる処分に関する事項（当該処分を受けた薬剤師であって，法第8条の2第1項の規定による当該処分に係る再教育研修の命令を受け，当該再教育研修を修了していないものに係るものに限る．） ④法第8条第2項第2号に掲げる処分であって，次のいずれかに該当するものに関する事項 　イ　厚生労働大臣が定めた業務の停止の期間を経過していない薬剤師に係る処分 　ロ　当該処分を受けた薬剤師であって，法第8条の2第1項の規定による当該処分に係る再教育研修の命令を受け，当該再教育研修を修了していないものに係る処分（令第14条）

2-4-7 罰則

薬剤師法に関する各条項の法令違反については，法第29条～第33条の罰則規定がある	

項　目	条　文	量　刑
薬剤師の業務停止命令違反	法第8条第2項	1年以下の懲役若しくは50万円以下の罰金，又はこれを併科
再教育研修の無履修	法第8条の2第1項	50万円以下の罰金
陳述等の違反	法第8条の3第1項	50万円以下の罰金
薬剤師の年末届出	法第9条	50万円以下の罰金
試験事務担当者の不正行為	法第14条	1年以下の懲役若しくは50万円以下の罰金
非薬剤師の調剤	法第19条	3年以下の懲役若しくは100万円以下＊の罰金，又はこれを併科
薬剤師名称の使用期限	法第20条	50万円以下の罰金
調剤の場所	法第22条	1年以下の懲役若しくは50万円以下の罰金，又はこれを併科
無処方箋調剤	法第23条	1年以下の懲役若しくは50万円以下の罰金，又はこれを併科
処方箋中の疑義	法第24条	50万円以下の罰金
調剤薬剤の表示	法第25条	1年以下の懲役若しくは50万円以下の罰金，又はこれを併科
処方箋への記入	法第26条	50万円以下の罰金
処方箋の保存	法第27条	50万円以下の罰金
調剤録の設置・記入・保存	法第28条	50万円以下の罰金

＊医師，歯科医師及び獣医師は50万円以下の罰金

2 −5 医師法，歯科医師法，保健師助産師看護師法，臨床検査技師等に関する法律

2-5-1 医師法・歯科医師法（薬剤師業務に関係する事項）

項　目	内　容	根拠条文 医師法	根拠条文 歯科医師法
医師・歯科医師の任務	医師（歯科医師）は，医療（歯科医療）及び保健指導を掌ることによって公衆衛生の向上及び増進に寄与し，もって国民の健康な生活を確保するものとする	法第1条	法第1条
医業・歯科医業の独占	医師（歯科医師）でなければ，医業（歯科医業）をなしてはならない	法第17条	法第17条
診療応需義務	診療に従事する医師（歯科医師）は，診察治療の求があった場合には，正当な事由がなければ，これを拒んではならない	法第19条第1項	法第19条第1項
無診察治療・無診察処方箋交付等の禁止の原則	医師（歯科医師）は，自ら診察しないで治療をし，若しくは診断書若しくは処方箋を交付し，自ら出産に立ち会わないで出生証明書若しくは死産証書を交付し，又は自ら検案をしないで検案書を交付してはならない．但し，診療中の患者が受診後24時間以内に死亡した場合に交付する死亡診断書については，この限りでない （注）歯科医師の場合は，下線部分を「又は診断書若しくは処方箋を交付してはならない」に変更する	法第20条	法第20条
処方箋交付義務	医師（歯科医師）は，患者に対し治療上薬剤を調剤して投与する必要があると認めた場合には，患者又は現にその看護に当っている者に対して処方箋を交付しなければならない．ただし，患者又は現にその看護に当っている者が処方箋の交付を必要としない旨を申し出た場合及び次の各号の一に該当する場合においては，この限りでない ①暗示的効果を期待する場合において，処方箋を交付することがその目的の達成を妨げるおそれがある場合 ②処方箋を交付することが診療又は疾病の予後について患者に不安を与え，その疾病の治療を困難にするおそれがある場合 ③病状の短時間ごとの変化に即応して薬剤を投与する場合 ④診断又は治療方法の決定していない場合 ⑤治療上必要な応急の措置として薬剤を投与する場合 ⑥安静を要する患者以外に薬剤の交付を受けることができる者がいない場合 ⑦覚せい剤を投与する場合 ⑧薬剤師が乗り組んでいない船舶内において薬剤を投与する場合 （注）⑦は医師法のみの規定であり，歯科医師法の場合は⑦を削除し，⑧を⑦に繰り上げる	法第22条第1項	法第21条第1項
電磁的方法による処方箋の提供	医師（歯科医師）は，地域における医療及び介護の総合的な確保の促進に関する法律第12条の2第1項の規定により処方箋を提供した場合は，前項の患者又は現にその看護に当たっている者に対して処方箋を交付したものとみなす （注）処方箋の交付に代えて，支払基金又は連合会に対し，厚生労働省令で定めるところにより，当該処方箋を電子情報処理組織を使用する方法その他の情報通信の技術を利用する方法（電磁的方法という）により提供することができる	法第22条第2項	法第21条第2項
交付処方箋の記載事項	医師（歯科医師）は，患者に交付する処方箋に，患者の氏名，年齢，薬名，分量，用法，用量，発行の年月日，使用期間及び病院若しくは診療所の名称及び所在地又は医師（歯科医師）の住所を記載し，記名押印又は署名しなければならない	規則第21条	規則第20条
患者に交付する薬剤に関する用法等の明記	医師（歯科医師）は，患者に交付する薬剤の容器又は被包にその用法，用量，交付の年月日，患者の氏名及び病院若しくは診療所の名称及び所在地又は医師（歯科医師）の住所及び氏名を明記しなければならない	規則第22条	規則第21条
診療録の記載と保存	(1)医師（歯科医師）は，診療をしたときは，遅滞なく診療に関する事項を診療録に記載しなければならない (2)前項の診療録であって，病院又は診療所に勤務する医師（歯科医師）のした診療に関するものは，その病院又は診療所の管理者において，その他の診療に関するものは，その医師（歯科医師）において，5年間これを保存しなければならない	法第24条第1項 法第24条第2項	法第23条第1項 法第23条第2項
診療録の記載事項	診療録の記載事項は，次のとおりである ①診療を受けた者の住所，氏名，性別及び年齢 ②病名及び主要症状 ③治療方法（処方及び処置） ④診療の年月日	規則第23条	規則第22条

25

2-5-2 保健師助産師看護師法（保助看法）（薬剤師業務に関係する事項）

項目	内容	備考
法律の目的	保健師助産師看護師法は，医師法や薬剤師法と同じく医療関係者の一員である保健師，助産師，看護師および准看護師の資格及び業務について規定した法律で，法律の目的を次のように定義している この法律は，保健師，助産師及び看護師の資質を向上し，もって医療及び公衆衛生の普及向上を図ることを目的とする　　　　　　　（法第1条）	
定義　保健師とは	この法律において「保健師」とは，厚生労働大臣の免許を受けて，保健師の名称を用いて，保健指導に従事することを業とする者をいう　　（法第2条）	〔薬剤師が業務上注意すべき点〕 (1)傷病者等に対する療養上の世話又は診療の補助業務は看護師，准看護師の独占業務である (2)したがって，薬剤師が傷病者等に対して療養上の世話又は診療の補助業務（法第5条に規定する業務）を行うことは禁じられている 　　　　　（法第30条，第31条） 病院等医療機関に勤務する薬剤師は，これらの規定を十分遵守する必要がある (3)看護師，准看護師が医薬品を取り扱える法的根拠は，法第5条の「診療の補助を行うことを業とする者」の規定により，医師の業務の補助として認められている．ただし，38の特定行為については法第37条の2の規定に基づき，医師又は歯科医師の指示の下で手順書によって行われる場合に限られる なお，保健師，助産師においても法第31条第2項において，法第5条の業務を行うことができると規定されているので，「診療の補助業務」は行うことができる
定義　助産師とは	この法律において「助産師」とは，厚生労働大臣の免許を受けて，助産又は妊婦，じょく婦若しくは新生児の保健指導を行うことを業とする女子をいう　　　　　　　　　　　　　　　　　　　　　　　　　　　　　　　　（法第3条）	
定義　看護師とは	この法律において「看護師」とは，厚生労働大臣の免許を受けて，傷病者若しくはじょく婦に対する療養上の世話又は診療の補助を行うことを業とする者をいう　　　　　　　　　　　　　　　　　　　　　　　　　（法第5条）	
定義　准看護師とは	この法律において「准看護師」とは，都道府県知事の免許を受けて，医師，歯科医師又は看護師の指示を受けて，前条（看護師の定義）に規定することを行うことを業とする者をいう　　　　　　　　　　（法第6条）	
業務制限・禁止　保健師業務の制限	保健師でない者は，保健師又はこれに類似する名称を用いて，法第2条に規定する業をしてはならない　　　　　　　　　　　　　　　　　　（法第29条）	
業務制限・禁止　助産師業務の制限	助産師でない者は，法第3条に規定する業をしてはならない．ただし，医師法（昭和23年法律第201号）の規定に基づいて行う場合は，この限りでない　　　　　　　　　　　　　　　　　　　　　　　　　　　　　　　　　（法第30条）	
業務制限・禁止　看護師業務の制限	(1)看護師でない者は，法第5条に規定する業をしてはならない．ただし，医師法又は歯科医師法（昭和23年法律第202号）の規定に基づいて行う場合は，この限りでない　　　　　　　　　　　　　　　（法第31条第1項） (2)保健師及び助産師は，前項の規定にかかわらず，法第5条に規定する業を行うことができる　　　　　　　　　　　　　　　（法第31条第2項）	
業務制限・禁止　准看護師業務の制限	准看護師でない者は，法第6条に規定する業をしてはならない．ただし，医師法又は歯科医師法の規定に基づいて行う場合は，この限りでない　　　　　　　　　　　　　　　　　　　　　　　　　　　　　　　　　　（法第32条）	
業務制限・禁止　医療行為の禁止	保健師，助産師，看護師又は准看護師は，主治の医師又は歯科医師の指示があった場合を除くほか，診療機械を使用し，医薬品を授与し，医薬品について指示をしその他医師又は歯科医師が行うのでなければ衛生上危害を生ずるおそれのある行為をしてはならない．ただし，臨時応急の手当をし，又は助産師がへその緒を切り，浣腸を施しその他助産師の業務に当然に付随する行為をする場合は，この限りでない　　　（法第37条）	
看護師の特定行為	特定行為を手順書により行う看護師は，指定研修機関において，当該特定行為の特定行為区分に係る特定行為研修を受けなければならない　　　　　　　　　　　　　　　　　　　　　　　　　　　　　（法第37条の2第1項）	
定義　特定行為	診療の補助であって，看護師が手順書により行う場合には，実践的な理解力，思考力及び判断力並びに高度かつ専門的な知識及び技能が特に必要とされるものとして厚生労働省令で定めるものをいう（次頁）　　　　　　　　　　　　　　　　　　　　　　　　　　　　（法第37条の2第2項第1号）	
定義　手順書	医師又は歯科医師が看護師に診療の補助を行わせるためにその指示として厚生労働省令で定めるところにより作成する文書又は電磁的記録であって，看護師に診療の補助を行わせる患者の病状の範囲及び診療の補助の内容その他の厚生労働省令で定める事項が定められているものをいう　　　　　（法第37条の2第2項第2号）	
定義　特定行為区分	特定行為の区分であって，厚生労働省令で定めるものをいう　　　　　　　（法第37条の2第2項第3号）	
定義　特定行為研修	看護師が手順書により特定行為を行う場合に特に必要とされる実践的な理解力，思考力及び判断力並びに高度かつ専門的な知識及び技能の向上を図るための研修であって，特定行為区分ごとに厚生労働省令で定める基準に適合するものをいう　　　　　　　　　　　　　　　　　　　　　　（法第37条の2第2項第4号）	
定義　指定研修機関	1又は2以上の特定行為区分に係る特定行為研修を行う学校，病院その他の者であって，厚生労働大臣が指定するものをいう　　　　　　　　　　　　　　　　　　　　　　　　　　　　　（法第37条の2第2項第5号）	

2-5-2 保健師助産師看護師法（保助看法）（薬剤師業務に関係する事項）（つづき）

項　　目	内　　　容
38 の特定行為	法第 37 条の 2 第 2 項第 1 号の厚生労働省令で定める行為は，別表第 1 に掲げる行為とする （保健師助産師看護師法第 37 条の 2 第 2 項第 1 号に規定する特定行為及び同項第 4 号に規定する特定行為研修に関する省令第 2 条） 〔別表第 1〕 ①経口用気管チューブ又は経鼻用気管チューブの位置の調整 ②侵襲的陽圧換気の設定の変更 ③非侵襲的陽圧換気の設定の変更 ④人工呼吸管理がなされている者に対する鎮静薬の投与量の調整 ⑤人工呼吸器からの離脱 ⑥気管カニューレの交換 ⑦一時的ペースメーカの操作及び管理 ⑧一時的ペースメーカリードの抜去 ⑨経皮的心肺補助装置の操作及び管理 ⑩大動脈内バルーンパンピングからの離脱を行うときの補助の頻度の調整 ⑪心嚢ドレーンの抜去 ⑫低圧胸腔内持続吸引器の吸引圧の設定及びその変更 ⑬胸腔ドレーンの抜去 ⑭腹腔ドレーンの抜去（腹腔内に留置された穿刺針の抜去を含む） ⑮胃ろうカテーテル若しくは腸ろうカテーテル又は胃ろうボタンの交換 ⑯膀胱ろうカテーテルの交換 ⑰中心静脈カテーテルの抜去 ⑱末梢留置型中心静脈注射用カテーテルの挿入 ⑲褥瘡又は慢性創傷の治療における血流のない壊死組織の除去 ⑳創傷に対する陰圧閉鎖療法 ㉑創部ドレーンの抜去 ㉒直接動脈穿刺法による採血 ㉓橈骨動脈ラインの確保 ㉔急性血液浄化療法における血液透析器又は血液透析濾過器の操作及び管理 ㉕持続点滴中の高カロリー輸液の投与量の調整 ㉖脱水症状に対する輸液による補正 ㉗感染徴候がある者に対する薬剤の臨時の投与 ㉘インスリンの投与量の調整 ㉙硬膜外カテーテルによる鎮痛剤の投与及び投与量の調整 ㉚持続点滴中のカテコラミンの投与量の調整 ㉛持続点滴中のナトリウム，カリウム又はクロールの投与量の調整 ㉜持続点滴中の降圧剤の投与量の調整 ㉝持続点滴中の糖質輸液又は電解質輸液の投与量の調整 ㉞持続点滴中の利尿剤の投与量の調整 ㉟抗けいれん剤の臨時の投与 ㊱抗精神病薬の臨時の投与 ㊲抗不安薬の臨時の投与 ㊳抗癌剤その他の薬剤が血管外に漏出したときのステロイド薬の局所注射及び投与量の調整

2-5-3 臨床検査技師等に関する法律（薬剤師業務に関係する事項）

項　目	内　容
目　的	この法律は，臨床検査技師の資格等を定め，もって医療及び公衆衛生の向上に寄与することを目的とする（法第1条）
定　義	この法律で「臨床検査技師」とは，厚生労働大臣の免許を受けて，臨床検査技師の名称を用いて，医師又は歯科医師の指示の下に，微生物学的検査，免疫学的検査，血液学的検査，病理学的検査，生化学的検査，尿・糞便等一般検査，遺伝子関連・染色体検査及び厚生労働省令で定める生理学的検査[注1]を行うことを業とする者をいう（法第2条） 注1) 厚生労働省令で定める生理学的検査は，次に掲げる検査とする ①心電図検査（体表誘導によるものに限る） ②心音図検査 ③脳波検査（頭皮誘導によるものに限る） ④筋電図検査（針電極による場合の穿刺を除く） ⑤運動誘発電位検査 ⑥体性感覚誘発電位検査 ⑦基礎代謝検査 ⑧呼吸機能検査（マウスピース及びノーズクリップ以外の装着器具によるものを除く） ⑨脈波検査 ⑩熱画像検査 ⑪眼振電図検査（冷水若しくは温水，電気又は圧迫による刺激を加えて行うものを除く） ⑫重心動揺計検査 ⑬持続皮下グルコース検査 ⑭超音波検査 ⑮磁気共鳴画像検査 ⑯眼底写真検査（散瞳薬を投与して行うものを除く） ⑰毛細血管抵抗検査 ⑱経皮的血液ガス分圧検査 ⑲聴力検査（気導により行われる定性的な検査であって次に掲げる周波数及び聴力レベルによるものを除いたものに限る） イ　周波数1,000ヘルツ及び聴力レベル30デシベルのもの ロ　周波数4,000ヘルツ及び聴力レベル25デシベルのもの ハ　周波数4,000ヘルツ及び聴力レベル30デシベルのもの ニ　周波数4,000ヘルツ及び聴力レベル40デシベルのもの ⑳基準嗅覚検査及び静脈性嗅覚検査（静脈に注射する行為を除く） ㉑電気味覚検査及びろ紙ディスク法による味覚定量検査 ㉒直腸肛門機能検査（規則第1条）
業　務	臨床検査技師は，保健師助産師看護師法第31条第1項及び第32条の規定にかかわらず，診療の補助として採血及び検体採取（医師又は歯科医師の具体的な指示を受けて行うものに限る）並びに第2条の厚生労働省令で定める生理学的検査を行うことを業とすることができる（法第20条の2第1項）
衛生検査所	衛生検査所〔人体から排出され，又は採取された検体について法第2条に規定する検査を業として行う場所（病院，診療所又は厚生労働大臣が定める施設[注2]内の場所を除く）をいう〕を開設しようとする者は，その衛生検査所について，厚生労働省令の定めるところにより，その衛生検査所の所在地の都道府県知事（その所在地が保健所を設置する市又は特別区の区域にある場合においては，市長又は区長）の登録を受けなければならない（法第20条の3第1項）	注2) 厚生労働大臣が定める施設として，以下のものが定められている（昭和56年厚生省告示第17号） ①保健所 ②検疫所 ③犯罪鑑識施設 ④次に掲げる施設その他これらに類する施設であって，診療の用に供する検体検査を行わないもの イ　国又は地方公共団体の試験研究施設 ロ　学校教育法に基づく大学及びその附属試験研究施設 ハ　医薬品医療機器等法第12条に基づき医薬品，医薬部外品及び化粧品（以下「医薬品等」という）の製造販売業の許可を受けた者の営業所及び試験研究施設並びに同法第13条に基づき医薬品等の製造業の許可を受けた者の製造所及び試験研究施設 ニ　民法その他の法律の規定により設立された法人の試験研究施設（ロ及びハに掲げる試験研究施設を除く） ホ　人体から採取された検体（受検者が自ら採取したものに限る）について生化学的検査を行う施設（イからニまでに掲げる施設を除く） （平成26年厚生労働省告示第156号でホが追加された）
検体測定室（衛生検査所の登録が不要な施設）	人体から排出され，又は採取された検体の検査を業として行う場所は，前記の法第20条の3第1項により，病院，診療所又は厚生労働大臣の定める場所を除き，都道府県知事等の登録を受けることとされている．平成26年厚生労働省告示第156号で厚生労働大臣が定める施設の第4号に「ホ　人体から採取された検体（受検者が自ら採取したものに限る）について生化学的検査を行う施設（イからニまでに掲げる施設を除く）」が追加され，これに該当する衛生検査所の登録が不要な施設として検体測定室（次欄参照）が位置づけられた．これによって，薬局などでの自己採取した検体による生化学的検査が，法的に認められることとなった

2-5-3 臨床検査技師等に関する法律（薬剤師業務に関係する事項）（つづき）

項　目	内　容
検体測定室に関する ガイドライン	検体測定室の届出等 (1)検体測定室の定義 　検体測定室は，以下のすべてを満たした，診療の用に供しない検体検査を行う施設をいう 　①当該施設内で検体の採取及び測定を行う 　②検体の採取及び採取前後の消毒・処置については受検者が行う (2)検体測定室の届出 　検体測定室を開設しようとする者は，開設の7日前までに，医政局指導課医療関連サービス室長に届け出るものとする (3)届出の内容 　①検体測定室の開設者の氏名及び住所 　②衛生管理を含めた検体測定室の運営に係る責任者（運営責任者）の氏名及び資格 　　運営責任者になることができる者は，医師，薬剤師，看護師又は臨床検査技師とする 　③精度管理を職務とする者（精度管理責任者）の氏名及び資格 　　精度管理責任者になることができる者は，医師，薬剤師，臨床検査技師とする 　④検体測定室の名称及び所在地 　⑤測定項目の内容及び開設日 　⑥期間を定めて運営を行う検体測定室の場合にあっては実施期間 (4)届出の変更等 　届出に変更がある場合は，変更が生じた日から30日以内に医政局指導課医療関連サービス室長に届け出るものとする (5)検体測定室の休廃止等 　検体測定室を廃止し又は休止した場合は，廃止等した日から30日以内に，また，休止した検体測定室を再開した場合は，再開した日から7日以内に医政局指導課医療関連サービス室長に届け出るものとする 検体測定室の指針については以下の項目が定められている 　①測定に際しての説明　　　　　　　　⑬精度管理 　②測定項目　　　　　　　　　　　　　⑭測定業務に従事する者 　③測定結果の報告　　　　　　　　　　⑮運営責任者の業務を補助する者 　④地域医療機関等との連携等　　　　　⑯検体測定室の環境 　⑤広告の規制　　　　　　　　　　　　⑰研修 　⑥衛生管理　　　　　　　　　　　　　⑱個人情報保護 　⑦穿刺箇所への処置に係る物品　　　　⑲急変への対応等 　⑧穿刺部位　　　　　　　　　　　　　⑳測定用機械器具等 　⑨穿刺器具　　　　　　　　　　　　　㉑標準作業書 　⑩穿刺器具等の血液付着物の廃棄について　㉒作業日誌 　⑪検体の取扱い　　　　　　　　　　　㉓台帳 　⑫運営責任者　　　　　　　　　　　　㉔その他

2-6 医薬品医療機器等法

2-6-1 医薬品医療機器等法とは

項　目	内　容
概　　要	薬局開設者や薬局で働く人にとって何よりも大切な知識は，薬事関係の法律の知識である．その理由は，薬局が取り扱う医薬品の特殊性にある．医薬品は他の商品と違っていろいろな特性を持っているが，特に次の特性が規制の背景にある 　　①生命関連性　　②社会性・公共性　　③高品質性　　④緊急性 これらの特性を堅持するために，医薬品を取り扱う機関，従事者に対し，その取り扱い方法に関し，医薬品医療機器等法，薬剤師法，医師法，医療法，健康保険法等をもって厳格に規制している 本項ではこのうちの「医薬品医療機器等法」について解説する．なお，「医薬品医療機器等法」は法令で使用している略名であって，法律の正式名称は「医薬品，医療機器等の品質，有効性及び安全性の確保等に関する法律」である．「医薬品医療機器等法」はさらに「薬機法」と略すことがある
法改正の経緯	医薬品の取締りの歴史は古く，明治7（1874）年の「医制」の発布後，明治22（1889）年に，わが国初の総合的薬事法令として「薬品営業並薬品取扱規則（薬律）」が制定され，この薬律により，「薬剤師」及び「薬局」の制度が誕生した．その後，大正14（1925）年には薬剤師法の分離制定があったが，昭和18（1943）年戦時下において，薬事法に統合され，終戦後の昭和23（1948）年にGHQ（占領軍時司令部）の指導のもと新たな薬事法が制定された その後，昭和35（1960）年に全面改正され，現行法の前身となる薬事法が制定されたが，以後も次の主要な改正を経て現行の体制に至っている 　①昭和38（1963）年改正（薬局等の適正配置規制の制定等） 　②昭和54（1979）年改正（薬事二法の制定） 　③昭和58（1983）年改正（国際化への対応） 　④昭和62（1987）年及び平成5（1993）年の改正（研究開発促進に向けての制度改正等） 　⑤平成6（1994）年改正（医療用具の審査体制の強化） 　⑥平成8（1996）年改正（医薬品の安全性確保対策の強化） 　⑦平成14（2002）年改正（薬事制度の大幅な見直し改正） 　⑧平成18（2006）年改正（医薬品の販売制度の見直し改正及び違法ドラッグ対策のための改正） 　⑨平成23（2011）年改正（保健所を設置する市又は特別区における知事の権限を市長又は区長に委任） 　⑩平成25（2013）年改正（法律の題名の変更，医薬品及び医療機器の安全対策の強化，医療機器関連規制の条文の分離，再生医療等製品の特性を踏まえた規制の構築等）（法律第84号） 　⑪平成25（2013）年改正（再生医療等の安全性の確保等に関する法律の制定）（法律第85号） 　⑫平成25（2013）年改正（インターネット販売の安全性の確保，指定薬物の所持使用の禁止等）（法律第103号） 　⑬令和元（2019）年改正（医薬品，医療機器等の開発から市販後までの制度改善，薬剤師・薬局のあり方の見直し，法令遵守体制の整備等）（法律第63号） 　⑭令和4（2023）年改正（緊急時の薬事承認，電子処方箋）
医療制度との関係	(1)日本の医療制度は，医療機関など医療を提供する側から見た制度（「医療提供制度」）と，患者など医療を享受する側から見た制度（「医療享受体制」すなわち「医療保障制度」）の両制度からなっている．これらの両制度をまとめたのが図1である．この相対立する制度を結びつけるものが診療報酬制度である．この制度は健康保険法等によって定められている． (2)これらの両制度により，わが国では国民に高度な医療が提供されている 　　　　　　　　医療提供制度　　　・医療提供施設：病院，診療所，歯科診療所，調剤を行う薬局等 　　　　　　　（医療制度・薬事制度）　・医療提供者：医師，歯科医師，薬剤師，看護師等 　　　　　　　　　　　　　　（これらの制度を規制する法律：医療法，医師法，歯科医師法，医薬品医療機器等法，薬剤師法等） 　日本の医療 　　　　　　　　医療享受体制　　　・医療保険制度：被用者保険〈健康保険法等〉，地域保健〈国民健康保険法〉 　　　　　　　（医療保障制度）　　・後期高齢者医療等 　　　　　　　　　　　　　　　　・公費負担医療：生活保護法，感染症予防法等 　　　　　　　　　　　　　　　　・介護保険制度 図1　日本の医療制度の概要
医療提供制度の概要	医療提供制度は，医療提供施設及び医療提供者からなる 　①医療提供施設：病院，診療所，介護老人保健施設及び調剤を行う薬局等である．また，これら施設の開設は，医療法，医薬品医療機器等法，健康保険法等によって，設立の目的，人的・物的要件及び事業内容等が厳格に規制されている 　②医療提供者：医師，歯科医師，薬剤師，看護師等である（この制度については，p.160「3-1 社会保障制度」参照）
医療享受体制（医療保障制度）の概要	わが国の医療保障制度は，図1に示したように，医療保険制度（被用者保険と国民健康保険），後期高齢者医療，介護保険法及び公費負担医療（生活保護法，感染症予防法等）の4者からなっている（この制度については，p.166～179「3-2～3-5」参照）

2-6-2 ▎法 の 目 的

項　目	内　　　　容	備　　考
法 の 目 的	この法律は，医薬品，医薬部外品，化粧品，医療機器，再生医療等製品（以下「医薬品等」という）^{注1)} の品質，有効性及び安全性の確保並びにこれらの使用による保健衛生上の危害の発生及び拡大の防止のために必要な規制を行うとともに，指定薬物の規制に関する措置を講ずるほか，医療上特にその必要性が高い医薬品，医療機器及び再生医療等製品の研究開発の促進のために必要な措置を講ずることにより，保健衛生の向上を図ることを目的とする　　　　　　　　　　　　　　　　　　　　　　　　（法第1条の1）	注1) 法では「医薬品等」と記した場合は，医薬品，医薬部外品，化粧品，医療機器及び再生医療等製品の5種類の製品をすべて対象とするときの表現として用いる

2-6-3 ▎国等に課せられた責務

項　目	内　　　　容
国 の 責 務	国はこの法律の目的を達成するため，医薬品等の品質，有効性及び安全性の確保，これらの使用による保健衛生上の危害の発生及び拡大の防止その他の必要な施策を策定し，及び実施しなければならない　　　　　　　　　　　　　　（法第1条の2）
都道府県等の責務	都道府県，地域保健法（昭和22年法律第101号）第5条第1項の政令で定める市（以下「保健所を設置する市」という）及び特別区は，前条の施策に関し，国との適切な役割分担を踏まえて，当該地域の状況に応じた施策を策定し，及び実施しなければならない　　　　　　　　　　　　　　　　　　　　　　　（法第1条の3）
医薬品等関連事業者等の責務	医薬品等の製造販売，製造（小分けを含む．以下同じ），販売，貸与若しくは修理を業として行う者，法第4条第1項の許可を受けた者（以下「薬局開設者」という）又は病院，診療所若しくは飼育動物診療施設〔獣医療法（平成4年法律第46号）第2条第2項に規定する診療施設をいい，往診のみによって獣医師に飼育動物の診療業務を行わせる者の住所を含む．以下同じ〕の開設者は，その相互間の情報交換を行うことその他の必要な措置を講ずることにより，医薬品等の品質，有効性及び安全性の確保並びにこれらの使用による保健衛生上の危害の発生及び拡大の防止に努めなければならない　　　　　　　　　　　　　　　　　　　　　　　　　　　　　　　（法第1条の4）
医薬関係者の責務	(1)医師，歯科医師，薬剤師，獣医師その他の医薬関係者は，医薬品等の有効性及び安全性その他これらの適正な使用に関する知識と理解を深めるとともに，これらの使用の対象者（動物への使用にあっては，その所有者又は管理者．法第68条の4，第68条の7第3及び4項，第68条の21並びに第68条の22第3及び4項において同じ）及びこれらを購入し，又は譲り受けようとする者に対し，これらの適正な使用に関する事項に関する正確かつ適切な情報の提供に努めなければならない　　　　　　　　　　　　　　　　　　　　　　　　（法第1条の5） (2)薬局において調剤又は調剤された薬剤若しくは医薬品の販売若しくは授与の業務に従事する薬剤師は，薬剤又は医薬品の適切かつ効率的な提供に資するため，地域における医療及び介護の総合的な確保の促進に関する法律（平成元年法律第64号）第12条の2第3項の規定による情報の提供その他の厚生労働省令で定める方法によって，医療を受ける者の薬剤又は医薬品の使用に関する情報を他の医療提供施設（医療法（昭和23年法律第205号）第1条の2第2項に規定する医療提供施設をいう．以下同じ）において診療又は調剤に従事する医師若しくは歯科医師又は薬剤師に提供することにより，医療提供施設相互間の業務の連携の推進に努めなければならない　（法第1条の5第2項） (3)薬局開設者は，医療を受ける者に必要な薬剤及び医薬品の安定的な供給を図るとともに，当該薬局において薬剤師による前項の情報の提供が円滑になされるよう配慮しなければならない　　　　　　　　　　　　（法第1条の5第3項）
国民の役割	国民は，医薬品等を適正に使用するとともに，これらの有効性及び安全性に関する知識と理解を深めるよう努めなければならない　　　　　　　　　　　　　　　　　　　　　　　　　　　　　　（法第1条の6）

2-6-4 医薬品等の定義

項　目	内　容
医薬品の定義	法第2条第1項で，次の①～③に該当する物を「医薬品」と定義している ①日本薬局方に収められている物 ②人又は動物の疾病の診断，治療又は予防に使用されることが目的とされている物であって，機械器具等〔機械器具，歯科材料，医療用品，衛生用品並びにプログラム（電子計算機に対する指令であって，一の結果を得ることができるように組み合わされたものをいう．以下同じ）及びこれを記録した記録媒体をいう．以下同じ〕でないもの（医薬部外品及び再生医療等製品を除く） ③人又は動物の身体の構造又は機能に影響を及ぼすことが目的とされている物であって，機械器具等でないもの（医薬部外品，化粧品及び再生医療等製品を除く）
〔参考〕 定義の解釈	〔解説1〕 法では，「疾病の診断，治療，予防に用いることが目的とされた物」または「身体の構造又は機能に影響を及ぼすことが目的とされた物」は，機械器具等を除き，すべて医薬品として規制している．個別に，医薬品であるか否かの判断は，判断の対象となる物の表示や販売方法などを総合的にみて，これらの目的をもって製造販売されたか否かによって判断される．例えば，いわゆる「健康食品」といわれるものを例にとると，薬効を標榜したり，上記のような目的で販売すれば，実際の効き目とか有効成分の有無に関わりなく，法では医薬品としての規制を受けている 〔解説2〕 処方箋によって「調剤された薬剤」は，特定人のための疾病にのみ用いられるもので，一般的でないので，法では「医薬品に該当しない」とされている．したがって，第9章の医薬品の取扱いの規定（法第44～49条までの規定）は当然適用されない ただし，「販売の方法」及び「情報の提供及び指導」については，法第9条の2及び3に基づき，「調剤された薬剤」について，厳格な規制を設けている
医薬部外品の定義	「医薬部外品」とは，次の①～③に掲げる物であって人体に対する作用が緩和なものをいう　　　　　　　（法第2条第2項） ①次の（i）～（iii）までに掲げる目的のために使用される物（これらの使用目的のほかに，併せて法第2条第1項第2号又は第3号に規定する目的のために使用される物を除く）であって機械器具等でないもの 　（i）吐きけその他の不快感又は口臭若しくは体臭の防止（例示：口中清涼剤，腋臭・体臭防止剤） 　（ii）あせも，ただれ等の防止（例示：てんか粉） 　（iii）脱毛の防止，育毛又は除毛（例示：育毛剤，除毛剤） ②人又は動物の保健のためにするねずみ，はえ，蚊，のみその他これらに類する生物の防除の目的のために使用される物（この使用目的のほかに，併せて法第2条第1項第2号又は第3号に規定する目的のために使用される物を除く）であって機械器具等でないもの（例示：忌避剤，殺虫剤，殺鼠剤） ③法第2条第1項第2又は3号に規定する目的のために使用される物（上記①及び②に掲げる物を除く）のうち，厚生労働大臣が指定するもの（次項の27種参照）

厚生労働大臣が指定した医薬部外品は次のとおりである

(1)胃の不快感を改善することが目的とされている物
(2)いびき防止薬
(3)衛生上の用に供されることが目的とされている綿類（紙綿類を含む）
(4)カルシウムを主たる有効成分とする保健薬（(19)に掲げるものを除く）
(5)含嗽薬
(6)健胃薬（(1)及び(27)に掲げるものを除く）
(7)口腔咽喉薬（(20)に掲げるものを除く）
(8)コンタクトレンズ装着薬
(9)殺菌消毒薬（(15)に掲げるものを除く）
(10)しもやけ・あかぎれ用薬（(24)に掲げるものを除く）
(11)瀉下薬
(12)消化薬（(27)に掲げるものを除く）
(13)滋養強壮，虚弱体質の改善及び栄養補給が目的とされている物
(14)生薬を主たる有効成分とする保健薬
(15)すり傷，切り傷，さし傷，かき傷，靴ずれ，創傷面等の消毒又は保護に使用されることが目的とされている物
(16)整腸薬（(27)に掲げるものを除く）

(17)染毛剤
(18)ソフトコンタクトレンズ用消毒剤
(19)肉体疲労時，中高年期等のビタミン又はカルシウムの補給が目的とされている物
(20)のどの不快感を改善することが目的とされている物
(21)パーマネント・ウェーブ用剤
(22)鼻づまり改善薬（外用剤に限る）
(23)ビタミンを含有する保健薬（(13)及び(19)に掲げるものを除く）
(24)ひび，あかぎれ，あせも，ただれ，うおのめ，たこ，手足のあれ，かさつき等を改善することが目的とされている物
(25)医薬品，医療機器等の品質，有効性及び安全性の確保等に関する法律第2条第3項に規定する使用目的のほかに，にきび，肌荒れ，かぶれ，しもやけ等の防止又は皮膚若しくは口腔の殺菌消毒に使用されることも併せて目的とされている物
(26)浴用剤
(27)(6)，(12)又は(16)に掲げる物のうち，いずれか2以上に該当するもの

（平成21年2月6日告示第25号）

上記に掲げた27種の製剤は，すべて医薬部外品に該当するというのではなく，このうち人体に対する作用が緩和なものだけが，医薬部外品に該当する．すなわち人体に対する作用が緩和ではないものは，あくまで医薬品である
この範囲を明瞭にするために，厚生労働省は，2回にわたる通達を発出して，その範囲を明らかにしている．この2回にわたる通達で示された医薬部外品が，いわゆる「新指定医薬部外品」及び「新範囲医薬部外品」といわれているものである
（平成11年3月医薬発第283号通知，平成16年7月薬食発第0716006号通知）

2-6-4 医薬品等の定義（つづき）

項　目	内　　容	備　考
化粧品の定義	化粧品とは，人の身体を清潔にし，美化し，魅力を増し，容貌を変え，又は皮膚若しくは毛髪を健やかに保つために，身体に塗擦，散布その他これらに類似する方法で使用されることが目的とされている物で，人体に対する作用が緩和なものをいう．ただし，これらの使用目的のほかに，医薬品としての目的を併せもつ物及び医薬部外品を除く[注1]　　　　　　　　　　　　　（法第2条第3項）	注1）化粧品は，医薬品，医薬部外品と異なり，人に使用されるものだけが対象とされ，動物に使用するものはこの定義の対象外である
医療機器の定義	医療機器とは，人若しくは動物の疾病の診断，治療若しくは予防に使用されること，又は人若しくは動物の身体の構造若しくは機能に影響を及ぼすことが目的とされている機械器具等（再生医療等製品を除く）であって，政令で定めるものをいう[注2]　　　　　　　　　　　　　　　　　　　　（法第2条第4項）	注2）高度管理医療機器，管理医療機器，一般医療機器及び特定保守管理医療機器の定義は，2-6-22（p. 93）参照
再生医療等製品の定義	再生医療等製品とは，次の①〜②に掲げる物（医薬部外品及び化粧品を除く）であって，政令で定めるものをいう 　①次の（i）〜（ii）に掲げる医療又は獣医療に使用されることが目的とされている物のうち，人又は動物の細胞に培養その他の加工を施したもの 　（i）人又は動物の身体の構造又は機能の再建，修復又は形成 　（ii）人又は動物の疾病の治療又は予防 　②人又は動物の疾病の治療に使用されることが目的とされている物のうち，人又は動物の細胞に導入され，これらの体内で発現する遺伝子を含有させたもの 　　　　　　　　　　　　　　　　　　　　　　　　　　　（法第2条第9項）	

2-6-5 医薬品の分類と取扱い

(1) 行政上・法律上の医薬品の分類

項　目	内　容
医薬品の分類	医薬品は，その成分の本質，使用目的，適用法，剤形などを基にした「薬学上の分類」のほかに，承認・許可の有無，使用者の区分など，規制内容の違いによって区分した「行政上・法律上の分類」（表1）がある．法を正しく理解するためには，これらの分類と用語の意味を正しく理解することが必要である 〔行政上・法律上の分類〕 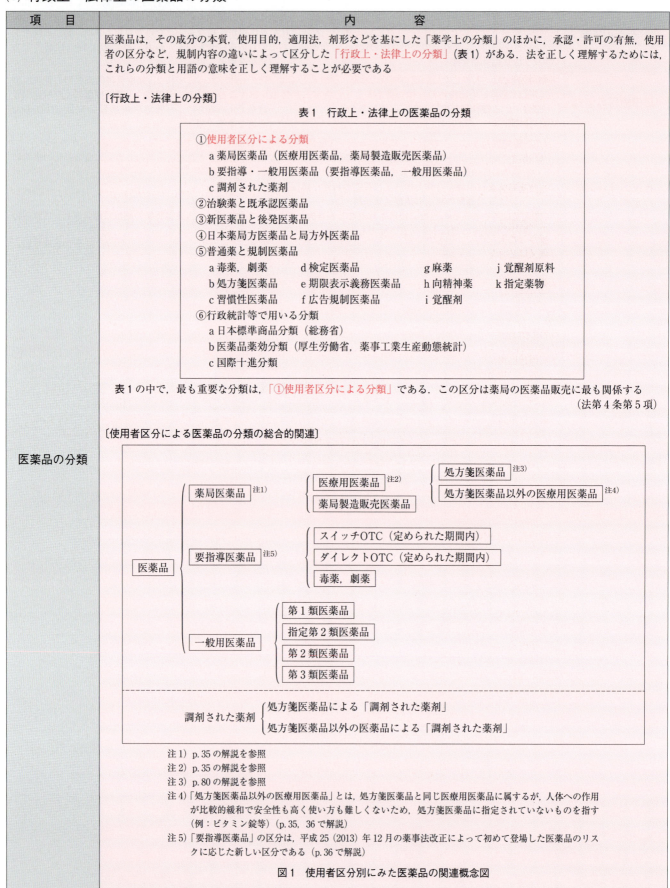 表1の中で，最も重要な分類は，「①使用者区分による分類」である．この区分は薬局の医薬品販売に最も関係する （法第4条第5項）

表1　行政上・法律上の医薬品の分類

①使用者区分による分類
　a 薬局医薬品（医療用医薬品，薬局製造販売医薬品）
　b 要指導・一般用医薬品（要指導医薬品，一般用医薬品）
　c 調剤された薬剤
②治験薬と既承認医薬品
③新医薬品と後発医薬品
④日本薬局方医薬品と局方外医薬品
⑤普通薬と規制医薬品
　a 毒薬，劇薬　　d 検定医薬品　　g 麻薬　　j 覚醒剤原料
　b 処方箋医薬品　e 期限表示義務医薬品　h 向精神薬　k 指定薬物
　c 習慣性医薬品　f 広告規制医薬品　i 覚醒剤
⑥行政統計等で用いる分類
　a 日本標準商品分類（総務省）
　b 医薬品薬効分類（厚生労働省，薬事工業生産動態統計）
　c 国際十進分類

〔使用者区分による医薬品の分類の総合的関連〕

注1）p.35の解説を参照
注2）p.35の解説を参照
注3）p.80の解説を参照
注4）「処方箋医薬品以外の医療用医薬品」とは，処方箋医薬品と同じ医療用医薬品に属するが，人体への作用が比較的緩和で安全性も高く使い方も難しくないため，処方箋医薬品に指定されていないものを指す（例：ビタミン錠等）（p.35，36で解説）
注5）「要指導医薬品」の区分は，平成25（2013）年12月の薬事法改正によって初めて登場した医薬品のリスクに応じた新しい区分である（p.36で解説）

図1　使用者区分別にみた医薬品の関連概念図

(2) 薬局医薬品

項　目	内　容
薬局医薬品の定義	薬局医薬品とは，「要指導医薬品」及び「一般用医薬品」以外の医薬品をいう（法第4条第5項第2号）．すなわち，薬局医薬品には「医療用医薬品」と「薬局製造販売医薬品」が該当する 医療用医薬品は，「処方箋医薬品」と「処方箋医薬品以外の医療用医薬品」に区分できるので，結果的には「処方箋医薬品」と「処方箋医薬品以外の医療用医薬品」と「薬局製造販売医薬品」の三者から構成されるともいえる 本項では①医療用医薬品及び②薬局製造販売医薬品について説明する
薬局医薬品の販売	(1)薬局医薬品については，薬剤師等が業務の用に供する目的で当該薬局医薬品を購入し，又は譲り受けようとする場合に販売する場合を除き，薬局医薬品を使用しようとする者以外の者に対して，正当な理由なく〔p.38注1）参照〕，販売を行ってはならない　　　　　　　　　　　　　　　　　　　　　　　　　　　　（法第36条の3第2項） (2)薬局医薬品は前述のように，各種の医薬品の区分から構成されているので，構成する医薬品によって，具体的な販売規制は異なる
薬局医薬品の販売記録の作成	(1)薬局医薬品を販売した場合は，品名，数量，販売の日時等を書面に記載し，2年間保存しなければならない　　　　　　　　　　　　　　　　　　　　　　　　　　　　　　　　　　　　　　　（規則第14条第3，4項） (2)当該薬局医薬品を購入し，又は譲り受けた者の連絡先を書面に記載し，これを保存するよう努めなければならない　　　　　　　　　　　　　　　　　　　　　　　　　　　　　　　　　　　（規則第14条第6項）
薬局医薬品の情報提供・指導の規制	(1)薬局医薬品の情報提供・指導については，後述の要指導医薬品とほぼ同様の内容に加えて，従事する薬剤師に，販売・授与した薬局医薬品を購入・譲受した者の当該薬局医薬品の使用の状況を継続的かつ的確に把握させ，必要な情報提供又は必要な薬学的知見に基づく指導を行わせなければならないことを薬局開設者に義務づけている　　　　　　　　　　　　　　　　　　　　（法第36条の4及び5並びに規則第158条の7，8，9，9の2） (2)薬局医薬品であっても，薬局製造販売医薬品は，別に特例が定められている　　　（規則第158条の10）（p.36参照）

(2)-① 医療用医薬品

項　目	内　容
医療用医薬品の意味と定義	(1)医療用医薬品の名称は薬事関係者の医薬品の取扱いの用語として，また行政上の取扱い用語として非常に多く用いられるが，法律の条文の中にはどこにもない この用語は，「薬事関係手数料令」という政令の中で初めて使われている．しかし，この政令は，医薬品の製造販売の承認や許可の手数料を定めた政令で，「医療用医薬品として厚生労働大臣が定めるもの」と記載されているだけで，定義的な用語の説明はない (2)この「医療用医薬品」について定義的な説明は，平成17年3月厚生労働省医薬食品局長通知（平成17年3月31日薬食発第0331015号）によって初めて次のように定義づけられた 「医師若しくは歯科医師によって使用され又はこれらの者の処方箋若しくは指示によって使用されることを目的として供給される医薬品をいう」 また，平成26年3月厚生労働省医薬食品局長通知（平成26年3月18日薬食発0318第4号）では，医療用医薬品を「薬局製造販売医薬品以外の薬局医薬品をいう」と記述している (3)医療用医薬品は，薬局医薬品の主体であるとともに，医薬品流通上は全医薬品の約90％を占める重要な区分である．健康保険法で定める「薬価基準」に収載されている医薬品は，すべてこの医療用医薬品に該当する (4)医療用医薬品は，「処方箋医薬品」と「処方箋医薬品以外の医療用医薬品」に区分できる．「処方箋医薬品」については，2-6-15（2）（p.80）で記述する
医療用医薬品の販売の規制	薬局医薬品の使用者本人以外の者への販売は，正当な理由がある場合以外は，販売・授与は禁じられている 　　　（法第36条の3第2項） 処方箋医薬品：薬剤師等が業務の用に供する目的で当該処方箋医薬品を購入し，又は譲り受けようとする場合に販売する場合を除き，医師等からの処方箋の交付を受けた者以外の者に対して，正当な理由なく，販売を行ってはならない 処方箋医薬品以外の医療用医薬品：処方箋医薬品と同様に，医療用医薬品として医師，薬剤師等によって使用されることを目的として供給されるものである．処方箋医薬品と同様に，医療用医薬品として医師，薬剤師等によって使用されることを目的として供給されるものである．このため，処方箋医薬品以外の医療用医薬品についても，効能・効果，用法・用量，使用上の注意等が医師，薬剤師などの専門家が判断・理解できる記載となっているなど医療において用いられることを前提としており，正当な理由がある場合を除き，薬局においては，処方箋に基づく薬剤の交付が原則である 　　　　　　　　　　　　　　　　　　　　　　　　（平成26年3月18日薬食発0318第4号医薬食品局長通知）

2-6

(2)-① 医療用医薬品 (つづき)

項 目		内 容
その他の規制	広告の禁止	患者のみの判断に基づく選択がないよう，引き続き，処方箋医薬品以外の医療用医薬品を含めた全ての医療用医薬品について，一般人を対象とする広告は行ってはならない　（平成26年3月18日薬食発第0318第4号医薬食品局長通知）
	服薬指導の実施	処方箋医薬品以外の医療用医薬品についても，消費者が与えられた情報に基づき最終的にその使用を判断する一般用医薬品とは異なり，処方箋医薬品と同様に医療において用いられることを前提としたものであるので，販売に当たっては，これを十分に考慮した服薬指導を行わなければならない　（同上）
	分割販売時の規制（表示・添付文書の添付等）	医療用医薬品を処方箋に基づかず分割して販売を行う場合は，「分割販売」に当たることから，販売に当たっては，外箱の写しなど法第50条に規定する事項を記載した文書及び法第52条に規定する添付文書又はその写しの添付を行うなどしなければならない　（同上）
	販売数量の限定	医療用医薬品を処方箋の交付を受けている者以外の者に販売する場合は，その適正な使用のため，販売を行わざるを得ない必要最小限の数量に限って販売しなければならない．また，薬局医薬品であることから，販売記録を作成し，2年間保存しなければならない　（同上）
	調剤室での保管・分割	(1)医療用医薬品については，薬局においては，原則として，医師等の処方箋に基づく調剤に用いられるものであり，通常，処方箋に基づく調剤に用いられるものとして，調剤室又は備蓄倉庫において保管しなければならない (2)処方箋の交付を受けている者以外の者への販売に当たっては，薬剤師自らにより，調剤室において必要最小限の数量を分割した上で，販売しなければならない　（同上）

(2)-② 薬局製造販売医薬品 (略称：薬局製剤)

項 目	内 容
薬局製造販売医薬品の定義	薬局製造販売医薬品とは，「薬局開設者が当該薬局における設備及び器具をもって製造し，当該薬局において直接消費者に販売し，又は授与する医薬品であって，厚生労働大臣の指定する有効成分以外の有効成分を含有しないものをいう．」と定義されている　（令第3条） 以下，本項において「薬局製造販売医薬品」を「薬局製剤」と略す
薬局における薬局製剤の位置づけ	(1)薬局製剤は医療用医薬品と並んで薬局医薬品に該当する (2)薬局の業務面からは「処方箋による調剤」と並んで，薬局製剤の販売は，薬局だけに与えられた独占業務である．薬局医薬品は，処方箋に基づく交付が原則とされる医療用医薬品とは性格を異にするため，法は薬局製剤について政令で次項の特例を定めている
薬局製剤の特例	「薬局製剤」は法第4条第5項第2号の「薬局医薬品」に含まれるため，薬局医薬品としての厳しい販売方法等を解除するため，政令で次の特例を定め，薬局開設者が薬局製剤を製造し，当該薬局において販売又は授与する場合の例外を認めている　（令第74条の4） ①薬剤師による情報提供を対面以外の方法で行うことを認め，法で規定する薬剤師の薬学的知見に基づく指導を義務づけないこと ②使用者本人以外の者への販売等の禁止の規定は適用しないこと 　この特例措置により，薬局製剤のインターネット販売は可能としている．なお，この場合，規制当局に対する必要書類の提出及び定められた事項の遵守が規制されている
薬局製剤を製造販売及び製造するための規制	(1)薬局製剤を製造し，販売するためには，薬局ごとに製造販売業及び製造業の許可が必要である　（法第12条第1項） (2)製造販売業の許可を得るためには，薬局製剤のうち，承認を必要とする420品目については，品目ごとに製造販売承認が必要である．なお，承認が不要の9品目については，製造販売の届出が必要である (3)許可の要件等について ①製造販売業の許可において，GQP省令及びGVP省令は適用が除外されている　（令第74条の4） ②薬局製剤の製造販売業の許可は，6年ごとの更新が必要である　（令第3条） 医薬品の製造販売の承認及び製造業の許可に関する規制のしくみの解説は，2-6-9(3)(p.59)および2-6-12(2)(p.71)を参照のこと

(3) 要指導医薬品・一般用医薬品

項 目	内 容
要指導・一般用医薬品とは	要指導医薬品及び一般用医薬品は，薬剤師その他の医薬関係者から提供された情報に基づく需要者の選択により使用されることが目的とされ，薬局及び医薬品販売業において消費者に販売される医薬品である．一般用医薬品は平成21(2009)年6月の法改正で，リスクの程度に応じて第1類医薬品から第3類医薬品に分類され，リスク区分に応じた販売方法，情報提供の方法等が定められた．平成25(2013)年1月の一般用医薬品のインターネット販売に関する最高裁判決等を踏まえ，同年12月公付の法改正において医薬品の販売方法に関する新たなルールの整備等が行われ，一般用医薬品は適切なルールの下にすべてインターネット販売が可能となった．スイッチ直後品目・劇薬については，他の一般用医薬品とは性質が異なるため，薬剤師が対面で情報提供・指導することが必要とされる「要指導医薬品」が新たに定義された
OTC医薬品とは	OTC医薬品とは，法的には要指導医薬品と一般用医薬品のことであり，一般に大衆薬又は「OTC薬」と呼ばれている．このOTC薬の語源は次による OTC薬の語源 　Over The Counter Drugsの略．「オーバー・ザ・カウンター」の意味は，「専門家が関与した上で医薬品の選択・購入がなされるよう，販売側のみが医薬品を手に取るような方法で，陳列を行うこと」を指す

(3) 要指導医薬品・一般用医薬品（つづき）

項　　目	内　　容
スイッチOTCとは	(1)医療用医薬品として使用されている医薬品の有効成分が，市販後の使用経験から安全性の範囲が確認され，適量の配合により相当程度の薬効が得られるものとして，要指導・一般用医薬品の成分としての配合が認められた医薬品を「スイッチOTC」と呼ぶ．すなわち，薬効の切れ味がよい医療用医薬品を要指導・一般用医薬品として使用を認めることを意味する (2)代表的なスイッチOTCの成分には，（アシクロビル（口唇ヘルペスの再発治療），イソコナゾール硝酸塩（カンジダ腟炎・外陰腟炎の再発治療），イコサペント酸エチル（中性脂肪値の改善），ファモチジン（H$_2$ブロッカー），テルビナフィン（水虫薬）などがある
ダイレクトOTCとは	医療用医薬品としても，日本では承認された実績のない成分を含有する医薬品を，初めから要指導・一般用医薬品として承認された医薬品を「ダイレクトOTC」という．例として，ミノキシジル（毛髪用薬），オルリスタット（抗肥満用薬）がある
要指導・一般用医薬品の副作用被害救済制度	要指導・一般用医薬品の副作用によって生じた健康被害についても，医療用医薬品によって生じた健康被害の場合と全く同様に，独立行政法人医薬品医療機器総合機構法（平成14年法律第192号）において救済給付される（2-8-2，p.111参照）．この場合における副作用の定義等については，同法において定められている（p.112「許可医薬品等の副作用の定義」参照）

(3)-① 要指導医薬品

項　　目	内　　容
要指導医薬品の定義	要指導医薬品とは，「次の①～④に掲げる医薬品のうち，その効能及び効果において人体に対する作用が著しくないものであって，薬剤師その他の医薬関係者から提供された情報に基づく需要者の選択により使用されることが目的とされているものであり，かつ，その適正な使用のために薬剤師の対面による情報の提供及び薬学的知見に基づく指導が行われることが必要なものとして，厚生労働大臣が薬事審議会の意見を聴いて指定するものをいう」と定義している （法第4条第5項第3号） ①その製造販売の承認の申請に際して第14条第11項に該当するとされた医薬品（いわゆる新薬のことである．すなわち，すでに承認が与えられている医薬品と有効成分，分量，用法，用量，効能，効果等が明らかに異なると認められた医薬品）であって，当該申請に係る承認を受けてから厚生労働省令で定める期間を経過していないもの（いわゆる「ダイレクトOTC」のことである）（上記参照） ②その製造販売の承認の申請に際して前項に掲げる医薬品と有効成分，分量，用法，用量，効能，効果等が同一性を有すると認められた医薬品であって，当該申請に係る承認を受けてから厚生労働省令で定める期間を経過していないもの（いわゆる「スイッチOTC」のことである）（上記参照） ③毒性が強いものとして厚生労働大臣が薬事審議会の意見を聴いて指定するもの（いわゆる毒薬） ④劇性が強いものとして厚生労働大臣が薬事審議会の意見を聴いて指定するもの（いわゆる劇薬） 以上の①～④を具体的に示すと，次の表2に掲げるスイッチOTC，ダイレクトOTC及び劇薬指定品目が相当する

表2　要指導医薬品一覧

有効成分	販売名	製造販売業者	承認年月日
ブリモニジン酒石酸塩	マイティアルミファイ	千寿製薬	令和6.9.3
フルルビプロフェン	ヤクバン／ヤクバンL／ヤクバンXL	トクホン	令和6.3.28
ロキソプロフェンナトリウム水和物／メキタジン／L-カルボシステイン／チペピジンヒベンズ酸塩	パブロンLX錠／パブロンBiz錠／パブロンエースLX錠／パブロンSゴールドLX錠	大正製薬	令和6.3.18
ロキソプロフェンナトリウム水和物／d-クロルフェニラミンマレイン酸塩／ジヒドロコデインリン酸塩／dl-メチルエフェドリン塩酸塩／グアイフェネシン／無水カフェイン	コルゲンコーワLX錠	興和	令和5.8.22
ロキソプロフェンナトリウム水和物／ブロムヘキシン塩酸塩／クレマスチンフマル酸塩／ジヒドロコデインリン酸塩／dl-メチルエフェドリン塩酸塩	ルルアタックLX／ロキソニン総合かぜ薬	第一三共ヘルスケア	令和5.8.22
フェキソフェナジン塩酸塩／塩酸プソイドエフェドリン	アレグラFXプレミアム	サノフィ	令和5.3.27
オキシコナゾール硝酸塩	オキナゾールL600	田辺三菱製薬	令和5.3.27
オルリスタット	アライ	大正製薬	令和5.2.17
ポリカルボフィルカルシウム	ギュラック	小林製薬	令和4.9.16
ヨウ素／ポリビニルアルコール（部分けん化物）	サンヨード	参天製薬	令和4.6.3
イトプリド塩酸塩	イラクナ	小林製薬	令和3.12.27
ナプロキセン	モートリンNX	JNTLコンシューマーヘルス	令和3.8.31
セイヨウハッカ油	コルペルミン	ゼリア新薬工業	令和3.8.31
プロピベリン塩酸塩	バップフォーレディ／ユリレス	大鵬薬品工業	令和3.5.31

（令和6年11月30日更新）

2-6

(3)-① 要指導医薬品（つづき）

要指導医薬品（劇薬）一覧

有効成分	販売名	製造販売業者	承認年月日
ヨヒンビン	ガラナポーン	大東製薬工業	昭 41. 1. 25
ストリキニーネ他	ハンビロン	日本薬品	昭 38. 3. 5
ヨヒンビン他	ストルピン M カプセル	松田薬品工業	昭 39. 2. 7
ホルマリン	エフゲン	阿蘇製薬	昭 43. 8. 31

（令和 7 年 1 月現在）

項　目	内　　容	備　考
要指導医薬品の販売の方法	要指導医薬品を販売するとき，薬局開設者等は，次の①〜⑥までの方法により，その薬局又は店舗において販売に従事する薬剤師に販売させなければならない．また，正当な理由なく[注1] 要指導医薬品を使用しようとする者以外の者に販売してはならない （法第 36 条の 5 第 2 項，規則第 158 条の 11） ①当該薬局又は店舗において医薬品の販売に従事する薬剤師に，購入者が使用者本人以外の者でないか確認させ，使用者以外の者が購入者である場合は，法第 36 条の 5 第 2 項に規定する正当な理由の有無を確認させること ②当該薬局又は店舗において医薬品の販売に従事する薬剤師に，当該医薬品の使用者の他の薬局等からの購入の状況を確認させること ③確認の結果を勘案して適正な使用のため必要と認められる数量に限って販売させること ④購入者に情報提供及び指導の内容を理解したこと及び更なる質問が無いことの確認を行った後でなければ，販売してはならないこと ⑤購入前の相談があった場合は，情報提供及び指導を行った後でなければ，販売してはならないこと ⑥販売した薬剤師の氏名，薬局又は店舗の名称及び電話番号その他連絡先を購入者に伝えさせること	注 1）正当な理由について （平成 26 年薬食発 0318 第 6 号） 法第 36 条の 5 第 2 項に規定する正当な理由とは，次に掲げる場合によるものであり，この場合は，要指導医薬品を使用しようとする者以外の者に対して販売を行っても差し支えない ①大規模災害時等において，本人が薬局又は店舗を訪れることができない場合であって，医師等の受診が困難，かつ，代替する医薬品が供給されない場合 ②医学，歯学，薬学，看護学等の教育・研究機関に対し，当該機関の行う教育・研究に必要な要指導医薬品を販売する場合 ③新法その他の法令に基づく試験検査のために，試験検査機関に対し，当該試験検査に必要な要指導医薬品を販売する場合 ④医薬品，医薬部外品，化粧品又は医療機器の原材料とするために，これらの製造業者に対し，必要な要指導医薬品を販売する場合 ⑤動物に使用するために，獣医療を受ける動物の飼育者に対し，獣医師が交付した指示書に基づき要指導医薬品を販売する場合 ⑥その他①〜⑤に準じる場合
要指導医薬品の販売数量の限定	要指導医薬品を使用しようとする者以外の者に販売する場合には，その適正な使用のため，適正な使用のために必要と認められる数量〔原則として 1 人包装単位（1 箱，1 瓶等）〕に限って販売しなければならない	
要指導医薬品の情報提供及び指導の方法（薬剤師による対面，書面による情報提供・指導の義務づけ）	薬局開設者等は，要指導医薬品の適正な使用のため，要指導医薬品を販売し，又は授与する場合には，次の①〜⑦までの方法でその薬局に従事する薬剤師により対面で[注2] 書面等を用いて情報を提供させ，及び必要な薬学的知見に基づく指導を行わせなければならない．なお，この書面以外にも，電磁的記録に記録された事項等による方法も認められている （法第 36 条の 6 第 1 項，規則第 158 条の 12 第 1 項） ①薬局又は店舗内の情報提供及び指導を行う場所において行わせること ②当該要指導医薬品の特性，用法，用量，併用を避けるべき医薬品，使用上の注意その他当該要指導医薬品の適正な使用のために必要な情報を，購入者の状況に応じて個別に提供させ，必要な指導を行わせること ③当該要指導医薬品の副作用その他の事由によるものと疑われる症状が発生したときなどの対応について説明させること ④購入者が情報提供及び指導の内容を理解したこと及び更なる質問がないかを確認させること ⑤当該要指導医薬品を使用しようとする者に対して，当該要指導医薬品に代えて，必要に応じて他の医薬品の使用を勧めさせること ⑥当該要指導医薬品を使用しようとする者に対して，必要に応じて医師又は歯科医師の診断を受けることを勧めさせること ⑦情報提供及び指導を行った薬剤師の氏名を購入者に伝えさせること	注 2）令和 7 年 1 月 10 日公表の「薬機法等制度改正に関するとりまとめ」に，要指導医薬品についても，薬剤師の判断に基づき，オンライン服薬指導により必要な情報提供等を行った上で販売することを可能とすることが明記されている

38

(3)-① 要指導医薬品（つづき）

項　目		内　容	備　考
要指導医薬品の情報提供及び指導の方法（つづき）	情報提供時の書面の活用	情報の提供に当たっては，次の①～⑥までに掲げる事項を記載した書面を用いなければならないこと．ただし，電磁的記録に記録されているものを用いることも認められている （法第36条の6第1項，規制第158条の12第2及び3項） ①当該要指導医薬品の名称 ②当該要指導医薬品の有効成分名称及び分量 ③当該要指導医薬品の用法及び用量 ④当該要指導医薬品の効能又は効果 ⑤当該要指導医薬品にかかる使用上の注意のうち，保健衛生上の危害の発生を防止するため必要な事項 ⑥薬剤師が必要と判断する事項	
	使用者の年齢等の確認の義務づけ	薬局開設者等は，前項による情報の提供及び指導を行わせるに当たっては，当該薬剤師に，あらかじめ，次の①～⑪までの定められた事項を確認させなければならない （法第36条の6第2項，規則第158条の12第4項） ①年齢 ②他の薬剤又は医薬品の使用の状況 ③性別 ④症状 ⑤症状に関して医師又は歯科医師の診断を受けたか否かの別及び診断を受けたことがある場合にはその診断の内容 ⑥現にかかっている他の疾病がある場合は，その病名 ⑦妊娠しているか否かの別及び妊娠中である場合は妊娠週数 ⑧授乳しているか否かの別 ⑨当該要指導医薬品に係る購入，譲受け又は使用の経験の有無 ⑩調剤された薬剤又は医薬品の副作用その他の事由によると疑われる疾病にかかったことがあるか否かの別並びにかかったことがある場合はその症状，その時期，当該薬剤又は医薬品の名称，有効成分，服用した量及び服用の状況 ⑪その他法第36条の6第1項の規定による情報の提供及び指導を行うために確認が必要な事項	
	情報提供・指導ができないときの販売の禁止	薬局開設者等は，薬剤師による対面，書面による情報提供又は指導ができないときは，その他適正な使用を確保することができないときは要指導医薬品を販売し，又は授与することが禁じられる （法第36条の6第3項） 例えば，「常備」を目的とした販売はしてはならない	
	相談があった場合，薬剤師による情報提供・指導の義務づけ	薬局開設者等は，要指導医薬品の適正な使用のため，その薬局又は店舗において要指導医薬品を購入し，又は譲り受けようとする者等から相談があった場合，薬剤師に，次の①～⑤の方法により，必要な情報を提供させ，又は必要な薬学的知見に基づく指導を行わせなければならない （法第36の6第4項，規則第159条） ①当該要指導医薬品の使用に当たり保健衛生上の危害の発生を防止するために必要な事項について説明を行わせること ②当該要指導医薬品の特性，用法，用量，使用上の注意，併用を避けるべき医薬品その他の適正な使用のために必要な情報を，当該要指導医薬品を購入し，使用する者等の状況に応じて個別に提供させ，又は必要な指導を行わせること ③必要に応じて，当該要指導医薬品に代えて他の医薬品の使用を勧めさせること ④必要に応じて，医師又は歯科医師の診断を受けることを勧めさせること ⑤当該情報の提供又は指導を行った薬剤師の氏名を伝えさせること	
要指導医薬品の表示		要指導医薬品の直接の容器又は直接の被包に，「要指導医薬品」の文字を記載しなければならない （規則第209条の2，第216条の2）	
要指導医薬品の陳列		薬局開設者等は，要指導医薬品及び一般用医薬品を陳列する場合には，これらを区分して次の方法で陳列しなければならない （法第57条の2第2項，規則第218条の3） ①要指導医薬品を陳列する場合には，要指導医薬品陳列区画の内部の陳列設備に陳列すること．ただし，鍵をかけた陳列設備その他医薬品の購入者又は使用者が直接手の触れられない陳列設備に陳列する場合は，この限りでないこと ②要指導医薬品及び一般用医薬品を混在させないように陳列すること	

39

(3)-② 一般用医薬品

項　目	内　容
一般用医薬品の定義と区分	(1) 一般用医薬品とは，「医薬品のうち，その効能及び効果において人体に対する作用が著しくないものであって，薬剤師その他の医薬関係者から提供された情報に基づく需要者の選択により使用されることが目的とされているもの（要指導医薬品を除く）をいう」と定義している　　　　　　　　　　　　　　　　　　　　　（法第4条第5項第4号） (2) 一般用医薬品は，リスクの程度に応じて，第1類医薬品，指定第2類医薬品，第2類医薬品及び第3類医薬品に区分している．この4種類の一般用医薬品をまとめて表にすると表3のとおりとなる

表3　一般用医薬品のリスクに基づく区分（リスク分類）

区　分	区分内容	備　考
第1類医薬品	〔定義〕その副作用等により日常生活に支障を来す程度の健康被害が生ずるおそれがある医薬品のうち，その使用に関し特に注意が必要なものとして厚生労働大臣が指定するもの及びその製造販売の承認の申請に際して薬事審議会の意見を聴いた医薬品であって，承認を受けてから厚生労働省令で定める期間を経過しないもの 　　　　　　　　（法第36条の7第1項第1号）	日常に支障を来す副作用のおそれがあり，特に注意が必要なもの ① 購入者側の判断による使用では重大な疾患を見逃すおそれがあり，薬剤師が，購入者側から最大限の情報収集を行い，受診勧奨の有無を判断する必要が特に高いもの 　（例）ファモチジン（胃酸分泌抑制薬），アシクロビル（口唇ヘルペス用薬） ② 薬剤師による十分な説明（チェックリストの充実等）により，適正使用が可能なもの 　（例）ミノキシジル（発毛剤），ニコチン（禁煙補助剤）
第2類医薬品	〔定義〕その副作用等により，日常生活に支障を来す程度の健康被害が生ずるおそれがある医薬品（第1類医薬品を除く）であって，厚生労働大臣が指定するもの　（法第36条の7第1項第2号）	日常生活に支障を来す副作用のおそれがあるもの 　（例）胃腸薬，漢方製剤
指定第2類医薬品	〔定義〕第2類医薬品のうち，特別の注意を要するものとして厚生労働大臣が指定するもの 　　　　　　　　　　（薬食発第0521001号）	① 注意すべき禁忌があるもの 　（例）アスピリン ② 依存性，習慣性のあるもの 　（例）コデイン類 ③ 適応を誤ると症状の悪化等のおそれのあるもの 　（例）ブテナフィン塩酸塩
第3類医薬品	〔定義〕第1類医薬品及び第2類医薬品以外の一般用医薬品　　（法第36条の7第1項第3号）	アクリノール（外用剤），アスコルビン酸，アスパラギン酸，アズレン，リゾチーム等の無機・有機医薬品，及び定められた生薬・動植物成分を含有する一般用医薬品

（出典：厚生労働省ホームページ）

項　目	内　容	備　考
一般用医薬品の種類	一般用医薬品の種類は多岐にわたっているが，主要な薬効群については，医薬品医療機器等法に基づく製造販売承認の基準を定め，承認の権限を各都道府県知事に委ねている^{注1)} （法第81条，令第80条第2項第5号，昭和45年厚生省告示第306号）	注1）製造販売承認基準が制定されている薬効群 ・かぜ薬　　　　　　・駆虫薬 ・解熱鎮痛薬　　　　・みずむし・たむし用薬 ・瀉下薬　　　　　　・外用鎮痒消炎薬 ・鎮咳去痰薬　　　　・鼻炎用点鼻薬 ・鎮暈薬　　　　　　・鼻炎用内服薬 ・医療用ガス　　　　・胃腸薬 ・点眼薬及び洗眼薬　・外用痔疾用薬 ・ビタミン主薬製剤　・生薬製剤 ・浣腸薬　　　　　　・漢方製剤

項　目	内　容
一般用医薬品の販売の方法	薬局開設者等は，次に掲げる方法により，一般用医薬品について，薬剤師又は登録販売者に販売・授与させなければならない　　　　　　　　　　　　　　　　（法第36条の9，規則第159条の14）

区　分	内　容
第1類医薬品	第1類医薬品は，次の①～③に掲げる方法により，その薬局において医薬品の販売に従事する薬剤師に，販売・授与させなければならない ① 購入者に情報提供の内容を理解したこと及び更なる質問がないことの確認を行った後でなければ，販売してはならないこと ② 第1類医薬品を購入し，又は譲り受けようとする者より相談があった場合は，情報提供を行った後でなければ，販売・授与してはならないこと ③ 販売した薬剤師の氏名，薬局，店舗の名称及び電話番号その他連絡先を購入者に伝えさせること

2-6-5

(3)-② 一般用医薬品（つづき）

項　目	区　別	内　　容
一般用医薬品の販売の方法（つづき）	第2類医薬品・ 第3類医薬品	第2類医薬品又は第3類医薬品は，次の①及び②の方法により，その薬局において医薬品の販売・授与に従事する薬剤師又は登録販売者に，販売・授与させなければならない なお，一般従事者は，第2類医薬品又は第3類医薬品の代金の精算等の薬剤師，登録販売者が行う必要がない業務に限り行うことが可能であること ①購入前の相談があった場合は，情報提供を行った後に当該第2類医薬品又は第3類医薬を販売・授与させること ②販売した薬剤師又は登録販売者の氏名，当該薬局，店舗の名称及び電話番号その他連絡先を購入者に伝えさせること
濫用等のおそれのある医薬品の販売等		(1)薬局製造販売医薬品又は一般用医薬品のうち，濫用等のおそれがあるものとして厚生労働大臣が指定するもの（表4）を販売・授与するときは，従事する薬剤師又は登録販売者が次に掲げる事項を確認させ，確認した事項を勘案し，適正な使用のために必要と認められる数量に限り，販売し，又は授与させること 　ア　当該医薬品を購入し，又は譲り受けようとする者が若年者である場合は，当該者の氏名及び年齢 　イ　当該医薬品を購入し，又は譲り受けようとする者及び当該医薬品を使用しようとする者の他の薬局開設者，店舗販売業者又は配置販売業者からの当該医薬品及び当該医薬品以外の濫用等のおそれのある医薬品の購入又は譲受けの状況 　ウ　当該医薬品を購入し，又は譲り受けようとする者が，適正な使用のために必要と認められる数量を超えて当該医薬品を購入し，又は譲り受けようとする場合は，その理由 　エ　その他当該医薬品の適正な使用を目的とする購入・譲受けであることを確認するために必要な事項 （施行規則第15条の2） 表4　濫用等のおそれのある医薬品 　1．エフェドリン 　2．コデイン 　3．ジヒドロコデイン 　4．ブロモバレリル尿素 　5．プソイドエフェドリン 　6．メチルエフェドリン (2)濫用等のおそれのある医薬品の販売については，リスク区分策定時には当該医薬品の販売方法に関する規定はなく，平成26（2014）年に規定された

薬局開設者及び店舗販売業者は，一般用医薬品の販売に際し，情報の提供が義務づけられている．その情報提供の概要のしくみをまとめると表5のとおりになる　　　（法第36条の10，規則第15条の7，規則第159条の15〜17）

表5　情報提供のしくみ

区　分	情報提供者（専門家）	情報提供の方法
第1類医薬品	薬剤師（義務）	店舗での販売
第2類医薬品	薬剤師又は登録販売者（努力義務）	
第3類医薬品	規定はない（薬剤師又は登録販売者が望ましい）	規定はないが情報提供が望ましい

この医薬品区分別情報提供の具体的方法は，次のとおりである

区　分	内　　容
第1類医薬品	(1)薬局開設者等は，第1類医薬品の情報提供を行うときは，医薬品の販売に従事する薬剤師に，次の①〜⑥の方法により情報提供を行わせること．また，第1類医薬品を購入しようとする者より，説明を要しない旨の意志表明があった場合であっても，薬剤師が適正に使用されると認められると判断した場合でなければ必要な情報を提供しなければならない （法第36条の10第1項，規則第159条の15第1項） ①薬局又は店舗内の情報提供を行う場所において行わせること（特定販売の場合は，薬局又は店舗内） ②当該第1類医薬品の用法，用量，使用上の注意，併用を避けるべき医薬品，その他当該第1類医薬品の適正な使用のために必要な情報を，購入者の状況に応じて個別に提供させること（自動返信・一斉送信のみの対応は禁止） ③当該第1類医薬品の副作用その他の事由によるものと疑われる症状が発生したときなどの対応について説明させること ④購入者が情報提供の内容を理解したこと及び更なる質問がないかを確認させること ⑤当該第1類医薬品を使用しようとする者に対して，必要に応じて医師又は歯科医師の診断を受けることを勧めさせること ⑥情報提供を行った薬剤師の氏名を購入者に伝えさせること

一般用医薬品の情報提供の方法

②-6

(3)-② 一般用医薬品（つづき）

項　目	区　分	内　　容
一般用医薬品の情報提供の方法（つづき）	第1類医薬品（つづき）	(2)情報提供に用いる書面の記載事項は次の①〜⑥の事項とすること（法第36条の10第1項，規則第159条の15第2項） ①当該第1類医薬品の名称 ②当該第1類医薬品の有効成分の名称及び分量 ③当該第1類医薬品の用法・用量 ④当該第1類医薬品の効能・効果 ⑤当該第1類医薬品の使用上の注意のうち，保健衛生上の危害の発生を防止するために必要な事項 ⑥販売する薬剤師が，当該第1類医薬品の適正な使用のために必要と判断する事項 (3)書面以外にも，電磁的記録に記録された事項を紙面又は映像面に表示する方法も認められていること（法第36条の10第1項，規則第159条の15第3項） (4)薬局開設者等は，情報提供に当たっては，次の①〜⑪の事項を情報提供を行う薬剤師に，確認させなければならない（法第36条の10第2項，規則第159条の15第4項） ①年齢 ②他の薬剤又は医薬品の使用状況 ③性別 ④症状 ⑤その症状に関し，医師等の診断を受けたか否かの別及び診断を受けた場合にはその診断の内容 ⑥現にかかっている疾病がある場合は，その病名 ⑦妊娠しているか否かの別及び妊娠中である場合は妊娠週数 ⑧授乳しているか否かの別 ⑨当該第1類医薬品に係る購入又は使用の経験の有無 ⑩調剤された薬剤又は医薬品の副作用その他の事由によると疑われる疾病にかかったことがあるか否か，かかったことがある場合はその症状，その時期，当該薬剤又は医薬品の名称，有効成分，服用した量及び服用の状況 ⑪その他情報の提供を行うために確認することが必要な事項
	第2類医薬品	(1)薬局開設者等は，第2類医薬品の情報提供を行うときは，医薬品の販売に従事する薬剤師又は登録販売者に，次の①〜⑦の方法により情報提供を行わせるよう努めなければならない（規則第159条の16第1項） ①薬局又は店舗内の情報提供を行う場所において行わせること（特定販売の場合は，薬局又は店舗内） ②第1類医薬品の情報提供に用いる書面の記載事項にあたるものについての説明を行わせること ③当該第2類医薬品の用法，用量，使用上の注意，併用を避けるべき医薬品，その他当該第2類医薬品の適正な使用のため必要な情報を，購入者の状況に応じて個別に提供させること ④当該第2類医薬品の副作用その他の事由によるものと疑われる症状が発生したときなどの対応について説明させること ⑤購入者が情報提供の内容を理解したこと及び更なる質問がないかを確認させること ⑥当該第2類医薬品を使用しようとする者に対して，必要に応じて医師又は歯科医師の診断を受けることを勧めさせること ⑦情報提供を行った薬剤師又は登録販売者の氏名を購入者に伝えさせること (2)情報提供に当たっては，第1類医薬品と同様の事項を確認させるよう努めなければならないと規定されている（規則第159条の16第4項）
	第3類医薬品	薬局開設者等は，第3類医薬品であっても，第1類医薬品，第2類医薬品と同様の確認を，販売する薬剤師又は登録販売者に必要に応じて行わせることが望ましい
	一般用医薬品について相談があった場合	薬局開設者等は，一般用医薬品を購入し，又は購入しようとする者より相談があった場合には，次の①〜⑥の方法により行わせなければならない（規則第159条の17第1項） ①第1類医薬品については，医薬品の販売に従事する薬剤師に行わせること ②第2類医薬品又は第3類医薬品については，医薬品の販売に従事する薬剤師又は登録販売者に行わせること ③当該一般用医薬品の使用に当たり保健衛生上の危害の発生を防止するために必要な事項について説明を行わせること ④当該一般用医薬品の用法，用量，使用上の注意，併用を避けるべき医薬品，その他当該一般用医薬品の適正な使用のために必要な情報を，購入者の状況に応じて個別に提供させること ⑤当該一般用医薬品を使用しようとする者又は使用する者に対して，必要に応じて医師又は歯科医師の診断を受けることを勧めさせること ⑥情報提供を行った薬剤師又は登録販売者の氏名を購入者又は使用者に伝えさせること
	一般用医薬品を特定販売する場合	薬局開設者等は，一般用医薬品の特定販売を行う場合において，購入者等から相談があった場合，情報提供を対面又は電話により行うことについて購入者から希望があった場合は，薬剤師等に対面又は電話により，情報提供を行わなければならないこと（規則第159条の17第2項）

42

(3)-② 一般用医薬品（つづき）

項　　目	区　　分	内　　容
一般用医薬品の陳列	要指導医薬品との混在の禁止	薬局開設者等は，要指導医薬品及び一般用医薬品とを混在させないよう区別して陳列しなければならない　　　　　　　　　　　　　　　　　　　　　　（規則第218条の3第1項第2号）
	陳　　列	薬局開設者等は，一般用医薬品を陳列する場合には，次の方法により，陳列しなければならない 　　　　　　　　　　　　　（法第57条の2第2項，規則第218条の3第1項第1, 2号） ①第1類医薬品を陳列する場合には，第1類医薬品陳列区画（薬局等構造設備規則）の内部の陳列設備に陳列しなければならない．ただし，鍵をかけた陳列設備その他購入者等が直接手の触れられない陳列設備に陳列する場合は，この限りでない ②指定第2類医薬品を陳列する場合には，情報提供するための設備から7メートル以内の範囲に陳列しなければならない．ただし，鍵をかけた陳列設備に陳列する場合又は指定第2類医薬品を陳列する陳列設備から1.2メートル以内の範囲に購入者等が進入できないような措置がとられている場合は，この限りでない
	第1類・第2類・第3類医薬品の混在の禁止	薬局開設者等は，第1類医薬品，第2類医薬品及び第3類医薬品を混在させないように陳列しなければならない　　　　　　　　　　　　（法第57条の2第3項，規則第218条の4第1項第3号）
一般用医薬品を販売しない営業時間における陳列場所の閉鎖		(1)薬局開設者等は，要指導医薬品又は一般用医薬品を販売等しない営業時間は，要指導医薬品又は一般用医薬品を通常陳列し，又は交付する場所を閉鎖しなければならない 　　　　　　　　　　　　　　　　　　　（規則第14条の3第1項，第147条第1項） (2)薬局開設者等は，要指導医薬品又は第1類医薬品を販売等しない営業時間は，要指導医薬品陳列区画又は第1類医薬品陳列区画を閉鎖しなければならない．ただし，鍵をかけた陳列設備に要指導医薬品又は第1類医薬品を陳列している場合は，この限りでない 　　　　　　　　　　　　　　　　　　　（規則第14条の3第2項，第147条第2項）

②-6

(4) 調剤された薬剤

項　　目	内　　容
調剤された薬剤の規制	(1)調剤された薬剤は，法で規定する医薬品には該当しないとされている．その理由は，仮に「医薬品」に該当するとした場合，法で課せられたすべての規制，すなわち，製造及び製造販売の許可，製造販売の承認，表示義務，譲渡・譲受の規制，交付の制限等の規制をすべて受けることを排除するためである．したがって，従来，薬事法（当時）では「医薬品」と，この「調剤された薬剤」とは全く別なものとして規制の対象から外してきた (2)平成25（2013）年の薬事法（当時）改正では，「調剤された薬剤」について，販売に従事する者と，情報提供及び指導等について規制することとなった （法第9条の3，4，規則第15条の12〜14）

項　　目		内　　容
医薬品医療機器等法による規制		「調剤された薬剤」について，医薬品医療機器等法第9条の2及び第9条の3において，改めて薬局開設者及び薬剤師に次の①〜⑤の義務を課している ①薬剤師による販売・指導をさせること　　　　　　　　　　　（医薬品医療機器等法第9条の2） ②薬剤師による対面により，書面による情報の提供・指導をさせること　　　　（同第9条の4第1項） ③情報の提供・指導に際し，薬剤師に薬剤を使用する者の年齢，使用の状況等の確認をさせること （同第9条の4第2項） ④必要な情報の提供・指導ができないときの販売をさせないこと　　　　　（同第9条の4第3項） ⑤相談があった場合の薬剤師による必要な情報の提供・指導を実行させること　（同第9条の4第4項） 以上に関し，薬局開設者又は薬剤師に義務づけられた事項の具体的内容は次欄以降のとおりである
	（薬剤師による指導） 調剤された薬剤の販売の規制	薬局開設者は，処方箋により調剤された薬剤につき，次の①〜③に掲げる方法により，その薬局において薬剤の販売・授与に従事する薬剤師に，販売・授与させなければならない （医薬品医療機器等法第9条の3，規則第15条の12） ①情報の提供及び指導を受けた者が当該情報の提供及び指導の内容を理解したこと並びに質問がないことを確認した後でなければ，販売・授与してはならない ②当該薬剤を購入し，又は譲り受けようとする者から相談があった場合には，情報の提供又は指導を行った後でなければ，当該薬剤を販売・授与してはならない ③当該薬剤を販売・授与した薬剤師の氏名，当該薬局の名称及び当該薬局の電話番号その他連絡先を，当該薬剤を購入し，又は譲り受けようとする者に伝えさせなければならない
	（対面による指導） 情報提供の方法及び指導の規制	薬局開設者は，処方箋により調剤された薬剤の適正な使用のため，当該薬剤を販売・授与する際には，必要な情報の提供及び必要な薬学的知見に基づく指導を，次の①〜⑤までに掲げる方法により，その薬局において薬剤の販売・授与に従事する薬剤師に行わせなければならない （同第9条の4第1項，規則第15条の13第1項） 情報提供及び指導の方法 ①当該薬局内の情報の提供及び指導を行う場所において行わせること ②当該薬剤の用法，用量，使用上の注意，当該薬剤との併用を避けるべき医薬品その他の当該薬剤の適正な使用のために必要な情報を，当該薬剤を購入し，又は譲り受けようとする者の状況に応じて個別に提供させ，及び必要な指導を行わせること ③当該薬剤の副作用その他の事由によるものと疑われる症状が発生した場合の対応について説明させること ④情報の提供及び指導を受けた者が当該情報の提供及び指導の内容を理解したこと並びに質問の有無について確認させること ⑤当該情報の提供及び指導を行った薬剤師の氏名を伝えさせること
	（書面の内容） 情報提供及び指導に用いる書面	情報の提供に当たっては，次の①〜⑥までに掲げる事項を記載した書面を用いて行わなければならない （同第9条の4第1項，規則第15条の13第2及び3項） ただし，薬剤師法第25条に規定する事項が記載されている調剤された薬剤の容器又は被包を用いて，薬剤師に情報の提供を行わせる場合には，①〜④までに掲げる事項を記載することを要しない 書面の内容 ①当該薬剤の名称 ②当該薬剤の有効成分の名称（一般的名称があるものにあっては，その一般的名称．以下同じ）及びその分量（有効成分が不明のものにあっては，その本質及び製造方法の要旨．以下同じ） ③当該薬剤の用法及び用量 ④当該薬剤の効能又は効果 ⑤当該薬剤に係る使用上の注意のうち，保健衛生上の危害の発生を防止するために必要な事項 ⑥その他当該薬剤を調剤した薬剤師がその適正な使用のために必要と判断する事項

（4）調剤された薬剤（つづき）

項　目	内　容	
医薬品医療機器等法による規制（つづき）	（確認の内容） 情報提供及び指導時の確認事項	(1)薬局開設者は，情報の提供及び指導を行わせるに当たっては，当該情報の提供及び指導を行う薬剤師に，当該薬剤の特性等を踏まえ，あらかじめ，次の①～⑩までに掲げる事項を確認させなければならないこと　　　　　　　　　　　（同第9条の3第2項，規則第15条の13第5項） 確認の内容 　①年齢 　②他の薬剤又は医薬品の使用の状況 　③性別 　④症状 　⑤現にかかっている他の疾病がある場合は，その病名 　⑥妊娠しているか否かの別及び妊娠中である場合は妊娠週数 　⑦授乳しているか否かの別 　⑧当該薬剤に係る購入，譲り受け又は使用の経験の有無 　⑨調剤された薬剤等によると疑われる疾病にかかったことがあるか否かの別並びにかかったことがある場合はその症状，その時期，当該薬剤又は医薬品の名称，有効成分，服用した量及び服用の状況 　⑩その他情報の提供及び指導を行うために確認が必要な事項 (2)薬局開設者は，情報の提供又は指導ができないとき，その他薬剤の適正な使用を確保することができないと認められるときは，当該薬剤を販売・授与してはならない 　　　　　　　　　　　　　　　　　　　　　　　　　　　（同第9条の4第3項）
	（相談があった場合） 情報提供及び指導	薬局開設者は，処方箋により調剤された薬剤の適正な使用のため，当該薬剤を購入し，又は譲り受けようとする者から相談があった場合には，次の①～③までに掲げる方法により，薬剤の販売・授与に従事する薬剤師に，必要な情報を提供させ，又は必要な薬学的知見に基づく指導を行わせなければならない　　　　　　　　　　　（同第9条の4第4項，規則第15条の14第1項） 　①当該薬剤の使用に当たり保健衛生上の危害の発生を防止するために必要な事項について説明を行わせること 　②当該薬剤の用法，用量，使用上の注意，併用を避けるべき医薬品その他の当該薬剤の適正な使用のために必要な情報を，当該薬剤を購入した者又は譲り受けた者の状況に応じて個別に提供させ，又は必要な指導を行わせること 　③当該情報の提供又は指導を行った薬剤師の氏名を伝えさせること

(5) 調剤業務の流れと法的規制の概要

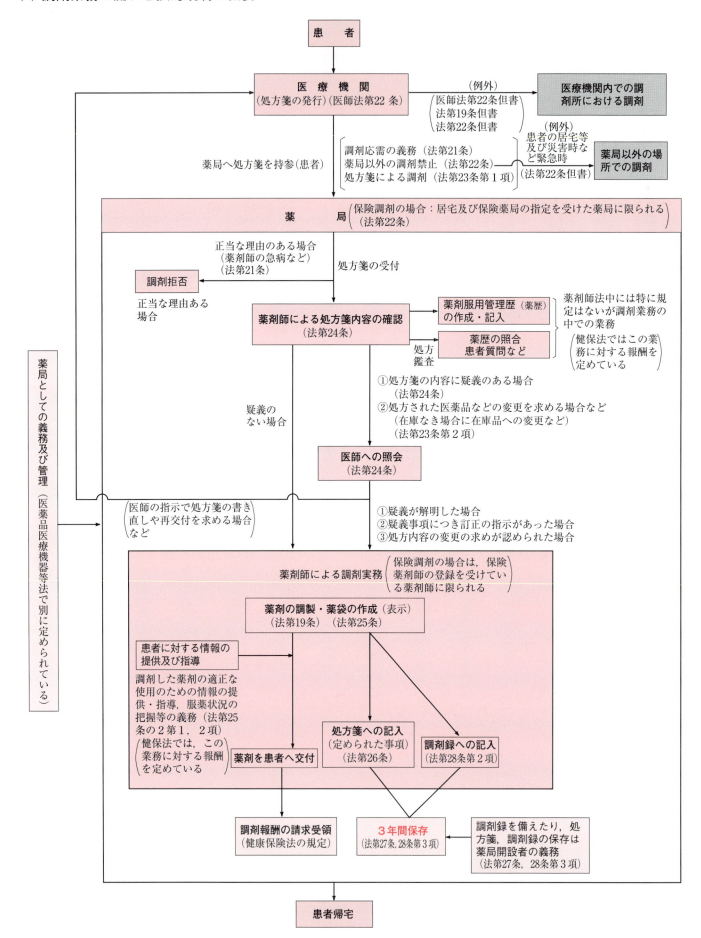

2-6-6 ▌薬　　局

(1) 薬局の開設

項　　目	内　　　容
薬局の定義	(1)この法律で「薬局」とは，薬剤師が販売又は授与の目的で調剤の業務並びに薬剤及び医薬品の適正な使用に必要な情報の提供及び薬学的知見に基づく指導の業務を行う場所（その開設者が併せ行う医薬品の販売業に必要な場所を含む）をいう．ただし，病院若しくは診療所又は飼育動物診療施設の調剤所を除く　　　　　　　　　　（法第2条第12項） (2)令和元年の法改正により，薬局は調剤だけでなく，情報提供・薬学的知見に基づく指導業務を行う場所であるとともに，医薬品の販売業を併せ行うことを含むことが規定された（(1)の下線部）
薬局の名称	(1)「薬局」という名称の使用は，法で許可を受けた薬局に限られる　　　　　　　　　　　　　　（法第6条） (2)病院や診療所において調剤業務を行う場所に「薬局」という名称をつけているが，これは，医療法で定める調剤所については，法で例外として認めている　　　　　　　　　　　　　　　　　　　　　　　（規則第10条） (3)令和元年の法改正により，都道府県知事の認定を受けて称することができる「地域連携薬局」（法第6条の2）及び「専門医療機関連携薬局」（法第6条の3）が新設された　　　　　　　　　　　　（令和3（2021）年8月1日施行）
薬局の開設と許可	(1)薬局の開設は，次の①〜③の要件が満たされたときに都道府県知事（保健所を設置する市又は特別区の場合は市長又は区長）が許可する 　①構造設備の基準　　②業務を行う体制の基準　　③申請者の資格　　　　　　　　　　　（法第4条） (2)この許可は，6年ごとにその更新を受けなければ効力を失う　　　　　　　　　　　　　　（法第4条第2項）
構造設備の基準	(1)調剤業務や医薬品の販売業務を行うための要件として定められた基準に適合することが必要である．基準の具体的な内容については，「薬局等構造設備規則」第1条を参照（p.48〔参考1〕） (2)この基準によって，店舗の場所，面積，陳列する場所の明るさ，営業時間と陳列場所，鍵等の設備，調剤室の規定，医薬品販売区画の適合性，情報提供の時間及び場所，調剤及び試験に必要な設備及び器具，調剤及び情報提供に必要な書籍等が規制されている　　　　　　　　　　　　　　　　　　　　　　　　　　　　　　　（法第5条）
業務を行う体制の基準	必要な薬剤師数等，医薬品の調剤および販売又は授与の業務を行う体制の基準として，「薬局並びに店舗販売業及び配置販売業の業務を行う体制を定める省令」（以下，本書では「業務体制の基準」と略す）が定められている（p.49〔参考2〕参照）　　　　　　　　　　　　　　　　　　　　　　　　　　　　　　　　　　　　　　（法第5条）
申請者の資格	薬局開設の申請者（法人の場合は薬事に関する業務に責任を有する役員を含む）は薬事関係法令の違反者だったり，麻薬などの中毒者など定められた条件に該当する場合には，開設許可は与えないことができる　（法第5条第3号） （注）下線部は令和3年8月1日より「薬局開設者の」となる
薬局製剤を製造する場合の特例	薬局において薬局製剤を製造する場合の取扱いはp.36を参照のこと．なお，薬局製剤の製造における構造設備の特例はp.49の〔参考3〕を参照のこと
調剤を行う薬局の適格性（第二薬局規制）	調剤を行う薬局は，医療法における「医療提供施設」に該当するため，医療機関から，経済的，機能的，構造的に独立していることが強く求められる．この規制は，健康保険法に基づくもので，「保険薬局及び保険薬剤師療養担当規則」第2条の3第1項で規定されている（p.164〜165参照）．当然この規制は薬局の開設許可時にも適用され，違反する場合には許可されない．具体的には次の事項が該当する 　①経済的独立：特定の医療機関またはその関係者から，資本の提供，土地建物の提供または貸借関係等経済的なつながりがないこと 　②機能的独立：薬局を開設する法人または役員の中に近隣の医療機関の開設者，役員等が含まれていないこと 　③構造的独立：薬局と特定の医療機関が構造的に分離していること 以上の規制の具体的内容については，「保険薬局及び保険薬剤師療養担当規則」第2条の3を参照（p.173〜174）

(2) 薬局の管理

項　　目	内　　　容
薬局の管理者の必置	(1)薬局には，必ず，次に掲げる管理者（いわゆる管理薬剤師）を置かなければ許可されない．しかも管理者は，その薬局以外の場所で，業として，薬局の管理，その他薬事に関する実務に従事することは禁じられている（ただし，都道府県知事の許可を受けたときは例外として認められる）　　　　　　　　　　　　　　　　（法第7条第3項） (2)薬局開設者が薬剤師であるときは，自らその薬局を実地に管理しなければならない．ただし，その薬局において薬事に関する実務に従事する他の薬剤師のうちから，薬局の管理者を指定して，その薬局を実地に管理させても差し支えない　　　　　　　　　　　　　　　　　　　　　　　　　　　　　　　　　　　　　（法第7条第1項） (3)薬局開設者が薬剤師でないときは，その薬局において薬事に関する実務に従事する薬剤師のうちから，薬局の管理者を指定して，その薬局を実地に管理させなければならない　　　　　　　　　　　　　　（法第7条第2項） (4)薬局の管理者は義務並びに業務を遂行し，法令で定める事項を遵守するために必要な能力及び経験を有する者でなければならない（法7条第3項，令和3年8月1日施行）

(2) 薬局の管理（つづき）

項　目	内　容
薬局管理者の義務	(1)薬局の管理者は，保健衛生上支障を生ずるおそれがないように，その薬局に勤務する薬剤師その他の従業者を監督し，その薬局の構造設備及び医薬品その他の物品を管理し，その他その薬局の業務につき，必要な注意をしなければならない　　（法第8条第1項） (2)薬局管理者の業務として，次の業務が定められている 　①薬局開設者への意見の具申：保健衛生上支障を生ずるおそれがないように，その薬局の業務につき，薬局開設者に対し，必要な意見を書面により述べなければならない．（注）下線部は令和3年8月1日施行　　　（法第8条第2項） 　②薬局の管理に対する帳簿の記帳：試験検査，不良品の処理その他の管理に関する事項を記載しなければならない 　　　（規則第13条第2項）

〔参考1〕**薬局等構造設備規則**（一部略）（昭和36年2月1日厚生省令第2号，令和3年厚生労働省令第15号による改正）

（薬局の構造設備）
第1条　薬局の構造設備の基準は，次のとおりとする
　1　調剤された薬剤又は医薬品を購入し，又は譲り受けようとする者が容易に出入りできる構造であり，薬局であることがその外観から明らかであること
　2　換気が十分であり，かつ，清潔であること
　3　当該薬局以外の薬局又は店舗販売業の店舗の場所，常時居住する場所及び不潔な場所から明確に区別されていること
　4　面積は，おおむね19.8平方メートル以上とし，薬局の業務を適切に行うことができるものであること
　5　医薬品を通常陳列し，又は交付する場所にあっては60ルックス以上，調剤台の上にあっては120ルックス以上の明るさを有すること
　6　薬局製造販売医薬品（毒薬・劇薬であるものを除く．以下同じ），要指導医薬品又は一般用医薬品を販売し，又は授与する薬局にあっては，開店時間のうち，要指導医薬品又は一般用医薬品を販売し，又は授与しない営業時間がある場合には，要指導医薬品又は一般用医薬品を通常陳列し，又は交付する場所を閉鎖することができる構造のものであること
　7　冷暗貯蔵のための設備を有すること
　8　鍵のかかる貯蔵設備を有すること
　9　貯蔵設備を設ける区域が，他の区域から明確に区別されていること
　10　次に定めるところに適合する調剤室を有すること
　　イ　6.6平方メートル以上の面積を有すること
　　ロ　天井及び床は，板張り，コンクリート又はこれらに準ずるものであること
　　ハ　調剤された薬剤若しくは医薬品を購入し，若しくは譲り受けようとする者又は医薬品を購入し，若しくは譲り受けた者若しくはこれらの者によって購入され，若しくは譲り受けられた医薬品を使用する者が進入することができないよう必要な措置が採られていること
　10の2　薬局製造販売医薬品を販売し，又は授与する薬局にあっては，次に定めるところに適合するものであること
　　イ　薬局製造販売医薬品を陳列するために必要な陳列棚その他の設備（以下「陳列設備」という）を有すること
　　ロ　薬局製造販売医薬品を陳列する陳列設備から1.2メートル以内の範囲（以下「薬局製造販売医薬品陳列区画」という）に医薬品を購入し，若しくは譲り受けようとする者又は医薬品を購入し，若しくは譲り受けた者若しくはこれらの者によって購入され，若しくは譲り受けられた医薬品を使用する者が進入することができないよう必要な措置が採られていること．ただし，薬局製造販売医薬品を陳列しない場合又は鍵をかけた陳列設備その他医薬品を購入し，若しくは譲り受けようとする者若しくは医薬品を購入し，若しくは譲り受けた者若しくはこれらの者によって購入され，若しくは譲り受けられた医薬品を使用する者が直接手の触れられない陳列設備に陳列する場合は，この限りでない
　　ハ　開店時間のうち，薬局製造販売医薬品を販売し，又は授与しない時間がある場合には，薬局製造販売医薬品陳列区画を閉鎖することができる構造のものであること
　11　要指導医薬品を販売し，又は授与する薬局にあっては，次に定めるところに適合するものであること
　　イ　要指導医薬品を陳列するために必要な陳列棚その他の設備（以下「陳列設備」という）を有すること
　　ロ　要指導医薬品を陳列する陳列棚設備から1.2メートル以内の範囲（以下「要指導医薬品陳列区画」）に医薬品を購入しようとする者が進入することができないよう必要な措置が採られていること．ただし，要指導医薬品を陳列しない場合又は鍵をかけた陳列設備その他医薬品を使用する者が直接手の触れられない陳列設備に陳列する場合は，この限りでない
　　ハ　開店時間のうち，要指導医薬品を販売し，又は授与しない時間がある場合には，要指導医薬品陳列区画を閉鎖することができる構造のものであること
　12　第1類医薬品を販売し，又は授与する薬局にあっては，次に定めるところに適合するものであること
　　イ　第1類医薬品を陳列するために必要な陳列棚その他の設備（以下「陳列設備」という．）を有すること
　　ロ　第1類医薬品を陳列する陳列設備から1.2メートル以内の範囲（以下「第1類医薬品陳列区画」という．）に医薬品を購入し，若しくは譲り受けようとする者が進入することができないよう必要な措置が採られていること．ただし，第1類医薬品を陳列しない場合又は鍵をかけた陳列設備その他医薬品を使用する者が直接手の触れられない陳列設備に陳列する場合は，この限りでない
　　ハ　開店時間のうち，第1類医薬品を販売し，又は授与しない営業時間がある場合には，第1類医薬品陳列区画を閉鎖することができる構造のものであること
　13　次に定めるところに適合する情報を提供し，及び指導を行うための設備を有すること
　　イ　調剤室に近接する場所にあること
　　ロ　要指導医薬品を陳列する場合には，要指導医薬品陳列区画の内部又は近接する場所にあること
　　ハ　第1類医薬品を陳列する場合には，第1類医薬品陳列区画の内部又は近接する場所にあること
　　ニ　指定第2類医薬品を陳列する場合には，指定第2類医薬品を陳列する陳列設備から7メートル以内の範囲にあること．ただし，鍵をかけた陳列設備に陳列する場合又は指定第2類医薬品を陳列する陳列設備から1.2メートル以内の範囲に医薬品を使用する者が進入することができないよう必要な措置が採られている場合は，この限りでない
　　ホ　2以上の階に医薬品を通常陳列し，又は交付する場所がある場合には，各階の医薬品を通常陳列し，又は交付する場所の内部にあること
　14　次に掲げる調剤に必要な設備及び器具を備えていること
　　イ　液量器
　　ロ　温度計（100度）
　　ハ　水浴
　　ニ　調剤台
　　ホ　軟膏板
　　ヘ　乳鉢（散剤用のもの）及び乳棒
　　ト　はかり（感量10ミリグラムのもの及び感量100ミリグラムのもの）
　　チ　ビーカー
　　リ　ふるい器
　　ヌ　へら（金属製のもの及び角製又はこれに類するもの）
　　ル　メスピペット
　　ヲ　メスフラスコ又はメスシリンダー
　　ワ　薬匙（金属製のもの及び角製又はこれに類するもの）
　　カ　ロート及びロート台
　　ヨ　調剤に必要な書籍〔磁気ディスク（これに準ずる方法により一定の事項を確実に記録しておくことができる物を含む．）をもって調製するものを含む．以下同じ．〕
　15　略
　16　営業時間のうち，特定販売のみを行う時間がある場合には，都道府県知事（保健所を設置する市又は特別区においては，市町又は区長）又は厚生労働大臣が特定販売の実施方法に関する適切な監督を行うために必要な設備を備えていること

（以下省略）

〔参考2〕薬局並びに店舗販売業及び配置販売業の業務を行う体制を定める省令の概略（業務体制省令）
（昭和39年2月厚生省令第3号，令和4年厚生労働省令第43号による改正）

1. 調剤に従事する薬剤師の員数
　調剤および医薬品を適正に取り扱うために薬局には，次の薬剤師の員数の配置を義務づけている
(1)その薬局における1日平均取扱処方箋数を40で除して得た数以上であること
(2)1日平均取扱処方箋数は，前年における総取扱処方箋数（前年において取り扱った眼科，耳鼻咽喉科及び歯科の処方箋の数にそれぞれ3分の2を乗じた数とその他の診療科の処方箋の数との合計数をいう）を前年において業務を行った日数で除して得た数とする．ただし，前年において業務を行った期間がないか，又は3ヵ月未満である場合においては，推定によるものとする

2. 医薬品の調剤及び販売又は授与の業務を行う体制の基準
(1)薬局の開店時間内は，常時，当該薬局において調剤に従事する薬剤師が勤務していること
(2)要指導医薬品又は第1類医薬品を販売し，又は授与する薬局にあっては，要指導医薬品又は第1類医薬品を販売し，又は授与する営業時間内は，常時，当該薬局において医薬品の販売又は授与に従事する薬剤師が勤務していること
(3)第2類又は第3類医薬品を販売し，又は授与する薬局にあっては，第2類又は第3類医薬品を販売し，又は授与する営業時間内は，常時，当該薬局において，医薬品の販売又は授与に従事する薬剤師又は登録販売者が勤務していること
(4)調剤の業務に係る医療の安全を確保するため，指針の策定，従事者に対する研修の実施その他必要な措置が講じられていること
(5)調剤された薬剤の適正な使用のために必要な情報の提供その他の調剤の業務（調剤のために使用される医薬品の貯蔵に関する業務を含む）に係る適正な管理を確保するため，指針の策定，従事者に対する研修の実施その他必要な措置が講じられていること
(6)医薬品を販売し，又は授与する薬局にあっては，適正な使用のため必要な情報その他の医薬品の販売又は授与の業務（医薬品の貯蔵に関する業務を含む）に係る適正な管理を確保するため，指針の策定，従事者に対する研修の実施その他必要な措置が講じられていること

3. 体制を整備するための要件
(1)当該薬局において，調剤に従事する薬剤師の週当たり勤務時間数（施行規則第1条第5項第2号に規定する週当たり勤務時間数をいい，特定販売のみに従事する勤務時間数を除く．以下同じ）の総和が，当該薬局の営業時間の1週間の総和以上であること
(2)要指導医薬品又は一般用医薬品を販売し，又は授与する薬局にあっては，当該薬局において要指導医薬品又は一般用医薬品の販売又は授与に従事する薬剤師及び登録販売者の週当たり勤務時間数の総和を当該薬局内の要指導医薬品の情報提供及び指導を行う場所の数で除して得た数が，要指導医薬品又は一般用医薬品を販売し，又は授与する営業時間の1週間の総和以上であること
(3)要指導医薬品又は一般用医薬品を販売し，又は授与する薬局にあっては，要指導医薬品又は一般用医薬品を販売し，又は授与する開店時間の1週間の総和が，当該薬局の営業時間の1週間の総和の2分の1以上であること
(4)要指導医薬品又は第1類医薬品を販売し，又は授与する薬局にあっては，当該薬局において要指導医薬品又は第1類医薬品の販売又は授与に従事する薬剤師の週当たり勤務時間数の総和を当該薬局内の要指導医薬品の情報提供及び指導を行う場所並びに第1類医薬品の情報提供を行う場所の数で除した数が，第1類医薬品を販売し，又は授与する開店時間の1週間の総和以上であること
(5)要指導医薬品を販売し，又は授与する薬局にあっては，要指導医薬品を販売し，又は授与する開店時間の1週間の総和が，要指導医薬品又は一般用医薬品を販売し，又は授与する開店時間の1週間の総和の2分の1以上であること
(6)第1類医薬品を販売し，又は授与する薬局にあっては，第1類医薬品を販売し，又は授与する開店時間の1週間の総和が，要指導医薬品又は一般用医薬品を販売し，又は授与する開店時間の1週間の総和の2分の1以上であること

4. 指針の策定・従事者に対する研修等
(1)医薬品の使用に係る安全な管理（以下「医薬品の安全使用」という）のための責任者の設置
(2)従事者から薬局開設者への事故報告の体制の整備
(3)医薬品の安全使用並びに調剤された薬剤及び医薬品の情報提供のための業務に関する手順書の作成及び当該手順書に基づく業務の実施
(4)医薬品の安全使用並びに調剤された薬剤及び医薬品の情報提供のために必要となる情報の収集その他調剤の業務に係る医療の安全及び適正な管理並びに医薬品の販売又は授与の業務に係る適正な管理の確保を目的とした改善のための方策の実施
(5)調剤の業務に係る医療の安全を確保するため，指針の策定，従事者に対する研修の実施その他必要な措置が講じられていること

〔参考3〕薬局製造販売医薬品の製造販売・製造業の構造設備の特例

(1)薬局において，混和，溶解等の簡単な物理的操作により製造することができる医薬品（注射剤を除く）を，薬局の構造設備及び器具をもって製造することができ，その薬局の管理者がその製造に関し完全な管理をすることができる限度で，かつ，その薬局の業務の遂行に支障を生ずることのない限度の規模において製造する場合には，薬局の構造設備をもって当該医薬品の製造所の構造設備の基準とする
（薬局等構造設備規則第11条）

(3) 薬局開設者の遵守事項

薬局開設者が遵守すべき事項を法令に基づいてまとめると下表のとおりである．この薬局開設者の義務及び遵守事項は，法律のほか施行通知で規制されている

項　　目	内　　容
管理者の意見の尊重	自らが管理者でない場合には，管理者（以下「管理薬剤師」という）が管理義務を遂行するために必要と認めて述べる意見を尊重しなければならない（注）下線部は令和3年8月1日より「尊重するとともに，法令遵守のために措置を講ずる必要があるときは，当該措置を講じ，かつ，講じた措置の内容（措置を講じない場合はその旨及びその理由）を記録し，適切に保存しなければならない」となる　　　　　　　　　　　　　　　　　　　　　　　　　　　　　　　　（法第9条第2項）
試験検査の実施	管理薬剤師が，医薬品の適切な管理のために必要と認める医薬品の試験検査を，管理薬剤師に行わせなければならない　　（規則第12条）
帳簿の備えと保管	薬局の管理に関する事項を記録するための帳簿を備え，最終の記載の日から，3年間，保存しなければならない　　　（規則第13条）
譲受・譲渡の記録	医薬品を譲り受けたとき及び他の薬局や医療機関などに医薬品を販売・授与したときは，品名・数量・譲受年月日などを書面に記載し，3年間，保存しなければならない（規則第14条第1項）．また，薬局医薬品，要指導医薬品又は第1類医薬品を販売・授与したときは，定められた事項を書面に記載し，これを2年間，保存しなければならない（規則第14条第3項）
情報収集への協力	医薬品の適正な使用のため，メーカー，卸が行う必要な情報の収集に協力するよう努めなければならない　　（法第68条の2第2項）
情報の活用等	関係者から提供された情報の活用，その他必要な情報の収集，検討及び利用を行うことに，努めなければならない　　　　　　　　　　　　　　　　　　　　　　　　　　　　　　　　　　　　　（法第68条の2第3項）
副作用等の報告義務	薬局開設者及び薬剤師は，調剤に際し，使用した薬剤が原因と思われる有害事象を，厚生労働大臣に，報告（医薬品・医療機器等安全性情報報告）しなければならない　　　　　　　　　　　　　　　　　　　　（法第68条の10第2項）
薬局開設者による薬局に関する情報の提供等	調剤する薬局が「医療提供施設」に位置づけられたことから，医療機関と同様に，薬局の開設者は，薬局機能に関する情報について，都道府県知事に届け出ることが義務づけられている．なお，この届けるべき情報（文書）は，薬局内にも掲示し，閲覧できるようにしなければならない　　　　　　　　　　　　　　　　　　　　　　　（法第8条の2）
法令遵守体制 （注）令和3年8月1日施行	薬局の管理に関する業務その他の薬局開設者の業務を適正に遂行することにより，薬事に関する法令の規定の遵守を確保するために，①〜③の措置を講じ，措置の内容を記録し，適切に保存しなければならない ①薬局の管理に関する業務について，薬局の管理者が有する権限を明らかにすること ②薬局の管理に関する業務その他の薬局開設者の業務の遂行が法令に適合することを確保するための体制，当該薬局開設者の薬事に関する業務に責任を有する役員及び従業者の業務の監督に係る体制その他の薬局開設者の業務の適正を確保するために必要なものとして厚生労働省令で定める体制を整備すること ③上に掲げるもののほか，薬局開設者の従業者に対して法令遵守のための指針を示すことその他の薬局開設者の業務の適正な遂行に必要なものとして厚生労働省令で定める措置　　　　　（法第9条の2第1, 2項）
医薬品の安定供給と情報提供の円滑な実施	薬局開設者は，医療を受ける者に必要な薬剤及び医薬品の安定的な供給を図るとともに，当該薬局において薬剤師による前項の情報の提供が円滑になされるよう配慮しなければならない　　　　　　　　　　（法第1条の5）
許可証の掲示	薬局許可証を見やすい場所に掲示すること　　　　　　　　　　　　　　　　　　　　　　　　　（規則第3条）
休廃止等の各種の届出	薬局開設者には，薬局の休廃止の届け出のほか，次のような多くの届け出が義務づけられている．また，許可事項が変更された場合，又は，届け出事項を変更しようとする場合等は，30日以内の届け出が必要である（法第10条）．以下，主な届出事項を掲げる（規則第16条及び第16条の2を参照） ①休廃止等の届出　　　　　　　　　　　　　　　　　　　　　　　　　　　　　　　　　　　　（法第10条） ②薬局開設者の氏名，住所，薬局の構造設備，通常の営業時間，薬局の構造設備の主要部分などの規則第16条第1項で定められた事項の変更届 ③取扱い処方箋枚数の届出　　　　　　　　　　　　　　　　　　　　　　　　　（令第2条，規則第17条） ④薬局に従事する薬剤師，登録販売者及び一般従事者の週当たり勤務時間数　　（規則第16条第1項第5号） ⑤薬局の管理者の住所，氏名及び週当たり勤務時間数　　　　　　　　　　　　（規則第16条第1項第4号） ⑥相談時，緊急時の電話番号，連絡先，特定販売[注1]の実施の有無，健康サポート薬局[注2]である旨の表示の有無等（あらかじめの届出）　　　　　　　　　　　　　　　　　　　　　　　　　　　　　（規則第16条の2） 注1）特定販売とは，その薬局又は店舗以外の場所にいる者に対する一般用医薬品又は薬局製造販売医薬品（毒薬及び劇薬であるものを除く）の販売又は授与をいう（規則第1条第2項第3号）．いわゆるインターネット等による販売のことである 注2）健康サポート薬局とは，患者が継続して利用するために必要な機能及び個人の主体的な健康の保持増進への取組を積極的に支援する機能を有する薬局をいう　　　　　　　　　　　　　　　　　　　（規則第1条第2項第5号） なお，薬局開設者は，健康サポート薬局である旨を表示するときは，その薬局を健康サポート薬局に関して厚生労働大臣が定める基準に適合するものとしなければならない　　　　　　　　　　　　　　　（規則第15条の11）
毒劇薬の販売の記録と保存	毒薬・劇薬を一般人に販売した場合，その記録と，保存　　　　　　　　　　　　（法第46条第1項，第4項）
処方箋医薬品の販売記録と保存	処方箋医薬品の販売・授与した場合，その記録と，保存　　　　　　　　　　　　　　　　　（法第49条第2項）
濫用のおそれのある医薬品の販売禁止	薬局製造販売医薬品又は一般用医薬品のうち，濫用等のおそれがある医薬品を販売するとき，定められた事項を遵守すること　　（規則第15条の2）

(3) 薬局開設者の遵守事項 (つづき)

項　目	内　容
使用期限を過ぎた医薬品の販売の禁止	表示された使用の期限を超過した医薬品を，正当な理由なく，販売すること等の禁止 　　　　　　　　　　　　　　　　　　　　　　　　　　　　　　　　　　（規則第15条の3）
競売による販売の禁止	医薬品の競売の禁止 　　　　　　　　　　　　　　　　　　　　　　　　　　　　　　　　　　　　　（規則第15条の4）
薬局における医薬品の広告	薬局において販売する医薬品を広告するとき，購入者の使用が不適正になるおそれのある広告又は自動的に特定の医薬品の勧誘となる方法の広告の禁止 　　　　　　　　　　　　　　　　　　　　　　（規則第15条の5）
特定販売の方法等	特定販売を行う場合は，薬局に貯蔵・陳列している医薬品を販売すること及び定められた広告方法による広告の遵守 　　　　　　　　　　　　　　　　　　　　　　　　　　　　　　（規則第15条の6）
指定第2類医薬品の販売等	指定第2類医薬品を販売するときは，定められた事項の確認等，必要な措置を講ずること 　　　（規則第15条の7）
実務の証明	当該薬局で薬剤師又は登録販売者の管理の下に実務に従事した一般従事者から，その実務従事に関する証明を求められたときは，証明を行わなければならない．また，虚偽又は不正の証明を行ってはならない 　　　（規則第15条の8）
医薬品の陳列・貯蔵	(1)医薬品を他の物と区別して，貯蔵し，又は陳列しなければならない 　　　　　　　　　（法第57条の2第1項） (2)要指導医薬品及び一般用医薬品は，定められた方法で区別して陳列しなければならない 　（法第57条の2第2項） (3)第1類医薬品，第2類医薬品，第3類医薬品は，区分ごとに陳列しなければならない 　　（法第57条の2第3項） (4)要指導医薬品を陳列する場合には，要指導医薬品陳列区画の内部の陳列設備に陳列すること．ただし，鍵をかけた陳列設備など定められた設備で陳列する場合はこの限りでない．また，一般用医薬品を混在させないように陳列すること 　　　　　　　　　　　　　　　　　　　　　　　　　（規則第218条の3） (5)一般用医薬品を陳列する場合又は指定第2類医薬品を陳列する場合は，それぞれ定められた方法で陳列しなければならない 　　　　　　　　　　　　　　　　　　　　　　　　　　　　　（規則第218条の4） (6)薬局医薬品は調剤室以外の場所に貯蔵し，陳列してはならない 　　　　　　　　　　　（規則第14条の2） (7)開店時間のうち，要指導医薬品又は一般用医薬品を販売しない時間は，要指導医薬品又は一般用医薬品を通常陳列し，交付する場所又は要指導医薬品陳列区画，第1類医薬品陳列区画を閉鎖しなければならない 　　（規則第14条の3）
薬局における従事者の区別	薬剤師，登録販売者，一般従事者であることが容易に判別できるよう，その薬局に勤務する従事者に，名札を付けさせるなど必要な措置を講ずること 　　　　　　　　　　　　　　　　　　　　　　　　　　　（規則第15条）
薬局における掲示	薬局開設者は，薬局等を利用するために必要な次の(1)及び(2)の情報を，掲示板等によって，当該薬局等の見やすい場所に掲示しなければならない 　　　　　　　　（法第9条の5，規則第15条の15，規則別表第1の2） (1)薬局の管理及び運営に関する掲示 　①許可の区分の別 　②薬局開設者の氏名又は名称その他の薬局開設の許可証の記載事項 　③薬局の管理者の氏名 　④当該薬局に勤務する薬剤師又は登録販売者の別及びその氏名 　⑤取り扱う要指導医薬品及び一般用医薬品の区別 　⑥薬局に勤務する者の名札等による区分に関する説明 　⑦営業時間，営業時間外で相談できる時間等 　⑧相談時及び緊急時の連絡先 (2)要指導医薬品及び一般用医薬品の販売制度に関する掲示 　　　　　　　　　　　　　　　　　　（規則第15条の15，規則別表第1の2第二に関する事項の内容） 　①要指導医薬品，第1類医薬品，第2類医薬品及び第3類医薬品の定義及びこれらに関する解説 　②要指導医薬品，第1類医薬品，第2類医薬品及び第3類医薬品の表示に関する解説 　③要指導医薬品，第1類医薬品，第2類医薬品及び第3類医薬品の情報の提供及び指導に関する解説 　④要指導医薬品の陳列に関する解説 　⑤指定第2類医薬品の陳列等に関する解説 　⑥指定第2類医薬品を購入する場合に必要な確認事項等 　⑦一般用医薬品の陳列に関する解説 　⑧医薬品による健康被害の救済に関する制度に関する解説 　⑨個人情報の適正な取扱いを確保するための措置 　⑩その他必要な事項
調剤業務に関連する薬局開設者の遵守事項	調剤業務にかかる薬局開設者の遵守事項は，調剤を適正に行うために必要な薬剤師法及び健康保険法等に基づく規制と，その調剤を適正に行うために必要な薬局の体制を保持するための規制の両者がある 本書ではこのうち，本法に基づく調剤された薬剤の販売方法及び情報の提供・指導の規制については p.43 の 2-6-5 (4)において解説しているので参照されたい
調剤した薬剤の情報提供	(1)薬剤師法では，薬剤師に，調剤された薬剤の適正な使用のために必要な情報を患者に提供し，必要な薬学的知見に基づく指導を行う義務を課している 　　　　　　　　　　　　　　　　　　　　　　　　（薬剤師法第25条の2） (2)本法においても，薬局開設者は，調剤した薬剤師に，この情報を対面で提供させる義務が課せられている．なお対面には「映像及び音声の送受信により相手の状態を相互に認識しながら通話をすることが可能な方法その他の方法により薬剤の適正な使用を確保することが可能であると認められる方法として厚生労働省令で定めるものを含む」とされ，この方法に該当するのがオンライン販薬指導である 　　　　　　（法第9条の4，規則第15条の12，第15条の13）
医薬品の購入者への情報提供・指導の義務	薬局開設者は，要指導医薬品および一般用医薬品（第1類医薬品）を購入する一般の人に対して，適正使用のための情報を薬剤師に提供・指導させる義務が課せられている．なお，要指導医薬品はこれらを対面により行わせなければならない．また，第2類医薬品については努力義務を課している 　　　　　（法第36条の6第1項，第36条の10第1項）

2-6-7 医薬品の販売業

(1) 医薬品販売業の許可

項　目	内　容
販売制度の誕生と経緯	(1)近年，国民の健康意識の高まりや，医薬分業の進展等で，一般用医薬品を取り巻く環境が大きく変化してきた．加えて数年前のドラッグストアなどでの薬剤師の不在など，制度と実態との乖離や，薬学教育の6年制の導入に伴う薬剤師の役割の変化などを踏まえ，医薬品の販売制度の根本的見直しが求められ，平成18 (2006) 年6月に薬事法の改正が行われた (2)この改正により，100年以上続いた日本の医薬品販売制度は，全面的な改正が行われた．その後も，数々の薬局の動向の変化があって，平成25 (2013) 年11月及び12月に，2度にわたる薬事法等の改正（法律第84号改正及び法律第103号改正）が行われた
医薬品販売業の種類とその許可	(1)医薬品医療機器等法では，薬局開設者又は医薬品の販売業の許可を受けた者でなければ，業として，医薬品の販売を禁止している　　（法第24条第1項） (2)医薬品の販売業の許可の種類は，次の3種に区分されている　　　　　　　　　　　　　　　　　（法第25条） 　①店舗販売業 　②配置販売業 　③卸売販売業 (3)薬局は「薬剤師が販売又は授与の目的で調剤の業務並びに薬剤及び医薬品の適正な使用に必要な情報の提供及び薬学的知見に基づく指導の業務を行う場所（その開設者が併せ行う医薬品の販売業に必要な場所を含む）をいう」と定義されていることから，薬局開設者は医薬品販売業の許可を受ける必要はない　　　　（法第2条第12項） (4)上記より業として医薬品を販売できるのは，薬局開設者，店舗販売業者，配置販売業者，卸売販売業者の4業種に限られる．しかし，配置販売業は配置による販売しか認められておらず，また，卸売販売業者は一般生活者への販売は認められていない．したがって，医薬品を一般生活者に販売できるのは，薬局開設者と店舗販売業者に限られる
医薬品販売業の許可（無許可販売の禁止）	薬局開設者又は医薬品の販売業の許可を受けた者でなければ，業として，医薬品を販売し，授与し，又は販売若しくは授与の目的で貯蔵し，若しくは陳列（配置することを含む．）してはならない．ただし，医薬品の製造販売業者がその製造等をし，又は輸入した医薬品を下記の①～④の業者に，医薬品の製造業者がその製造した医薬品を②又は③の業者に，それぞれ販売し，授与し，又はその販売若しくは授与の目的で貯蔵し，若しくは陳列するときは，この限りでない　　（法第24条第1項） 　①薬局開設者 　②医薬品製造販売業者 　③医薬品製造業者 　④医薬品販売業者
許可の更新	前項の許可は，6年ごとにその更新を受けなければ，その期間の経過によって，その効力を失う　　（法第24条第2項）

(2) 店舗販売業

項　　目	内　　容
店舗販売業の定義及び現況	(1)店舗販売業とは，法第25条「要指導医薬品又は一般用医薬品を，店舗において販売し，又は授与する業務」として規定しており，法第26条第2項第5号で，店舗販売業者とは，「店舗販売業の許可を受けた者をいう」と規定している．このことは，見方を変えると，店舗販売業は，「薬局医薬品」以外のすべての医薬品を販売できる販売業ととらえることができる (2)店舗販売業者数は，厚生労働省の行っている薬事関係業態調査によれば，全国で29,371施設（令和5年度末）であり，薬局の62,828施設（令和5年度末）と並んで，医薬品販売の両輪を担っている．しかも，販売金額でみた場合，一般用医薬品の売上の約70%以上が店舗販売業によるものといわれ，わが国の一般用医薬品の販売の主体をなしているといって過言ではない
	店舗販売業の開設者に課せられた法的規制等（遵守事項及び用語の定義等）は，薬局開設者に課せられた法的規制とほぼ同様であり，主要なものをまとめると以下のとおりである なお，規制の内容は，法及び規制のほか，通知「平成26年3月10日医薬食品局長通知薬食発第0310第1号」に詳述されている

規制の項目	規制の内容と根拠条文
店舗販売とは	要指導医薬品又は一般用医薬品を店舗において販売し，又は授与する業務をいう　（法第25条第1号）
店舗販売業者	店舗販売業の許可を受けた者をいう　（法第26条第2項第5号）
店舗販売業の許可（無許可販売の禁止）	(1)医薬品の販売業（店舗販売業）の許可を受けた者でなければ，業として，医薬品を販売し，授与し，又は販売若しくは授与の目的で貯蔵し，若しくは陳列（配置することを含む．）してはならない．ただし書きの例外規定あり　（法第24条） (2)店舗販売業の許可申請は，規則様式第76によって行う
許可される業務	要指導医薬品又は一般用医薬品を，店舗において販売し，又は授与する業務　（法第25条第1号）
許可の主権者	店舗ごとに，その店舗の所在地の都道府県知事（保健所を設置する市又は特別区の区域にある場合においては，市長又は区長）が与える　（法第26条第1項）
許可の更新	6年　（法第24条第2項）
許可の基準	次の①〜③のいずれかに該当するときは，店舗販売業の許可を与えないことができる　（法第26条第4項） 　①その店舗の構造設備が，厚生労働省令で定める基準に適合しないとき　（法第26条第4項第1号） 　②管理者として薬剤師又は登録販売者が設置されていないとき　（法第26条第4項第2号） 　③医薬品の販売又は授与の業務を行う体制の基準（厚生労働省令）に適合しないとき 　　　　　　　　　　　　　　　　　　　（法第26条第4項第2号，体制省令第2条） 　④申請者が欠格事由（法第5条第3号）のいずれかに該当するとき　（法第26条第5項）
販売方法の制限	(1)店舗による販売又は授与以外の方法により，医薬品を販売し，授与し，又はその販売若しくは授与の目的で医薬品を貯蔵し，若しくは陳列してはならない　（法第37条第1項） (2)店舗管理者が薬剤師でない場合は，封を開いて，毒薬又は劇薬を販売し，授与し，又は販売若しくは授与の目的で貯蔵し，若しくは陳列してはならない　（法第45条）
販売品目の制限	薬局医薬品を販売し，授与し，又は販売若しくは授与の目的で貯蔵し，若しくは陳列してはならない　（法第27条）
貯蔵・陳列方法	(1)医薬品を他の物と区別して貯蔵し，又は陳列しなければならない　（法第57条の2第1項） (2)要指導医薬品及び一般用医薬品を陳列する場合には，これと定められた方法で区別して陳列しなければならない　（法第57条の2第2項） (3)一般用医薬品を陳列する場合には，第1類医薬品，第2類医薬品又は第3類医薬品の区分ごとに，混在しないよう陳列しなければならない　（法第57条の2第3項）
情報収集への協力	情報の収集に協力する規制は，薬局開設者と同じである（p.50，2-6-6(3)参照）　（法第68条の2第2項）
副作用等の報告義務	登録販売者には，薬局開設者と同じ副作用等の報告義務がある（p.50，2-6-6(3)参照）　（法第68条の10第2項）
要指導医薬品又は一般用医薬品の販売の従事者	(1)要指導医薬品については，薬剤師に販売させ，又は授与させなければならない　（法第36条の5第1項） (2)第1類医薬品は薬剤師に，第2類医薬品及び第3類医薬品は薬剤師又は登録販売者に販売又は授与させなければならない　（法第36条の9）
要指導医薬品又は一般用医薬品の情報提供・指導	(1)要指導医薬品の情報提供・指導 　情報提供・指導の内容は，薬局開設者の規制と同じである（p.38参照）　（法第36条の6） (2)一般用医薬品の情報提供 　情報提供の内容及び方法，薬局開設者の規制と同じである（p.41参照）　（法第36条の10）
店舗に掲げる掲示	(1)要指導医薬品及び一般用医薬品の管理・運営に関する掲示 　規則第147条の12，規則別表第1の2第1で定められた事項を掲示しなければならない (2)要指導医薬品及び一般用医薬品の販売制度に関する掲示 　規則第147条の12，規則別表第1の2第2で定められた事項を掲示しなければならない

(2) 店舗販売業（つづき）

項　目	規制の項目	規制の内容と根拠条文
店舗販売業の開設者に課せられた法的規制（つづき）	店舗の管理・管理者の設置（店舗管理者の指定）	店舗販売業者は，その店舗を，自ら実地に管理し，又は次の①又は②に掲げる区分に応じ，その指定する者に実地に管理させなければならない　　　　　　　　　　　　　　　　　（法第28条，規則第140条） ①要指導医薬品又は第1類医薬品を販売・授与する店舗：薬剤師（第1類医薬品を販売・授与する店舗において薬剤師を店舗管理者とすることができない場合には，定められた条件のもとで，登録販売者を管理者とする経過措置がとられている） ②第2類医薬品又は第3類医薬品を販売・授与する店舗：薬剤師又は登録販売者 ③店舗管理者は，店舗管理者の義務を遵守するために必要な能力及び経験を有する者でなければならない　　　　　　　　　　　　　　　　　　　　　　　　　（法第28条第3項）（注）③は令和3年8月1日施行
	店舗管理者を補佐する者	(1)第1類医薬品を販売する店舗販売業者は，店舗管理者が薬剤師でない場合には，店舗管理者を補佐する者として，薬剤師を置かねばならない　　　　　　　　　　　　　　　　　　　　　（規則第141条第1項） (2)店舗管理者を補佐する者は，保健衛生上必要な意見を店舗販売業者及び店舗管理者に述べなければならない　　　　　　　　　　　　　　　　　　　　　　　　　　　　　　　　（規則第141条第2項）
	店舗管理者の義務と遵守事項	(1)店舗管理者は，その店舗以外の場所で業として店舗の管理その他薬事に関する実務に従事する者であってはならない．ただし，その店舗の所在地の都道府県知事の許可を受けたときは，この限りでない　　　　　　　　　　　　　　　　　　　　　　　　　　　　　　　　　　　　　　　（法第28条第4項） (2)店舗管理者は，保健衛生上支障を生ずるおそれがないように，その店舗に勤務する薬剤師，登録販売者その他の従業者を監督し，その店舗の構造設備及び医薬品その他の物品を管理し，その他その店舗の業務につき，必要な注意をしなければならない　　　　　　　　　　　　　　　　　　　（法第29条第1項） (3)店舗管理者は，保健衛生上支障を生ずるおそれがないように，その店舗の業務につき，店舗販売業者に対し必要な意見を書面により述べなければならない（注）下線部は令和3年8月1日施行　　　（法第29条第2項） (4)店舗管理者は，店舗管理者を補佐する者の意見を尊重しなければならない　　（規則第141条第3項） (5)特定販売を行うことについてインターネットを利用して広告するときは，ホームページの内容，構成等は，当該広告を行う店舗の店舗管理者の管理業務であること (6)医薬品の貯蔵，陳列，搬送等については，当該医薬品を販売・授与する店舗管理者の管理業務であること
	店舗販売業者の義務と遵守事項	(1)店舗販売業者は，法第28条第1項の規定により店舗管理者を指定したときは，法第29条第2項の規定による店舗管理者及び店舗管理者を補佐する者の意見を尊重しなければならない（注）下線部は令和3年8月1日より，「尊重するとともに，法令遵守のために措置を講ずる必要があるときは，当該措置を講じ，かつ，講じた措置の内容（措置を講じない場合はその旨及びその理由）を記録し，適切に保存しなければならない」となる　　　　　　　　　　　　　　　　　　　　　　　　　　（法第29条の2, 規則第141条第3項） (2)店舗の管理に関する業務その他の店舗販売業者の業務を適正に遂行することにより，薬事に関する法令の規定の遵守を確保するために，措置を講じ，措置の内容を記録し，適切に保存しなければならない　　　　　　　　　　　　　　（法29条の3）（措置の内容は薬局の措置事項と同じ）（令和3年8月1日施行） (3)当該店舗を利用するために必要な情報であって厚生労働省令で定める事項を，当該店舗の見やすい場所に掲示しなければならない　　　　　　　　　（法第29条の4）（掲示する内容は薬局の掲示事項と同じ） (4)厚生労働省令で定める次の遵守事項（規則第144条〜第147条の11）を遵守しなければならない　　　　　　　　　　　　　　　　　　〔規則第143条（準用）〕（遵守内容は薬局開設者の遵守内容と同じ）
	届出事項（あらかじめの届出）	店舗販売業者は，次の①〜③までに掲げる事項を変更しようとするときは，あらかじめ，所定の届書（規則様式第6）を，その店舗の所在地の都道府県知事等に提出しなければならない　　　　　　　　　　　　　　　　　　　　　　　　　　　　　　　　（法第38条第1項，規則第159条の20第1項） ①相談時及び緊急時の電話番号その他連絡先 ②特定販売の有無 ③特定販売に関し，申請書の添付書類に記載した事項
	届出事項（30日以内の届出）	店舗販売業者は，その店舗を廃止し，休止し，若しくは休止した店舗を再開したとき，又は次の①〜⑦までに掲げる事項を変更したときは，30日以内に，所定の届書（規則様式第6）を，その店舗の所在地の都道府県知事等に提出しなければならない　　　　　　　　　　　　　　　（法第38条第1項，規則第159条の19第1項） ①店舗販売業者の氏名（店舗販売業者が法人であるときは，その業務を行う役員の氏名を含む）又は住所 ②店舗の構造設備の主要部分 ③通常の営業日及び営業時間 ④店舗管理者の氏名，住所又は週当たり勤務時間数 ⑤店舗管理者以外の当該店舗において薬事に関する実務に従事する薬剤師又は登録販売者の氏名又は週当たり勤務時間数 ⑥当該店舗において販売・授与する医薬品の区分（特定販売を行う医薬品の区分のみを変更した場合を除く） ⑦当該店舗において併せ行う店舗販売業以外の医薬品の販売業その他の業務の種類
	店舗販売業者が特定販売を行う場合の規制	(1)店舗販売業の許可を受けようとする者は，その店舗において，その店舗以外の場所にいる者に対し，一般用医薬品を販売し，又は授与する場合にあっては，その者との間の通信手段等を記載した設備の概要等を記載した申請書をその店舗の所在地の都道府県知事等に提出することが義務付けられている　　　　　　　　　　　　　　　　　　　　　　　　　　　　　　　　　　　　（規則第139条第4項第1，2号） (2)特定販売を行う場合について，広告について定められた規制を遵守すること　　　　　　　　　　　　　　　　　　　　　　　　　　　　　（法第29条の2第1項，規則第147条の7第2〜4号）

54

(3) 卸売販売業

医薬品医療機器等法で卸売販売業の開設者，管理者に関係する医薬品販売に係る規制の内容及び規制条文をまとめると次表のとおりである

項　　目	内　　　容
定　　義	卸売販売業の許可を受けた者をいう （法第34条第3項）
許可される業務	医薬品を，薬局開設者，医薬品の製造販売業者，製造業者若しくは販売業者又は病院，診療所若しくは飼育動物診療施設の開設者その他厚生労働省令で定める者に対し，販売し，又は授与する業務 （法第25条第3号）
許可の対象となる主権者	営業所ごとに，その営業所の所在地の都道府県知事が与える （法第34条第1項）
無許可販売の禁止	卸売販売業の許可を受けた者でなければ，業として，医薬品を販売し，授与し，又は販売若しくは授与の目的で貯蔵し，若しくは陳列してはならない （法第24条第1項）
許可の更新	6年 （法第24条第2項）
許可の基準	次の①〜②のいずれかに該当するときは，前項の許可を与えないことができる （法第34条第2項） 　①その営業所の構造設備が，厚生労働省令で定める基準に適合しないとき 　②申請者が，欠格事由（法第5条第3号）のいずれかに該当するとき
販売方法の制限	(1)業として，医薬品を，薬局開設者等以外の者に対し，販売し，又は授与してはならない （法第34条第3項） (2)店舗販売業者に対し，要指導医薬品又は一般用医薬品以外の医薬品を，配置販売業者に対し，一般用医薬品以外の医薬品を販売し，又は授与してはならない （規則第158条の2） (3)医薬品営業所管理者が薬剤師でない場合は，封を開いて，毒薬又は劇薬を販売し，授与し，又は販売若しくは授与の目的で貯蔵し，若しくは陳列してはならない （法第45条）
卸売販売業者の義務と遵守事項	(1)卸売販売業者は，営業所管理者を置いたときは，営業所管理者の意見を尊重しなければならない （法第36条の2第2項） (2)厚生労働大臣は，厚生労働省令で，営業所における医薬品の試験検査の実施方法その他営業所の業務に関し卸売販売業者が遵守すべき事項を定めることができる （法第36条の2第1項）
管理者の設置	(1)卸売販売業者は，営業所ごとに，薬剤師を置き，その営業所を管理させなければならない．ただし，卸売販売業者が薬剤師の場合であって，自らその営業所を管理するときは，この限りでない （法第35条第1項） (2)卸売販売業者が，薬剤師による管理を必要としない医薬品として厚生労働省令で定めるもののみを販売又は授与する場合には，その営業所を管理する者（以下「医薬品営業所管理者」という．）は，薬剤師又は薬剤師以外の者であって当該医薬品の品目に応じて厚生労働省令で定めるものでなければならない （法第35条第2項）
管理者の義務	(1)医薬品営業所管理者は，その営業所以外の場所で業として営業所の管理その他薬事に関する実務に従事する者であってはならない．ただし，その営業所の所在地の都道府県知事の許可を受けたときは，この限りでない （法第35条第3項） (2)医薬品営業所管理者は，保健衛生上支障を生ずるおそれがないように，その営業所に勤務する薬剤師その他の従業者を監督し，その営業所の構造設備及び医薬品その他の物品を管理し，その他その営業所の業務につき，必要な注意をしなければならない （法第36条第1項） (3)医薬品営業所管理者は，保健衛生上支障を生ずるおそれがないように，その営業所の業務につき，卸売販売業者に対し必要な意見を書面により述べなければならない（注）下線部は令和3年8月1日施行 （法第36条第2項）
帳簿等の保存及び譲渡，譲受の記録	(1)卸売販売業者は，営業所に管理に関する事項を記録するための帳簿を備えなければならない （規則第158条の3第1項） (2)その帳簿は，3年間保存しなければならない （規則第158条の3第3項） (3)営業所の医薬品管理者は，試験検査，不良品の処理など管理に関する事項を帳簿に記載しなければならない （規則第158条の3第2項） (4)卸売販売業者は，医薬品を譲り受けたとき，及び販売し，授与したときは，品名等定められた事項を書面に記載しなければならない．また，その書面は3年間保存しなければならない （規則第158条の4）

(4) 配置販売業

項目	内容	
	医薬品医療機器等法で卸売販売業の開設者，管理者に関係する医薬品販売に係る規制の内容及び規制条文をまとめると次表のとおりである	
定義	配置販売業の許可を受けた者をいう	(法第31条)
許可される業務	一般用医薬品を，配置により販売し，又は授与する業務	(法第25条第2号)
許可の対象となる主権者	配置しようとする区域をその区域に含む都道府県ごとに，その都道府県知事が与える	(法第30条第1項)
無許可販売の禁止	配置販売業の許可を受けた者でなければ，医薬品を配置してはならない	(法第24条第1項)
許可の更新	6年	(法第24条第2項)
許可の基準	次の①～②のいずれかに該当するときは，前項の許可を与えないことができる (法第30条第3項) ①薬剤師又は登録販売者が配置することその他当該都道府県の区域において医薬品の配置販売を行う体制が適切に医薬品を配置販売するために必要な基準として厚生労働省令で定めるものに適合しないとき ②申請者が，欠格事由（法第5条第3号）のいずれかに該当するとき	
販売方法の制限	(1)配置以外の方法により，医薬品を販売し，授与し，又はその販売若しくは授与の目的で医薬品を貯蔵し，若しくは陳列してはならない (法第37条第1項) (2)医薬品の直接の容器又は直接の被包を開き，その医薬品を分割販売してはならない (法第37条第2項)	
販売品目の制限	一般用医薬品のうち経年変化が起こりにくいことその他の厚生労働大臣の定める基準^{注1)}に適合するもの以外の医薬品を販売し，授与し，又は販売若しくは授与の目的で貯蔵し，若しくは陳列してはならない (法第31条)	注1) 配置販売品目基準（平成21年厚生労働省告示第26号），すなわち，法第31条に規定する厚生労働大臣の定める基準は，次の各号に該当するものであると規定している ①経年変化が起こりにくいこと ②剤型，用法，用量等からみて，その使用方法が簡易であること ③容器又は被包が，壊れやすく，又は破れやすいものでないこと
貯蔵・陳列方法	第1類医薬品，第2類医薬品及び第3類医薬品を混在させないように配置しなければならない (規則第218条の4第2項)	
情報収集への協力	協力する内容は薬局開設者と同じ（p.50参照）	(法第68条の2第2項)
一般用医薬品の販売及び情報の提供	配置販売業者の一般用医薬品の販売及び情報の提供について，具体的な内容は，店舗販売等の取扱いとその方法が実質的に同様であるので省略する 「店舗販売業の一般用医薬品の販売及び情報の提供」の項（p.53～54）を参照されたい (法第36条の9, 10, 規則第159条の14)	
配置販売業者の従事者	配置販売業者は，第1類医薬品は薬剤師に，第2類医薬品及び第3類医薬品は薬剤師又は登録販売者に販売又は授与させなければならない (法第36条の9)	
管理者の設置	配置販売業者は，その業務に係る都道府県の区域を，自ら管理し，又は当該区域内において配置販売に従事する配置員のうちから，指定したものに管理させなければならない．区域管理者は，薬剤師又は登録販売者でなければならない (法第31条の2第1及び2項)	
管理者の義務	区域管理者は，保健衛生上支障がないように，その業務に関し配置員を監督し，医薬品その他の物品を管理しなければならない．区域管理者は，保健衛生上支障がないように，その区域の業務につき配置販売業者に対し必要な意見を書面により述べなければならない（注）下線部は令和3年8月1日施行 (法第31条の3第1及び2項)	
配置販売業者又は配置員の届出	配置販売業者又は配置員は，医薬品を配置販売しようとするときは，その氏名，配置販売しようとする区域，その他厚生労働省令で定められた事項を，あらかじめ，配置販売に従事しようとする区域の都道府県知事に届け出なければならない (法第32条, 規則第150条)	
身分証明書の携帯	配置販売業者又は配置員は，その住所地の都道府県知事が発行する身分証明書の交付を受け，かつ，これを携帯しなければ，医薬品を配置販売してはならない (法第33条)	
配置販売業者の義務と遵守事項	(1)配置販売業者は，区域管理者を指定したときは，区域管理者の意見を尊重しなければならない (法第31条の4第2項) (2)配置販売業者は，厚生労働大臣が定めた次欄以降の事項を遵守しなければならない (法第31条の4第1項)	
医薬品の譲渡に関する記録	配置販売業者は，第1類医薬品，第2類医薬品，第3類医薬品を配置したときは，品名，数量などそれぞれ定められた事項を書面に記載し，保存する（第1類医薬品は行為義務，第2類医薬品又は第3類医薬品は努力義務）．また，購入者の連絡先を記載し，保存するよう努めなければならない (規則第149条の5第2～5項)	
名札の着用等	配置販売業者は，薬剤師，登録販売者又は一般従事者であることが容易に判別できるようその区域に勤務する従事者に名札を付けさせることその他必要な措置を講じなければならない (規則第149条の6)	
濫用のおそれのある医薬品の販売等	配置販売業者は，濫用のおそれのある医薬品を配置するときは，定められた方法により配置しなければならない (規則第149条の7)	
使用期限を超過した医薬品の販売の禁止	配置販売業者は，その直接の容器又は直接の被包に表示された使用期限を超過した医薬品を正当な理由なく，販売し，授与し，又は広告等してはならない (規則第149条の8)	
配置販売の広告	配置販売業者は，その区域において販売しようとする医薬品について広告するときは，その使用が不適正となるおそれのある表示をしてはならない (規則第149条の9)	
配置に関する文書の添付	配置販売業者は，一般用医薬品を配置するときは，定められた事項を記載した書面を添付して配置しなければならない (規則第149条の10)	
指定第2類医薬品の配置	配置販売業者は，指定第2類医薬品を配置する場合には，販売によって購入した者が，定められた事項を確実に認識できるような措置を講じなければならない (規則第149条の11)	

2-6-8 医薬品の製造販売業

(1) 医薬品の製造販売業の許可のしくみ

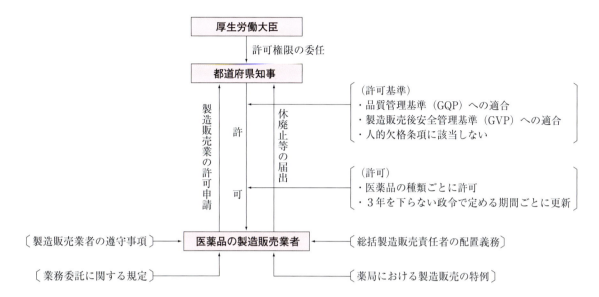

(2) 医薬品の製造販売業に関する規制

項　目	内　　容	備　　考
製造販売業等の許可	(1)次の表の左欄に掲げる医薬品（体外診断用医薬品を除く）の種類に応じ，それぞれ同表の右欄に定める厚生労働大臣の許可を受けた者でなければ，業として，医薬品の製造販売[注1]をしてはならない[注2] （法第12条第1項） | 医薬品の種類 | 許可の種類 | |---|---| | 処方箋医薬品（法第49条第1項に規定する厚生労働大臣の指定する医薬品） | 第1種医薬品製造販売業許可 | | 処方箋医薬品以外の医薬品 | 第2種医薬品製造販売業許可 | (2)(1)の許可は，3年を下らない政令で定める期間[注3]ごとにその更新を受けなければ，その期間の経過によって，その効力を失う （法第12条第2項）	注1)「製造販売」とは，製造等（他に委託して製造する場合を含み，他から委託を受けて製造する場合を除く．以下同じ）をし，又は輸入をした医薬品（原薬たる医薬品を除く）を，販売又は授与することをいう（法第2条第13項）．また，製造専用の原薬たる医薬品は，医療機関，薬局，医療品の販売業者，動物診療所等に販売又は授与されるべきものではないことから，製造販売を行う対象ではないこととされている 注2) 医薬品等の製造販売業の許可の権限は，総括製造販売責任者が業務を行う事務所の所在地の都道府県知事に委任されている　　　　（令第80条） 注3) 政令で製造販売業の許可の有効期間は次のように定められている　　　　（令第3条） (1)第1種医薬品製造販売業許可　　　5年 　((3)に掲げるものを除く) (2)第2種医薬品製造販売業許可　　　5年 　((3)に掲げるものを除く) (3)薬局製造販売医薬品の製造販売に係る許可　6年
許可の基準	次の各号のいずれかに該当するときは，法第12条第1項の許可を与えないことができる (1)申請に係る医薬品の品質管理の方法が，厚生労働省令で定める基準(GQP)（2-6-13(4), p.76参照）に適合しないとき (2)申請に係る医薬品の製造販売後安全管理（品質，有効性及び安全性に関する事項その他適正な使用のために必要な情報の収集，検討及びその結果に基づく必要な措置をいう．）の方法が，厚生労働省令で定める基準(GVP)（2-6-13(6), p.77参照）に適合しないとき (3)申請者が，薬局開設者の人的欠格条項のいずれかに該当するとき （法第12条の2）	

(2) 医薬品の製造販売業に関する規制（つづき）

項　目	内　容	備　考
総括製造販売責任者の設置	(1)医薬品の製造販売業者は，厚生労働省令で定めるところにより，医薬品の品質管理及び製造販売後安全管理を行わせるために，薬剤師を置かなければならない．ただし，その品質管理及び製造販売後安全管理に関し薬剤師を必要としないものとして厚生労働省令で定める医薬品についてのみを製造販売する場合においては，厚生労働省令[注4]で定めるところにより，薬剤師以外の技術者をもってこれに代えることができる (2)(1)の規定により品質管理及び製造販売後安全管理を行う者（以下「総括製造販売責任者」という）が遵守すべき事項については，厚生労働省令[注5]で定める （法第17条）	注4）薬剤師以外の技術者を総括製造販売責任者とすることが認められる医薬品製造販売業者として，生薬の刻み・粉末製剤及び医療用ガス類に係る製造販売業者が定められており，それぞれ，その技術者の資格要件が定められている（規則第86条） 注5）総括製造販売責任者の遵守事項として，次の事項が定められている（規則第87条） (1)品質管理及び製造販売後安全管理に係る業務に関する法令及び実務に精通し，公正かつ適正に当該業務を行うこと (2)当該業務を公正かつ適正に行うために必要があると認めるときは，製造販売業者に対し文書により必要な意見を述べ，その写しを5年間保存すること (3)医薬品の品質管理に関する業務の責任者（以下「品質保証責任者」という）及び製造販売後安全管理に関する業務の責任者（以下「安全管理責任者」という）との相互の密接な連携を図ること
製造販売業者の遵守事項	厚生労働大臣は，厚生労働省令[注6]で，医薬品の製造管理若しくは品質管理又は製造販売後安全管理の実施方法，総括製造販売責任者の義務の遂行のための配慮事項その他医薬品の製造販売業者がその業務に関し遵守すべき事項を定めることができる（法第18条第1項）	注6）製造販売業者の遵守事項として，次の事項が定められている（規則第92条） (1)薬事に関する法令に従い適正に製造販売が行われるよう必要な配慮をすること (2)製造販売しようとする製品の品質管理を適正に行うこと (3)製造販売しようとする製品の製造販売後安全管理を適正に行うこと (4)総括製造販売責任者，品質保証責任者及び安全管理責任者がそれぞれ相互に連携協力し，その業務を行うことができるよう必要な配慮をすること (5)総括製造販売責任者がその遵守事項を果たすために必要な配慮をすること (6)総括製造販売責任者の意見を尊重すること
販売品目の制限	医薬品の製造販売業者は，店舗販売業者に対し，要指導医薬品又は一般用医薬品以外の医薬品を，配置販売業者に対し，一般用医薬品以外の医薬品を販売し，又は授与してはならない（規則第92条の2）	
業　務　委　託	医薬品の製造販売業者は，製造販売後安全管理に係る業務のうち厚生労働省令[注7]で定めるものについて，厚生労働省令で定めるところにより，その業務を適正かつ確実に行う能力のある者に委託することができる（法第18条第3項）	注7）製造販売後安全管理に係る業務のうち，医薬品の品質，有効性及び安全性に関する事項その他医薬品の適正な使用のために必要な情報（安全管理情報）の収集，安全管理情報の解析（当該製造販売業者の責任下で行うべき評価等を含まない）及び安全管理情報の検討の結果に基づく必要な措置の実施（添付文書改訂に際しての医療機関に対する情報提供，回収に際しての医療機関からの製品の引き上げ等）については委託しても差し支えないものとされている．また，その再委託は禁じられている（規則第97及び98条）
休廃止等の届出	医薬品の製造販売業者は，その事業を廃止し，休止し，若しくは休止した事業を再開したとき，又は総括製造販売責任者その他厚生労働省令[注8]で定める事項を変更したときは，30日以内に，厚生労働大臣にその旨を届け出なければならない（法第19条第1項）	注8）厚生労働省令で変更の届出をしなければならない事項として次の事項が定められている（規則第99条） (1)製造販売業者の氏名及び住所 (2)主たる機能を有する事務所の名称及び所在地 (3)製造販売業者が法人であるときは，その業務を行う役員の氏名 (4)総括製造販売責任者の氏名及び住所 (5)当該製造販売業者が，他の種類の製造販売業の許可を受け，又は当該許可に係る事業を廃止したときは，当該許可の種類及び許可番号
薬局における製造販売の特例	薬局開設者が当該薬局における設備及び器具をもって医薬品を製造し，その医薬品を当該薬局において販売する場合については，政令[注9]で，この章の規定の一部の適用を除外するなどの特例が定められている（法第22条）	注9）薬局製造販売医薬品に関する特例が次のように定められている（令第74条の4） (1)薬局製造販売医薬品の製造販売に係る製造販売業の許可は，薬局ごとに与えられる (2)薬局製造販売医薬品の製造販売に係る承認は，薬局ごとに与えられる．これに伴い，薬局製造販売医薬品の承認書については薬局ごとに交付される (3)薬局製造販売医薬品に係る製造販売業の許可については，法第12条の2第1及び2号の規定は適用しない

2-6-9 医薬品の製造販売承認

(1) 新薬の研究開発・承認・製造販売後調査のプロセス

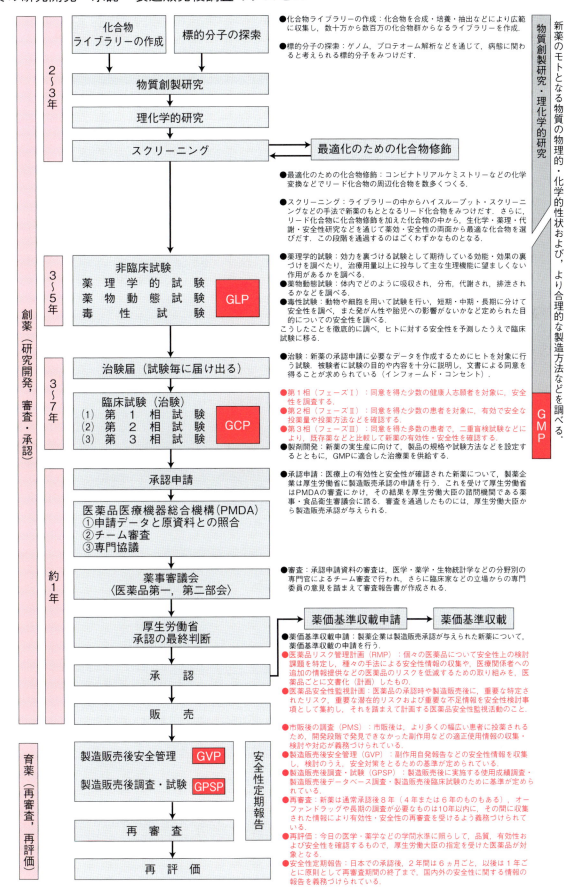

(出典：てきすとぶっく製薬産業 2016-2017，日本製薬工業協会より改変)

(2) 医薬品の開発プロセスと関係基準との関係

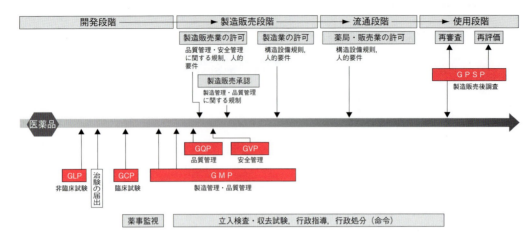

GLP ：「医薬品の安全性に関する非臨床試験の実施の基準に関する省令」（p.74, 2-6-13(1)参照）
GCP ：「医薬品の臨床試験の実施の基準に関する省令」（p.75, 2-6-13(2)参照）
GMP ：「医薬品及び医薬部外品の製造管理及び品質管理の基準に関する省令等」（p.76, 2-6-13(3)参照）
GQP ：「医薬品、医薬部外品、化粧品及び再生医療等製品の品質管理の基準に関する省令」（p.76, 2-6-13(4)参照）
GPSP：「医薬品の製造販売後の調査及び試験の実施の基準に関する省令」（p.77, 2-6-13(5)参照）
GVP ：「医薬品、医薬部外品、化粧品、医療機器及び再生医療等製品の製造販売後安全管理の基準に関する省令」（p.77, 2-6-13(6)参照）

(出典：てきすとぶっく製薬産業2016-2017、日本製薬工業協会)

(3) 医薬品の製造販売承認のしくみ

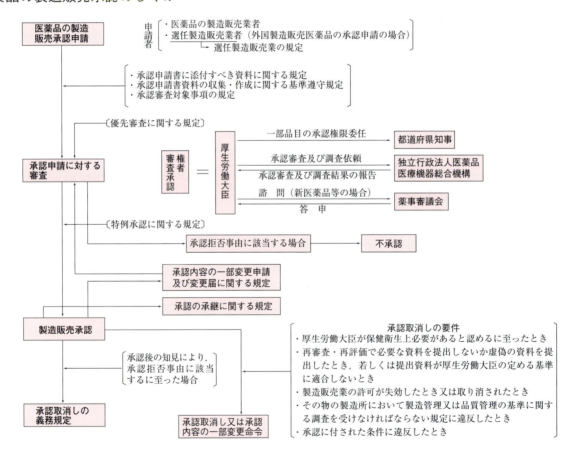

(注) 医薬品の製造販売承認に関する規定は、承認申請、承認申請に対する審査及び承認と承認後の行政措置に関する規定に大別される。承認権限は、一部の品目が厚生労働大臣から都道府県知事に権限委任されているので、知事が承認権限を有する品目については、所管の都道府県知事に承認申請を行うこととなる
厚生労働大臣が承認権限を有する医薬品については、承認審査の相当部分を医薬品医療機器総合機構（PMDA）が行うこととなることから、承認申請資料等は、PMDAに提出することが求められている

(4) 医薬品の製造販売承認に関する規制

項　目	内　容	備　考
品目ごとの承認	医薬品の製造販売をしようとする者は，品目ごとにその製造販売についての厚生労働大臣の承認を受けなければならない[注1] （法第14条第1項）	注1）かぜ薬，胃腸薬など，国により製造販売承認基準が定められている一般用医薬品については，その承認の権限が都道府県知事に委任されている （令第80条第2項第5号）
承認審査対象事項	承認における審査対象事項は，医薬品の名称，成分，分量，用法，用量，効能，効果，副作用その他の品質，有効性及び安全性に関する事項である　　（法第14条第2項第3号）	
承認審査に係る調査	(1)承認審査では，申請品目に係る申請内容及び申請書に添付される資料に基づき，申請品目の品質，有効性及び安全性に関する調査（既に製造販売の承認を与えられている品目との成分，分量，用法，用量，効能，効果等の同一性に関する調査を含む）を行う．この場合，申請品目が厚生労働省令で定める医薬品[注2]であるときは，あらかじめ，当該品目に係る資料が厚生労働大臣の定める基準[注3]に適合するかどうか書面調査又は実地調査を行う　　　　　　　　　　（法第14条第6項） (2)承認を受けようとする者又は承認を受けた者が，その承認に係る医薬品が政令で定めるものであるときは，その物の製造所における製造管理又は品質管理の方法が厚生労働省令で定める基準[注4]に適合しているかどうかについて，当該承認を受けようとするとき，及び当該承認の取得後3年を下らない政令で定める期間[注5]を経過するごとに，厚生労働大臣の書面による調査又は実地の調査を受けなければならない （法第14条第7項）	注2）人又は動物の皮膚に貼り付けられる医薬品，薬局製造販売医薬品，都道府県知事承認医薬品及び動物専用医薬品以外の医薬品 （規則第42条第1項） 注3）厚生労働大臣の定める基準として次の基準が定められている　　（規則第43条） (1)医薬品の安全性に関する非臨床試験の実施の基準（GLP基準）（p.74参照） （平成9年厚生労働省令第21号） (2)医薬品の臨床試験の実施の基準（GCP基準）（p.63，75参照） （平成9年厚生労働省令第28号） (3)上記(1)及び(2)以外の信頼性の基準 （規則第43条第1〜3号） 注4）厚生労働大臣の定める基準として，次の基準が定められている 医薬品及び医薬部外品の製造管理及び品質管理の基準（GMP基準）（p.76参照） （平成16年厚生労働省令第179号） 注5）政令で定める期間は5年となっている （令第21条）
承認の資料添付義務	医薬品の製造販売の承認を受けようとする者は，厚生労働省令で定めるところにより，申請書に臨床試験の試験成績に関する資料その他の資料を添付して申請しなければならない（p.61参照）．この場合において，当該申請に係る医薬品が厚生労働省令で定める医薬品であるときは，当該資料は，厚生労働大臣の定める基準[注3]に従って収集され，かつ，作成されたものでなければならない　　　　　　　　　　　　（法第14条第3項）	
優　先　審　査	厚生労働大臣は，製造販売の承認の申請に係る医薬品が，希少疾病用医薬品，先駆的医薬品又は特定用途医薬品その他の医療上特にその必要性が高いと認められるものであるときは，当該医薬品についての製造販売承認申請に係る審査又は調査を，他の医薬品の審査又は調査に優先して行うことができる （法第14条第10項）	
薬事審議会への諮問	厚生労働大臣は，次に該当する品目に係る承認についてあらかじめ薬事審議会の意見を聴かなければならない 　申請に係る医薬品が，既に製造販売の承認を与えられている医薬品と，有効成分，分量，用法，用量，効能，効果等が明らかに異なるとき　　　　　　　　　　　（法第14条第11項）	
機構による審査等の実施	独立行政法人医薬品医療機器総合機構法（機構法） （2-8-2，p.111参照）	
承認拒否事由	申請する医薬品が次のいずれかに該当する場合，承認を与えない (1)申請者が，法第12条第1項の許可（申請をした品目の種類に応じた許可に限る）を受けていないとき (2)申請に係る医薬品を製造する製造所が，法第13条第1項の許可（申請をした品目について製造ができる区分に係るものに限る）又は第13条の3第1項の認定（申請をした品目について製造ができる区分に係るものに限る）を受けていないとき (3)申請に係る医薬品の名称，成分，分量，用法，用量，効能，効果，副作用その他の品質，有効性及び安全性に関する事項の審査の結果，その物が次の①から③までのいずれかに該当するとき ①申請に係る医薬品が，その申請に係る効能又は効果を有すると認められないとき ②申請に係る医薬品が，その効能又は効果に比して著しく有害な作用を有することにより，医薬品として使用価値がないと認められるとき ③①又は②に掲げる場合のほか，医薬品として不適当なものとして厚生労働省令[注6]で定める場合に該当するとき (4)申請に係る医薬品が政令で定めるものであるときは，その物の製造所における製造管理又は品質管理の方法が，厚生労働省令で定める基準[注7]に適合していると認められないとき （法第14条第2項）	注6）「性状又は品質が保健衛生上著しく不適当な場合」が定められている　　（規則第39条） 注7）ここでいう基準とは，医薬品及び医薬部外品の製造管理及び品質管理の基準のことをいう（GMP基準については，p.76参照のこと）

(4) 医薬品の製造販売承認に関する規制（つづき）

項　目	内　　容	備　考
承認申請書に添付すべき資料	添付すべき資料の内容：承認の区分及び申請に係る医薬品の有効成分の種類，投与経路，剤型等に応じ，下表の当該各号に掲げる資料とする（規則第40条第1項）注8,9) ただし，当該申請に係る事項が医学薬学上公知であると認められる場合その他資料の添付を必要としない合理的理由がある場合，資料の添付は不要注10)（規則第40条第2項） **添付すべき資料** 起原又は発見の経緯及び外国における使用状況等に関する資料 製造方法並びに規格及び試験方法等に関する資料 安定性に関する資料 薬理作用に関する資料 吸収，分布，代謝及び排泄に関する資料 急性毒性，亜急性毒性，慢性毒性，遺伝毒性，催奇形性その他の毒性に関する資料 臨床試験等の試験成績に関する資料 注意事項等情報に関する資料	注8) 試験成績の信頼性を確保するために必要な施設，機器，職員等を有し，かつ，適正に運営管理されていると認められる試験施設等において実施されなければならない（規則第40条第3項） 注9) 品質，有効性又は安全性を有することを疑わせる資料については，(注8)の試験施設等において実施されたものでない場合であっても，厚生労働大臣又は都道府県知事に提出しなければならない（規則第40条第4項） 注10) 既承認の医療用医薬品に関する適応外使用（承認外の効能・効果等を目的とした使用）について，学術雑誌への掲載論文等に基づき当該適応外使用が医学薬学上公知と認められる場合には，治験の全部又は一部を省略して，当該適応外使用に係る効能・効果等の追加のための承認申請（公知申請）(p.174参照)を行うことができる (平成11年2月1日研第4号医薬審第104号)
承認事項一部変更承認申請及び軽微な変更の届出	(1)製造販売の承認を受けた医薬品について，承認された事項の一部を変更しようとするとき〔(2)に示す軽微な変更を除く〕は，その変更について厚生労働大臣の承認を受けなければならない注11,12)（法第14条第15項） (2)厚生労働省令注13)で定める軽微な変更については，厚生労働省令で定めるところにより注14)，厚生労働大臣にその旨を届け出なければならない（法第14条第16項）	注11) 有効成分の種類や分量，剤形等が変更される場合には新規の承認申請が必要 注12) 承認事項一部変更承認申請の場合でも前掲の承認拒否事由及び承認申請書に添付すべき資料の規定が準用 注13) 厚生労働省令で定める軽微な変更は，下記に掲げる変更以外のものとする (1)当該品目の本質，特性及び安全性に影響を与える製造方法等の変更 (2)規格及び試験方法に掲げる事項の削除及び規格の変更 (3)病原因子の不活化又は除去方法に関する変更 (4)用法・用量又は効能・効果に関する追加，変更又は削除 (5)(1)から(4)の変更のほか，製品の品質，有効性及び安全性に影響を与えるおそれのあるもの（規則第47条） 注14) 軽微な変更の届出は，変更後30日以内に行わなければならない（規則第48条第2項）
外国製造医薬品の製造販売の承認	外国製造医薬品の製造販売の承認付与	厚生労働大臣は，法第14条第1項に規定する医薬品であって本邦に輸出されるものにつき，外国においてその製造等をする者から申請があったときは，品目ごとに，その者が第3項の規定により選任した医薬品の製造販売業者に製造販売をさせることについての承認を与えることができる（法第19条の2第1項）	注15) 外国特例承認取得者は，国内の製造販売業者の場合と同様，再審査，再評価等の規定が準用される．申請の手続は，選任製造販売業者を通じて行う（法第19条の4） 注16) 外国特例承認取得者は，選任製造販売業者に対し，当該品目に係る承認事項，承認申請資料，再審査・再評価申請資料，副作用情報報告資料等の必要な情報を提供しなければならない（規則第106条）
	承認を与えない場合の規定	申請者が，法第75条の2の2第1項の規定によりその受けた承認の全部又は一部を取り消され，取消しの日から3年を経過していない者であるときは，その承認を与えないことができる（法第19条の2第2項）	
	選任製造販売業者の設置	(1)申請者は，本邦内において医薬品による保健衛生上の危害の発生の防止に必要な措置を採らせるため，医薬品の製造販売業者（当該承認に係る品目の種類に応じた製造販売業の許可を受けた者に限る）を，当該承認申請の際，選任しなければならない注15,16)（法第19条の2第3項） (2)外国特例承認取得者は，選任製造販売業者を変更したとき，又は選任製造販売業者につき，その氏名若しくは名称その他厚生労働省令で定める事項に変更があったときは，30日以内に，厚生労働大臣に届け出なければならない（法第19条の3）	
特例承認	国民の生命及び健康に重大な影響を与えるおそれがある疾病のまん延その他の健康被害の拡大を防止するために緊急に使用されることが必要な医薬品であって，海外で流通しているものについて，他に代替手段が存在しない場合に，承認を与えることができる（法第14条の3第1項）	

(4) 医薬品の製造販売承認に関する規制（つづき）

項目	内容	備考
緊急承認	国民の生命及び健康に重大な影響を与えるおそれがある疾病のまん延その他の健康被害の拡大を防止するために緊急に使用されることが必要な医薬品について，他に代替手段が存在しない場合に，安全性の確認を前提に，有効性が推定されたときに，条件及び期限を付して承認を与えることができる　　　　　　　　　　　　　　　（法第14条の2の2第1項）	

2-6-10 治　　　験

(1) 医薬品の治験のしくみ

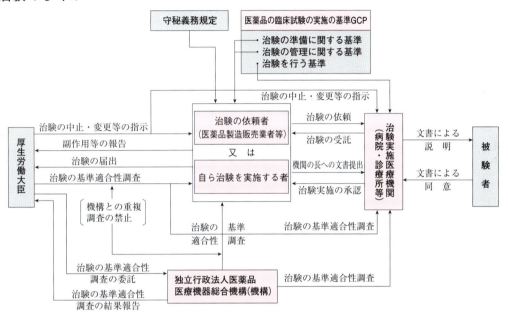

(2) 医薬品の治験に関する規制

項目	内容	備考
治験の定義	医薬品の製造販売の承認申請の際に提出すべき資料のうち臨床試験の試験成績に関する資料の収集を目的とする試験の実施をいう注1)　　　（法第2条第17項)	注1) 医薬品の臨床試験を科学的及び倫理的に行い，かつ，試験の信頼性を確保するため，「医薬品の臨床試験の実施の基準に関する省令」が定められている　　　　　　　　　　　（平成9年3月厚生労働省令第28号） この基準は，通称「GCP」（Good Clinical Practice の略語）の用語で用いられることが多い GCP は，主として次の3種類の基準から構成されている 　1. 治験の準備に関する基準　注2) 　2. 治験の管理に関する基準　注4)　｝（概要については 2-6-13 (2)，p.75 参照） 　3. 治験を行う基準　注3)
治験実施の基準	(1)治験の依頼をしようとする者は，治験を依頼するに当たっては，厚生労働省令で定める基準注2)に従って行わなければならない　　　（法第80条の2第1項） (2)治験の依頼を受けた者又は自ら治験を実施しようとする者は，厚生労働省令で定める基準注3)に従って，治験を行わなければならない　　　（法第80条の2第4項） (3)治験の依頼をした者は，厚生労働省令で定める基準注4)に従って，治験を管理しなければならない　　　（法第80条の2第5項）	[参考] 平成14(2002)年7月の薬事法改正により，医師自らが治験を企画・立案し，実施するいわゆる医師主導の治験制度が導入され，治験依頼者（製薬企業等）が医療機関に依頼して行う治験と医師主導治験に関する遵守基準がそれぞれの特徴に応じ併立的に基準に盛り込まれ，平成15(2003)年7月30日から施行された．この試験を「医師主導治験」と呼ぶ　　　　　　　　　　　　（GCP 省令第2条第22項）

(2) 医薬品の治験に関する規制（つづき）

項　目	内　容	備　考
治験計画の届出	(1)治験を依頼しようとする者又は自ら治験を実施しようとする者は，あらかじめ，厚生労働省令で定めるところ[注5]により，厚生労働大臣に治験の計画を届け出なければならない．ただし，緊急やむを得ない場合として厚生労働省令で定める場合はこの限りではない（法第80条の2第2項） (2)上記(1)の治験の届出をした者（当該届出に係る治験の対象となる薬物又は機械器具等につき初めて治験の届出をした者に限る）は，当該届出をした日から起算して30日を経過した後でなければ，治験の依頼をし，又は自ら治験を実施してはならない．この場合において，厚生労働大臣は，当該届出に係る治験の計画に関し保健衛生上の危害の発生を防止するため必要な調査を行う[注6]（法第80条の2第3項）	注5）薬物に係る治験の届出を要する場合 ①新有効成分薬物 ②新投与経路薬物（生物学的同等性試験を除く） ③新配合剤，新効能・効果，新用法・用量の薬物で医療用目的のもの（生物学的同等性試験を除く） ④新有効成分医薬品の再審査期間が経過していないものと有効成分が同じ薬物（生物学的同等性試験を除く） ⑤生物学的製剤（①〜④及び生物学的同等性試験を除く） ⑥遺伝子組換え技術を応用して製造される薬物（①〜⑤及び生物学的同等性試験を除く）　　（規則第268条） 注6）(1)治験の計画に関する調査を機構に行わせることができる（法第80条の3第1項，令第77条） (2)厚生労働大臣は，機構に本項の調査の全部又は一部を行わせたときは，当該調査の全部又は一部を行わない（法第80条の3第2項） (3)機構が本項の調査の全部又は一部を行った場合には，遅滞なく，当該調査結果を厚生労働省令の定めるところにより厚生労働大臣に報告しなければならない（法第80条の3第3項）
被験薬等の副作用等に関する報告	治験の依頼をした者又は自ら治験を実施した者は，治験の対象となる薬物の副作用によるものと疑われる疾病，障害又は死亡の発生，治験の対象となる薬物の使用によるものと疑われる感染症の発生その他治験の対象となる薬物の有効性及び安全性に関する事項で厚生労働省令で定めるものを知ったときは，厚生労働省令で定めるところにより厚生労働大臣に報告しなければならない．この場合において，厚生労働大臣は，当該報告に係る情報の整理又は当該情報に関する調査を行うものとする[注7]（法第80条の2第6項）	注7）被験薬の副作用等について，定められた期間内での報告が次のとおり厚生労働省令で定められている（規則第273条）

(1)当該被験薬（外国で使用されている成分が同一性を有するものも対象）の副作用又は感染症によることが疑われる右に示す症例であって，その発生又は発生数，発生頻度，発生条件等の発生傾向が治験薬概要書から予測できないもの	①死亡 ②死亡につながるおそれのある症例	7日以内に報告
	③治療のために病院又は診療所への入院又は入院期間の延長が必要とされる症例 ④障害 ⑤障害につながるおそれのある症例 ⑥上記①〜⑤の症例に準じて重篤である症例 ⑦後世代における先天性の疾病又は異常	15日以内に報告
(2)外国で使用されている物であって，被験薬と成分が同一性を有するものに係る製造，輸入又は販売の中止，回収，廃棄等の安全対策上の措置の実施		
(3)当該被験薬等の副作用又は感染症により，がんその他の重大な疾病，障害若しくは死亡が発生するおそれがあること，副作用又は感染症の発生数，発生頻度，発生条件等の発生傾向が著しく変化したこと又は治験の対象となる疾患に対して効能，効果を有しないことを示す研究報告		15日以内に報告

項目	内容
治験関係施設への立ち入り調査	厚生労働大臣は，治験が治験の管理の基準及び治験の実施の基準に適合するかどうかを調査するため必要があると認めるときは，治験の依頼をし，自ら治験を実施し，若しくは依頼を受けた者その他治験の対象となる薬物を業務上取り扱う者に対し，必要な報告をさせ，又は当該職員に，病院，診療所，飼育動物診療施設，工場，事務所その他治験の対象となる薬物を業務上取り扱う場所に立ち入り，その構造設備若しくは帳簿書類その他の物件を検査させ，若しくは従業員その他の関係者に質問させることができる（法第80条の2第7項）
治験の変更・中止等の指示	厚生労働大臣は，被験薬の使用による保健衛生上の危害の発生又は拡大を防止するため必要があると認めるときは，治験を依頼しようとし，若しくは依頼した者，自ら治験をしようとし，若しくは実施した者又は治験の依頼を受けた者に対し，治験の依頼の取消し又は変更，治験の中止又は変更その他必要な指示を行うことができる（法第80条の2第9項）

(2) 医薬品の治験に関する規制（つづき）

項　目	内　　容	備　　考
守秘義務規定	治験を依頼した者若しくは自ら治験を実施した者又はその役員若しくは職員は，正当な理由なく，治験に関し職務上知り得た人の秘密を漏らしてはならない．これらの者であった者も，同様とする[注8] （法第80条の2第10項）	注8) 治験依頼者（多くの場合製薬企業となる）若しくは自ら治験を実施した者に対して，プライバシーの保護のために，治験に関し職務上知り得た人の秘密を漏らしてはならないことを規定したものであり，過去に製薬企業に勤務していた者にも適用される
治験の意義	(1)新薬などの新しい治療法や診断法を探索し，それを確立していく過程においては，種々の動物試験などが実施されるが，最終的には人を対象とする試験（臨床試験）によりその有効性，安全性を確認するというステップを踏まざるを得ない (2)治験（臨床試験）は，新たな医薬品の有効性，安全性を確認する上で不可欠のものであり，治験データは，法に基づき新薬の製造販売承認を取得するために提出される種々の申請資料の中でも最も重要な役割を果たす (3)一方で，治験は人を対象に実施されるものであり，科学的，倫理的な配慮の下で，適切に実施されなければならない	
治験 （第1，2，3相）の概要	通常，治験は，第1相，第2相，第3相とステップを踏んで，試験規模と被験者の多様性を増しながら実施される ①第1相：通常，少数の健康な志願者において，初期の安全性及び忍容性，薬物動態などが評価される ②第2相：少数の患者において，有効性と安全性，第3相で用いられる用法・用量などの探索が行われる ③第3相：比較的多数の患者において，二重盲検比較試験などにより，有効性及び安全性が確認される	

(3) 治験における薬剤師の役割

項　目	内　　容	備　　考
治験薬管理者	(1)治験薬管理者とは，治験実施医療機関において治験薬を管理する者をいう （GCP省令第39条第1項） (2)治験実施医療機関の長は，治験薬の管理に関する手順書を治験薬管理者に交付し，治験薬管理者は，当該手順書に従って治験薬を適切に管理する （GCP省令第39条第1，2項） (3)治験実施医療機関の長は，原則として，当該医療機関の薬剤師を治験薬管理者として選任することとされている （平成24年12月28日薬食審査発1228第7号）	
臨床研究コーディネーター（CRC）[注1]	(1)CRCは，GCP省令では「治験協力者」として規定されており，治験の適切な実施に不可欠な存在となっている (2)「治験協力者」とは，治験実施医療機関において，治験責任医師又は治験分担医師の指導の下にこれらの者の治験に係る業務に協力する薬剤師，看護師その他の医療関係者をいう　　（GCP省令第2条第14項） (3)「治験協力者」とは，治験実施医療機関において治験を実施するチームのメンバーで，治験責任医師によって指導・監督され，専門的立場から治験責任医師及び治験分担医師の業務に協力する者である （平成24年12月8日薬食審査発1228第7号）	注1) 通称CRC（Clinical Research Coordinator）と呼ばれている
インフォームド・コンセントと守秘義務	(1)「インフォームド・コンセント」とは，被験者の治験への参加の意思決定と関連する，治験に関するあらゆる角度からの説明が十分なされた後に，被験者がこれを理解し，自由な意思によって治験への参加に同意し，文書によってそのことを確認することをいう　　（平成24年12月28日薬食審査発1228第7号） (2)インフォームド・コンセントの実施に際し，治験協力者が補足的な説明を行った場合には，当該治験協力者も文書に記名捺印又は署名し，日付を記入する　　（平成24年12月28日薬食審査発1228第7号） (3)治験実施医療機関の長は，被験者の秘密の保全が担保されるよう必要な措置を講じなければならない （GCP省令第36条第3項）	

2-6-11 医薬品の製造販売後調査

医薬品の品質，有効性，安全性の評価は承認時だけではなく，それ以降においても医学・薬学などの学問の進歩や医療技術の向上に応じて適切に行う必要がある．このため，医薬品医療機器等法では医薬品の承認後においても常に有効性，安全性について調査し，その結果に基づいて評価する制度が採られている．特に新薬の承認審査は承認時点の限られた資料で行われるため原則8年間の市販後監視を行い，再審査を受けることを義務づけている．またこれとは別にすべての医薬品について，有効性，安全性に疑義が生じた場合には厚生労働大臣が再評価を行うこととしている．これらの制度を「製造販売後調査」という．また，これらの制度を的確に行い，支援する制度として「副作用・感染症報告制度」と「安全性定期報告」がある．これらの制度をまとめると図1のようになり，これらの一連の「医薬品の製造販売後安全対策」を「市販後調査」又は「PMS（Post Marketing Surveillance の略）」と略称している．また，これらの調査を補完するため，「GVP基準」〔p.77, 2-6-13(6)〕及び「GPSP基準」〔p.77, 2-6-13(5)〕が定められている〔p.60, 2-6-9(2)参照〕

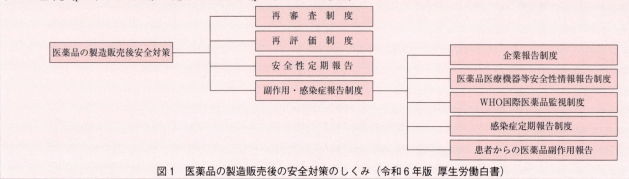

図1 医薬品の製造販売後の安全対策のしくみ（令和6年版 厚生労働白書）

(1) 新医薬品の再審査制度

項 目	内 容				
再審査制度とは	(1)新医薬品の製造販売の承認を受けた者は，製造販売の承認後も引き続き新医薬品の副作用その他の使用成績に関する調査を行い，承認の際に厚生労働大臣が指示した期間（4～10年）後にその有効性，安全性等の再確認を行う義務がある (2)再審査を受けるべき期間は，下欄に掲げる各区分ごとに定められた各期間（調査期間）とし，この期間を経過した日から起算して3月以内の期間（申請期間）に製造販売業者が自ら申請しなければならない (3)本制度は，Post Marketing Surveillance（PMS）あるいは第4相臨床試験と呼ばれるものの1つである (4)医薬部外品，化粧品又は医療機器に規定はない　　　　　　　　　　　　　　　　　　　　　　　　　　　　（法第14条の4）				
再審査の区分と期間	医薬品	再審査の対象	区 分	再審査を受けるべき期間	備 考
^	^	新医薬品[注1]	①希少疾病用医薬品 ②先駆的医薬品 ③厚生労働省令で定める医薬品（その製造販売の承認のあった日後6年を超える期間当該医薬品の副作用によるものと疑われる疾病，障害若しくは死亡又はその使用によるものと疑われる感染症その他の使用の成績等に関する調査が必要であると認められる希少疾病用医薬品又は先駆的医薬品以外の医薬品）　　　　　（規則第57条第1項）	その承認のあった日後6年を超え10年を超えない範囲内において厚生労働大臣の指定する期間 　　　　（法第14条の4第1項第1号イ） 希少疾病用医薬品（指定された効能・効果に対する初回の承認）10年 先駆的医薬品　6年超8年以下	注1）新医薬品の定義：既に製造販売の承認を与えられている医薬品と，有効成分，分量，用法，用量，効能，効果等が明らかに異なる医薬品として厚生労働大臣がその承認の際指示したもの（法第14条の4第1項第1号） なお，再審査の対象は新医薬品と新再生医療等製品である
^	^	^	④特定用途医薬品 ⑤新効能・効果医薬品（既に製造販売の承認を与えられている医薬品と効能又は効果のみが明らかに異なる医薬品）（①②③を除く） ⑥新用法・用量医薬品〔既に製造販売の承認を与えられている医薬品と用法（投与経路を除く）又は用量が明らかに異なる医薬品であって有効成分及び投与経路が同一のもの〕（①②③を除く） ⑦既に製造販売の承認を与えられている医薬品との相違が軽微であると認められる医薬品（①②③を除く）　　　　　（規則第57条第2項）	その承認のあった日後6年に満たない範囲内において厚生労働大臣の指定する期間　　　（法第14条の4第1項第1号ロ） 特定用途医薬品　4年以上6年未満 特定用途医薬品以外　4年	^
^	^	^	⑧①～⑦に掲げる医薬品以外の医薬品 　新医療用配合剤 　新投与経路医薬品	その承認のあった日後6年 （既に製造販売の承認を与えられている医薬品と有効成分が明らかに異なる医薬品は8年）（法第14条の4第1項第1号ハ）	^
^	^	同一性新医薬品	新医薬品と有効成分，分量，用法，用量，効能，効果等が同一性を有すると認められる医薬品として厚生労働大臣がその承認の際指示したもの	当該新医薬品に係る申請期間に合致するように厚生労働大臣が指示する期間 　　　　（法第14条の4第1項第2号）	^

(1) 新医薬品の再審査制度（つづき）

項　目	内　容	備　考
再審査の方法	厚生労働大臣の再審査は，再審査を行う際に得られている知見に基づき，法第14条の4第1項各号に掲げる医薬品が法第14条第2項第3号イからハまでの（承認の拒否条項）いずれにも該当しないことを確認することにより行う　　　　　　　　　　　　　　　　　　　　（法第14条の4第4項）	
資料添付義務・添付文書の基準適合性	法第14条の4第1項の申請は，申請書にその医薬品の使用成績に関する資料その他厚生労働省令で定める資料注2)を添付してしなければならない．この場合において，当該申請に係る医薬品が厚生労働省令で定める医薬品であるときは，当該資料は，厚生労働省令で定める基準注3)に従って収集され，かつ，作成されたものでなければならない　　　　　　　　　　　（法第14条の4第5項）	注2) 再審査申請書に添付すべき資料 ①申請に係る医薬品の使用成績に関する資料 ②安全性定期報告に際して提出した資料の概要 ③当該医薬品の効能又は効果及び安全性に関しその製造販売の承認後に得られた研究報告に関する資料 　　　　　　　　　（規則第59条第1項） 注3) 厚生労働省令で定める基準（p.74～77参照） ①医薬品の製造販売後の調査及び試験の実施の基準（GPSP） ②医薬品の安全性に関する非臨床試験の実施の基準（GLP） ③医薬品の臨床試験の実施の基準（GCP） 　　　　　　　　　（規則第43条，第61条）
使用成績の調査・報告義務	法第14条の4第1項各号に掲げる医薬品につき法第14条の承認を受けた者は，厚生労働省令で定めるところにより，当該医薬品の使用の成績に関する調査その他厚生労働省令で定める調査を行い，その結果を厚生労働大臣に報告しなければならない　　　　（法第14条の4第7項）	
医療用医薬品の新医薬品についての安全性定期報告	(1)法第14条の4第7項の調査は，当該医療用医薬品の副作用等の発現状況その他の使用の成績等について行うものとする　　　　　　　　　　　　　　　　　　　　　　　（規則第63条第1項） (2)法第14条の4第7項の規定による報告は，当該調査に係る医薬品の製造販売の承認の際に厚生労働大臣が指定した日から起算して，2年間は半年ごとに，それ以降は1年以内ごとに（厚生労働大臣が指示する医薬品にあっては，厚生労働大臣が指示する期間ごとに），その期間の満了後70日以内に行わなければならない　　　　　　（規則第63条第3項） (3)安全性定期報告の内容には，当該医薬品の国内での使用成績調査などの情報以外に，PBRER注4)が含まれる	注4) PBRER（Periodic Benefit-Risk Evaluation Report）：医薬品規制調和国際会議（ICH）参加国や参加地域において，販売後の医薬品に関する定期的なベネフィット・リスク評価の報告書

(2) 医薬品の再評価制度

項　目	内　容
制度の目的と内容	(1)製造販売承認が与えられた医薬品について，医学，薬学，生物学等の進歩等に対応して医薬品の品質，有効性及び安全性の再評価を行うための制度である．この制度の概要を図に示すと図2のとおりとなる (2)医薬品の製造販売の承認を受けている者は，厚生労働大臣が薬事審議会の意見を聴いて医薬品の範囲を指定して再評価を受けるべき旨を公示したときは，その指定に係る医薬品について，厚生労働大臣の再評価を受けなければならない　　　　　　　　　　　　　　　　　　　　　　（法第14条の6第1項） (3)医薬部外品，化粧品又は医療機器に規定はない 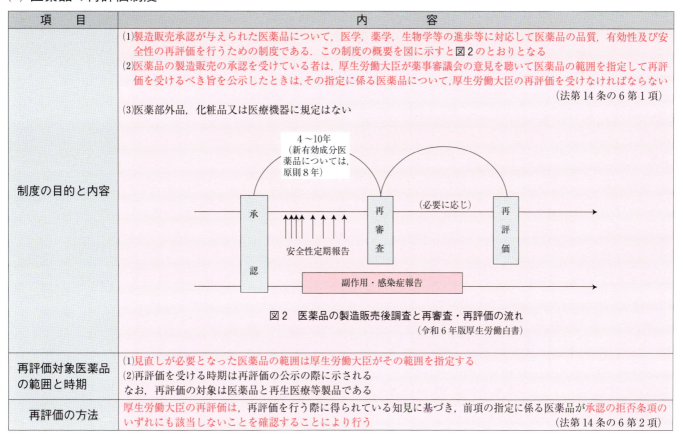 図2　医薬品の製造販売後調査と再審査・再評価の流れ （令和6年版厚生労働白書）
再評価対象医薬品の範囲と時期	(1)見直しが必要となった医薬品の範囲は厚生労働大臣がその範囲を指定する (2)再評価を受ける時期は再評価の公示の際に示される なお，再評価の対象は医薬品と再生医療等製品である
再評価の方法	厚生労働大臣の再評価は，再評価を行う際に得られている知見に基づき，前項の指定に係る医薬品が承認の拒否条項のいずれにも該当しないことを確認することにより行う　　　　　　　　　（法第14条の6第2項）

(2) 医薬品の再評価制度（つづき）

項　目	内　　容
提出資料の基準適合性	再評価を受けるべき者が提出する資料は，厚生労働省令で定める基準（下記参照）に従って収集され，かつ，作成されたものでなければならない　　　　　　　　　　　　　　　　　　　　　　　　　　　　　　　　　　（法第14条の6第4項） 〔厚生労働省令で定める基準〕 ①医薬品の製造販売後の調査及び試験の実施の基準（GPSP）（p.77参照） ②医薬品の安全性に関する非臨床試験の実施の基準（GLP）（p.74参照） ③医薬品の臨床試験の実施の基準（GCP）（p.75参照）　　　　　　　　　　（規則第43条，第66条）
品質再評価	医療用医薬品のうち，内用固形製剤については，先発医薬品に溶出試験規格を設定し，後発医薬品について先発医薬品との溶出性の同一性を審査する「品質再評価」が実施されている その結果については「医療用医薬品品質情報集」に示されている（通称「日本版オレンジブック」といわれている）

(3) 再審査又は再評価における措置

審　査　結　果	措　置　内　容
(1)再審査又は再評価の結果，対象医薬品が承認拒否事由のいずれかに該当するに至ったと認めるとき	厚生労働大臣は，薬事審議会の意見を聴いて，その承認を取り消さなければならない　　　　　　　　　　　　　　　　　　　（法第74条の2第1項）
(2)承認を与えた事項の一部について，保健衛生上の必要があると認めるに至ったとき	厚生労働大臣は，その変更を命ずることができる　　　　　　　　　　　　　　　　　　　　　　　　　　　　　　　　　（法第74条の2第2項）
(3)再審査又は再評価において，定められた期限までに必要な資料の全部若しくは一部を提出せず，又は虚偽の記載をした資料若しくは厚生労働省令で定める基準に適合しない資料を提出したとき	厚生労働大臣は，その承認を取り消し，又はその承認を与えた事項の一部についてその変更を命ずることができる　　　　　　　　　　　　　　　　　　　　　　　　　　　　　　　　　（法第74条の2第3項）

(4) 副作用・感染症報告制度

項　目	内　容
制度の目的	(1)本項 (2-6-11) の冒頭で述べたように (p.66, 図1 医薬品の製造販売後の安全対策のしくみ), 製造販売後安全対策の根幹に位置づけられるのが「副作用・感染症の報告」である. この制度は法68条の10第1項, 第2項に基づく,「製造販売業者等」および「医薬関係者」からの報告に基づいている (2)本制度の目的として以下の事項があげられる 　①副作用や医薬品を介した感染症を未然に防止する 　②情報をもとに, 副作用の初期症状の早期発見に努め, 重篤化を防ぐ 　③ハイリスク患者には, 他の薬剤を用いるなどの方策を講じる 　④副作用が起こってしまったら, 症状が悪化しないような万全の医療措置を施す

〔製造販売業者等からの副作用・感染症の報告義務〕

医薬品, 医薬部外品, 化粧品, 医療機器若しくは再生医療等製品の製造販売業者又は外国特例承認取得者は, その製造販売をし, 又は承認を受けた医薬品, 医薬部外品, 化粧品, 医療機器又は再生医療等製品について, 当該品目の副作用その他の事由によるものと疑われる疾病, 障害又は死亡の発生, 当該品目の使用によるものと疑われる感染症の発生その他の医薬品, 医薬部外品, 化粧品, 医療機器又は再生医療等製品の有効性及び安全性に関する事項で厚生労働省令で定めるものを知ったときは, その旨を厚生労働省令で定めるところにより厚生労働大臣に報告しなければならない　　　　　　　　　　　　　　　　　　　　　　　　　　　　　　　　　　　　　　（法第68条の10第1項）

この規定に基づき, 厚生労働省令で次のとおり副作用等の報告義務が課せられている（表1）

表1　医薬品の副作用等の報告の事項別区分（規則第228条の20第1項）

報告期限	副作用等の症例内容等
15日以内に報告すべき事項	(1)死亡の発生のうち, 当該医薬品の副作用によるものと疑われるもの
	(2)死亡の発生のうち, 当該医薬品と成分が同一性を有すると認められる外国で使用されている医薬品（外国医薬品）の副作用によるものと疑われるものであって, かつ, 当該医薬品の使用上の必要な注意等から予測することができないもの又は当該医薬品の使用上の必要な注意等から予測することができるものであって, 次のいずれかに該当するもの 　①当該死亡の発生数, 発生頻度, 発生条件等の傾向（発生傾向）を当該医薬品の使用上の注意等から予測することができないもの 　②当該死亡の発生傾向の変化が保健衛生上の危害の発生又は拡大のおそれを示すもの
	(3)当該医薬品又は外国医薬品の副作用によるものと疑われるものであって, かつ, 当該医薬品の使用上の必要な注意等から予測することができないもの又は当該医薬品の使用上の必要な注意等から予測することができるものであって, その発生傾向を予測することができないもの若しくはその発生傾向の変化が保健衛生上の危害の発生又は拡大のおそれを示すもの 　①障害 　②死亡又は障害につながるおそれのある症例 　③治療のために病院又は診療所への入院又は入院期間の延長が必要とされる症例（②に掲げる事項を除く） 　④死亡又は①から③までに掲げる症例に準じて重篤である症例 　⑤後世代における先天性の疾病又は異常
	(4)医薬品医療機器等法関係手数料令第7条第1項第1号イ(1)に規定する既承認医薬品と有効成分が異なる医薬品として製造販売の承認を受けたものであって, 承認のあった日後2年を経過していないものに係る上記(3)①から⑤までに掲げる症例等の発生のうち, 当該医薬品の副作用によるものと疑われるもの
	(5)上記(3)①から⑤までに掲げる症例等の発生のうち, 当該医薬品の副作用によるものと疑われるものであって, 当該症例等が市販直後調査により得られたもの（上記(4)に掲げる事項を除く）
	(6)当該医薬品の使用によるものと疑われる感染症による症例等の発生のうち, 当該医薬品の使用上の必要な注意等から予測することができないもの
	(7)当該医薬品又は外国医薬品の使用によるものと疑われる感染症による死亡又は上記(3)①から⑤までに掲げる症例等の発生（上記(6)に掲げる事項を除く）
	(8)外国医薬品に係る製造, 輸入又は販売の中止, 回収, 廃棄その他保健衛生上の危害の発生又は拡大を防止するための措置の実施
30日以内に報告すべき事項	(7)上記(3)①から⑤までに掲げる症例等の発生のうち, 当該医薬品の副作用によるものと疑われるもの（上記(3), (4)及び(5)に掲げる事項を除く）
	(8)当該医薬品若しくは外国医薬品の副作用若しくはそれらの使用による感染症によりがんその他の重大な疾病, 障害若しくは死亡が発生するおそれがあること, 当該医薬品若しくは外国医薬品の副作用による症例等若しくはそれらの使用による感染症の発生傾向が著しく変化したこと又は当該医薬品が承認を受けた効能若しくは効果を有しないことを示す研究報告
新医薬品の安全性定期報告で報告	(9)当該医薬品の副作用によると疑われる症例等の発生（死亡又は上記(3)①から⑤までに掲げる事項を除く）のうち, 当該医薬品の使用上の必要な注意等から予測することができないもの
承認後1年ごとに報告	(10)上記(9)と同じ

| 医薬関係者からの副作用・感染症の報告義務 | 薬局開設者, 病院, 診療所若しくは飼育動物診療施設の開設者又は医師, 歯科医師, 薬剤師, 登録販売者, 獣医師その他の医薬関係者は, 医薬品, 医療機器又は再生医療等製品について, 当該品目の副作用その他の事由によるものと疑われる疾病, 障害若しくは死亡の発生又は当該品目の使用によるものと疑われる感染症の発生に関する事項を知った場合において, 保健衛生上の危害の発生又は拡大を防止するため必要があると認めるときは, その旨を厚生労働大臣に報告しなければならない　　　　　　　　　　　　　　　　　　　　（法第68条の10第2項） |

(4) 副作用・感染症報告制度（つづき）

項　目	内　容
製造販売業者等による情報の収集，検討，提供義務	医薬品，医療機器若しくは再生医療等製品の製造販売業者，卸売販売業者，医療機器卸売販売業者等，再生医療等製品卸売販売業者又は外国特例承認取得者は，医薬品，医療機器又は再生医療等製品の有効性及び安全性に関する事項その他の医薬品，医療機器又は再生医療等製品の適正な使用のために必要な情報を収集し，及び検討するとともに，薬局開設者，病院，診療所若しくは飼育動物診療施設の開設者，医薬品の販売業者，医療機器の販売業者，貸与業者若しくは修理業者，再生医療等製品の販売業者又は医師，歯科医師，薬剤師，獣医師その他の医薬関係者に対し，これを提供するよう努めなければならない　　　　　　　　　　　　　　　　　　　　　　　　　　　　（法第68条の2の6第1項）
医療（薬）関係者による情報収集の協力義務	薬局開設者，病院，診療所若しくは飼育動物診療施設の開設者，医薬品の販売業者，医療機器の販売業者，貸与業者若しくは修理業者，再生医療等製品の販売業者，医師，歯科医師，薬剤師，獣医師その他の医薬関係者又は医学医術に関する学術団体，大学，研究機関その他の厚生労働省令で定める者は，医薬品，医療機器若しくは再生医療等製品の製造販売業者，卸売販売業者，医療機器卸売販売業者等，再生医療等製品卸売販売業者又は外国特例承認取得者が行う医薬品，医療機器又は再生医療等製品の適正な使用のために必要な情報の収集に協力するよう努めなければならない　　　（法第68条の2の6第2項）
医療（薬）関係者の情報の活用，収集，検討，利用義務	薬局開設者，病院若しくは診療所の開設者又は医師，歯科医師，薬剤師その他の医薬関係者は，医薬品，医療機器及び再生医療等製品の適正な使用を確保するため，相互の密接な連携の下に第1項の規定により提供される情報の活用その他必要な情報の収集，検討及び利用を行うことに努めなければならない　　　　　　（法第68条の2の6第3項）
副作用情報の評価	(1)国に報告された副作用情報及び感染症定期報告は，医薬品医療機器総合機構において整理，調査が行われ，これを踏まえて厚生労働省及び薬事審議会において評価が行われ，必要な安全対策措置がとられる (2)措置の内容としては，製造・販売の停止，毒・劇薬等の指定，用法・用量・効能・効果等の変更，使用上の注意の改訂等がある
副作用情報の伝達	(1)厚生労働省では毎月「医薬品・医療機器等安全性情報」として定期的な情報提供を行っている．また，緊急のものは「緊急安全性情報」として，各医療機関等へ提供するよう関係企業に指示を行うこととしている (2)独立行政法人医薬品医療機器総合機構（PMDA）ホームページ：PMDAがインターネットを介して，医療用医薬品や医療機器の添付文書及び医薬品や医療機器の安全性に関する情報等を医師，歯科医師，薬剤師等に提供している

以上に掲げた「副作用・感染症報告制度」をまとめると図3のようになる

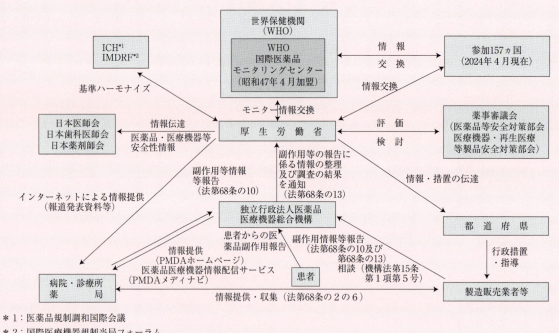

図3　副作用等報告制度の概略（令和6年版 厚生労働白書）

(5) 新薬の市販直後調査

項　目	内　容
制度の目的	新薬には過去のソリブジン薬害のように販売直後に重い副作用などが発生し，重篤な健康被害をもたらした例が多い．よって，新薬の発売後6ヵ月間，医療機関に慎重な使用を要請するとともに，重篤な副作用が起きていないかを調査し，情報の収集を行うことを目的とする
「市販直後調査」とは	(1)医薬品の販売を開始した後の6ヵ月間，診療において，医薬品の適正な使用を促し，規則第228条の20に掲げる症例等の発生を迅速に把握するために行うものであって，医薬品リスク管理として行うものをいう　　　（GVP第10条第1項） (2)処方箋医薬品の製造販売業者は，市販直後調査を行う場合にあっては，その行う市販直後調査ごとに，医薬品リスク管理計画書に基づき，総括製造販売責任者又は安全管理責任者に，次に掲げる事項を記載した実施計画書（以下「市販直後調査実施計画書」という.）を作成させなければならない　　　（GVP第10条第1項第1号） ①市販直後調査の目的 ②市販直後調査の方法 ③市販直後調査の実施期間 ④その他必要な事項 (3)医薬品リスク管理とは，安全確保業務のうち，医薬品の製造販売業者が，安全性及び有効性に関し特に検討すべき事項を有する医薬品について，その安全性及び有効性に係る情報収集，調査，試験その他医薬品を使用することに伴うリスクの最小化を図るための活動を実施するとともに，その結果に基づく評価及びこれに基づく必要な措置を講ずることにより，当該医薬品の安全性及び有効性に係る適切なリスク管理を行うもので，製造販売の承認に条件として付されるものをいう　　　　　　　　　　　　　　　　　　　　　　　　　　　　　　　（GVP第2条第3項）

(6) 注意事項等情報の公表

項　目	内　容
注意事項等情報の公表	(1)医薬品，医療機器又は再生医療等製品の製造販売業者は，医薬品，医療機器又は再生医療等製品の製造販売をするときは，厚生労働省令で定めるところにより，当該医薬品，医療機器又は再生医療等製品に関する最新の論文その他により得られた知見に基づき，注意事項等情報について，電子情報処理組織を使用する方法その他の情報通信の技術を利用する方法により公表しなければならない（法第68条の2第1項） (2)医薬品における注意事項等情報とは，次に定める事項をいう ①用法，用量その他使用及び取扱い上の必要な注意 ②日本薬局方に収められている医薬品にあっては，日本薬局方において当該医薬品の品質，有効性及び安全性に関連する事項として公表するように定められた事項 ③法第41条第2項で基準が定められた体外診断用医薬品にあっては，その基準において当該体外診断用医薬品の品質，有効性及び安全性に関連する事項として公表するように定められた事項 ④法42条第1項で基準が定められた医薬品にあっては，その基準において当該医薬品の品質，有効性及び安全性に関連する事項として公表するように定められた事項　　　　　　　　　　　　　　　　　　　　　　　　　　　　（法第68条の2第2項）

2-6-12　医薬品の製造業

(1) 医薬品の製造販売業と製造業の関係

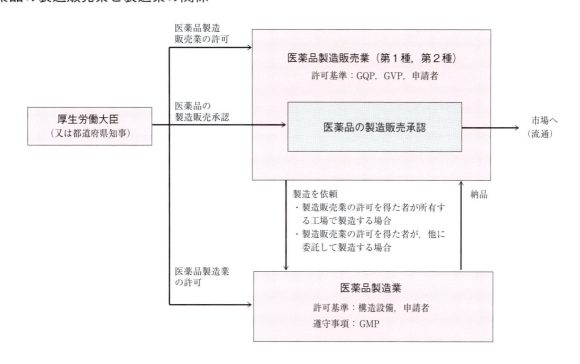

(2) 医薬品の製造業の許可のしくみ

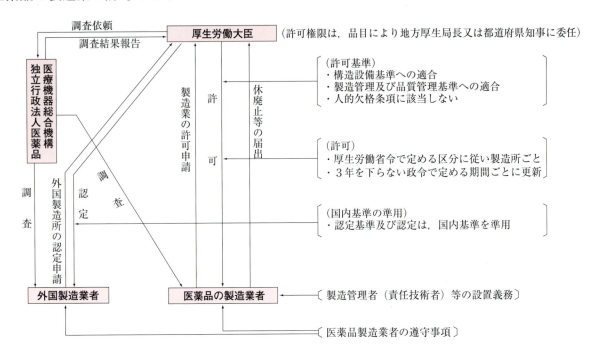

(3) 医薬品の製造業に関する規制

項 目	内 容
製造業の許可	(1) 医薬品（体外診断用医薬品を除く）の製造業の許可を受けた者でなければ，業として，医薬品の製造をしてはならない[注1]　　　（法第13条第1項） (2) (1)の許可は，厚生労働省令[注2]で定める区分に従い，厚生労働大臣が製造所ごとに与える[注3,4]　　　　（法第13条第2項） (3) (1)の許可は，3年を下らない政令[注5]で定める期間ごとにその更新を受けなければ，その期間の経過によって，その効力を失う　　　（法第13条第3項） (4) (1)の許可を受けた者は，当該製造所に係る許可の区分を変更し，又は追加しようとするときは，厚生労働大臣の許可を受けなければならない　　　　　　　　　　　　　　　　　　　　　　　　　　　　　　　　　　　（法第13条第6項） 注1) 製造業の許可は，製造行為のみを行う業態の許可として与えられる．医薬品の製造業者は，自ら製造した製品を直接販売業者に販売等を行うことはできないこととされている．個々の製品の市場への出荷は，当該品目に係る製造販売承認を有する製造販売業者の判断によって行われることになる 注2) 医薬品の製造業の許可区分は，次のとおり定められている　　　　　　　　　　　　　　　　　　　（規則第26条） 　　①生物学的製剤，国家検定医薬品，遺伝子組換え技術応用医薬品等の製造工程の全部又は一部を行うもの 　　②放射性医薬品（①に掲げるものを除く）の製造工程の全部又は一部を行うもの 　　③無菌医薬品（①又は②に掲げるものは除く）の製造工程の全部又は一部を行うもの 　　④①から③に掲げる医薬品以外の医薬品の製造工程の全部又は一部を行うもの（⑤に掲げるものを除く） 　　⑤③及び④に掲げる医薬品の製造工程のうち包装，表示又は保管のみを行うもの 注3) 同じ会社でも国内に2ヵ所の製造所を有する場合には，各製造所ごとに製造業の許可を受けなければならない 注4) 次の品目以外の医薬品に係る製造業の許可は，都道府県知事に権限が委任されている　　　　　　　（令第80条） 　　①生物学的製剤 　　②放射性医薬品 　　③国家検定医薬品無菌医薬品 　　④遺伝子組換え技術応用医薬品 　　⑤細胞組織医薬品 　　⑥特定生物由来製品とされた医薬品（①，④又は⑤に該当しないもの） 　また，上記①～⑥までの医薬品に係る許可は，大臣から地方厚生局長に権限が委任されている（平成12年10月厚生労働省令第127号，平成13年3月厚生労働省令告示第102号及び第103号並びに平成15年厚生労働省告示第205号及び第206号） 注5) 政令で定められている製造業の許可の有効期間は次のとおり　　　　　　　　　　　　　　　　　　　（令第10条） 　　(1)医薬品の製造に係る許可（ただし，下記(2)を除く．）　5年 　　(2)薬局製造販売医薬品の製造に係る許可　　　　　　　　 6年

(3) 医薬品の製造業に関する規制（つづき）

項　　目	内　　　　容	備　　　考
製造業の許可基準	(1)次の各号のいずれかに該当するときは，法第13条第1項の許可を与えないことができる　　　　　　　　　　　（法第13条第4項） ①その製造所の構造設備が，厚生労働省令で定める基準^{注6)}に適合しないとき ②申請者が，薬局開設者の人的欠格条項のいずれかに該当するとき (2)厚生労働大臣は，法第13条第1項の許可又は第3項の許可の更新の申請を受けたときは，(1)の①の基準に適合するかどうかについての書面による調査又は実施の調査を行うものとする　　　　　　　　　　　　　　　　　　（法第13条第5項）	注6) 医薬品の製造業の構造設備基準が薬局等構造設備規則（昭和36年厚生省令第2号，第6～15条）で決められている
製造管理者等の設置	(1)医薬品の製造業者は，自ら薬剤師であってその製造を実地に管理する場合のほか，その製造を実地に管理させるために，製造所ごとに，薬剤師を置かなければならない．ただし，その製造の管理について薬剤師を必要としない医薬品については，厚生労働省令^{注7)}の定めるところにより，薬剤師以外の技術者をもってこれに代えることができる　　　　　　　　　　（法第17条第3項） (2)(1)の規定により医薬品の製造を管理する者（以下「医薬品製造管理者」という）については，法第7条第3項及び第8条第1項の規定を準用する．この場合において，法第7条第3項中「その薬局の所在地の都道府県知事」とあるのは，「厚生労働大臣」と読み替えるものとする^{注8)}　　　　　　　　　（法第17条第4項）	注7) 薬剤師以外の技術者を管理者とすることが認められる医薬品製造業者として，生薬の刻み・粉末製剤及び医療用ガス類に係る製造業者が定められており，それぞれ，その技術者の資格要件が定められている 　　　　　　　　　　　　（規則第88条） 注8) この準用規定により，医薬品製造管理者に対し，製造所における実地管理義務が課せられることとなる
製造管理又は品質管理の方法の基準への適合	医薬品^{注9)}の製造業者又は認定外国製造業者は，その製造所における製造管理又は品質管理の方法を，法第14条第2項第4号に規定する厚生労働省令で定める基準に適合させなければならない^{注10)}　　　　　　　　　　　　　　　　　　　（規則第96条）	注9)〔除外医薬品〕医薬品のうち，次に掲げるものが基準適用から除外されている 　　　　　　　　　　　　（規則第96条） (1)専らねずみ，はえ，蚊，のみその他これらに類する生物の防除のために使用されることが目的とされている医薬品のうち，人の身体に直接使用されることのないもの (2)専ら滅菌又は消毒に使用されることが目的とされている医薬品のうち，人の身体に直接使用されることのないもの (3)専ら上記(1)又は(2)に掲げる医薬品の製造の用に供されることが目的とされている原薬たる医薬品 (4)生薬を粉末にし，又は刻む工程のみを行う製造所において製造される医薬品 (5)薬局製造販売医薬品 (6)医療の用に供するガス類のうち，厚生労働大臣が指定するもの (7)(1)から(6)に掲げるもののほか，日本薬局方に収められている物のうち，人体に対する作用が緩和なものとして厚生労働大臣が指定するもの 注10)〔GMP基準の適合〕医薬品の製造業者は，医薬品の適正な製造及び品質の管理を行うために，法第14条第2項第4号の規定によって定められた次の基準に適合することが，義務づけられている
	〔医薬品の製造及び品質管理に関する基準（いわゆるGMP基準）〕 GMPとは，Good Manufacturing Practiceの略である 医薬品及び医薬部外品の製造管理及び品質管理の基準（GMP省令）(2-6-13(3)，p.76参照)	
医薬品の製造業の遵守事項	厚生労働大臣は，厚生労働省令で，製造所における医薬品の試験検査の実施方法，医薬品製造管理者の義務の遂行のための配慮事項その他医薬品の製造業者又は外国製造業者がその業務に関し遵守すべき事項を定めることができる　　　　　　　（法第18条第2項）	
外国製造業者の認定	(1)外国において本邦に輸出される医薬品を製造しようとする者（以下「外国製造業者」という）は，厚生労働大臣の認定を受けることができる (2)(1)の認定は，厚生労働省令で定める区分に従い，製造所ごとに与える^{注11)} 　　　　　　　　　　　（法第13条の3第1項及び第2項）	注11) 法第13条の3第3項の準用規定等により，外国において本邦に輸出される医薬品を製造しようとする外国製造業者は，厚生労働大臣の認定を受けることができることとするとともに，当該者が認定をうけていることが，製造販売業者の製造販売の承認の要件とされている．また，外国製造業者の認定については，製造業の許可区分に準拠した区分に従い，製造所ごとに与えることとされている．さらに，認定の有効期間を5年とし，認定基準，区分の変更又は追加についても製造業の許可に準ずることとなっている

(4) 医薬品の製造と品質管理

項目	内容	
医薬品の製造と品質管理	(1)医薬品は，常に一定範囲内の品質の製品が製造され市場に供給されることが重要である．このため，GMP基準，GQP基準などが設けられるとともに，必要に応じて日本薬局方などの品質基準が適用される (2)一方で，品質管理は，市販製品にのみ適用されるべきものではなく，医薬品候補物質の研究段階，臨床開発（治験）段階においても考慮されるべき重要な概念・手法である．それが各種試験結果の信頼性を高めることになる (3)医薬品の製造工程は，研究開発段階の製造と市販後の工業的規模での製造とで，製造設備・規模，予算，人員などの点で異なったものとなる．このため，品質管理のための手法や考え方についても，状況に応じた対応が求められる	
治験薬GMP	(1)治験段階にある医薬品候補物質（治験薬）の製造・品質管理については，GMP基準に準じた形で「治験薬GMP」[注1]が定められている (2)治験薬GMPでは，治験薬の製造・品質管理に求められる要件は開発の進展に連動すべきであり，開発に伴う段階的な状況やリスクを考慮して，適切と判断される要件については柔軟に運用されるべきことが強調されている	注1）治験薬の製造管理，品質管理等に関する基準（平成20年7月9日薬食発第0709002号）

(5) 薬局製造販売医薬品の製造業の規制

項目	内容
製造販売及び製造の規制	(1)薬局製造販売医薬品（「薬局製剤」とも呼ばれる）とは，薬局開設者が当該薬局における設備及び器具をもって製造し，当該薬局において直接消費者に販売又は授与する医薬品をいう．薬局製造販売医薬品については，それを製造した薬局以外の他の薬局又は店舗で販売することはできない (2)薬局製造販売医薬品を製造販売するためには，薬局ごとに，製造販売業許可，製造業許可が必要となる．また，薬局製剤のうち，承認を要する420品目については製造販売承認が，承認不要の9品目については製造販売の届出が必要となる
製造販売業許可の要件等	(1)薬局製造販売医薬品にかかる製造販売業の許可は，都道府県知事が薬局ごとに与える (2)他の医薬品に比べて保健衛生上の危害発生のおそれが低いこと，また，当該薬局において製造から販売に至るまでの一連の行為が完結することから，製造販売業許可においてGQP省令及びGVP省令は適用外とされている (3)製造販売業許可の有効期間は6年である
製造業許可の基準	(1)薬局製造販売医薬品にかかる製造の許可は，都道府県知事が薬局ごとに与える (2)製造業許可においては，薬局等構造設備規則第11条が適用される (3)製造業許可の有効期間は6年である

2-6-13 規 範

(1) GLP基準（医薬品の安全性に関する非臨床試験の実施の基準に関する省令）

項目	内容	備考
GLP基準の趣旨	GLP基準は，医薬品の承認申請及び再審査申請等に添付される資料のうち急性毒性，亜急性毒性，慢性毒性，催奇形性その他の毒性に関するものの収集及び作成のために，試験施設において試験系を用いて行われる試験の実施の基準である[注1,2]	注1）通称GLP（Good Laboratory Practice）と呼ばれている 注2）毒性試験及び原則として安全性薬理試験が適用対象となる
GLP基準の主な内容	(1)運営管理者（試験施設の運営・管理の責任者）は，以下の事項を行う 　①試験ごとの試験責任者の指名 　②信頼性保証部門責任者の指名 　③試験実施に必要となる十分な職員の確保，職員に対する教育・訓練 　④標準操作手順書（SOP）の作成，各区域への備え付け 　⑤試験関係資料の保存　等 (2)試験責任者は，以下の事項を行う 　①試験計画書の作成，運営管理者による承認取得 　②試験計画書，SOPに従った試験の実施 　③生データの正確な記録 　④最終報告書の作成　等 (3)信頼性保証部門責任者は，以下の事項を行う 　①すべての試験について，試験委託者，試験責任者，試験開始日等を記載した書類の写しの保存 　②SOP，試験計画書の写しの保存 　③試験の信頼性を確認するための調査 　④最終報告書の正確性の確認　等 (4)上記の他，試験実施に必要な試験施設，機器の整備・確保，試験動物の適切な飼育管理，被験物質等の適切な取扱い等が規定されている	〔用語の定義〕 ・被験物質：試験において安全性の評価の対象となる医薬品又は化学的物質，生物学的物質若しくはその製剤 ・対照物質：試験において被験物質と比較する目的で用いられる医薬品又は化学的物質，生物学的物質若しくはその製剤 ・試験系：被験物質が投与され，若しくは加えられる動物，植物，微生物又はこの構成部分，又はその対照として用いられるもの ・標本：検査又は分析のため試験系から採取された物 ・生データ：試験において得られた観察の結果及びその記録

（2）GCP基準（医薬品の臨床試験の実施の基準に関する省令）

項　目	内　　　　容	備　　　考
GCP基準の趣旨	GCP基準は，医薬品の承認申請及び再審査申請等に添付される資料のうち臨床試験の試験成績に関するものの収集及び作成のために行われる試験の実施の基準である[注1]	注1）通称GCP（Good Clinical Practice）と呼ばれている
GCP基準：治験の準備に関する基準	治験の依頼をしようとする者〔又は自ら治験を実施しようとする者[注2]〕について，以下の規定がなされている ①治験の依頼及び管理に関する業務手順書の作成，専門家の確保 ②被験薬の品質，毒性，薬理試験等の実施 ③要件を満たす治験実施医療機関及び治験責任医師の選定 ④治験実施計画書及び治験薬概要書の作成 ⑤治験責任医師に対する同意説明文書の作成依頼 ⑥治験実施医療機関との契約締結 ⑦被験者に生じた健康被害の補償措置の確保　等	注2）③，⑤，⑥を除く 〔用語の定義〕 ・治験実施医療機関：治験（又は製造販売後臨床試験，以下同じ．）を行う医療機関 ・治験責任医師：実施医療機関において治験に係る業務を統括する医師又は歯科医師 ・治験分担医師：実施医療機関において，治験責任医師の指導の下に治験に係る業務を分担する医師又は歯科医師 ・治験協力者：実施医療機関において，治験責任医師又は治験分担医師の指導の下にこれらの者の治験に係る業務に協力する薬剤師，看護師その他の医療関係者 ・被験薬：治験の対象とされる薬物 ・対照薬：治験において被験薬と比較する目的で用いられる医薬品又は薬物その他の物質 ・治験薬：被験薬及び対照薬（治験に係るものに限る．） ・原資料：被験者に対する治験薬の投与及び診療により得られたデータその他の記録 ・症例報告書：原資料のデータ及びそれに対する治験責任医師若しくは治験分担医師の評価を被験者ごとに記載した文書 ・モニタリング：治験が適正に行われることを確保するため，治験の進捗状況並びに治験がGCP省令及び治験実施計画書に従って行われているかどうかについて治験依頼者が実施医療機関に対して行う調査又は自ら治験を実施する者が実施医療機関に対して特定の者を指定して行わせる調査 ・監査：治験により収集された資料の信頼性を確保するため，治験がGCP省令及び治験実施計画書に従って行われたかどうかについて治験依頼者が行う調査，又は自ら治験を実施する者が特定の者を指定して行わせる調査 ・有害事象：治験薬を投与された被験者に生じたすべての疾病又はその徴候 ・代諾者：被験者の親権を行う者，配偶者，後見人その他これに準じる者 ・自ら治験を実施する者：その所属する実施医療機関において自ら治験を実施するために治験の計画を届け出た治験責任医師 ・治験薬提供者：自ら治験を実施する者に対して治験薬を提供する者
GCP基準：治験の管理に関する基準	治験依頼者（又は自ら治験を実施する者）について，以下の規定がなされている ①治験薬の適切な表示，実施医療機関への交付，記録の作成・保存 ②治験調整医師の委嘱（多施設共同治験の場合），効果安全性委員会の設置（必要な場合） ③副作用情報の収集，医療機関への提供 ④モニタリング，監査の実施 ⑤総括報告書の作成，記録の保存　等	
GCP基準：治験を行う基準	(1)治験審査委員会について，以下の規定がなされている ①治験について倫理的・科学的観点から十分に審議を行うことができることの他，5名以上の委員からなること，臨床試験に関する専門的知識を有しない者，実施医療機関と利害関係を有しない者，治験審査委員会の設置者と利害関係を有しない者が加えられていること ②治験依頼者等と密接な関係を有する者，実施医療機関の長，治験責任医師等は審議・採決に参加できないこと ③実施医療機関の長は，治験の実施又は継続の適否について治験審査委員会の意見を聴かなければならないこと ④記録の保存　等 (2)治験実施医療機関について，以下の規定がなされている ①治験実施に必要な設備・人員の確保 ②治験に関する業務手順書の作成 ③モニタリング，監査等への協力 ④治験事務局の選任 ⑤治験薬の管理 ⑥記録の保存　等 (3)治験責任医師について，以下の規定がなされている ①治験実施に必要な教育・訓練，臨床経験，時間的余裕等の保有 ②治験分担医師，治験協力者リストの作成 ③被験候補者の選定，文書による説明と同意取得 ④治験実施計画書からの逸脱時の記録・報告 ⑤症例報告書の作成 ⑥治験中の副作用報告　等	

(3) GMP基準（医薬品及び医薬部外品の製造管理及び品質管理の基準に関する省令等）

項目	内容	備考
GMP基準の趣旨	GMP基準は，品質のよい医薬品を製造・供給するために，医薬品の製造時の管理・遵守事項を定めたものであり，医薬品製造業者等の製造所の構造設備等を定めたハード面の基準[注1]及び品質管理の方法及びその人的要件を定めたソフト面の基準[注2]からなる．この両基準を併せたものを通称「GMP（Good Manufacturing Practice）」と呼んでいる[注3]	注1) 薬局等構造設備規則（第6〜11条） 注2) 医薬品及び医薬部外品の製造管理及び品質管理の基準 注3) 平成17（2005）年の薬事法改正に伴い，GMPへの適合は製造販売承認の承認要件となり，承認までの手続きの中で，都道府県又は医薬品医療機器総合機構により，GMP適合性調査が実施される．承認取得後は，5年ごとに調査がなされる
GMP基準の主な内容	**ハード面の基準** 以下に示す区分ごとに，作業に支障のない広さの確保，汚染防止のための設備・器具の備え，試験検査に必要な設備・器具の備えなどについて基準が定められている (1)一般区分の医薬品製造業者等の製造所の構造設備 (2)無菌医薬品区分の医薬品製造業者等の製造所の構造設備 (3)特定生物由来医薬品等の製造業者等の製造所の構造設備 (4)放射性医薬品区分の医薬品製造業者等の製造所の構造設備 (5)包装等区分の医薬品製造業者等の製造所の構造設備 (6)薬局において医薬品を製造する場合の特例 **ソフト面の基準** (1)製造所ごとに，医薬品製造管理者の監督の下に，製造部門と，製造部門から独立した品質部門を置くこと (2)医薬品製造管理者が製造管理及び品質管理の責任者を統括し，製造管理及び品質管理の結果を適正に評価して製品の製造所からの出荷の可否を決定するなど，その業務を遂行するに当たって支障を生ずることがないよう必要な配慮を払うこと (3)製品標準書，製造管理基準書，製造衛生管理基準書，品質管理基準書の作成とこれに基づく製造，保管及び出納並びに製造衛生管理に関する記録，その他試験検査の結果に関する記録を5年間（ただし，製品の有効期間に1年を加算した期間）保存すること (4)医薬品製造管理者に医薬品の品質等に関する情報を得たときは，原因究明等を行い，必要な改善等について所要の措置をとること	

(4) GQP基準（医薬品，医薬部外品，化粧品及び再生医療等製品の品質管理の基準に関する省令）

項目	内容	備考
GQP基準の趣旨	GQP基準は，医薬品等の製造販売業者による医薬品等の品質管理の方法に関する基準を定めたものである[注1〜3]	注1) 通称GQP（Good Quality Practice）と呼ばれている 注2) 平成17（2005）年の薬事法改正に伴い，医薬品の製造販売業が製造部門を全面的に外部委託することが可能になった．これに合わせて，その製造販売後における安全管理と品質管理の両者に関する基準（GVP，GQP）が作成・整理された 注3) GQPへの適合は製造販売業の許可要件となっており，5年ごとの許可更新時に都道府県による調査を受ける
GQP基準の主な内容	(1)総括製造販売責任者の業務 (2)品質管理業務に係る組織及び職員 　①適正十分な要員配置 　②品質保証部門の設置 　③品質保証責任者の指定 (3)品質標準書の作成 (4)品質管理業務の手順書の作成 (5)製造業者等との取り決め (6)品質保証責任者の業務 (7)市場への出荷管理 (8)適正な製造管理及び品質管理の確保 (9)品質等に関する情報及び品質不良等の処理 (10)回収処理 (11)自己点検 (12)教育訓練 (13)医薬品の貯蔵等の管理 (14)文書及び記録の管理	

(5) GPSP 基準（医薬品の製造販売後の調査及び試験の実施の基準に関する省令）

項　　目	内　　容	備　　考
GPSP 基準の趣旨	GPSP 基準は，医薬品の再審査申請等の目的で実施される製造販売後の調査及び試験の業務に関して遵守すべき事項を定めた基準である[注1]	注1) 通称 GPSP（Good Post-marketing Study Practice）と呼ばれている
GPSP 基準の主な内容	(1)製造販売業者は，製造販売後調査等管理責任者（製造販売後調査等に関する業務を統括する者）を置く (2)製造販売後調査等管理責任者は，製造販売後調査等業務手順書に基づき，企画・立案した計画書に従って製造販売後調査・試験を実施する	

(6) GVP 基準（医薬品，医薬部外品，化粧品，医療機器及び再生医療等製品の製造販売後安全管理の基準に関する省令）

項　　目	内　　容	備　　考
GVP 基準の趣旨	GVP 基準は，医薬品の製造販売業者が，その品質，有効性及び安全性に関する事項や，適正使用のための必要な情報の収集，検討及びその結果に基づく必要な措置（製造販売後安全管理）に関して遵守すべき事項を定めた基準である[注1〜3]	注1) 通称 GVP（Good Vigilance Practice）と呼ばれている 注2) 平成17（2005）年の薬事法改正に伴い，医薬品の製造販売業が製造部門を全面的に外部委託することが可能になった．これに合わせて，その製造販売後における安全管理と品質管理の両者に関する基準（GVP，GQP）が作成・整理された 注3) GVP への適合は製造販売業の許可要件となっており，5年ごとの許可更新時に都道府県による調査を受ける
GVP 基準の主な内容	(1)総括製造販売責任者の業務 (2)安全確保業務に係る組織及び職員 　①適正十分な要員配置 　②安全管理総括部門の設置 　③安全管理責任者の指定 (3)製造販売後安全管理業務の手順書等の作成 (4)安全管理責任者の業務 (5)安全管理情報の収集 (6)安全管理情報の検討及びその結果に基づく安全確保措置の立案 (7)安全確保措置の実施 (8)市販直後調査 (9)自己点検 (10)教育訓練 (11)安全性確保業務に係る記録の保存	

2-6-14 医薬品の基準・検定

(1) 日本薬局方

項　目	内　　容	備　　考
日本薬局方	(1)厚生労働大臣は，医薬品の性状及び品質の適正を図るため，薬事審議会の意見を聴いて，日本薬局方を定め，これを公示する　　　　　　　　　　　　　　　　　　　（法第41条第1項） (2)厚生労働大臣は，少なくとも10年ごとに日本薬局方の全面にわたって薬事審議会の検討が行われるように，その改定について薬事審議会に諮問しなければならない[注1]　　　（法第41条第2項）	注1) 現在では，科学の進歩や医薬品の開発速度に対応するため，5年ごとの全面改定とその間の数回の追補改定が行われている

(2) 医薬品の品質基準

項　目	内　　容	備　　考
日本薬局方以外の医薬品の品質基準	(1)厚生労働大臣は，保健衛生上特別の注意を要する医薬品につき，薬事審議会の意見を聴いて，その製法，性状，品質，貯法等に関し，必要な基準を設けることができる　　　　　　（法第42条第1項） (2)(1)の規定に基づき，次のような医薬品の品質基準が定められている 　①生物学的製剤基準[注1] 　②血液型判定用抗体基準 　③放射性医薬品基準 　④生物由来原料基準 　⑤体外診断用医薬品の基準	注1) 生物学的製剤とは，ワクチン，血液製剤，毒素，抗毒素又はこれに類似する製剤をいう
品質基準に適合しない医薬品の規制	上記品質基準が定められている医薬品で，その基準に適合しないものは，製造販売等が禁止される[注2]	注2) 本項の根拠条文は，法第50条第8及び9号，第52条第1項第3及び4号，第55条第1項，第56条第1及び2号である

(3) 検　定

項　目	内　　容	備　　考
検定制度の概要	(1)厚生労働大臣の指定する医薬品[注1]は，厚生労働大臣の指定する者[注2]の検定を受け，かつ，これに合格したものでなければ，販売・授与し，又は販売若しくは授与の目的で貯蔵し，若しくは陳列してはならない．ただし，厚生労働省令で別段の定めをしたとき[注3]は，この限りではない　　　（法第43条第1, 2項） (2)検定の結果については，審査請求をすることができない 　　　　　　　　　　　　　　　　　　　（法第43条第4項）	注1) ワクチン，抗毒素，血液製剤等が検定品目として指定されている 　　（昭和38年厚生省告示第279号） 注2) 生物学的製剤又は抗菌性物質製剤である医薬品については国立感染症研究所，その他の医薬品については国立医薬品食品衛生研究所とする 　　　　　　（規則第197条第4項） 注3) 医薬品の製造業者は，法第43条第1項本文の規定にかかわらず，その製造・輸入した医薬品を，医薬品の製造販売業者又は製造業者に販売・授与し，又は販売・授与の目的で貯蔵・陳列することができる 　　　　　　（規則第203条第1項）
検定手続き等	(1)検定を受けようとする者は，厚生労働大臣の定める額の手数料を添えて，都道府県知事を経由して検定機関に申請書を提出しなければならない　　　　　　　　　　　　　　　　　　　　（令第58条） (2)都道府県知事は，薬事監視員に試験品を採取させ，申請書とともに，これを検定機関に送付しなければならない[注4]　（令第59条） (3)検定機関は，厚生労働大臣の定める基準[注5]によって検定を行い，その結果を都道府県知事に通知し，かつ，当該医薬品が検定に合格したときは，検定合格証明書を送付しなければならない 　　　　　　　　　　　　　　　　　　　　　　　　（令第60条） (4)出願者は，検定に合格した医薬品を収めた容器又は被包に，検定に合格した旨などの表示を付さなければならない　（令第61条）	注4) 薬事監視員は，採取した試験品を適当な容器に収め，封印し，出願者の氏名，医薬品の名称，製造番号等を記載しなければならない 　　　　　　（規則第199条） 注5) 医薬品ごとに検定基準が定められている 　　（昭和38年厚生省告示第279号）

2-6-15 医薬品の取扱い

(1) 毒薬及び劇薬

項　目	内　　　　容	備　　考
直接の容器（被包）の表示	(1)毒薬[注1]： 黒地に白わく白字で品名，「毒」の文字の記載を義務づけ（法第44条第1項） （毒薬表示の例示） **毒 塩酸ピロカルピン** (2)劇薬[注2]： 白地に赤わく赤字で品名，「劇」の文字の記載を義務づけ（法第44条第2項） （劇薬表示の例示） **劇 レセルピン** (3)上記の表示規定に触れる毒薬又は劇薬の販売授与等の禁止（法第44条第3項）	注1) 毒薬とは，毒性が強いものとして厚生労働大臣が薬事審議会の意見を聴いて指定する医薬品をいう 注2) 劇薬とは，劇性が強いものとして厚生労働大臣が薬事審議会の意見を聴いて指定する医薬品をいう　（法第44条）
開封販売等の制限	店舗管理者が薬剤師である店舗販売業者及び医薬品営業所管理者が薬剤師である卸売販売業者以外の医薬品の販売業者は，法第58条[注3]の規定によって施された封を開いて毒薬又は劇薬を販売し，授与し，又は販売若しくは授与の目的で貯蔵し，若しくは陳列してはならない（法第45条）	注3) 法第58条は2-6-15(3)（p.81）を参照
譲　渡　手　続	(1)薬局開設者，医薬品の製造販売業者，製造業者，販売業者が毒薬又は劇薬を販売又は授与するときは，譲受人から次の記載事項等のある譲渡文書の交付を受けることが必要（法第46条第1項） 譲渡文書の記載事項等 ①品名　②数量　③使用の目的　④譲渡の年月日 ⑤譲受人の氏名，住所及び職業　⑥譲受人の署名又は記名押印[注4] (2)譲渡手続の例外（譲渡文書を受けることが不要の場合）（法第46条第2項） ①譲受人が薬剤師，薬局開設者，医薬品の製造販売業者，製造業者若しくは販売業者，医師，歯科医師，獣医師又は病院，診療所若しくは飼育動物診療施設の開設者であって，身分に関する公務所の証明書の提示を受けた場合 ②①に掲げる者であって，常時取引関係を有するものである場合（この場合には身分に関する公務所の証明書の提示も不要） (3)譲渡文書の保存期間 譲渡の日から2年間（法第46条第4項）	注4) 規則第205条
交　付　制　限	毒薬又は劇薬は次の者に交付してはならない[注5] (1)14歳未満の者 (2)安全な取扱いをすることについて不安があると認められる者（法第47条）	注5) 交付制限の適用は販売業者に限られない．また，「交付」とは現実に手渡す行為をいい，販売又は授与と異なる意味をもつものである
貯　蔵　及　び陳　列	(1)業務上毒薬又は劇薬を取り扱う者[注6]は，これを他の物と区別して貯蔵し，又は陳列しなければならない (2)毒薬を貯蔵し，又は陳列する場所には，かぎを施さなければならない（法第48条）	注6) 毒薬，劇薬を業務上取り扱うすべての者を規制の対象にしている．したがって，薬局開設者，医薬品の製造販売業者，製造業者及び販売業者のほか，病院，診療所若しくは飼育動物診療施設の開設者もこの規定が適用
毒薬及び劇薬の指定基準	毒薬及び劇薬の指定は，おおむね次の事項のいずれかに該当する場合に指定される[注7,8] (1)急性毒性の強いもの（急性毒性の強弱は概略の致死量（mg/kg）をもって判断される．すなわち，毒薬は経口投与の場合30mg以下，皮下注射の場合は20mg以下，静脈内（腹腔内）注射の場合は10mg以下，劇薬は経口投与の場合300mg以下，皮下注射の場合200mg以下，静脈内（腹腔内）注射の場合100mg以下の値を示すものが指定される） (2)慢性毒性の強いもの（長期連続投与した場合，機能又は組織に障害を与えるおそれのあるもの） (3)安全域の狭いもの（致死量と有効量の比又は毒性勾配により判定する） (4)中毒量と薬用量が極めて接近しているもの (5)副作用の発現率の高いもの又はその程度の重篤なもの (6)蓄積作用の強いもの (7)薬用量において激しい薬理作用を呈するもの	注7) 毒薬・劇薬指定基準は，平成13年3月27日医薬発第243号厚生労働省医薬局長通知中に記載されている 注8) 具体的な毒薬及び劇薬の品目指定は，規則別表第3（毒薬劇薬表）で示されている（規則第204条）

(2) 処方箋医薬品

項目	内容	備考
処方箋医薬品の定義	処方箋医薬品に関しては，「薬局開設者又は医薬品の販売業者は，医師，歯科医師又は獣医師から処方箋の交付を受けた者以外の者に対して，正当な理由なく，厚生労働大臣の指定する医薬品を販売し，又は授与してはならない」と規定している．この規定に基づき厚生労働大臣が指定した医薬品が「処方箋医薬品」である　　　　　　　　　　（法第49条第1項）	
処方箋医薬品とは	法第49条第1項に基づく「厚生労働大臣の指定する医薬品」は，次の1)～9)までに掲げる医薬品（専ら疾病の診断に使用されることが目的とされている医薬品であって，人の身体に直接使用されることのないものを除く）をいう．これに掲げられた医薬品を「処方箋医薬品」と呼ぶ 　1) 放射性医薬品 　2) 麻薬 　3) 向精神薬 　4) 覚醒剤 　5) 覚醒剤原料 　6) 特定生物由来製品 　7) 注射剤（1)～6)までに掲げるものを除く） 　8) 次に掲げるもの，その誘導体，それらの水和物及びそれらの塩類を有効成分として含有する製剤（1)～7)までに掲げるもの及び殺そ剤を除く）．ただし，二以上の有効成分を含有する製剤にあっては，次に掲げるものに限る（次に掲げるものは省略，現在，1,241品目が掲げられている） 　9) 次の①～③までに掲げるもの及びその製剤であって動物に使用することを目的とするもの 　　①オキシトシン 　　②血清性性腺刺激ホルモン 　　③胎盤性性腺刺激ホルモン　　　　　　　（平成17年厚生労働省告示第24号）	
処方箋医薬品の指定基準	厚生労働大臣による処方箋医薬品の指定の趣旨は，次のように示されている 　　　　　　　　　　（平成17年2月10日薬食発第0210001号） (1)医薬品として承認されているもののうち，医師，歯科医師又は獣医師（以下「医師等」という）の処方箋に基づいて使用すべきものとして，以下に該当するものを処方箋医薬品として指定したこと 　①医師等の診断に基づき，治療方針が検討され，耐性菌を生じやすい又は使用方法が難しいため，患者の病状や体質等に応じて適切に選択されなければ，安全かつ有効に使用出来ないもの 　②重篤な副作用等のおそれがあるため，その発現の防止のために，定期的な医学的検査を行う等により，患者の状態を把握する必要があるもの 　③併せ持つ興奮作用，依存性等のため，本来の目的以外の目的に使用されるおそれがあるもの (2)旧薬事法における要指示医薬品については，(1)に該当するものとして，処方箋医薬品として指定されるものであること (3)放射性医薬品，麻薬，向精神薬，覚醒剤，覚醒剤原料，特定生物由来製品及び注射剤については，(1)に該当するものとして，これらすべてが処方箋医薬品として指定されるものであること (4)～(6) 省略 参考 　平成17年法改正前の「要指示医薬品」とは規制内容が次のように若干異なる．すなわち，旧薬事法（昭和35年法律第145号）第49条第1項に基づく「要指示医薬品」は「薬局開設者又は医薬品販売業者が処方箋の交付又は指示を受けた者以外の者に対して販売又は授与出来ない医薬品」であるのに対し，「処方箋医薬品」は「処方箋の交付を受けた者に対してのみ，薬局開設者又は医薬品の販売業者が処方箋医薬品の販売等出来る医薬品」である　　　（平成17年2月10日薬食発第0210001号厚生省医薬食品局長通知） 　また，指定品目の範囲も本来医師等の処方箋に基づいて使用すべきものとなっている（「要指示医薬品」は耐性菌が生じやすい，医師等の指導のもとに使用しないと有効性，安全性に支障をきたす医薬品のみが指定されていた）	
処方箋医薬品の販売の規制	処方箋医薬品については，「薬剤師等」[注1]が業務の用に供する目的で当該処方箋医薬品を購入し，又は譲り受けようとする場合に販売（授与を含む，以下同じ）する場合を除き，法第49条第1項の規定に基づき，医師等から処方箋の交付を受けた者以外の者に対して，正当な理由なく，販売を行ってはならない，と規定されている．正当な理由なく販売した場合には，罰則が設けられている	注1) 薬剤師，薬局開設者，医薬品の製造販売業者，製造業者若しくは販売業者，医師，歯科医師若しくは獣医師又は病院，診療所若しくは飼育動物診療施設の開設者

(2) 処方箋医薬品（つづき）

項　目	内　　容	
処方箋なしで販売できる例（正当な理由）	法第49条第1項に規定する正当な理由とは，次に掲げる場合によるものであり，この場合においては，医師等の処方箋なしに販売を行っても差し支えない ①大規模災害時等において，医師等の受診が困難な場合，又は医師等からの処方箋の交付が困難な場合に，患者（現に患者の看護に当たっている者を含む．）に対し，必要な処方箋医薬品を販売する場合 ②地方自治体の実施する医薬品の備蓄のために，地方自治体に対し，備蓄に係る処方箋医薬品を販売する場合 ③市町村が実施する予防接種のために，市町村に対し，予防接種に係る処方箋医薬品を販売する場合 ④助産師が行う臨時応急の手当等のために，助産所の開設者に対し，臨時応急の手当等に必要な処方箋医薬品を販売する場合 ⑤救急救命士が行う救急救命処置のために，救急救命士が配置されている消防署等の設置者に対し，救急救命処置に必要な処方箋医薬品を販売する場合 ⑥船員法施行規則第53条第1項の規定に基づき，船舶に医薬品を備え付けるために，船長の発給する証明書をもって，同項に規定する処方箋医薬品を船舶所有者に販売する場合 ⑦医学，歯学，薬学，看護学等の教育・研究のために，教育・研究機関に対し，当該機関の行う教育・研究に必要な処方箋医薬品を販売する場合 ⑧在外公館の職員等の治療のために，在外公館の医師等の診断に基づき，当該職員等（現に職員等の看護に当たっている者を含む．）に対し，必要な処方箋医薬品を販売する場合 ⑨臓器の移植に関する法律（平成9年法律第104号）第12条第1項に規定する業として行う臓器のあっせんのために，同項の許可を受けた者に対し，業として行う臓器のあっせんに必要な処方箋医薬品を販売する場合 ⑩医薬品医療機器等法その他の法令に基づく試験検査のために，試験検査機関に対し，当該試験検査に必要な処方箋医薬品を販売する場合 ⑪医薬品，医薬部外品，化粧品又は医療機器の原材料とするために，これらの製造業者に対し，必要な処方箋医薬品を販売する場合 ⑫動物に使用するために，獣医療を受ける動物の飼育者に対し，獣医師が交付した指示書に基づき処方箋医薬品（専ら動物のために使用されることが目的とされているものを除く）を販売する場合 ⑬その他①から⑫に準じる場合 （以下，なお書き省略）　（平成26年3月18日薬食発0318第4号厚生労働省医薬食品局長通知）	
その他の取扱い	処方箋医薬品は，p.34の図1に示すように薬局医薬品に含まれる．したがって，この薬局医薬品としての処方箋医薬品の取扱いはp.35の薬局医薬品の取扱いの項も参照されたい	
処方箋医薬品の販売帳簿の記載と保存	(1)薬局開設者又は医薬品の販売業者は，その薬局又は店舗に帳簿を備え，医師，歯科医師又は獣医師から処方箋の交付を受けた者に対して処方箋医薬品を販売し，又は授与したときは，厚生労働省令の定めるところにより注2)，その医薬品の販売又は授与に関する事項を記載しなければならない　（法第49条第2項） (2)薬局開設者又は医薬品の販売業者は，この帳簿を，最終の記載の日から2年間，保存しなければならない　（法第49条第3項）	注2)　帳簿に記載すべき事項は次の事項 （規則第209条） ①品名 ②数量 ③販売又は授与の年月日 ④処方箋を交付した医師，歯科医師又は獣医師の氏名及びその者の住所又はその者の勤務する病院，診療所等の名称及び所在地 ⑤購入者又は譲受人の氏名及び住所

(3) 医薬品の封

項　目	内　　容	備　　考
医薬品の封	医薬品の製造販売業者は，医薬品の製造販売をするときは，厚生労働省令で定めるところにより，医薬品を収めた容器又は被包に封を施さなければならない．ただし，医薬品の製造販売業者又は製造業者に販売し，又は授与するときは，この限りでない　（法第58条） 〔封の方法〕 封の方法については，「封を開かなければ医薬品を取り出すことができず，かつ，封を開いた後には，容易に原状に復することができないように施さなければならない」と規定　（規則第219条）	〔留意点〕 封に関する規定は，医薬品のみの規定であり，医薬部外品，化粧品，医療機器には規定がない

2-6-16 医薬品の表示等

医薬品は情報の提供を伴ってこそ,その使命が達せられる.この大切な情報提供の最大の手段が「医薬品表示」である.医薬品医療機器等法では,以下に解説する①表示義務事項,②一般用医薬品の表示事項,③表示の特例,④記載禁止事項,⑤容器等への符号等記載などを規定し,医薬品の適正使用の確保にあたっている(⑤については医薬品のほか医療機器と再生医療等製品についても記載する)

(1) 医薬品の容器等の記載義務事項

項目		内容	備考
記載義務事項	直接の容器又は直接の被包に記載すべき事項[注1]	(1)製造販売業者の氏名又は名称及び住所 (2)名称〔日本薬局方に収められている医薬品にあっては日本薬局方において定められた名称[注2],その他の医薬品で一般的名称があるものにあってはその一般的名称〕 (3)製造番号又は製造記号 (4)重量,容量又は個数等の内容量 (5)日本薬局方に収められている医薬品にあっては,「日本薬局方」の文字及び日本薬局方において直接の容器又は直接の被包に記載するよう定められた事項[注3] (6)要指導医薬品にあっては,厚生労働省令で定める事項[注4] (7)一般用医薬品にあっては,法第36条の7第1項に規定する区分ごとに,厚生労働省令で定める事項[注5] (8)法第41条第3項の規定によってその基準が定められた体外診断用医薬品にあっては,その基準において直接の容器又は直接の被包に記載することが定められた事項 (9)法第42条第1項の規定によってその基準[注6]が定められた医薬品にあっては,貯法,有効期間その他その基準において直接の容器又は直接の被包に記載するように定められた事項 (10)日本薬局方に収められていない医薬品にあっては,その有効成分の名称(一般的名称があるものにあっては,その一般的名称)及びその分量(有効成分が不明のものにあっては,その本質及び製造方法の要旨) (11)習慣性があるものとして厚生労働大臣の指定する医薬品[注7]にあっては,「注意-習慣性あり」の文字[注8] (12)法第49条第1項の規定により厚生労働大臣の指定する医薬品[注9]にあっては,「注意-医師等の処方箋により使用すること」の文字[注8] (13)厚生労働大臣が指定する医薬品にあっては,「注意-人体に使用しないこと」の文字[注10] (14)厚生労働大臣の指定する医薬品にあっては,その使用の期限[注11] (15)前各号に掲げるもののほか,厚生労働省令で定める事項[注12] (法第50条)	注1) 直接の容器又は直接の被包に記載すべき事項は,左欄に掲げる要項のほか,毒薬・劇薬や生物由来製品に関する表示記載があるので注意すること 注2) 日本薬局方において別名が定められている場合は,別名を記載してもよい 注3) 日本薬局方の医薬品各条において表示量,表示単位又は有効期限の規定があるものは,その含量,含有単位又は最終有効年月が,記載義務事項となる (日本薬局方通則) 注4) 「要指導医薬品」の文字 (規則第209条の2) 注5) 一般用医薬品のリスク区分表示(「第1類医薬品」など)(2-6-16(2), p.83参照) (規則第209条の3) 注6) 生物学的製剤基準等が該当する 注7) 昭和36年厚生省告示第18号 注8) 「注意-習慣性あり」及び「注意-医師等の処方箋により使用すること」の文字は,そのままの表現で記載しなければならず,特例(次頁)を除き表現を変えて表示することは許されない.この表示を行う医薬品を「習慣性医薬品」,「処方箋医薬品」という 注9) 処方箋医薬品を意味する 注10) 厚生労働大臣が指定する医薬品は「殺虫剤及び殺そ剤(人体に直接使用するものを除く)」が該当する (平成21年厚生労働省告示第27号) 注11) 指定された医薬品であっても,製造又は輸入後適切な保存条件のもので3年を超えて性状及び品質が安定な医薬品及び注3),注6)に基づく有効期間又は有効期限が記載されている医薬品を除く.この使用期限を表示する医薬品を「使用期限表示医薬品」という (昭和55年厚生省告示第166号)
		注12) 専ら他の医薬品の製造の用に供されることを目的として医薬品の製造販売業者又は製造業者に販売し,又は授与される医薬品(製造専用医薬品)にあっては「製造専用」の文字を,また,外国製造医薬品にあっては外国特例承認取得者等の氏名等を,配置販売品目の基準に適合しない一般用医薬品にあっては「店舗専用」の文字を,指定第2類医薬品にあっては,枠の中に「②」又は「②」の数字を記載することなどが規定されている (規則第210条)	
	外部の容器又は外部の被包に記載すべき事項	医薬品の直接の容器又は直接の被包が小売のために包装されている場合において,その直接の容器又は直接の被包に記載すべき事項が,外部の容器又は外部の被包を透かして容易に見ることができないときは,その外部の容器又は外部の被包にも,同様の事項が記載されていなければならない (法第51条)	
	記載義務事項の明瞭記載の規定	医薬品の容器,被包等における表示義務事項は,次のように明瞭な記載が必要 (1)他の文字,記事,図画又は図案に比較して見やすい場所に記載されていなければならない (2)厚生労働省令の定めるところにより[注16],購入又は使用する者が読みやすく,理解しやすいような用語により正確に記載されていなければならない (法第53条)	注16) 省令で次の事項が規定 ①添付文書等に記載されていなければならない事項は,特に明瞭に記載のこと (規則第217条第1項) ②日本薬局方で定められた名称は,少なくとも他の名称と同等程度に明瞭に記載のこと (規則第217条第2項) ③法第50条から第52条までの記載義務事項は邦文で記載のこと (規則第218条)

(2) 一般用医薬品の外箱表示（リスク区分表示と副作用被害救済制度の表示）

一般用医薬品の表示については，前項(1)で掲げた表示事項のほか，次の外箱表示が義務づけられている　　　　　　　　　　（規則第 209 条の 3）
(1)一般用医薬品は，リスク区分ごとに，その直接の容器又は直接の被包に，「第 1 類医薬品」，「第 2 類医薬品」又は「第 3 類医薬品」の文字を四角枠で囲んで（黒枠の中に黒字，ただし，それでは明瞭に判読できないときは白枠の中に白字で），次のように表示しなければならない
（法第 50 条第 7 号，規則第 209 条の 3）

　　　第 1 類医薬品　　　　第 2 類医薬品　　　　第 3 類医薬品

　また，指定第 2 類医薬品については，通常の第 2 類医薬品と区別できるよう「2」の数字を四角枠又は丸枠で囲んで，次のように記載するものとする　　　　　　　　　（規則第 210 条第 6 号，平成 21 年 5 月 8 日薬食発第 0508003 号医薬食品局長通知）

　　　第②類医薬品　　　　第2類医薬品

(2)リスク区分の表示は，添付文書にも記載する
(3)販売名が記載されている場所と同じ面に記載する．複数の面に販売名が記載されている場合はそのすべての面に記載する
(4)区分表示の文字の大きさは，原則として 8 ポイント以上とすること．販売名の文字の表記が 8 ポイント未満である場合は，この限りでない
(5)一般消費者が直接手にとる一般用医薬品の外箱等に，副作用被害救済制度の問い合わせ先を表示する．その理由は，副作用被害救済制度を一般消費者により広く周知するためである　　　　　　　　　　　　　　　（平成 20 年 8 月 1 日薬連発第 499 号）
(6)配置販売品目の基準に適合しない一般用医薬品（p.56，「販売品目の制限」の欄参照）は「店舗専用」の文字を表示すること
（規則第 210 条第 5 号）

(3) 記載義務事項の表示の特例

項　目	内　容
小さいアンプル等に収められた医薬品に対する表示特例	(1)表示特例が認められる医薬品（面積が狭いため，明瞭に記載できないもの） 　①2 mL 以下のアンプル又はこれと同等の大きさの直接の容器若しくは直接の被包に収められた医薬品 　②2 mL を超え 10 mL 以下のアンプル若しくはこれと同等の大きさのガラスその他これに類する材質からなる直接の容器で，その記載事項がその容器に直接印刷されているものに収められた医薬品 (2)上記(1)に該当する医薬品については，下表中欄の直接の容器又は直接の被包への記載義務事項は，右欄に掲げる事項の記載をもって代え，又は当該事項の記載の省略ができる（ただし，中欄の事項が外部の容器又は外部の被包に記載されている場合に限る） {table below}

該当する条文	表示すべき事項	特例記載事項
法第 50 条第 1 号	製造販売業者の氏名又は名称及び住所	次のいずれかの記載をもって代えることができる ①製造販売業者の略名 ②商標法によって登録された製造販売業者の商標
法第 50 条第 3 号	製造番号又は製造記号	省略できる
法第 50 条第 4 号	重量，容量又は個数等の内容量	省略できる
法第 50 条第 5 号	「日本薬局方」の文字	「日局」又は「J・P」の文字の記載をもって代えることができる
法第 50 条第 10 号	有効成分の名称及びその分量	省略できる
法第 50 条第 11 号	「注意−習慣性あり」の文字	「習慣性」の文字の記載をもって代えることができる
法第 50 条第 12 号	「注意−医師等の処方箋により使用すること」の文字	「要処方」の文字の記載をもって代えることができる
法第 50 条第 13 号	「注意−人体に使用しないこと」の文字	省略できる
法第 50 条第 14 号	使用の期限	省略できる
法第 50 条第 15 号	外国製造医薬品等特例承認取得者等の氏名等	次のいずれかの記載をもって代えることができる ①外国製造医薬品等特例承認取得者の略名 ②商標法によって登録された外国製造医薬品等特例承認取得者の商標
	「店舗専用」の文字	省略できる

（規則第 211 条第 1 項）

項　目	内　容
記載場所が著しく狭い医薬品に対する表示特例	その記載場所の面積が著しく狭いため上記の表示の特例によって記載すべき事項も明瞭に記載することができない直接の容器又は直接の被包に収められた医薬品であって，厚生労働大臣の許可を受けたものについては，すべての事項の記載を省略できる（ただし，この場合においてもその外部の容器又は外部の被包に法第 50 条で定める事項が記載されていなければならない）　　　　　　　　　　（規則第 211 条第 2 項）
内容量に関する表示特例	内容量を個数で表示することのできる医薬品であって，その内容量が 6 個以下であり，かつ，包装を開かないで容易にこれを知ることができるものは，内容量の記載を要しない　　　　　　　　（規則第 212 条）
製造専用医薬品に関する表示特例	製造専用医薬品について法第 50 条第 1 号に規定する「製造販売業者」は「製造業者」とする．また，法第 50 条に規定する表示事項中，有効成分の名称及びその分量，「注意−習慣性あり」の文字，「注意−医師等の処方箋により使用すること」の文字及び法第 52 条第 1 号に規定する「用法，用量その他使用及び取扱い上の注意」の記載を要しない　　　　　　　　　　　　　　　　　　　　　　　　　　　（規則第 214 条）
体外診断用医薬品に関する表示特例	外部の容器又は外部の被包に「体外診断用医薬品」の文字の記載があるものについては，小さいアンプル等に収められた医薬品に対する表示特例に準じて表示特例が認められる　　　　　　　（規則第 215 条）
特例承認医薬品に係る医薬品の表示特例	特例承認に係る当該医薬品の用途以外の用途を記載することは禁止される．ただし，医薬品そのものの記載及び直接の容器又は直接の被包が包装されている場合における内部の容器又は内容の被包の記載については，外国語による記載禁止事項の記載を禁止しない（p.62 参照）　　　　　　（令第 75 条第 7 項）

83

(3) 記載義務事項の表示の特例（つづき）

項　目	内　容
生物由来製品に係る表示特例	「2-6-24．生物由来製品での特例」の項（p.98）で解説しているので参照のこと
調剤専用医薬品の分割販売における表示特例	1．次の(1)～(3)の条件の全てに該当する調剤専用医薬品の分割販売にあたっては，下表中欄の直接の容器又は直接の被包への記載義務事項は，右欄に掲げる事項（略名等）をもって代え，又は当該事項の記載が省略できる（規則第216条第1項） (1)対象となる販売者 　①薬局開設者 　②卸売販売業者 (2)対象となる販売の相手先 　販売の相手先である薬局開設者が当該分割販売される医薬品についての，記載の省略又は簡略化される事項を記載した文書等を所持していること (3)対象となる販売される医薬品 　分割販売される医薬品について，次の事項の記載がなされていること 　①「調剤専用」の文字 　②分割販売を行う者の氏名又は名称 　③分割販売を行う薬局又は営業所の名称及び所在地 | 該当する条文	表示すべき事項	特例記載事項 | |---|---|---| | 法第50条第1号 | 製造販売業者の氏名又は名称及び住所 | 製造販売業者の略名の記載をもって代えることができる | | 法第50条第5号 | 「日本薬局方」の文字 | 「日局」又は「J・P」の文字の記載をもって代えることができる | | 法第50条第5号 | 日本薬局方において直接の容器又は直接の被包に記載するように定められた事項（有効期間を除く） | 省略できる | | 法第50条第9号 | 法第42条第1項の規定によって定められた基準において直接の容器又は直接の被包に記載するよう定められた事項（有効期間を除く） | 省略できる | | 法第50条第10号 | 有効成分の名称及びその分量 | 省略できる | | 法第50条第11号 | 「注意－習慣性あり」の文字 | 「習慣性」の文字の記載をもって代えることができる | | 法第50条第12号 | 「注意－医師等の処方箋により使用すること」の文字 | 「要処方」の文字の記載をもって代えることができる | | 法第50条第13号 | 「注意－人体に使用しないこと」の文字 | 省略できる | | 法第50条第15号 | 外国製造医薬品等特例承認取得者等の氏名等 | 外国製造医薬品等特例承認取得者の略名の記載をもって代えることができる | 2．上記1．の記載事項の省略又は簡略化が認められる場合であって，販売の相手先である薬局開設者が所持している文書等に，当該分割販売される医薬品についての法第52条第1項に規定する符号又は第68条の2第2項に規定する注意事項等情報が記載されている場合は，当該分割販売される医薬品について，法第52条第1項の規定を適用しない（規則第216条第2項）

(4) 記載禁止事項

項　目	内　容
記載禁止事項の内容	医薬品は，これに添付する文書，その医薬品又はその容器若しくは被包（内袋を含む）に次に掲げる事項が記載されていてはならない（法第54条） ①当該医薬品に関し，虚偽又は誤解を招くおそれのある事項 ②法第14条，第19条の2，第23条の2の5又は第23条の2の17の規定による承認を受けていない効能又は効果（法第14条第1項，第23条の2の5第1項又は第23条の2の23第1項の規定により厚生労働大臣がその基準を定めて指定した医薬品にあっては，その基準に定められた効能又は効果を除く） ③保健衛生上危険がある用法，用量又は使用期間

(5) 容器等への符号等の記載及び注意事項等情報の公表

項　目		内　容	備　考
容器等への符号等の記載[注1]	医薬品	医薬品[注2] は，その容器又は被包に，電子情報処理組織を使用する方法その他の情報通信の技術を利用する方法であって厚生労働省令で定めるもの[注3] により，第68条の2第1項[注4] の規定により公表された第68条の2第2項に規定する注意事項等情報[注4] を入手するために必要な番号，記号その他の符号が記載されていなければならない．ただし，厚生労働省令で別段の定めをしたときは，この限りではない　　　　　（第52条第1項） 要指導医薬品，一般用医薬品その他の厚生労働省令で定める医薬品[注5] は，これに添付する文書又はその容器若しくは被包に，当該医薬品に関する最新の論文その他により得られた知見に基づき，次に掲げる事項が記載されていなければならない．ただし，厚生労働省令で別段の定めをしたときは，この限りでない (1)用法，用量その他の使用及び取扱い上の必要な注意 (2)日本薬局方に収められている医薬品にあっては，日本薬局方において当該医薬品の品質，有効性及び安全性に関連する事項として記載するように定められた事項 (3)第41条第3項の規定によりその基準が定められた体外診断用医薬品[注6] にあっては，その基準において当該体外診断用医薬品の品質，有効性及び安全性に関連する事項として記載するように定められた事項 (4)第42条第1項の規定によりその基準が定められた医薬品[注7] にあっては，その基準において医薬品の品質，有効性及び安全性に関連する事項として記載するように定められた事項 (5)(1)から(4)までのほか，厚生労働省令で定める事項（第52条第2項)[注8] なお，これらの記載は他の文字等に比較して見やすい場所に記載するなどの規定（第53条），違反するものの販売，授与等の禁止の規定（第55条）がある	注1）旧第52条（添付文書等の記載事項）及び旧第52条の2（添付文書等記載事項の届出等）は削除されたことに注意 注2）第52条第2項が適用される医薬品[注5] を除く 注3）記載された符号（バーコード又は二次元コード）を用いて注意事項等情報が掲載されているPMDAのホームページを閲覧する方法 注4）該当条文の説明を参照 注5）要指導医薬品，一般用医薬品，薬局製造販売医薬品 注6）性状，品質及び性能の適正を図るための基準 注7）保健衛生上特別の注意を要するものの基準 注8）医薬部外品及び化粧品については，第52条第2項の規定が準用されている 　　　　（第60条，第62条）
	医療機器	医療機器については，主として一般消費者の生活の用に供されることが目的とされている医療機器は第52条第2項が適用される要指導医薬品等と同様の規定（第63条の2第2項），それ以外の医療機器は第52条第1項が適用される医薬品と同様の規定（第63条の2第1項）となっている	
	再生医療等製品	再生医療等製品は，第52条第1項が適用される医薬品と同様の規定（第65条の3）となっている	旧第65条の3は削除されたことに注意
注意事項等情報の公表		医薬品[注9]，医療機器[注10] 又は再生医療等製品の製造販売業者は，医薬品，医療機器又は再生医療等製品の製造販売をするときは，厚生労働省令で定めるところにより，当該医薬品，医療機器又は再生医療等製品に関する最新の論文その他により得られた知見に基づき，注意事項等情報について，電子情報処理組織を使用する方法その他の情報通信の技術を利用する方法により公表しなければならない．ただし，厚生労働省令で別段の定めをしたときは，この限りでない　　　　　（第68条の2第1項） 第1項の注意事項等情報とは，次の各号に掲げる区分に応じ，それぞれ当該各号に定める事項をいう (1)医薬品　次のイからホまでに掲げる事項 　イ　用法，用量その他の使用及び取扱い上の必要な注意 　ロ　日本薬局方に収められている医薬品にあっては，日本薬局方において当該医薬品の品質，有効性及び安全性に関連する事項として記載するように定められた事項 　ハ　第41条第3項の規定によりその基準が定められた体外診断用医薬品[注6] にあっては，その基準において当該体外診断用医薬品の品質，有効性及び安全性に関連する事項として記載するように定められた事項 　ニ　第42条第1項の規定によりその基準が定められた医薬品[注7] にあっては，その基準において医薬品の品質，有効性及び安全性に関連する事項として記載するように定められた事項 　ホ　イからニまでのほか，厚生労働省令で定める事項 (2)医療機器[注11] (3)再生医療等製品[注11]　　　　　（第68条の2第2項） 生物由来製品（厚生労働大臣が指定するものを除く）の製造販売業者は，生物由来製品の製造販売をするときは，厚生労働省令で定めるところにより，上記のほか，次に掲げる事項について，電子情報処理組織を使用する方法その他の情報通信の技術を利用する方法により公表しなければならない．ただし，厚生労働省令で別段の定めをしたときは，この限りでない (1)生物由来製品の特性に関して注意を促すための厚生労働省令で定める事項 (2)第68条の19において準用する第42条第1項の規定によりその基準が定められた生物由来製品[注7] にあっては，その基準において当該生物由来製品の品質，有効性及び安全性に関連する事項として記載するように定められた事項 (3)(1)及び(2)のほか，厚生労働省令で定める事項　　（法第68条の20の2）	注9）第52条第2項に規定する厚生労働省令で定める医薬品を除く 注10）第63条の2第2項に規定する厚生労働省令で定める医療機器を除く 注11）条文は省略するが，医薬品と同様の規定が設けられている

(5) 容器等への符号等の記載及び注意事項等情報の公表（つづき）

項 目	内 容	備 考
注意事項等情報の提供を行うために必要な体制の整備	医薬品[注9]，医療機器[注10]又は再生医療等製品の製造販売業者は，厚生労働省令で定めるところにより，当該医薬品，医療機器若しくは再生医療等製品を購入し，借り受け，若しくは譲り受け，又は医療機器プログラムを電気通信回線を通じて提供を受けようとする者に対し，第68条の2第2項に規定する注意事項等情報の提供を行うために必要な体制を整備しなければならない　　　　　　　　　　　　　　　（第68条の2の2）	
注意事項等情報の届出等	医薬品，医療機器又は再生医療等製品の製造販売業者は，厚生労働大臣が指定する医薬品等の製造販売をするときは，あらかじめ，厚生労働省令で定めるところにより，容器等への記載事項[注12]又は注意事項等情報[注13]のうち，使用及び取扱い上の必要な注意その他の厚生労働省令で定めるものを厚生労働大臣に届け出なければならない．これを変更しようとするときも，同様とする[注14]　　　　　　　　　　（第68条の2の3第1項） 医薬品，医療機器又は再生医療等製品の製造販売業者は，第68条の2の3第1項の規定による届出をしたときは，厚生労働省令で定めるところにより，直ちに，容器等への記載事項[注12]又は注意事項等情報[注13]について，電子情報処理組織を使用する方法その他の情報通信の技術を利用する方法により公表しなければならない　　　　　　　（第68条の2の3第2項）	注12）医薬品は第52条第2項各号，医療機器は第63条の2第2項各号 注13）医薬品は第68条の2第2項第1号，医療機器は第68条の2第2項第2号，再生医療等製品は第68条の2第2項第3号 注14）厚生労働大臣が医薬品医療機器総合機構にこの業務を行わせることとしたときは，厚生労働省令の定めるところにより，届出は同機構に行うこととなる（法第68条の2の4）
医薬品，医療機器又は再生医療等製品を特定するための符号の容器への表示等	医薬品，医療機器又は再生医療等製品の製造販売業者は，厚生労働省令の定める区分に応じ，医薬品，医療機器又は再生医療等製品の特定に資する情報を円滑に提供するため，医薬品，医療機器又は再生医療等製品を特定するための符号のこれらの容器への表示その他の厚生労働省令で定める措置を講じなければならない[注15]　　　　　　　　　（第68条の2の5）	注15）医薬品，医療機器又は再生医療等製品を特定するための符号は，被包に収められたものはその被包への表示，被包に収められていないものはその容器への表示と規定されている．また，その容器又は被包の記載場所の面積が狭いため符号を記載することができないもの，調剤専用医薬品，電気通信回線を通じて提供される医療機器プログラムなどについても，それぞれ規定されている（規則第228条の10の10）

2-6-17 ▌ 不正表示医薬品，不良医薬品の製造・販売等の禁止規定

項　目	内　容	備　考
販売・授与等の禁止	(1)第50条から第54条まで，第68条の2第1項，第68条の2の3，第68条の2の4第2項又は第68条の2の5の規定に違反する医薬品は，販売し，授与し，又は販売若しくは授与の目的で貯蔵し，若しくは陳列してはならない．ただし，厚生労働省令で別段の定めをしたときは，この限りでない　　　　　　　　　　　　　　　（第55条第1項） (2)無許可の医薬品等は，販売し，授与し，又は販売若しくは授与の目的で貯蔵し，若しくは陳列してはならない　　　　　　　　　　　　（法第55条第2項） (3)模造に係る医薬品は，販売し，授与し，又は販売若しくは授与の目的で製造し，輸入し，貯蔵し，若しくは陳列してはならない　　　　　（法第55条の2）	
不良医薬品の製造・販売・授与等の禁止	次の①～⑪のいずれかに該当する医薬品（通称「不良医薬品」と呼ばれる）は，販売し，授与し，又は販売若しくは授与の目的で製造し，輸入し，貯蔵し，若しくは陳列してはならない ①日本薬局方に収められている医薬品で，性状又は品質が日本薬局方の基準に適合しないもの^{注1)} ②法第41条第3項の規定によりその基準が定められた体外診断用医薬品であって，その性状，品質又は性能がその基準に適合しないもの ③法第14条，第19条の2，第23条の2の5若しくは第23条の2の17の規定による承認を受けた医薬品又は第23条の2の23の認証を受けた体外診断用医薬品で，その成分若しくは分量又は性状，品質若しくは性能が承認又は認証の内容と異なるもの^{注2)} ④承認不要医薬品で，基準に適合しないもの ⑤法第42条第1項の規定によりその基準が定められた医薬品で，その基準に適合しないもの ⑥その全部又は一部が不潔な物質又は変質若しくは変敗した物質からなっている医薬品 ⑦異物が混入し，又は付着している医薬品 ⑧病原微生物その他疾病の原因となるものにより汚染され，又は汚染されているおそれがある医薬品 ⑨着色のみを目的として，厚生労働省令で定めるタール色素以外のタール色素が使用されている医薬品^{注3)} ⑩その全部若しくは一部が有毒若しくは有害な物質からなっているためにその医薬品を保健衛生上危険なものにするおそれがある物とともに，又はこれと同様のおそれがある容器若しくは被包（内袋を含む．）に収められている医薬品 ⑪その使用方法を誤らせやすい容器又は被包に収められている医薬品 　　　　　　　　　　　　　　　（①～⑨は法第56条，⑩⑪は法第57条）	注1) 日本薬局方に適合しているか否かは，日本薬局方の通則，生薬総則，製剤総則，一般試験法及び医薬品各条（性状の項などを除く）の規定により判定 注2) 医薬品の製造（輸入）承認において，その医薬品に配合する成分分量は承認事項となるので，承認内容と異なる成分分量の医薬品は不良とみなされる 注3) 医薬品等に使用することができるタール色素については，省令（昭和41年厚生省令第30号）でタール色素の種類と規格及び試験法を定めている．この省令に適合しないタール色素を使用すると本項の規定により不良品となる
課徴金納付命令	第66条第1項の規定^{注4)}に違反する行為をした者があるときは，厚生労働大臣は当該者に対して課徴金を国庫に納付することを命じなければならない^{注5)}　　　　（第75条の5の2）	注4) （誇大広告等の禁止）何人も，医薬品，医薬部外品，化粧品，医療機器又は再生医療等製品の名称，製造方法，効能，効果又は性能に関して，明示的であると暗示的であるとを問わず，虚偽又は誇大な記事を広告し，記述し，又は流布してはならない 注5) このほか，課徴金の額，弁明の機会の付与，納付命令の方式などについての規定がある

87

2-6-18 医薬品等の広告

項　目	内　容	備　考
誇大広告等の禁止	何人も医薬品，医薬部外品，化粧品，医療機器又は再生医療等製品について次の事項を広告し，記述し又は流布してはならない[注1] (1)その名称，製造方法，効能，効果又は性能に関して，明示的であると暗示的であるとを問わず，虚偽又は誇大な記事[注2]　　　　　　　　　　　　　　　　　　　　　　　　　　　　　　（法第66条第1項） (2)その効能，効果又は性能について，医師その他の者がこれを保証したものと誤解されるおそれがある記事　　　　（法第66条第2項） (3)堕胎を暗示し，又はわいせつにわたる文書又は図画を用いたもの　　　　　　　　　　　　　　　　　　　　　　（法第66条第3項）	注1）広告の規制は，医薬品等の製造販売業者，販売業者に限らず，広告の媒体が新聞，雑誌，ラジオ，テレビ，ウェブサイト及びソーシャル・ネットワーキング・サービス等の場合には，これらの広告を行っている関係マスコミ会社にも適用される 注2）令和元年の改正により，虚偽・誇大広告に対する課徴金制度が創設された（法第75条の5の2〜19）（令和3年8月1日施行）
特定疾病用医薬品の広告制限	(1)政令で定めるがんその他の特殊疾病[注3]に使用されることが目的とされている医薬品であって，医師又は歯科医師の指導のもとに使用されるのでなければ危害を生ずるおそれが特に大きいものについては，省令で，医薬品を指定[注4]し，その医薬品に関する広告につき，医薬関係者以外の一般人を対象とする広告方法を制限する等，当該医薬品の適正な使用の確保のために必要な措置を定めることができる〔(3)の措置〕　　　　　　　　　　　　　　　　（法第67条第1項） (2)厚生労働大臣は，前項に規定する特殊疾病を定める政令について，その制定又は改廃に関する閣議を求めるには，あらかじめ薬事審議会の意見を聴かなければならない　　　　　　（法第67条第2項） (3)本項に規定する医薬品の広告は，医事又は薬事に関する記事を掲載する医薬関係者向けの新聞又は雑誌による場合その他主として医薬関係者を対象として行う場合のほか，行ってはならない　　　　　　　　　　　　　　　　　　　　　　　　　　　　（令第64条第2項） (4)医薬品と再生医療等製品に適用される規定である	注3）政令で定める特殊疾病として，がん，肉腫及び白血病が指定されている　　　　　　　　　　　　　　　　　　（令第64条第1項） 注4）特殊疾病用として省令で指定された主な医薬品（この指定を受けた医薬品は通称「広告規制医薬品」と呼ばれる）としては，アクチノマイシンC，アクチノマイシンD，L－アスパラギナーゼ，カルチノフィリン，クロモマイシンA3，コバルトプロトポルフィリン，ザルコマイシン，ビンクリスチン，5－フルオロウラシル，ブレオマイシン，マイトマイシンC，モガムリズマブ，リツキシマブ等，151の医薬品がある　　　　　　　　　　　　　　　　　　（則228条の10別表第5）
承認前の医薬品等の広告禁止	何人も製造（輸入）の承認を必要とする医薬品若しくは医療機器又は再生医療等製品であって，まだその承認又は認証を受けていないものについて，その名称，製造方法，効能，効果又は性能に関する広告をしてはならない[注5]　　　　　　　　　　　　　　　　　　　　　　　（法第68条）	注5）本項は医薬品，医療機器及び再生医療等製品についてのみ適用される．医薬部外品及び化粧品についても同様の規制の必要性がないわけではないが，保健衛生上の影響の度合が少ないことから，本項の適用が除外されている

2-6-19 医薬部外品に関する規制

医薬部外品は，医薬品と違って人体に対する作用が緩和なもので厚生労働大臣が指定したものをいう（2-6-4, p.32参照）．したがって品質が厳重に確保されていれば，人体に対する安全性は高いものである

厚生労働省は，医薬部外品については品質の規格，基準を定めるとともに，製造に当たっては，品目ごとに，当該製品の「製造承認」と「製造許可」の規制を行い，品質の確保に当たっている

したがって，販売は一般商品と同様に自由である．しかし，人体に使用するものなので，生活者が一般商品との区別ができるように，商品には一定の表示義務を課している

項　　目		内　　容	備　　考
医薬部外品の製造販売業	許　　可	(1)厚生労働大臣より，「医薬部外品製造販売業」の許可を受けなければ，業として医薬部外品を製造販売してはならない　　　　　　　　（法第12条第1項） (2)(1)の許可は，有効期間（5年）ごとに更新を受けなければ，期間の経過によって効力を失う　　　　　　　　　　（法第12条第4項，令第3条）	
	許可の基準	次の各号のいずれかに該当するときは，法第12条第1項の許可を与えないことができる 　①申請に係る医薬部外品の品質管理の方法が，厚生労働省令で定める基準（GQP基準）に適合しないとき 　②申請に係る医薬部外品の製造販売後安全管理（品質，有効性及び安全性に関する事項その他適正な使用のために必要な情報の収集，検討及びその結果に基づく必要な措置をいう．以下に同じ）の方法が，厚生労働省令で定める基準（GVP基準）に適合しないとき 　③申請者が，薬局開設者の人的欠格条項のいずれかに該当するとき 　　　　　　　　　　　　　　　　　　　　　　　　　　（法第12条の2）	
	総括製造販売責任者の設置	医薬部外品の製造販売業者は，医薬部外品の品質管理及び製造販売後安全管理を行わせるために，厚生労働省令で定める基準に該当する総括製造販売責任者[注1]を，置かなければならない	注1）総括製造販売責任者の資格要件が定められている　　（規則第85条）
医薬部外品の製造業	許　　可	医薬部外品の製造業の許可を受けた者でなければ，業として，医薬部外品の製造をしてはならない　　　　　　　　　　　　　　　（法第13条第1項）	
	許可の基準	(1)次の各号のいずれかに該当するときは，法第13条第1項の許可を与えないことができる 　①その製造所の構造設備が，厚生労働省令で定める基準[注2]に適しないとき 　②申請者が，薬局開設者の人的欠格条項のいずれかに該当するとき (2)厚生労働大臣は，法第13条第1項の許可又は第3項の許可の更新の申請を受けたときは，(1)の基準に適合するかどうかについての書面による調査又は実地の調査を行うものとする　　　　　　　　　　　　（法第13条第7項）	注2）薬局等構造設備規則
	責任技術者の設置	医薬部外品の製造業者は，厚生労働省令[注3]で定めるところにより，医薬部外品の製造を実地に管理させるために，製造所ごとに，責任技術者を置かなければならない　　　　　　　　　　　　　　　　　　　（法第17条第10項）	注3）医薬部外品責任技術者の資格要件が定められている．なお，令第20条第2項の規定により厚生労働大臣の指定する医薬部外品を製造する製造所の責任技術者は，薬剤師でなければならない（規則第91条）
医薬部外品の製造販売承認		医薬部外品（厚生労働大臣が基準を定めて指定する医薬部外品を除く）[注4]の製造販売をしようとする者は，品目ごとにその製造販売についての厚生労働大臣の承認を受けなければならない　　　　　　　　　（法第14条第1項）	注4）清浄綿，生理処理用品，染毛剤，パーマネント・ウェーブ用剤，薬用歯みがき類，浴用剤などに基準が定められている
販売の規制		医薬部外品の販売については，特別の規制はない	

89

2-6

2-6-19 医薬部外品に関する規制（つづき）

項　目	内　容
医薬部外品の表示	医薬部外品は，医薬品と同様に法律（法第59条）に基づいて，直接の容器又は被包に，製造販売業者の氏名等次に掲げる事項の表示が義務づけられている．また，これらの表示事項のほかに下欄に掲げる区分表示[注5]が義務づけられている ①製造販売業者の氏名又は名称及び住所 ②「医薬部外品」の文字 ③厚生労働省令で規定する医薬部外品にあっては，それぞれ厚生労働省令で定める文字（区分ごとの名称の表示） ④名称（一般的名称があるものにあっては，その一般的名称） ⑤製造番号又は製造記号 ⑥重量，容量又は個数等の内容量 ⑦厚生労働大臣の指定する医薬部外品にあっては，有効成分の名称（一般的名称があるものにあっては，その一般的名称）及びその分量 ⑧厚生労働大臣の指定する成分を含有する医薬部外品にあっては，その成分の名称 ⑨法第2条第2項第2号に規定する医薬部外品のうち厚生労働大臣が指定するものにあっては，「注意－人体に使用しないこと」の文字 ⑩厚生労働大臣の指定する医薬部外品にあっては，その使用の期限（医薬品と同様な除外規定がある） ⑪法第42条第2項の規定によりその基準が定められた医薬部外品にあっては，その基準において直接の容器又は直接の被包に記載するように定められた事項 ⑫前各号に掲げるもののほか，厚生労働省令で定める事項　　　　　　　　（法第59号）

注5）医薬部外品の区分表示
　　次に掲げる区分表示が義務づけられている　　　　　　　　　　　　　（規則第219条の2）

①「防除用医薬部外品」の表示を必要とする医薬部外品	「医薬部外品の定義」中の②に掲げるもの（殺虫剤等）
②「指定医薬部外品」の表示を必要とする医薬部外品	医薬部外品のうち，有効成分の名称，分量を記載するものとして，厚生労働大臣が指定したもの．厚生労働大臣は，平成11年3月（11品目指定）及び平成16年7月（15品目指定）に通知で指定した品目を区分表示品目としての指定医薬部外品として指定している（下欄，表1及び表2参照）
③「医薬部外品」の表示を必要とする医薬部外品	上記①及び②以外の医薬部外品，すなわち防除用医薬部外品，及び指定医薬部外品以外のもの．この区分に属する医薬部外品は，薬事法の制定時（1960年）からあるもので，表3に掲げる医薬部外品である
④「人体に使用しないこと」の表示を必要とする医薬部外品	防除用医薬部外品のうち，厚生労働大臣が指定したもの（人体に直接使用することのないもの）

表1 新指定医薬部外品 （平成11年3月指定）	表2 新範囲医薬部外品 一般用医薬品から移行した医薬部外品 （平成16年7月指定）	表3 規制緩和前の医薬部外品 （法制定時からあるもの）
1．のど清涼剤	1．いびき防止薬	1．口中清涼剤
2．健胃清涼剤	2．カルシウムを主たる有効成分とする保健薬	2．腋臭防止剤
3．外皮消毒剤	3．含嗽薬	3．てんか粉類
4．きず消毒保護剤	4．健胃薬	4．育毛剤（養毛剤）
5．ひび・あかぎれ用剤	5．口腔咽喉薬	5．除毛剤
6．あせも・ただれ用剤	6．コンタクトレンズ装着薬	6．忌避剤
7．うおのめ・たこ用剤	7．殺菌消毒薬	7．殺虫剤
8．かさつき・あれ用剤	8．しもやけ・あかぎれ用薬	8．殺鼠剤
9．ビタミン剤	9．瀉下薬	9．衛生綿類
10．ビタミン含有保健剤	10．消化薬	10．ソフトコンタクトレンズ用消毒剤
11．カルシウム剤	11．生薬を主たる有効成分とする保健薬	11．薬用化粧品類（薬用石けんを含む）
	12．整腸薬	12．薬用歯みがき類
	13．鼻づまり改善薬（外用薬に限る）	13．染毛剤（脱色剤，脱染剤）
	14．ビタミンを含有する保健薬	14．パーマネント・ウェーブ用剤
	15．健胃薬，消化薬又は整腸薬のうち，いずれか2以上に該当するもの	15．浴用剤

2-6-20 | 化粧品に関する規制

項　　目		内　　容	備　　考
化粧品の製造販売業	許　可^{注1)}	(1)厚生労働大臣より，「化粧品製造販売業」の許可を受けなければ，業として化粧品を製造販売してはならない　　　　　（法第12条第1項） (2)(1)の許可は，有効期間（5年）ごとに更新を受けなければ，期間の経過によって効力を失う　　　　　　　　（法第12条第3項，令第3条）	注1) 許可の権限は総括製造販売責任者が勤務する事務所の所有地の都道府県知事である
	許可の基準	次の各号のいずれかに該当するときは，法第12条第1項の許可を与えないことができる ①申請に係る化粧品の品質管理の方法が，厚生労働省令で定める基準（GQP基準）（2-6-13(4)，p.76参照）に適合しないとき ②申請に係る化粧品の製造販売後安全管理（品質，有効性及び安全性に関する事項その他適正な使用のために必要な情報の収集，検討及びその結果に基づく必要な措置をいう．以下に同じ．）の方法が，厚生労働省令で定める基準（GVP基準）（2-6-13(6)，p.77参照）に適合しないとき ③申請者が，薬局開設者の人的欠格情報のいずれかに該当するとき　　　　　　　　　　　　　　　　　　　　（法第12条の2）	
	総括製造販売責任者の設置	(1)化粧品の製造販売業者は，化粧品の品質管理及び製造販売後安全管理を行わせるために，厚生労働省令で定める基準^{注2)}に該当する総括製造販売責任者を，置かなければならない (2)総括製造販売責任者が遵守すべき事項については，厚生労働省令^{注3)}で定める	注2) 総括製造販売責任者の資格要件が定められている　　　　　　　　　（規則第85条） 注3) 総括製造販売責任者の遵守事項として，次の事項が定められている（規則第87条） (1)品質管理及び製造販売後安全管理に係る業務に関する法令及び実務に精通し，公正かつ適正に当該業務を行うこと
化粧品の製造業	許　可	(1)厚生労働大臣より，化粧品製造業の許可を受けた者でなければ，化粧品を製造してはならない^{注4)}　　　　　　　　（法第13条第1項） (2)この許可は，厚生労働大臣が製造所ごとに与える　（法第13条第2項） (3)この許可は，5年ごとに更新を受けなければ，期間の経過によって効力を失う　　　　　　　　　　　　　　　　　（法第13条第4項）	注4) 製造業の許可は，製造行為のみを行う業態の許可として与えられる．化粧品製造業者は，自ら製造した製品を直接，販売業者に販売等を行うことはできないとされている．個々の製品市場への出荷は，当該品目に係る製造販売承認を有する製造販売業の判断によって行われる
	許可の基準	(1)次の各号のいずれかに該当するときは，法第13条第1項の許可を与えないことができる ①その製造所の構造設備が，厚生労働省令で定める基準に適合しないとき ②申請者が，薬局開設者の人的欠格条項のいずれかに該当するとき　　　　　　　　　　　　　　　　　　　　（法第13条第5項） (2)厚生労働大臣は，法第13条第1項の許可又は第3項の許可の更新の申請を受けたときは，(1)の基準に適合するかどうかについての書面による調査又は実地の調査を行うものとする　　（法第13条第7項）	
	責任技術者の設置	化粧品の製造業者は，厚生労働省令^{注5)}で定めるところにより，化粧品の製造を実地に管理させるために，製造所ごとに，責任技術者を置かなければならない　　　　　　　　　　　　　　　　　（法第17条第10項）	注5) 化粧品責任技術者の資格要件が定められている

2-6-20 化粧品に関する規制（つづき）

項　目		内　　容	備　　考
化粧品の製造販売承認		(1)化粧品は，政府の規制緩和推進計画により，消費者への必要な情報提供を確保した上で，消費者の多様に対応した多くの選択を可能とする方向での緩和政策が，平成13年4月より実施された (2)品目ごとの承認の必要性は，配合可能成分リスト[注6]に抵触せず，特定成分群の「配合可能成分リスト」による規制に適合する化粧品は，原則として，製造販売の承認は必要なく，製造販売業の許可を取得するだけで，企業が自由に製造販売することができる．ただし，配合したすべての成分の名称を直接の容器又は被包に表示すること（全成分表示）が条件である　　　　　　　　　　　　　　（法第14条第1項） したがって，「製造販売承認」は「非開示成分」を含有する化粧品や，「配合可能成分リスト」にない成分の配合及び基準外の化粧品を製造販売するときだけ必要となる	注6）「配合可能成分リスト」の具体的成分名は，厚生労働省医薬食品局審査課長通知（平成19年5月24日薬食審査発第0524001号）に収載されている
販売の規制		化粧品の販売については，医薬部外品と同様に，特別の規制はない	
化粧品の表示	直接の容器等	①製造販売業者の氏名又は名称及び住所 ②名称 ③製造番号又は製造記号 ④厚生労働大臣の指定する成分を含有する化粧品にあっては，その成分の名称[注7] ⑤厚生労働大臣の指定する化粧品にあっては，その使用の期限[注8] ⑥法第42条第2項の規定により基準が定められている化粧品にあっては，その基準において直接の容器又は被包に記載するように定められた事項 ⑦厚生労働省令で定める事項[注9] 　　　　　　　　　　　　　　　　　　　　　（法第61条）	注7）化粧品の直接の容器等に表示すべき成分の名称が厚生労働省告示で定められている．化粧品については，この告示により，原則として，配合されているすべての成分の名称表示が義務化された（平成12年厚生労働省告示第331号） 注8）指定されている化粧品であっても，製造又は輸入後適切な保存条件のもので3年を超えて性状及び品質が安定な化粧品，及び有効期間又は有効期限が記載されている化粧品を除く 注9）厚生労働省令は現在定められていない
	外部の容器等	化粧品の直接の容器又は直接の被包が小売のために包装されている場合において，その直接の容器又は直接の被包に記載された事項が外部の容器又は外部の被包を透かして容易に見ることができないときは，その外部の容器又は外部の被包にも，同様の事項の記載が必要 　　　　　　　　　　　（法第62条において準用する第51条）	
	記載義務事項の表示の特例	次の①〜④までのいずれかのものに記載されている化粧品については，直接の容器又は直接の被包への当該事項の記載を省略することができる[注10] 　①外部の容器又は外部の被包 　②直接の容器又は直接の被包に固着したタッグ又はディスプレイカード 　③内容量が50グラム又は50mL以下の直接の容器又は直接の被包に収められた化粧品にあっては，これに添付する文書 　④外部の容器又は外部の被包を有する化粧品のうち内容量が10グラム又は10mL以下の直接の容器若しくは直接の被包に収められている化粧品にあっては，外部の容器若しくは外部の被包に添付する文書又は直接の容器若しくは直接の被包に添付する文書及びディスプレイカード 　　　　　　　　　　　　　　　　　　　　　（規則第221条の2）	注10）化粧品については，平成13年4月より原則として直接の容器等への全成分表示が義務づけられた〔注6）参照〕ことから，左記③及び④の表示特例が追加された

2-6-21 ▌ 体外診断用医薬品に関する規定

(1) 体外診断用医薬品[注1] の製造販売業及び製造業

業　種	許可等の種類	有効期間	許可基準
製造販売業	体外診断用医薬品製造販売業許可（厚生労働大臣の許可） （法第 23 条の 2 第 1 項）	5 年 （法第 23 条の 2 第 2 項） （令第 36 条）	①製造管理又は品質管理に係る業務を行う体制が定められた基準に合致[注2] ②製造販売後安全管理の方法が定められた基準に合致[注3] ③申請者が欠格条項[注4] に非該当 （法第 23 条の 2 の 2）
製　造　業	製造所ごとに厚生労働大臣の登録 （法第 23 条の 2 の 3 第 1 項）	5 年 （法第 23 条の 2 の 3 第 3 項） （令第 37 条の 7）	申請者が欠格条項[注4] に非該当 （法第 23 条の 2 の 3 第 4 項）

注 1) 体外診断用医薬品は，国際的には医療機器の一部として規制を受ける国が多い．わが国では，体外診断用医薬品が医薬品として規制を受けていた歴史的背景を踏まえ，国際整合が強く求められる市販前規制（承認制度等の製品評価に関する規制，品質管理に関する規制，製品規格等）については医療機器に準じた規制，国内流通経路などの国内事情に応じた規制が望まれる市販後規制（販売規制等）については医薬品に準じた規制となっている．また，医薬品などと同様に緊急承認及び特例承認の規定がある

注 2)「医療機器又は体外診断用医薬品の製造管理又は品質管理に係る業務を行う体制の基準に関する省令（平成 26 年厚生労働省令第 94 号）」〔この省令は，いわゆる QMS 省令[注5] から遵守の必要な条文を引用して規定している〕

注 3)「医薬品，医薬部外品，化粧品，医療機器及び再生医療等製品の製造販売後安全管理の基準に関する省令（平成 16 年厚生労働省令第 135 号）」

注 4) 法第 5 条第 3 号イからへまで

注 5)「医療機器及び体外診断用医薬品の製造管理及び品質管理の基準に関する省令（平成 16 年厚生労働省令第 169 号）」

(2) 体外診断用医薬品の製造販売規制の概要

体外診断用医薬品の区分	クラス分類[注1]	クラス分類の概要	製品の製造販売規則	具体的な体外診断用医薬品
要承認体外診断用医薬品	クラスⅢ	・診断情報リスクが比較的大きく，情報の正確さが生命維持に与える影響が大きい品目 ・認証基準[注2] 又は承認・認証不要基準[注3] に適合しない品目 ・新規測定項目に関する品目	厚生労働大臣による承認（法第 23 条の 2 の 5）	CEA 等腫瘍マーカー検査薬，結核菌群，HCV 等感染症診断薬，KRAS 遺伝子変異測定等遺伝子多型検査薬など
要認証体外診断用医薬品[注2]	クラスⅡ	・クラスⅠ又はクラスⅢの何れにも該当しない品目（認証基準不適合品目を除く） ・一般用検査薬のうち糖（ブドウ糖），総蛋白，ヒト絨毛性性腺刺激ホルモンを検査項目とするもの[注4]	登録認証機関による認証（法第 23 条の 2 の 23）	ChE，CAP などの生化学的検査薬，血小板，ヘマトクリットなど血液学的検査薬，白血球（CD45 等）などの免疫学的検査薬等
届出体外診断用医薬品[注3]	クラスⅠ	・較正用標準物質があり較正が比較的容易でかつ一般用検査薬でないもの（承認・認証不要基準不適合品は除く）	製造販売届出（法第 23 条の 2 の 12）	GPT，LDH，HbA1c などの生化学的検査薬，Hb，第Ⅶ凝固因子など血液学的検査薬等

注 1) 体外診断用医薬品の分類は，医療機器のクラス分類に準じて定められている．なお，クラスⅣに相当する体外診断用医薬品は現在定められていない

注 2) 要認証体外診断用医薬品の対象となる品目の一般的名称とその認証にかかる基準（認証基準）は，「医薬品，医療機器等の品質，有効性及び安全性の確保等に関する法律第 23 条の 2 の 23 第 1 項の規定により厚生労働大臣が基準を定めて指定する体外診断用医薬品（平成 17 年厚生労働省告示第 121 号）」に定められている

注 3) 届出体外診断用医薬品（承認又は認証の不要な体外診断用医薬品）の対象となる品目の一般的名称とその認証にかかる基準（承認・認証不要基準）は，「医薬品，医療機器等の品質，有効性及び安全性の確保等に関する法律第 23 条の 2 の 5 第 1 項の規定により厚生労働大臣が基準を定めて指定する体外診断用医薬品（平成 17 年厚生労働省告示第 120 号）」に定められている

注 4) 糖（ブドウ糖），総蛋白，ヒト絨毛性性腺刺激ホルモン以外の検査項目とする一般用検査薬については，要承認体外診断用医薬品として取り扱われる

2-6-22 医療機器に関する規制

(1) 医療機器のリスクに応じた分類

医療機器の分類[注1]	クラス分類[注2]	内容	医療機器の例
高度管理医療機器	クラスIV	高度管理医療機器とは，医療機器であって，副作用又は機能の障害が生じた場合（適正な使用目的に従い適正に使用された場合に限る．管理医療機器及び一般医療機器において同じ）において人の生命及び健康に重大な影響を与えるおそれがあることからその適切な管理が必要なものとして，厚生労働大臣が薬事審議会の意見を聴いて指定するものをいう[注3]　　（法第2条第5項）	ペースメーカー，人工心臓弁，ステントグラフト
	クラスIII		透析器，人工骨，人工呼吸器，心臓血管用バルーンカテーテル
管理医療機器	クラスII	管理医療機器とは，高度管理医療機器以外の医療機器であって，副作用又は機能の障害が生じた場合において人の生命及び健康に影響を与えるおそれがあることからその適切な管理が必要なものとして，厚生労働大臣が薬事審議会の意見を聴いて指定するものをいう[注3]　　（法第2条第6項）	MRI装置，電子内視鏡，消化器用カテーテル，超音波診断装置，歯科用合金
一般医療機器	クラスI	一般医療機器とは，高度管理医療機器及び管理医療機器以外の医療機器であって，副作用又は機能の障害が生じた場合においても，人の生命及び健康に影響を与えるおそれがほとんどないものとして，厚生労働大臣が薬事審議会の意見を聴いて指定するものをいう[注3]　　（法第2条第7項）	低リスク測定項目の体外診断用機器（標準品があり較正が容易なもの），鋼製小物（メス・ピンセット等），X線フィルム，歯科技工用用品

注1) 医療機器には，人若しくは動物の疾病の診断，治療若しくは予防に使用されること，又は人若しくは動物の身体の構造若しくは機能に影響を及ぼすことが目的とされているプログラムも含まれる．なお，これまでに承認されたプログラム医療機器には，高血圧治療補助アプリ（本態性高血圧症患者に対し高血圧治療における生活習慣の修正を支援することで，高血圧症の治療を補助する高血圧症治療補助プログラム）や全静脈麻酔支援シリンジポンプ制御ソフトウェア（静脈麻酔薬で全身麻酔を施す手術において，麻酔科医の監視の下，併用するシリンジポンプを制御することにより鎮静薬，鎮痛薬及び筋弛緩薬の投与量を制御するプログラム）などがある

注2) 日米欧豪加の規制当局及び業界代表による医療機器規制の国際整合化のための会議である「医療機器規制国際整合化会合（GHTF）」において合意された「Principles of Medical Devices Classification (November 17, 2003)」に従って医療機器をそのリスクに応じて4つのクラスに分類する考え方を踏襲したもの

注3) 「医薬品，医療機器等の品質，有効性及び安全性の確保等に関する法律第2条第5項から第7項までの規定により厚生労働大臣が指定する高度管理医療機器，管理医療機器及び一般医療機器（平成16年厚生労働省告示第298号）」により指定されている

(2) 医療機器の特性に応じた分類

医療機器の分類	内容	備考
特定保守管理医療機器	特定保守管理医療機器とは，医療機器のうち，保守点検，修理その他の管理に専門的な知識及び技能を必要とすることからその適正な管理が行われなければ疾病の診断，治療又は予防に重大な影響を与えるおそれがあるものとして，厚生労働大臣が薬事審議会の意見を聴いて指定するものをいう[注1]　　（法第2条第8項）	注1)「医薬品，医療機器等の品質，有効性及び安全性の確保等に関する法律第2条第8項の規定により厚生労働大臣が指定する特定保守管理医療機器（平成16年厚生労働省告示第297号）」により指定されている
設置管理医療機器	設置管理医療機器とは，設置に当たって組立てが必要な特定保守管理医療機器であって，保健衛生上の危害の発生を防止するために当該組立てに係る管理が必要なものとして厚生労働大臣が指定する医療機器[注2]　　（規則第114条の55）	注2)「医薬品，医療機器等の品質，有効性及び安全性の確保等に関する法律施行規則第114条の55第1項の規定により厚生労働大臣が指定する設置管理医療機器（平成16年厚生労働省告示第335号）」により指定されている
特定医療機器	特定医療機器とは，人の体内に植え込む方法で用いられる医療機器その他の医療を提供する施設以外において用いられることが想定されている医療機器であって保健衛生上の危害の発生又は拡大を防止するためにその所在が把握されている必要があるものとして厚生労働大臣が指定する医療機器[注3]　　（法第68条の5）	注3)「医薬品，医療機器等の品質，有効性及び安全性の確保等に関する法律第68条の5第1項の規定に基づき厚生労働大臣が指定する特定医療機器（平成26年厚生労働省告示第448号）」により指定されている

(3) 医療機器の製造販売規制の概要[注1]

医療機器の分類	クラス分類	製品の製造販売規制	製造販売業者の業態規制
高度管理医療機器	クラスIV	厚生労働大臣による承認（法第23条の2の5）	第1種医療機器製造販売業許可
	クラスIII		
管理医療機器	クラスII	登録認証機関による認証（法第23条の2の23）[注2]	第2種医療機器製造販売業許可
一般医療機器	クラスI	製造販売届出（法第23条の2の12）	第3種医療機器製造販売業許可

注1）製造販売とは，その製造等（他に委託して製造をする場合を含み，他から委託を受けて製造をする場合を除く）をし，又は輸入をした医療機器を，それぞれ販売し，貸与し，若しくは授与し，又は医療機器プログラム（医療機器のうちプログラムであるもの）を電気通信回線を通じて提供することをいう　（法第2条第13項）

注2）厚生労働大臣が基準を定めて指定する高度管理医療機器，管理医療機器（以下「指定高度管理医療機器等」という）の製造販売をしようとする者又は外国において本邦に輸出される指定高度管理医療機器等の製造等をする者であって法第23条の3第1項の規定により選任した製造販売業者に指定高度管理医療機器等の製造販売をさせようとするものは，品目ごとにその製造販売についての厚生労働大臣の登録を受けた者〔法第23条の6第1項に定める登録を受けた者．登録認証機関[注3]〕の認証を受けなければならない　（法第23条の2の23第1項）

注3）認証を行おうとする者は，厚生労働大臣に申請し，登録要件のすべてに適合している場合，登録され，登録認証機関となる　（法第23条の6）

(4) 医療機器の製造販売承認（認証）の審査内容

項　目		内　容	備　考
承認（認証）審査事項		(1)承認に係る審査事項は，医療機器の名称，成分，分量，構造，使用方法，効果，性能，副作用その他の品質，有効性及び安全性に関する事項である　（法第23条の2の5第2項第3号） (2)認証に係る審査事項は，申請に係る指定高度管理医療機器等が，法第23条の2の23第1項の基準[注1]に適合するかである　（法第23条の2の23第2項第4号） (3)承認に関しては，医薬品などと同様に，緊急承認及び特例承認の規定がある　（法第23条の2の6の2及び法第23条の2の8）	注1）法第23条の2の23第1項の基準は，「医薬品，医療機器等の品質，有効性及び安全性の確保等に関する法律第23条の2の23第1項の規定により厚生労働大臣が基準を定めて指定する医療機器（平成17年厚生労働省告示第112号）」において定められる基準である．具体的には医療機器の一般的名称ごとに，適用となる日本工業規格（JIS）又は国際電気標準会議が定める規格（IEC）と標榜可能な使用目的又は効果が，定められている
承認（認証）に係る調査	信頼性調査（承認の場合のみ）	承認審査においては，当該品目に係る申請内容及び申請書に添付される臨床試験の試験成績に関する資料その他の資料に基づき，当該品目の品質，有効性及び安全性に関する調査を行う．この場合において，厚生労働省令で定める医療機器[注2]であるときは，あらかじめ，当該品目に係る資料が厚生労働省令で定める基準[注3]に適合するかどうかについての書面による調査又は実地の調査を行う　（法第23条の2の5第6項）	注2）厚生労働省令で定める医療機器は，製造販売承認を要する医療機器である　（規則第114条の21） 注3）厚生労働省令で定める基準は，以下のものが定められている ・「医療機器の臨床試験の実施の基準に関する省令」（医療機器GCP）（平成17年厚生労働省令第36号） ・「医療機器の安全性に関する非臨床試験の実施の基準に関する省令」（医療機器GLP）（平成17年厚生労働省令第37号） ・信頼性基準　（規則第114条の22）
	適合性調査	承認（認証）を受けようとする者又は承認（認証）を受けた者は，その承認（認証）に係る医療機器（指定高度管理医療機器等）が政令で定めるもの[注4]であるときは，その物の製造管理又は品質管理の方法が法第23条の2の5第2項第4号（法第23条の2の23第2項第4号）に規定する厚生労働省令で定める基準[注5]に適合しているかどうかについて，当該承認（認証）を受けようとするとき，及び当該承認（認証）の取得後3年を下らない政令で定める期間[注6]を経過するごとに，厚生労働大臣（登録認証機関）の書面による調査又は実地の調査を受けなければならない　（法第23条の2の5第7項，第23条の2の23第4項）	注4）政令で定める医療機器は，承認の場合は令第37条の20の規定により，法第23条の2の5第1項に規定する医療機器（承認を要する医療機器），認証の場合は令第38条の規定により認証の対象となるすべての指定高度管理医療機器等である 注5）厚生労働省令で定める基準は，「医療機器及び体外診断用医薬品の製造管理及び品質管理の基準に関する省令（平成16年厚生労働省令第169号）」（QMS省令）である．同省令は，ISO13485に準拠している
承認の資料添付義務		承認を受けようとする者は，厚生労働省令で定めるところにより，申請書に臨床試験の試験成績に関する資料その他の資料を添付して申請しなければならない．この場合において，当該申請に係る医療機器が厚生労働省令で定める医療機器[注2]であるときは，当該資料は，厚生労働省令で定める基準[注3]に従って収集され，かつ，作成されたものでなければならない　（法第23条の2の5第3項）	注6）政令で定める期間は5年である　（令第37条の21）

注）その他，優先審査，薬事審議会への諮問，医薬品医療機器総合機構による審査等の実施，承認拒否事由，承認（認証）事項一部変更申請及び軽微な変更の届出，外国製造医療機器の製造販売の承認，特例承認に関しては，医薬品のそれらと同等の規定が設けられている．また，容器等への符号の記載などについてはp.85及びp.86を参照

(5) 医療機器の品質基準の概要

項　目	内　　容	備　考
趣　旨	「医療機器及び体外診断用医薬品の製造管理及び品質管理の基準に関する省令（平成16年厚生労働省令第169号）」（QMS省令）は，製造される医療機器の品質確保のために必要とする品質マネジメントシステム[注1]の基準である．QMS省令はISO13485[注2]に準拠しており，その中で，品質マネジメントシステムを構成する各サブシステムに関する事項及びその運用方法に関する事項が定められているほか，医療機器の製造業者の構造設備に関する事項や製造管理及び品質管理にかかる業務の体制に関する事項も定められている また，医療機器製造販売業の許可要件としての製造管理及び品質管理にかかる業務の体制の基準[注3]は，QMS省令の規定を引用しており，製造販売業者及び製造業者が遵守すべき製造管理及び品質管理に関する基準は，開発から製造，製造販売に至るまで事実上一つの基準になっている	注1）品質マネジメントシステムとは，「品質に関して組織を指揮し，管理するためのマネジメントシステム」のことをいう 注2）組織が品質マネジメントシステムを確立し，文書化し，実施し，かつ，維持し，また，その品質マネジメントシステムの有効性を継続的に改善するために要求される一般規格であるISO9001を基に医療機器の品質マネジメントシステムに特化して作成された規格がISO13485である 注3）「医療機器又は体外診断用医薬品の製造管理又は品質管理に係る業務を行う体制の基準に関する省令（平成26年厚生労働省令第94号）」．本省令は，医薬品に対する規制における医薬品GQP省令に相当するものである
QMS省令の品質マネジメントに関する基準の主な内容	品質管理監督システム：品質管理監督システムの一般要求事項，文書化に関する要求事項 管理監督者の責任：経営者のコミットメント，顧客重視，品質方針，計画，責任，権限及びコミュニケーション，マネジメントレビュー 資源の管理監督：資源の提供，人的資源，インフラストラクチャー，作業環境 製品実現[注4]：製品実現の計画，顧客関連のプロセス，設計・開発，購買，製造及びサービスの提供，監視機器及び測定機器の管理 測定，分析及び改善：測定，分析及び改善の一般要求事項，監視及び測定，不適合製品の管理，データの分析，改善	注4）製品実現に係るすべての工程における製品のリスクマネジメントが要求されている．このリスクマネジメントに関する手順を定めるものには，JIS T14971「医療機器−リスクマネジメントの医療機器への適用」（ISO14971と同等）がある

(6) 医療機器の販売業，貸与業及び修理業に関する規定

(6)-① 医療機器の販売業及び貸与業に関する規制の概要

医療機器の販売業及び貸与業の種類	許可等の必要性など	営業所管理者	営業所の営業所の管理に関する帳簿	品質の確保・苦情対応・回収の対応	高度管理医療機器等販売業及び貸与業に係る譲受及び譲渡に関する記録保管
高度管理医療機器等販売業及び貸与業	許可[注1] （法第39条）	○ （営業所ごと） （法第39条の2）	○ （規則第164条）	○ （規則第165〜167条）	3年
特定保守管理医療機器を取り扱う場合					15年[注4]
管理医療機器販売業及び貸与業	届出[注1,3] （法39条の3）	× ○ （規則第175条）	○ （規則第178条第2又は3項）	○ （規則第178条第2又は3項）	注5）
特定管理医療機器を取り扱う場合[注2]					
一般医療機器販売業及び貸与業	不要	×	○ （規則第178条第3項）	○ （規則第178条第3項）	

注1）許可権者又は届出先は都道府県知事又は保健所設置市区長，許可は6年ごとの更新
注2）特定管理医療機器は，専ら家庭において使用される管理医療機器であって「医薬品，医療機器等の品質，有効性及び安全性の確保等に関する法律施行規則第175条第1項の規定に基づき厚生労働大臣が指定する管理医療機器（平成18年厚生労働省告示第68号）」に指定されるもの以外の管理医療機器をいう
注3）管理医療機器（特定保守管理医療機器は除く．以下同じ）の販売者若しくは貸与業を併せ行う薬局開設者，医薬品の販売業者，高度管理医療機器等の販売業者若しくは貸与業者又再生医療等製品の販売業者が，当該薬局，店舗又は営業所に関して薬局開設者等の許可申請を行った場合，管理医療機器の販売業又は貸与業に係る届出を行ったものとみなされる
注4）貸与したもので返却から3年を経過したものを除く
注5）譲受及び譲渡に関する記録保管は努力規定

(6)-② 医療機器の修理業に関する規制の概要

	許可等の必要性など	修理責任技術者	事業所の管理に関する帳簿	苦情対応・回収の対応
医療機器修理業	許可[注6] （法第40条の2）	（事業所ごと） （法第40条の3）	○ （規則第191又は192条）	○ （規則第191又は192条）

注6）許可権者は厚生労働大臣，許可は5年ごとの更新

2-6-23 　再生医療等製品に関する規制

項　目		内　　容	備　　考
再生医療等製品の製造販売等	製造販売業	(1)再生医療等製品は，厚生労働大臣の許可を受けた者でなければ，業として，製造販売をしてはならない (2)(1)の許可は，3年を下らない政令で定める期間[注1] ごとにその更新を受けなければ，その期間の経過によって，その効力を失う (3)許可の基準は，医薬品の製造販売業と同様である[注2] 　　　　　　　　　（法第23条の20及び第23条の21)	注1) 5年　（令第43条の2) 注2) 許可の基準のほか，総括製造販売責任者の設置，製造販売業者の遵守事項，休廃止等の届出などについて，医薬品の製造販売業と同様な規定がある
	製造業	(1)再生医療等製品の製造業の許可を受けた者でなければ，業として，再生医療等製品の製造をしてはならない (2)(1)の許可は，厚生労働省令で定める区分[注3] に従い，厚生労働大臣が製造所ごとに与える (3)(1)の許可は，3年を下らない政令で定める期間[注4] ごとにその更新を受けなければ，その期間の経過によって，その効力を失う (4)許可の基準は，医薬品の製造業者と同様である[注5]　　（法第23条の22)	注3) ①製造工程の全部又は一部を行うもの，②製造工程のうち包装，表示又は保管のみを行うもの 　　　　（規則第137条の9) 注4) 5年　（令第43条の9) 注5) 許可の基準のほか，製造業者の遵守事項，休廃止等の届出，許可の区分変更の手続きなどについて，医薬品の製造業と同様な規定がある
	販売業	(1)再生医療等製品の販売業の許可を受けた者でなければ，業として，再生医療等製品を販売し，授与し，又は販売若しくは授与の目的で貯蔵し，若しくは陳列してはならない[注6] (2)(1)の許可は，営業所ごとに，その営業所の所在地の都道府県知事が与える[注7] (3)(1)の許可は，6年ごとにその更新を受けなければ，その期間の経過によって，その効力を失う　　　　　　　　　（法第40条の5)	注6) 製造販売業者等の販売等の例外規定もある 注7) その他，許可基準，販売先の制限，管理者の設置などについての規定もある
	製造販売の承認	(1)再生医療等製品の製造販売をしようとする者は，品目ごとにその製造販売についての厚生労働大臣の承認を受けなければならない[注8] 　　　　　　　　　　　　　　　（法第23条の25) (2)(1)の承認の申請者が製造販売をしようとする物が，次の各号のいずれにも該当する再生医療等製品である場合には，厚生労働大臣は，薬事審議会の意見を聴いて，その適正な使用の確保のために必要な条件及び7年を超えない範囲内の期限を付してその品目に係る承認を与えることができる ①申請に係る再生医療等製品が均質でないこと ②申請に係る効能，効果又は性能を有すると推定されるものであること ③申請に係る効能，効果又は性能に比して著しく有害な作用を有することにより再生医療等製品として使用価値がないと推定されるものでないこと 　　　　　　　　　　　　　　　（法第23条の26)	注8) その他，承認拒否事由，添付書類に関する事項，一部変更申請，緊急承認，特例承認，再審査，再評価などについて，医薬品の製造販売承認と同様の規定がある
再生医療等製品の記載事項	直接の容器等の記載事項	再生医療等製品は，その直接の容器又は直接の被包に，次に掲げる事項が記載されていなければならない．ただし，厚生労働省令で別段の定めをしたときは，この限りでない　　　　　　（法第65条の2) ①製造販売業者の氏名又は名称及び住所 ②名称 ③製造番号又は製造記号 ④再生医療等製品であることを示す厚生労働省令で定める表示[注9] ⑤条件又は期限付き承認を与えられている再生医療等製品にあっては，当該再生医療等製品であることを示す厚生労働省令で定める表示[注10] ⑥厚生労働大臣の指定する再生医療等製品にあっては，重量，容量又は個数等の内容量 ⑦法第41条第3項の規定[注11] により基準が定められた再生医療等製品にあっては，その基準においてその直接の容器又は直接の被包に記載するように定められた事項 ⑧法第42条第1項の規定[注12] により基準が定められた再生医療等製品にあっては，その基準においてその直接の容器又は直接の被包に記載するように定められた事項 ⑨使用の期限 ⑩前各号に掲げるもののほか，厚生労働省令で定める事項[注13]	注9) ①再生医療等製品（指定再生医療等製品を除く）にあっては，白地に黒枠，黒字をもって記載する「再生等」の文字，②指定再生医療等製品（法第68条の7第3項，平成26年厚生労働省告示第318号）にあっては，白地に黒枠，黒字をもって記載する「指定再生等」の文字 　　　　（規則第228条の2) 注10) 白地に黒枠，黒字をもって記載する「条件・期限付」の文字　（規則第228条の3) 注11) 性状，品質及び性能の適正を図るための必要な基準 注12) 保健衛生上特別の注意を要する医薬品又は再生医療等製品につき，製法，性状，品質，貯法等の必要な基準

注13) 例えば，人の血液又はこれから得られた物を有効成分とするものは，原材料である血液が採取された国の国名及び献血又は非献血の別，などが規定されている　　　　　（規則第228条の4)

注) 容器等への符号等の記載などについては，p.85及びp.86を参照

2-6-24 ▌生物由来製品での特例

項　目	内　　容	備　　考
生物由来製品の分類及び定義	生物由来製品は，感染リスク等に対応した安全対策を講ずるため，通常の医薬品としての規制に加えて，上乗せの規制がなされている．また，生物由来製品のうち，さらに規制が必要なものを特定生物由来製品としている (1)生物由来製品 　人その他の生物（植物を除く）に由来するものを原料又は材料として製造をされる医薬品，医薬部外品，化粧品又は医療機器のうち，保健衛生上特別の注意を要するものとして，厚生労働大臣が薬事審議会の意見を聴いて指定するもの^{注1)}　　　　　　　　　　　　　　　　　（法第2条第10項） (2)特定生物由来製品 　生物由来製品のうち，販売し，貸与し，又は授与した後において当該生物由来製品による保健衛生上の危害の発生又は拡大を防止するための措置を講ずることが必要なものであって，厚生労働大臣が薬事審議会の意見を聴いて指定するもの^{注2)}　　　　　　　　　　　（法第2条第11項）	注1) 生物由来製品として，厚生労働省告示で指定されている〔ワクチン，動物成分抽出製剤，遺伝子組換え医薬品（動物細胞由来）等〕 注2) 特定生物由来製品として，厚生労働省告示で指定されている（輸血用血液製剤，人血漿分画製剤等） （平成15年厚生労働省告示第209号，「厚生労働大臣が指定する生物由来製品及び特定生物由来製品」）
生物由来製品の製造管理者	生物由来製品の製造業者は，当該生物由来製品の製造については，厚生労働大臣の承認を受けて自らその製造を実地に管理する場合のほか，その製造を実地に管理させるために，製造所ごとに，厚生労働大臣の承認を受けて，医師，細菌学的知識を有する者その他の技術者を置かなければならない　　（法第68条の16）	
直接の容器等の記載事項	生物由来製品は，医薬品等で記載が義務づけられている事項（法第50条各号，第59条各号，第61条各号又は第63条第1項各号に掲げる事項）のほか，その直接の容器又は直接の被包に，次に掲げる事項が記載されていなければならないただし，厚生労働省令で別段の定めをしたときは，この限りでない　　　　　　　　　　　　　　　　　　　　　（法第68条の17） (1)生物由来製品（特定生物由来製品を除く）にあっては，生物由来製品であることを示す厚生労働省令で定める表示^{注3)} (2)特定生物由来製品にあっては，特定生物由来製品であることを示す厚生労働省令で定める表示^{注4)} (3)法第68条の19において準用する第42条第1項の規定によりその基準が定められた^{注5)}生物由来製品にあっては，その基準において直接の容器又は直接の被包に記載するように定められた事項 (4)前3号に掲げるもののほか，厚生労働省令で定める事項^{注6,7)}	注3) 厚生労働省令で定める表示は，白地に黒枠，黒字をもって記載する「生物」の文字とする　　　　　　　　　　　（規則第230条） 注4) 厚生労働省令で定める表示は，白地に黒枠，黒字をもって記載する「特生物」の文字とする　　　　　　　　　　　（規則第231条） 注5) 製法，性状，品質，貯法等の基準 注6) 規則第211条の規定にかかわらず，生物由来製品については，製造番号又は製造記号の記載を省略することができない（規則第232条）
	注7) 人の血液又はこれから得られた物を有効成分とする生物由来製品及びこれ以外の人の血液を原材料として製造される特定生物由来製品にあっては，原材料である血液が採取された国の国名及び献血又は非献血の別とする　　　　　　　　　　　　　　　　　　　　　　　　（規則第233条）	
添付文書等の記載事項^{注9)}	厚生労働大臣が指定する生物由来製品は，医薬品等で記載が義務づけられている事項〔法第52条第2項各号（法第60条又は第62条の準用も含む）又は第63条の2第2項各号に掲げる事項〕のほか，これに添付する文書又はその容器若しくは被包に，次に掲げる事項が記載されていなければならない．ただし，厚生労働省令で別段の定めをしたときは，この限りでない (1)生物由来製品の特性に関して注意を促すための厚生労働省令で定める事項^{注8)} (2)法第68条の19において準用する第42条第1項の規定によりその基準が定められた^{注5)}生物由来製品にあっては，その基準において品質，有効性及び安全性に関連する事項として記載するよう定められた事項 (3)(1)及び(2)のほか，厚生労働省令で定める事項　　　（法第68条の18）	注8) 遺伝子組換え技術を応用して製造される場合にあっては，その旨，などが定められている　　　　　　　　　（規則第234条） 注9) この他，注意事項等情報の公表に関する規定がある　　　　　（法第68条の20の2）　　　　　　　（p.84参照）
基準不適合の場合の販売，製造等の禁止	法第68条の19において準用する第42条第1項の規定により必要な基準が定められた生物由来製品であって，その基準（第68条の17第3号及び第68条の18第2号に規定する基準を除く）に適合しないものは，販売し，貸与し，授与し，又は販売，貸与若しくは授与の目的で製造し，輸入し，貯蔵し，若しくは陳列してはならない　　　　（法第68条の20）	
特定医療関係者による使用対象者への説明	特定生物由来製品を取り扱う医師その他の医療関係者（以下「特定生物由来製品取扱医療関係者」という）は，特定生物由来製品の有効性及び安全性その他特定生物由来製品の適正な使用のために必要な事項について，当該特定生物由来製品の使用の対象者に対し適切な説明を行い，その理解を得るよう努めなければならない　　　（法第68条の21）	
感染症定期報告	(1)生物由来製品の製造販売業者又は外国製造医薬品等又は医療機器等特例承認取得者は，厚生労働省令で定めるところにより，その製造販売をし，又は承認を受けた生物由来製品若しくは当該生物由来製品の原料若しくは材料による感染症に関する最新の論文その他により得られた知見に基づき当該生物由来製品を評価し，その成果を厚生労働大臣に定期的に報告しなければならない　　　　　　　　　　　　　　　　　　　　（法第68条の24第1項） (2)厚生労働大臣は，毎年度，前項の規定による報告の状況について薬事審議会に報告し，必要があると認めるときは，その意見を聴いて，生物由来製品の使用による保健衛生上の危害の発生又は拡大を防止するために必要な措置を講ずるものとする　　　　　　　　　　　　　　　（法第68条の24第2項） (3)厚生労働大臣は，上記(2)の報告又は措置を行うに当たっては，上記(1)の規定による報告に係る情報の整理又は当該報告に関する調査を行うものとする^{注9)}　　　　　　　　　　　　　　　　　　　　（法第68条の24第3項）	注9) 現在(3)の情報の整理又は調査は，独立行政法人医薬品医療機器総合機構が行っている　　　　　（法第68条の25）

2-6-24 ▎生物由来製品での特例（つづき）

項　目	内　　　容	備　　考
生物由来製品の承認取得者等の秘密保持	特定生物由来製品の承認取得者等又はこれらの役員若しくは職員は，正当な理由なく，法第 68 条の 22 第 4 項の保健衛生上の危害の発生又は拡大を防止するために講ずる措置の実施に関し，その職務上知り得た人の秘密を漏らしてはならない．これらの者であった者についても，同様とする　　　（法第 68 条の 22 第 7 項）	注 10）厚生労働省令で次の事項が定められている　　　　（規則第 236 条） (1)生物由来製品を譲り受け，又は貸借した者の氏名又は名称及び住所 (2)生物由来製品の名称及び製造番号又は製造記号 (3)生物由来製品の数量 (4)生物由来製品を譲り渡し，又は貸与した年月日 (5)生物由来製品の使用の期限 (6)前各号に掲げるもののほか，生物由来製品に係る保健衛生上の危害の発生又は拡大を防止するために必要な事項
生物由来製品に係る記録，保存及び情報提供	(1)生物由来製品の承認取得者等の記録及び保存 　生物由来製品の承認取得者等は，生物由来製品を譲り受け，又は借り受けた薬局開設者，生物由来製品の製造販売業者，販売業者若しくは貸与業者又は病院，診療所若しくは飼育動物診療施設の開設者の氏名，住所その他の厚生労働省令で定める事項を記録し，これを適切に保存しなければならない[注10,11]　　　　（法第 68 条の 22 第 1 項） (2)販売業者又は貸与業者の情報提供 　生物由来製品の販売業者又は貸与業者は，薬局開設者，生物由来製品の製造販売業者，販売業者若しくは貸与業者又は病院，診療所若しくは飼育動物診療施設の開設者に対し，生物由来製品を販売し，貸与し，又は授与したときは，その譲り受け，又は借り受けた者に係る前項の厚生労働省令で定める事項[注10]に関する情報を当該生物由来製品の承認取得者等に提供しなければならない　　　　（法第 68 条の 22 第 2 項） (3)特定医療関係者の記録 　特定医療関係者は，その担当した特定生物由来製品の使用の対象者の氏名，住所その他の厚生労働省令で定める事項を記録するものとする[注12,13]　　　（法第 68 条の 22 第 3 項） (4)薬局管理者等の承認取得者等への情報提供 　薬局の管理者又は病院，診療所若しくは飼育動物診療施設の管理者は，上記(3)の記録を適切に保存するとともに，特定生物由来製品承認取得者等からの要請に基づいて，当該特定生物由来製品による保健衛生上の危害の発生又は拡大を防止するための措置を講ずるために必要と認められる場合であって，当該特定生物由来製品の使用の対象者の利益になるときに限り，上記(3)の記録を当該特定生物由来製品の承認取得者等に提供するものとする　　　　（法第 68 条の 22 第 4 項） (5)販売業者又は貸与業者の協力義務 　特定生物由来製品の販売業者又は貸与業者は，上記(3)及び(4)に規定する記録及び保存の事務が円滑に行われるよう，当該特定生物由来製品取扱医療関係者又は薬局の管理者若しくは病院，診療所若しくは飼育動物診療施設の管理者に対する説明その他の必要な協力を行わなければならない　　　　（法第 68 条の 22 第 5 項）	注 11）生物由来製品の承認取得者等は，法第 68 条の 22 第 1 項に規定する生物由来製品に関する記録を，次の各号に掲げる期間，保存しなければならない（規則第 240 条第 1 項） (1)特定生物由来製品又は人の血液を原材料として製造される生物由来製品にあっては，その出荷日から起算して少なくとも 30 年間 (2)生物由来製品（前号に掲げるものを除く）にあっては，その出荷日から起算して少なくとも 10 年間 注 12）厚生労働省令で次の事項が定められている　　　（規則第 237 条） (1)特定生物由来製品の使用の対象者の氏名及び住所 (2)特定生物由来製品の名称及び製造番号又は製造記号 (3)特定生物由来製品の使用の対象者に使用した年月日 (4)前 3 号に掲げるもののほか，特定生物由来製品に係る保健衛生上の危害の発生又は拡大を防止するために必要な事項 注 13）薬局の管理者又は病院，診療所若しくは動物診療施設の管理者は，注 12）で記載した特定生物由来製品に関する記録を，その使用した日から起算して少なくとも 20 年間，これを保存しなければならない　　　（規則第 240 条第 2 項）

2-6-25 希少疾病用医薬品，希少疾病用医療機器，希少疾病用再生医療等製品

項　目	内　容	備　考
希少疾病用医薬品の定義	希少疾病用医薬品とは，法第77条の2第1項の規定による指定を受けた医薬品をいう[注1]　　　　　　　　　　　　　　　　　　　（法第2条第16項）	注1）本項での規定は，その用途に関し特に優れた使用価値を有すると思われる物であるが，対象患者数が少ないため，企業等における研究開発のインセンティブが小さい医薬品について，その定義を定めて希少疾病用医薬品に指定し，優先審査，助成金の交付，税制上の措置等施策の推進により，その研究開発の促進を図るものである
希少疾病用医薬品の指定及び公示	(1)希少疾病用医薬品の指定 　厚生労働大臣は，次のいずれにも該当する医薬品につき，製造販売をしようとする者（本邦に輸出されるものにつき，外国において製造等をする者を含む）から申請があったときは，薬事審議会の意見を聴いて，希少疾病用医薬品として指定できる[注2] 　①その用途に係る対象者の数が本邦において厚生労働省令で定める人数に達しないこと[注3]　　　　　　　　　　（法第77条の2第1項第1号） 　②申請に係る医薬品につき，製造販売の承認が与えられるとしたならば，その用途に関し，特に優れた使用価値を有することとなる物であること　　　　　　　　　　　　　　　　　　　　　　　　（法第77条の2第1項第2号） (2)指定の公示 　厚生労働大臣は，上記(1)の指定を行ったときは，その旨を公示する　　　　　　　　　　　　　　　　　　　　　　　　（法第77条の2第2項）	注2）希少疾病用医薬品の指定の申請書には，当該申請に係る医薬品に関し，その用途に係る本邦における対象者の数に関する資料，その毒性，薬理作用等に関する試験成績の概要その他必要な資料を添付しなければならない　　　　　　　　　　　　　　（規則第250条第2項） 注3）厚生労働省令で定める人数は，5万人とする〔ただし，指定難病（難病の患者に対する医療等に関する法律）については人口の0.1％程度〕　　　　　　　　　　　　（規則第251条）
優 先 審 査	厚生労働大臣は，承認申請に係る医薬品が，希少疾病用医薬品その他の医療上特にその必要性が高いと認められるものであるときは，当該医薬品の承認審査を他の医薬品の承認審査に優先して行うことができる　　　　　　　　　　　　　　　　　　　　　　　　　　　　　　（法第14条第7項）	
資 金 の 確 保	国は，希少疾病用医薬品の指定要件に該当する医薬品の試験研究を促進するために必要な資金の確保に努める　　　　　　　　　　（法第77条の3）	
税制上の措置	国は，租税特別措置法で定めるところにより，希少疾病用医薬品の試験研究を促進するため必要な措置を講ずる　　　　　　　　（法第77条の4）	
試験研究等の中止の届出	希少疾病用医薬品の指定を受けた者は，その試験研究又は製造若しくは輸入を中止しようとするときは，あらかじめ，その旨を厚生労働大臣に届け出なければならない　　　　　　　　　　　　　　　　（法第77条の5）	
指定の取消し等	(1)厚生労働大臣は，希少疾病用医薬品の指定を受けた者から，その試験研究等の中止の届出があったときは，希少疾病用医薬品の指定を取り消さなければならない[注4]　　　　　　　　　　　　　（法第77条の6第1項） (2)厚生労働大臣は，次のいずれかに該当するときは，希少疾病用医薬品の指定を取り消すことができる 　①希少疾病用医薬品が法第77条の2第1項に規定する指定要件のいずれかに該当しなくなったとき 　②指定に関し不正の行為があったとき 　③正当な理由なく希少疾病用医薬品の試験研究又は製造販売が行われないとき 　④指定を受けた者についてこの法律その他薬事に関する法令又はこれに基づく処分に違反する行為があったとき　　　　　　　　　　　　　　　　　　　　　　　　　　　　　　（法第77条の6第2項）	注4）厚生労働大臣は，指定を取り消したときは，その旨を公示する　　　　　　　　（法第77条の6第3項）
希少疾病用医薬品開発の重要性	(1)新たな医薬品の候補物質が発見・創製され，それが医薬品として世の中で使用されるようになるまでには長期の歳月[注5]，多額の費用[注6]，人的リソースが必要とされる (2)上記の開発費用は，当該物質が医薬品として上市・販売されて初めて回収が可能となる (3)特に，患者数が少ない（すなわち市場規模が小さい）疾患領域においては，開発費用の回収の観点から，製薬企業側における新薬開発のインセンティブが相対的に小さくなる (4)このような希少疾病に対する医薬品の開発を図るため，国においてその支援制度が設けられている	注5）10〜15年といわれる 注6）正確な算出は難しいが，500億〜1,000億円程度といわれる

注）希少疾病用医療機器，希少疾病用再生医療等製品の規制は，希少疾病用医薬品に準じる

2-6-26 ▌指定薬物の規制

（1）指定薬物の規制

項　目	内　容	備　考
製造等の禁止	指定薬物[注1]は，疾病の診断，治療又は予防の用途及び人の身体に対する危害の発生を伴うおそれがない用途として厚生労働省令[注2]で定めるもの（以下「医療等の用途」という）以外の用途に供するために製造し，輸入し，販売し，授与し，所持し，購入し，若しくは譲り受け，又は医療等の用途以外の用途に使用してはならない　　　　　　　　　　　（法第76条の4） なお，「医療等の用途」については，次頁の「(3)医療等の用途の規定」を参照のこと	注1）この法律で「指定薬物」とは，中枢神経系の興奮若しくは抑制又は幻覚の作用（当該作用の維持又は強化の作用を含む．以下「精神毒性」という）を有する蓋然性が高く，かつ，人の身体に使用された場合に保健衛生上の危害が発生するおそれがある物として，厚生労働大臣が薬事審議会の意見を聴いて指定するものをいう（覚醒剤取締法に規定する覚醒剤，麻薬及び向精神薬取締法に規定する麻薬及び向精神薬並びにあへん法に規定するあへん及びけしがらを除く） 　　　　　　　　　　（法第2条第15項） なお，緊急に指定の必要が生じた場合は，指定後に薬事審議会に報告することも認められている　　（法第76条の10） 注2）指定薬物は，平成19年厚生労働省令第14号によって指定されている．他の規制薬物と同様に，個々の物質名を記載する方法で指定されているが，構造の一部分を変更して規制を免れることを防ぐため，包括指定と呼ばれる方法によって指定されているものもある〔例示として，次頁の「(2)指定薬物（抄）」に1例（第331号）を掲げる〕．また，この省令では，医療等の用途も定められている（「国などの機関における学術研究又は試験検査の用途」，「犯罪鑑識の用途」など）（次頁，(3)の欄参照）
広告の制限	指定薬物については，医事若しくは薬事又は自然科学に関する記事を掲載する医薬関係者等（医薬関係者又は自然科学に関する研究に従事する者をいう）向けの新聞又は雑誌により行う場合その他主として指定薬物を医療等の用途に使用する者を対象として行う場合を除き，何人も，その広告を行ってはならない[注3]　　　　　　　　　　　（法第76条の5）	注3）違反した者に対して，行為の中止などの措置を採るべきことを命ずることができる　　　（法第76条の7の2第1項）また，インターネットによる広告の場合，そのプロバイダーへ削除要請ができる　　　　　（法第76条の7の2第3項）
指定薬物等である疑いがある物品の検査及び製造等の制限	(1)厚生労働大臣又は都道府県知事は，指定薬物又は指定薬物と同等以上に精神毒性を有する蓋然性が高い物である疑いがある物品を発見した場合において，保健衛生上の危害の発生を防止するため必要があると認めるときは，厚生労働省令[注4]で定めるところにより，当該物品を貯蔵し，若しくは陳列している者又は製造し，輸入し，販売し，若しくは授与した者に対して，当該物品が指定薬物であるかどうか及び当該物品が指定薬物でないことが判明した場合にあっては，当該物品が指定薬物と同等以上に精神毒性を有する蓋然性が高い物であるかどうかについて，厚生労働大臣若しくは都道府県知事又は厚生労働大臣若しくは都道府県知事の指定する者の検査を受けるべきことを命ずることができる 　　　　　　　　　　　（法第76条の6第1項） (2)上記(1)の場合において，厚生労働大臣又は都道府県知事は，厚生労働省令で定めるところにより，上記(1)の検査を受けるべきことを命ぜられた者に対し，上記(1)の検査を受け，通知[注5]を受けるまでの間は，当該物品及びこれと同一の物品を製造し，輸入し，販売し，授与し，販売若しくは授与の目的で陳列し，又は広告してはならない旨を併せて命ずることができる[注6]　　　（法第76条の6第2項）	注4）指定薬物である疑いがある物品の検査等の取扱いについては，規則第249条の2から第249条の4までの規定で詳細が定められている 注5）この通知には，検査の結果，指定薬物であることが判明したとき（法第76条の6第4項），指定薬物でないが精神毒性を有する蓋然性が判明したとき（法第76条の6第5項）などがある 注6）指定薬物に関する監視取締上の規定として，医薬品等の規定とは別に，廃棄等（法第76条の7），立入検査等（法第76条の8），麻薬取締官及び麻薬取締員による職権の行使（法第76条の9）などの規定が設けられている

(2) 指定薬物（抄）

指定薬物として，令和6（2024）年10月1日現在で，次に掲げる物が指定されている			（平成19年厚生労働省令第14号）
1	亜硝酸イソブチル	7	4-アセチル-N・N-ジエチル-7-メチル-4,6,6a,7,8,9-ヘキサヒドロインドロ[4,3-fg]キノリン-9-カルボキサミド及びその塩類
2	亜硝酸イソプロピル	8	4-アセトキシ-N-イソプロピル-N-メチルトリプタミン及びその塩類
3	亜硝酸イソペンチル	9	4-アセトキシ-N-エチル-N-メチルトリプタミン及びその塩類
4	亜硝酸三級ブチル	10	4-アセトキシ-N・N-ジアリルトリプタミン及びその塩類
5	亜硝酸シクロヘキシル	11	4-アセトキシ-N・N-ジイソプロピルトリプタミン及びその塩類
6	亜硝酸ブチル	12	4-アセトキシ-N・N-ジエチルトリプタミン及びその塩類

（13～330及び332～334省略）

331	2-アミノ-1-フェニル-プロパン-1-オン（以下この号等において「基本骨格」という）の2位にアミノ基以外の置換基が結合していないか又は当該アミノ基の代わりに次の表の第一欄に掲げるいずれかの置換基が1つ結合し，かつ，3位に水素以外が結合していないか又は同表の第二欄に掲げるいずれかの置換基が1つ結合し，かつ，ベンゼン環の2位から6位までに水素以外が結合していないか又は当該ベンゼン環の2位，3位若しくは4位に同表の第三欄に掲げるいずれかの置換基が1つ結合している物であって基本骨格の2位，3位及び当該ベンゼン環にさらに置換基が結合していないもの並びにこれらの塩類．ただし，次に掲げる物を除く イ 覚醒剤取締法に規定する覚醒剤 ロ 麻薬及び向精神薬取締法に規定する麻薬及び向精神薬 | 第一欄 | 第二欄 | 第三欄 | |---|---|---| | 1 メチルアミノ基　5 メチルエチルアミノ基 2 エチルアミノ基　6 1-ピロリジニル基 3 ジメチルアミノ基 4 ジエチルアミノ基 | 1 メチル基　5 直鎖状ペンチル基 2 エチル基　6 直鎖状ヘキシル基 3 直鎖状プロピル基　7 直鎖状ヘプチル基 4 直鎖状ブチル基 | 1 メチル基　5 フッ素原子 2 エチル基　6 塩素原子 3 メトキシ基　7 臭素原子 4 メチレンジオキシ基　8 ヨウ素原子 |
335	前各号に掲げる物のいずれかを含有する物．ただし，サルビア　ディビノラム（直ちに人の身体に使用可能な形状のものに限る）及びミトラガイナ　スペシオーサ（ミトラガイナ属に属する他の種との交雑種を含み，直ちに人の身体に使用可能な形状のものに限る）以外の植物を除く

(3) 医療等の用途の規定（平成19年厚生労働省令第14号）

法第76条の4に規定する医療等の用途は，次の各号に掲げる用途とする
(1)次に掲げる者における学術研究又は試験検査の用途
　①国の機関
　②地方公共団体及びその機関
　③学校教育法第1条に規定する大学及び高等専門学校並びに国立大学法人法第2条第4項に規定する大学共同利用機関
　④独立行政法人通則法第2条第1項に規定する独立行政法人及び地方独立行政法人法第2条第1項に規定する地方独立行政法人
(2)法第69条第4項及び第6項に規定する試験の用途
(3)法第76条の6第1項に規定する検査の用途
(4)法第76条の8第1項に規定する試験の用途
(5)犯罪鑑識の用途
(6)(1)から(5)までに掲げる用途のほか，以下の表の左欄に掲げる物にあっては，右欄に掲げる用途（抄）

一酸化二窒素及びこれを含有する物	1　疾病の治療の用途 （後略）
1-(4-クロロフェニル)プロパン-2-アミン，その塩類及びこれらを含有する物	1　元素又は化合物に化学反応を起こさせる用途 2　学術研究又は試験検査の用途（ただし，第1号に掲げる者における場合を除き，かつ，人の身体に使用する場合以外の場合に限る）
1-[1-(2-メトキシフェニル)-2-フェニルエチル]ピペリジン，その塩類及びこれらを含有する物	学術研究又は試験検査の用途（ただし，第1号に掲げる者における場合を除き，かつ，人の身体に使用する場合以外の場合に限る）

2-6-27 薬事監視，行政命令等

(1) 薬事監視，行政命令等に関する規定のしくみ

規定の分類	該 当 項 目	根 拠 条 文	命 令 権 者
製品に対する措置	(1)緊急命令に関する規定 (2)廃棄等の規定 (3)検査命令に関する規定	法第69条の3 法第70条 法第71条	厚生労働大臣 厚生労働大臣又は知事 厚生労働大臣又は知事
許可基準への適合の是正措置（改善命令等）	(1)品質管理又は製造販売後安全管理方法，製造所における製造管理又は品質管理方法及び構造設備の改善命令等に関する規定 (2)厚生労働省令で定める「業務体制省令」（p.49参照）への是正命令に関する規定，地域連携薬局等の開設者に対する要件に適合するよう業務体制整備の命令に関する規定	法第72条 法第72条の2	厚生労働大臣又は知事 知事
法違反業者等への行政処分	(1)総括製造販売責任者等の変更命令に関する規定 (2)承認の取消し，許可の取消し，登録の取消し，業務停止命令に関する規定 (3)配置販売業の業務停止命令等に関する規定 (4)外国製造業者の認定取消等に関する規定	法第73条 法第74条の2，第75条，第75条の2～第75条の4 法第74条 法第75条の4	各業態の許可権者[注1] 各業態の許可権者[注1] 知事 厚生労働大臣
薬事監視，行政命令等を適正に行うための規定	(1)立入検査，報告命令等に関する規定 (2)聴聞に関する規定 (3)薬事監視員に関する規定 (4)麻薬取締官及び麻薬取締員の職権行使に関する規定 (5)相互協力	法第69条 法第76条 法第76条の3 法第76条の3の2 法第76条の3の3	厚生労働大臣，知事，保健所を設置する市の市長又は特別区の区長 厚生労働大臣又は知事（主催者） 厚生労働大臣，知事，保健所を設置する市の市長又は特別区の区長（任命権者） 厚生労働大臣又は知事 厚生労働大臣，知事，保健所を設置する市の市長又は特別区の区長

注1) 医薬品等の製造販売業及び大臣許可品目に係る医薬品及び医療機器の製造業は厚生労働大臣が，また，医薬部外品及び化粧品の製造販売業又は製造業，薬局，医薬品販売業並びに医療機器の販売業・賃貸業・修理業は都道府県知事が，それぞれ許可権者となっている（ただし，製造販売業及び製造業については，令第80条で許可権限の大部分が都道府県知事に委任されている）

(2) 薬事監視，行政命令等の規定内容

項　目	内　容	備　考
立入検査，報告命令等に関する規定	(1)厚生労働大臣，都道府県知事，保健所を設置する市の市長又は特別区の区長は，薬局その他医薬品等を業務上取り扱う者並びに国内管理人に，厚生労働省令の定めるところにより，必要な報告をさせ[注1]，又は当該職員にその施設に立ち入り，検査させ，質問させ，法第70条第1項に該当する疑いのあるもの[注2]を，試験のため必要な最少分量に限り，収去させることができる　　　　　　　　（法第69条第1～6項） (2)当該職員は，立入検査，質問又は収去をする場合には，その身分を示す証明書を携帯し，関係人の請求があったときは，これを提示しなければならない　　　　　　　　　　　（法第69条第8項） (3)厚生労働大臣又は都道府県知事は，必要があると認めるときは，登録認証機関に対して，基準適合性認証の業務又は経理の状況に関し，報告をさせ，又は当該職員に，登録認証機関の事務所に立ち入り，帳簿書類その他の物件を検査させ，若しくは関係者に質問させることができる　　　　　　　　　　　（法第69条第7項） (4)立入検査等の権限は，犯罪捜査のために認められたものと解釈してはならない　　　　　　　　　　　（法第69条第9項）	注1) 厚生労働省令の定める必要な報告事項として，医薬品等の製造販売業者に対して副作用等の報告義務が課せられているが，これについては「2-6-11(4)副作用・感染症報告制度」の項（p.69）参照のこと 注2) 不良品，不正表示品，無許可品，検定違反品，承認を取り消されたもの等の疑いのあるものを意味する
機構による立入検査等の実施	(1)厚生労働大臣は，機構に，法第69条第1項若しくは第6項の規定による立入検査若しくは質問又は同条第5項の規定による立入検査，質問若しくは収去のうち政令[注3]で定めるものを行わせることができる[注4]　　　　　　　　（法第69条の2第1項） (2)機構は，上記(1)の立入検査，質問又は収去をしたときは，厚生労働省令[注5]で定めるところにより，当該立入検査，質問又は収去の結果を厚生労働大臣に通知しなければならない　　（法第69条の2第3項） (3)上記(1)の立入検査，質問又は収去の業務に従事する機構の職員は，政令[注6]で定める資格を有する者でなければならない　　　　　　　　　　（法第69条の2第4項） (4)上記(3)の機構職員は，上記(1)の立入検査，質問又は収去をする場合には，その身分を示す証明書を携帯し，関係人の請求があったときは，これを提示しなければならない　　　　　　　（法第69条の2第5項）	注3) 政令で定める立入検査，質問又は収去は，法第69条第1項若しくは第6項の規定による立入検査若しくは質問又は同条第5項の規定による立入検査，質問若しくは収去とする（令第66条第1項） 注4) 都道府県知事も機構に行わせることのできる規定がある　　　　（法第69条の2第2項） 注5) 機構の通知は，立入検査等を行った年月日，その結果等を記載した通知書により行うものとする　（規則第247条） 注6) 政令で定める資格は，令第68条各号[注16]のいずれかに該当する者であることとされており，薬事監視員の資格要件と同様である　（令第66条第3項）

103

(2) 薬事監視，行政命令等の規定内容（つづき）

項　目	内　容	備　考
緊急命令に関する規定	厚生労働大臣は，医薬品等による保健衛生上の危害の発生又は拡大を防止するため必要があると認めるときは，医薬品，医薬部外品，化粧品，医療機器若しくは再生医療等製品の製造販売業者，製造業者若しくは販売業者，医療機器の賃貸業者若しくは修理業者又は薬局開設者等に対して，医薬品，医薬部外品，化粧品，医療機器若しくは再生医療等製品の販売若しくは授与又は医療機器の賃貸若しくは修理又は医療機器プログラムの電気通信回線を通じた提供を一時停止することその他保健衛生上の危害の発生又は拡大を防止するための応急の措置を採るべきことを命ずることができる[注7]　　　　　　　　　　　　　　　　　（法第69条の3）	注7）本項の規定は，承認を受けた医薬品等であっても，その後の知見で安全性に問題があることが相当の根拠をもって判明したような場合に，学問的評価が最終的に確定しない間においても，危害の発生又は拡大を防止するために緊急命令ができることを定めたものである
廃棄，回収命令等に関する規定	(1)厚生労働大臣又は都道府県知事は，不正表示医薬品等，不良医薬品等，承認を取り消された医薬品若しくは医療機器又は不良な原料若しくは材料について，廃棄，回収その他公衆衛生上の危険の発生を防止するに足りる措置をとるべきことを命ずることができる　　　　（法第70条第1項） (2)この命令を受けた者がその命令に従わないとき，又は緊急の必要があるときは，当該職員に廃棄させ，若しくは回収させ，又はその他の必要な処分をさせることができる　　　　　　　　　　　（法第70条第3項）	
検査命令に関する規定	厚生労働大臣又は都道府県知事は，必要があると認めるときは，医薬品等の製造販売業者又は医療機器の修理業者に対して，その製造販売又は修理をする医薬品等について，厚生労働大臣又は都道府県知事の指定する者の検査を受けるべきことを命ずることができる[注8]　　　（法第71条）	注8）本項は，例えば，不良品を出した製造販売業者に対し，事後の改善状況を監視する意味で一定期間その製品の検査を命ずる場合等に適用される
改善命令等に関する規定	厚生労働大臣は，次の事項に該当する場合は，関係業者に対して所要の改善を命じ，又はその改善を行うまでの間その業務の全部若しくは一部の停止を命ずることができる[注9]　　　　　　　　　　　（法第72条） (1)厚生労働大臣は，医薬品等の製造販売業者が，その品質管理又は製造販売後安全管理の方法が法第12条の2第1号又は第2号等に規定する厚生労働省令で定める基準に適合しない場合　　（法第72条第1項） (2)厚生労働大臣は，医薬品等の製造販売業者又は製造業者が，その物の製造所における製造管理若しくは品質管理の方法が法第14条第2項第4号等に規定する厚生労働省令で定める基準に適合せず，又はその製造管理若しくは品質管理の方法によって医薬品等が不良品に該当するおそれがある場合　　　　　　　　　　　　　（法第72条第2項） (3)厚生労働大臣又は都道府県知事は，医薬品等の製造業者又は医療機器の修理業者が，その構造設備が法第13条第4項第1号若しくは法第40条の2第4項第1号等の規定に基づく厚生労働省令で定める基準に適合せず，又はその構造設備によって医薬品等が不良品に該当するおそれがある場合，構造設備の改善を命じ，又はその改善を行うまでの間当該施設の全部若しくは一部を使用することを禁止することができる　　　　　　　　　　　　　　　　　　　　　（法第72条第3項） (4)都道府県知事は，薬局開設者，医薬品の販売業者，医療機器の販売業者若しくは貸与業者又は再生医療等製品の販売業者に対して，その構造設備が，厚生労働省令で定める基準に適合せず，又はその構造設備によって医薬品若しくは医療機器が不良品に該当するおそれがある場合，その構造設備の改善を命じ，又はその改善を行うまでの間当該施設の全部若しくは一部を使用することを禁止することができる　　（法第72条第4項）	注9）医薬品等の製造業，販売業及び医療機器の修理業については，薬局等構造設備規則で，許可基準としての構造設備基準が定められている
販売体制の整備命令に関する規定	(1)都道府県知事は，薬局開設者又は店舗販売業者に対して，その薬局又は店舗が法第5条第2号又は第26条第4項第2号の規定に基づく厚生労働省令で定める基準に適合しなくなった場合においては，当該基準に適合するようにその業務の体制を整備することを命ずることができる　　　　　　　　　　　　　　　　　（法第72条の2第1項） (2)都道府県知事は，配置販売業者に対して，その都道府県の区域における業務を行う体制が，法第30条第2項第1号の規定に基づく厚生労働省令で定める基準に適合しなくなった場合においては，当該基準に適合するようにその業務を行う体制を整備することを命ずることができる　　　　　　　　　　　　　　　　　（法第72条の2第2項）	
医薬品等の総括製造販売責任者等の変更命令に関する規定	厚生労働大臣は，医薬品等の製造販売業者の総括製造販売責任者，医薬品等の管理者又は責任技術者又は医療機器の修理業の責任技術者等について，都道府県知事は，薬局の管理者又は店舗管理者，区域管理者若しくは営業所管理者若しくは医療機器の販売業若しくは貸与業の管理者について，その者にこの法律その他薬事に関する法令で政令で定めるもの若しくはこれに基づく処分に違反する行為があったとき，又はその者が管理者若しくは責任技術者として不適当であると認めるときは，その製造販売業者，製造業者，修理業者，薬局開設者，販売業者又は貸与業者に対して，その変更を命ずることができる[注10]　　　　　（法第73条）	注10）本項による処分権者は，各業態の許可権者となっている

(2) 薬事監視，行政命令等の規定内容（つづき）

項　目	内　容	備　考
承認の取消し等	厚生労働大臣は，承認を与えた医薬品が，承認拒否の要件[注11]に該当するに至ったと認めるときは，薬事審議会の意見を聴いて，その承認を取り消さなければならない[注12]　　　　　　　　　　　（法第74条の2）	注11）法第14条第2項第3号イからハまで等に該当する医薬品等である 注12）その他，改善命令に従わなかったときなどの場合の規定もある
許可の取消し，業務の停止命令に関する規定	(1)厚生労働大臣は，医薬品等の製造販売業者若しくは製造業者又は医療機器の修理業者について，都道府県知事は，薬局開設者，医薬品等の販売業者又は医療機器の販売業者若しくは貸与業者について，この法律その他薬事に関する法令で政令で定めるもの若しくはこれに基づく処分に違反する行為があったとき，又はこれらの者（これらの者が法人であるときは，その業務を行う役員を含む）が許可基準等で定められた人的欠格要件の規定に該当するに至ったときは，その許可を取り消し，又は期間を定めてその業務の全部若しくは一部の停止を命ずることができる[注10]　　　　　　　　　　　　　　　　　　　（法第75条第1項） (2)都道府県知事は，医薬品等の製造販売業者若しくは製造業者又は医療機器の修理業者について前項の処分が行われる必要があると認めるときは，その旨を厚生労働大臣に通知しなければならない[注13]　　　　　　　　　　　　　　　　　　　（法第75条第2項）	注13）厚生労働大臣が許可権者であり，許可の取消し等の処分を厚生労働大臣が行うこととされている業者であって，都道府県知事が処分を行う必要があると認めるときは，その旨を厚生労働大臣に具申すべきことを定めた規定である
配置販売業の業務停止命令等に関する規定	都道府県知事は，配置販売業の配置員が，その業務に関し，この法律若しくはこれに基づく命令又はこれらに基づく処分に違反する行為をしたときは，当該配置販売業者に対して，期間を定めてその配置員による配置販売の業務の停止を命ずることができる．この場合において，必要があるときは，その配置員に対しても，期間を定めてその業務の停止を命ずることができる[注14]　　　　　　　　　　　　　　（法第74条）	注14）配置員が法律違反を行ったような場合でも，処分は配置販売業者に対して行われる．ただし，必要がある場合は，配置員に対しても業務停止ができることを定めている
聴聞に関する補足規定	厚生労働大臣又は都道府県知事は，薬局，医薬品等の製造販売業，製造業，医薬品販売業等の許可の更新を拒もうとするときは，当該処分の名宛人に対し，その処分の理由を通知し，弁明及び有利な証拠の提出の機会を与えなければならない[注15]　　　　　　　　　　（法第76条）	注15）承認・許可の取消し，製造業・販売業の業務停止等の不利益処分については，行政手続法の規定により，あらかじめ弁明の機会を与える聴聞の制度がとられているが，更に，この規定を補足するため，法第76条で「許可の更新」を拒むときについても聴聞を必要とすることを定めている
薬事監視員に関する規定	(1)医薬品等の製造販売業者，製造業者等，薬局，病院，診療所，飼育動物診療施設，工場，店舗，事務所その他医薬品等を業務上取り扱う場所への立ち入り検査，質問，不良の疑いのある物の収去及び廃棄，回収その他必要な処分をさせる職権を行わせるため，国，都道府県，保健所を設置する市又は特別区の職員のうちから薬事監視員を命ずるものとする (2)薬事監視員は，国，都道府県，保健所を設置する市又は特別区の職員のうちから，厚生労働大臣，知事，保健所を設置する市の市長又は特別区の区長が任命する[注16]　　　　　　　　（法第76条の3）	注16）次の(1)～(3)のいずれかに該当する者でなければ，薬事監視員となることができない (1)薬剤師，医師，歯科医師又は獣医師 (2)旧大学令に基づく大学，旧専門学校令に基づく専門学校又は学校教育法に基づく大学若しくは高等専門学校において，薬学，医学，歯学，獣医学，理学又は工学に関する専門の課程を修了した者であって，薬事監視について十分の知識経験を有するもの (3)1年以上薬事に関する行政事務に従事した者であって，薬事監視について十分の知識経験を有するもの 　　　　　　　　　　　　（令第68条）
麻薬取締官・麻薬取締員による職権行使	医薬品等の輸入手続き違反，模造医薬品に関する事案については，麻薬取締官及び麻薬取締員に職務を行わせることができる（法第76条の3の2）	
医薬品等行政評価・監視委員会の設置	厚生労働省に，医薬品行政評価・監視委員会を設置し，医薬品等の安全性の確保とその使用による保健衛生上の危害の発生及び拡大の防止に関する施策の実施状況の評価及び監視を行う[注17]．また，その結果に基づき，必要があると認めるときは，講ずべき施策について厚生労働大臣に意見を述べ又は勧告する．厚生労働大臣は，意見又は勧告に基づいて講じた施策を委員会に報告する[注18]　（法第76条の3の4～法第76条の3の12）	注17）薬事審議会の所掌分野は除かれる 注18）このほか，資料提出要求，組織，任期等が規定されている

2-6-28 罰　　則

医薬品医療機器等法の違反は，生命にも関連することから，事例によっては極めて重い量刑が科せられ，規制事項も広範なことから，違反事例に対する罰則の種類・量刑は複雑である．本項では，この複雑な医薬品医療機器等法違反に対する罰則について，条文別（量刑別）に，主な違反事例を示して表形式で説明する

(1) 関係条文の違反の罰則（例示）

条　文	量　刑	主な違反の例示
法第83条の9	5年以下の懲役，若しくは500万円以下の罰金，又はこれを併科	指定薬物の製造，輸入，販売等の違反（法第76条の4）
法第84条	3年以下の懲役，若しくは300万円以下の罰金，又はこれを併科	無許可の薬局開設（法第4条），無許可医薬品の製造（法第12条），不良医薬品の製造（法第56条），輸入手続き違反（法第56条の2），毒劇薬の表示違反（法第44条）等
法第85条	2年以下の懲役，若しくは200万円以下の罰金，又はこれを併科	不正表示医薬品の販売（法第55条），誇大広告（法第66条），毒劇薬の交付違反（法第47条），医薬品の販売方法の違反（法第37条）等
法第86条	1年以下の懲役，若しくは100万円以下の罰金，又はこれを併科	薬局管理者に関する違反（法第7条），処方箋医薬品販売の記録違反（法第49条），医薬品の開封違反（法第45条）
法第86条の2	1年以下の懲役，又は100万円以下の罰金	登録認証機関の停止命令違反（法第23条の16）等
法第86条の3	6月以下の懲役，若しくは30万円以下の罰金	秘密漏示（法第14条の4第8項）等
法第87条	50万円以下の罰金	休廃止の届出違反（法第10条）等
法第88条	30万円以下の罰金	薬局の名称使用違反（法第6条），配置の届出違反（法第32条）
法第89条	30万円以下の罰金	登録認証機関の役員，職員の虚偽報告，報告の不備（法第23条の5，同11，同15）等
法第90条	1億円以下の罰金	法人への罰金〔法第83条の9，第84条（一部除外）〕
法第91条	20万円以下の過料	財務諸表等の不備

2-7 血液供給体制（安全な血液製剤の安定供給の確保等に関する法律）

項　目	内　容
法制定の背景	血液製剤はきわめて重要な医薬品であるが，人の供血以外に原材料確保のすべがなく，供血の管理が最終製剤の安全性と供給の安定性に直結するなど，特殊な一面を持っている 血液事業は昭和 31（1956）年に制定された「採血及び供血あっせん業取締法」で実施され，供血者の人権保護から献血の推進，血漿分画製剤による HIV 感染問題から原材料の国内自給と，時代ごとに種々の施策が講じられてきたが，なお種々の問題を抱えていた．そこで行政主導で血液事業の枠組みを管理し，供血者の保護と血液製剤の安全性及び安定供給を確保するために，平成 14（2002）年に新たな法が制定された
法　の　目　的	血液製剤の安全性の向上，安定供給の確保及び適正な使用の推進のために必要な措置を講ずるとともに，人の血液の利用の適正及び献血者等の保護を図るために必要な規制を行うことにより，国民の保健衛生の向上に資することを目的とする　　　　　　　　　　　　　　　　　　　　　　　　　　　　　（法第 1 条）
定義 「血液製剤」とは	人体から採取された血液を原料として製造される医薬品（医療品医療機器等法に規定する医薬品をいう）であって，厚生労働省令で定めるものをいう[注1]〔下欄参照〕　　　　　　　　　　　　　　　　　（法第 2 条第 1 項）
「献血者等」とは	献血をする者その他の被採血者をいう　　　　　　　　　　　　　　　　　　　　　　　（法第 2 条第 2 項）
「採血」とは	血液製剤の原料とする目的で，業として，人体から血液を採取することをいう （採血の業務の管理及び構造設備に関する基準第 1 条第 1 項）
「採血事業者」とは	人体から採血することについて法第 13 条第 1 項の許可を受けた者をいう　　　　　　　（法第 2 条第 3 項）
「製造販売業者」，「製造業者」又は「販売業者」とは	それぞれ医薬品医療機器等法で規定する医薬品の製造販売業の許可を受けた者若しくは再生医療等製品の製造販売業の許可を受けた者，医薬品の製造業の許可を受けた者若しくは再生医療等製品の製造業の許可を受けた者又は医薬品の販売業の許可を受けた者をいう　　　　　　　　　　　　　　　　　　　　　　　（法第 2 条第 4 項）

注1）血液製剤の範囲

法第 2 条第 1 項の厚生労働省令で定める血液製剤は，法第 3 条の規定の趣旨にかんがみ，人の血液又はこれから得られた物を有効成分とする医薬品であって，別表第 1 に掲げるものとする　　　　　　　　　　　　　　　　　　　　　　　　（規則第 1 条）

〔別表第 1〕

1 輸血に用いるものであって，以下に掲げるもの
- (1)人全血液
- (2)人赤血球液
- (3)洗浄人赤血球液
- (4)解凍人赤血球液
- (5)新鮮凍結人血漿
- (6)人血小板濃厚液
- (7)合成血

2 血漿分画製剤であって，以下に掲げるもの
- (1)加熱人血漿たん白
- (2)人血清アルブミン
- (3)ガラクトシル人血清アルブミンジエチレントリアミン五酢酸テクネチウム（^{99m}Tc）
- (4)テクネチウム大凝集人血清アルブミン（^{99m}Tc）
- (5)テクネチウム人血清アルブミン（^{99m}Tc）
- (6)人血清アルブミンジエチレントリアミン五酢酸テクネチウム（^{99m}Tc）
- (7)ヨウ化人血清アルブミン（^{131}I）
- (8)乾燥人フィブリノゲン
- (9)フィブリノゲン加第 XIII 因子
- (10)フィブリノゲン配合剤
- (11)乾燥濃縮人血液凝固第 VIII 因子
- (12)乾燥人血液凝固第 IX 因子複合体
- (13)乾燥濃縮人血液凝固第 IX 因子
- (14)乾燥濃縮人血液凝固第 X 因子加活性化第 VII 因子
- (15)乾燥濃縮人プロトロンビン複合体
- (16)活性化プロトロンビン複合体
- (17)ヒト血漿由来乾燥血液凝固第 XIII 因子
- (18)乾燥人血液凝固因子抗体迂回活性複合体
- (19)トロンビン（人由来のものに限る．）
- (20)人免疫グロブリン
- (21)乾燥イオン交換樹脂処理人免疫グロブリン
- (22)乾燥スルホ化人免疫グロブリン
- (23) pH4 処理酸性人免疫グロブリン
- (24)乾燥 pH4 処理人免疫グロブリン
- (25)乾燥ペプシン処理人免疫グロブリン
- (26)ポリエチレングリコール処理人免疫グロブリン
- (27)乾燥ポリエチレングリコール処理人免疫グロブリン
- (28)抗 HBs 人免疫グロブリン
- (29)乾燥抗 HBs 人免疫グロブリン
- (30)ポリエチレングリコール処理抗 HBs 人免疫グロブリン
- (31)乾燥ポリエチレングリコール処理抗 HBs 人免疫グロブリン
- (32)乾燥抗 D（Rho）人免疫グロブリン
- (33)抗破傷風人免疫グロブリン
- (34)乾燥抗破傷風人免疫グロブリン
- (35)ポリエチレングリコール処理抗破傷風人免疫グロブリン
- (36)乾燥ポリエチレングリコール処理抗破傷風人免疫グロブリン
- (37)ヒスタミン加人免疫グロブリン（乾燥）
- (38)乾燥濃縮人アンチトロンビン III
- (39)乾燥濃縮人プロテイン C
- (40)乾燥濃縮人活性化プロテイン C
- (41)人ハプトグロビン
- (42)乾燥濃縮人 C1 −インアクチベーター
- (43)乾燥濃縮人 α_1−プロテイナーゼインヒビター

3 血球に由来するものであって，以下に掲げるもの
- (1)ヘミン

項　目	内　容
基　本　理　念	(1)血液製剤は，その原料である血液の特性にかんがみ，その安全性の向上に常に配慮して，製造され，供給され，又は使用されなければならない　　　　　　　　　　　　　　　　　　　　　　　　（法第 3 条第 1 項） (2)血液製剤は，国内自給（国内で使用される血液製剤が原則として国内で行われる献血により得られた血液を原料として製造されることをいう．以下同じ．）が確保されることを基本とするとともに，安定的に供給されるようにしなければならない　　　　　　　　　　　　　　　　　　　　　　　　　　　　　（法第 3 条第 2 項） (3)血液製剤は，献血により得られる血液を原料とする貴重なものであること，及びその原料である血液の特性にかんがみ，適正に使用されなければならない　　　　　　　　　　　　　　　　　　　　　（法第 3 条第 3 項） (4)国，地方公共団体その他の関係者は，この法律に基づく施策の策定及び実施に当たっては，公正の確保及び透明性の向上が図られるよう努めなければならない　　　　　　　　　　　　　　　　（法第 3 条第 4 項）

2-7 血液供給体制（安全な血液製剤の安定供給の確保等に関する法律）（つづき）

項　目	内　　容
基本理念にのっとった関係者の責務	(1)国の責務 血液製剤の安全性の向上及び安定供給の確保に関する基本的かつ総合的な施策を策定し，及び実施しなければならない　　（法第4条第1項） 献血に関する国民の理解及び協力を得るための教育及び啓発，血液製剤の適正な使用の推進に関する施策の策定及び実施その他の必要な措置を講ずるよう努めなければならない　　　　　　　　　　　　（法第4条第2項） (2)地方公共団体の責務 献血について住民の理解を深めるとともに，採血事業者による献血の受入れが円滑に実施されるよう，必要な措置を講じなければならない　　　　　　　　　　　　　　　　　　　　　　　　　　　　　　　　　　　　（法第5条） (3)採血事業者の責務 献血の受入れを推進し，血液製剤の安全性の向上及び安定供給の確保に協力するとともに，献血者等の保護に努めなければならない　　　　　　　　　　　　　　　　　　　　　　　　　　　　　　　　　　　　　（法第6条） (4)原料血漿の製造業者等の責務 安全な血液製剤の安定的かつ適切な供給並びにその安全性の向上に寄与する技術の開発並びに情報の収集及び提供に努めなければならない　　　　　　　　　　　　　　　　　　　　　　　　　　　　　　　　　　（法第7条） (5)医療関係者の責務 血液製剤の適正な使用に努めるとともに，血液製剤の安全性に関する情報の収集及び提供に努めなければならない　　　（法第8条）
基本方針と献血推進計画並びに需給計画	(1)厚生労働大臣は，血液製剤の安全性の向上及び安定供給の確保を図るための基本的な方針（以下「基本方針」という。）を定めるものとする　　　　　　　　　　　　　　　　　　　　　　　　　　　　　　　　　（法第9条第1項） 〔基本方針の内容〕 ①血液製剤の安全性の向上及び安定供給の確保に関する基本的な方向　　　⑤血液製剤の製造及び供給に関する事項 ②血液製剤についての中期的な需給の見通し　　　⑥血液製剤の安全性の向上に関する事項 ③血液製剤に関し国内自給が確保されるための方策に関する事項　　　⑦血液製剤の適正な使用に関する事項 ④献血の推進に関する事項　　　⑧その他献血及び血液製剤に関する重要事項　　　（法第9条第2項） (2)厚生労働大臣は，少なくとも5年ごとに基本方針に再検討を加え，必要があると認めるときは，これを変更するものとする　　　　　　　　　　　　　　　　　　　　　　　　　　　　　　　　　　　　　　　（法第9条第3項） (3)厚生労働大臣は，基本方針に基づき，毎年度，翌年度の献血の推進に関する計画（以下「献血推進計画」という）を定め，都道府県にその写しを送付するものとする　　　　　　　　　　　　　　　　　　（法第10条第1項） (4)厚生労働大臣は，基本方針に基づき，毎年度，翌年度の血液製剤の安定供給に関する計画（以下「需給計画」という）を定めるものとする　　　　　　　　　　　　　　　　　　　　　　　　　　　　　　（法第26条第1項）
採血等の制限	(1)次に掲げる物を製造する者がその原料とし，又は採血事業者若しくは病院若しくは診療所の開設者が①〜③に掲げる物の原料とする目的で採血する場合を除いては，何人も，業として，人体から採血してはならない．ただし，治療行為として，又は輸血，医学的検査若しくは学術研究のための血液を得る目的で採血する場合は，この限りでない ①血液製剤 ②医薬品（血液製剤を除く），医療機器又は再生医療等製品　　　　　　　　　　　　　　（法第12条第1項） ③医薬品，医療機器又は再生医療等製品の研究開発において試験に用いる物その他の医療の質又は保健衛生の向上に資する物として厚生労働省令で定める物 (2)何人も，業として，人体から採取された血液又はこれから得られた物を原料として，前項各号に掲げる物以外の物を製造してはならない．ただし，血液製剤の製造に伴って副次的に得られた物又は厚生労働省令で定めるところによりその本来の用途に適しないか若しくは適しなくなったとされる血液製剤を原料とする場合は，この限りでない　　　　　　　　　　　　　　　　　　　　　　　　　　　　　　　　　　　　　　（法第12条第2項）
業として行う採血の許可	(1)血液製剤の原料とする目的で，業として，人体から採血しようとする者は，厚生労働省令で定めるところにより，厚生労働大臣の許可を受けなければならない．ただし，病院又は診療所の開設者が，当該病院又は診療所における診療のために用いられる血液製剤のみの原料とする目的で採血しようとするときは，この限りでない　　　　　　　　　　　　　　　　　　　　　　　　　　　　　　　　　　　　　　（法第13条第1項） (2)厚生労働大臣は，第1項の許可をしようとするときは，あらかじめ，薬事審議会の意見を聴くものとする　　（法第13条第4項）
事業の休廃止	採血事業者は，その許可に係る事業の全部又は一部を休止し，又は廃止しようとするときは，厚生労働大臣の許可を受けなければならない　　　　　　　　　　　　　　　　　　　　　　　　　　　　　　　（法第14条第1項）
有料での採血等の禁止	何人も，有料で，人体から採血し，又は人の血液の提供のあっせんをしてはならない　　　　（法第16条）
採血所の管理	採血事業者は，厚生労働省令で定める採血の業務の管理及び構造設備に関する基準に適合した採血所において，採血しなければならない　　　　　　　　　　　　　　　　　　　　　　　　　　　　　　　　（法第22条第1項）
採血者の義務	(1)血液製剤の原料たる血液又は輸血のための血液を得る目的で，人体から採血しようとする者は，あらかじめ献血者等につき，厚生労働省令で定める方法による健康診断を行わなければならない^{注2)}　　　　　　　　（法第25条第1項） (2)前項の採血者は，厚生労働省令で定めるところにより貧血者，年少者，妊娠中の者その他の採血が健康上有害であると認められる者から採血してはならない　　　　　　　（法第25条第2項）　│　注2）献血者等につき行うべき健康診断の方法は，問診その他必要な診察並びに体温測定，体重測定，血圧測定，血色素検査及び血小板数検査とする　　　　　　　　　　　　　　（規則第14条第1項）

②-7 血液供給体制
（安全な血液製剤の安定供給の確保等に関する法律）（つづき）

項　　目	内　　　容
採血事業者等の情報提供	①〜③に掲げる者は，血液製剤による保健衛生上の危害の発生又は拡大を防止するための措置を講ずるために必要と認められる場合には，それぞれ①〜③に定める情報を，当該血液製剤の製造販売業者に提供しなければならない 　①血液製剤の原料たる血液を採取した採血事業者　　　当該血液の安全性に関する必要な情報 　②血液製剤の原料たる原料血漿を製造した製造業者　　当該原料血漿の安全性に関する必要な情報 　③血液製剤を製造した製造業者　　　　　　　　　　　当該血液製剤の安全性に関する必要な情報　　（法第29条）
業として行う採血と医業	業として人体から採血することは，医療及び歯科医療以外の目的で行われる場合であっても，医師法第17条に規定する医業に該当するものとする　　　　　　　　　　　　　　　　　　　　　　　　　　　　　　　　　　　　（法第31条）

2 -8 副作用被害と薬害

2-8-1 薬害（医薬品による有害事象）

薬害とは	薬害とは，定義は決まっていないが，医薬品の使用によって，企図しない別の重篤な疾患に罹患したり，その有害事象から本来あるべき状態に回復できなくなってしまうなどの健康被害をいう．その事例として，次欄に掲げた事例がある

わが国の医薬品等による有害事象の事例		
原因医薬品等の名称 （事象発生の時期）	**有害事象の概要**	**対 応 等**
ペニシリン注射剤 （1956年5月）	アナフィラキシーショック死 歯科治療中に受けたペニシリン注射で，急激な血圧低下・呼吸困難を起こし，死亡した例など	潜在的にしか認識されていなかった医薬品に対するアレルギー体質が問題化され，事前のショックテストが励行されるようになった
サリドマイド （1961年〜）	妊婦に使用された催眠・鎮静薬サリドマイドの使用により生じたアザラシ肢症 phocomelia を特徴とした広範囲な奇形（胎芽症）事例	①非臨床試験段階からの安全性調査研究を重要視する ②1968年，医薬品の承認に関する基本方針を定め，安全性確保施策の体系的整備に向かう
アミノピリン等の アンプル感冒薬 （1965年2月〜）	アミノピリン，スルピリンの内服水溶液製剤によるショック死亡事故事例	①1965年2月，アミノピリン等の配合基準の見直し ②1965年5月，「アンプル入り感冒薬」の製造販売中止 ③1967年，副作用モニター制度発足
キノホルム （1970年9月〜）	整腸剤キノホルム製剤の使用による SMON病（非特異性脳脊髄膜炎）の事例	①1970年，厚生省（当時）はキノホルム製剤の製造販売・使用停止を決定した ②1979年，薬事二法制定 ③1979年，医薬品副作用被害救済基金法制定
クロロキン （1971年10月〜）	抗マラリア・抗リウマチ薬クロロキン製剤の長期大量投与によるクロロキン網膜症の事例	①1967年，劇薬，要指示薬に指定，局方からの削除 ②副作用モニター制度による調査開始 ③1969年，網膜症の添付文書記載（薬務局長通知）
フィブリノゲン製剤 及び血液凝固第IX因 子製剤 （1971〜1990年頃）	C型肝炎ウイルスが混入したフィブリン製剤及び血液凝固第IX因子製剤を投与された患者が，C型肝炎に感染した事例	「特定フィブリノゲン製剤及び特定血液凝固第IX因子製剤によるC型肝炎感染被害者を救済するための給付金の支給に関する特別措置法」の規定に基づき，給付金の支給が行われている
非加熱濃縮血液製剤 （1980年代）	薬害エイズ〔薬害エイズとは，濃縮血液製剤（非加熱製剤，米国製）の原料血漿中に HIV（エイズウイルス）が混入していたため，それを用いた患者が HIV感染をした事象〕	①医薬品医療機器総合機構法における感染症被害救済事業の契機 ②薬事法（当時）の「生物由来製品」規制の導入の契機
ソリブジン （1993年9月）	抗ウイルス薬ソリブジンと5-FU系抗がん剤の相互作用による死亡事例	①1993年10月12日，企業のドクターレター発行 ②薬務局長通知「添付文書の記載方法の変更」 ③企業の情報活動，注意喚起等の推進 ④添付文書の様式等の変更
ヒト乾燥硬膜 （1996年11月）	異常プリオンに汚染されたヒト乾燥硬膜の使用によるクロイツフェルト・ヤコブ病 Creutzfeldt-Jakob disease (CJD) の事例	①1997年，WHO勧告に基づき使用停止措置をとった ②薬事法（当時）における「生物由来製品」の規制の導入，「感染症定期報告」，「記録及び記録の保存」 ③医薬品医療機器総合機構の救済事業に，「生物由来製品」による感染症被害も加えられた

2-8-2 健康被害救済制度

(1) 独立行政法人医薬品医療機器総合機構法（機構法）の沿革と目的

項　　目	内　　　容
沿　　　革	本法は，平成 14（2002）年 12 月，「医薬品副作用被害救済・研究振興調査機構法」の改正という方法で新設され，平成 16（2004）年 4 月から施行された．当初，制定された業務は「健康被害救済」，「審査関連」，「安全対策」，「研究開発振興」の 4 つであったが，「研究開発振興」は，平成 17（2005）年 4 月 1 日に独立行政法人医薬基盤研究所に業務移管された
法　の　目　的	独立行政法人医薬品医療機器総合機構法（以下「機構法」という）は，機構の名称，目的，業務の範囲等に関する事項を定める　　　　　　　　　　　　　　　　　　　　　　　　　（法第 1 条）
機　構　の　目　的	独立行政法人医薬品医療機器総合機構（以下「機構」という）は，次の業務を行い，もって国民保健の向上に資することを目的とする　　　　　　　　　　　　　　　　　　　　　（法第 3 条） (1)許可医薬品等の副作用又は許可生物由来製品等を介した感染等による健康被害の迅速な救済 (2)医薬品等の品質，有効性及び安全性の向上に関する審査等の業務（2-8-2(5)，p.114 参照）

(2) 医薬品の副作用救済制度

項　　目	内　　　容	備　　考
副作用被害救済業務の内容	(1)許可医薬品等の副作用による疾病，障害又は死亡につき，医療費，医療手当，障害年金，障害児養育年金，遺族年金，遺族一時金及び葬祭料の給付（副作用救済給付）を行う (2)上記の救済給付の支給に係る者について保健福祉事業を行うこと (3)拠出金を徴収すること (4)前述の業務に附帯する業務を行うこと 　　　　　　　　　　　　　　　（法第 15 条第 1 項第 1 号）	
副作用救済給付の内容	副作用救済給付を受けようとする者の請求に基づき，機構が次の各号に定める者に対して行う副作用救済給付の支給を決定する[注1] ①医療費及び医療手当 　許可医薬品等の副作用による疾病について 政令で定める程度の医療*を受ける者 　*政令で定める程度の医療とは，病院，診療所への入院を要する程度をいう ②障害年金 　許可医薬品等の副作用により政令で定める程度の障害の状態にある 18 歳以上の者 ③障害児養育年金 　許可医薬品等の副作用により政令で定める程度の障害の状態にある 18 歳未満の者を養育する者 ④遺族年金又は遺族一時金 　許可医薬品等の副作用により死亡した者の政令で定める遺族 ⑤葬祭料 　許可医薬品等の副作用により死亡した者の葬祭を行う者 　　　　　　　　　　　　　　　　　　　（法第 16 条第 1 項）	注1）次のいずれかに該当する場合には，救済給付を行わない ①その者の許可医薬品等の副作用による疾病，障害又は死亡が予防接種法の規定による予防接種を受けたことによるものである場合 ②その者の許可医薬品等の副作用による疾病，障害又は死亡の原因となった許可医薬品又は副作用救済給付に係る再生医療等製品について賠償の責任を有する者があることが明らかな場合 ③その他厚生労働省令で定める場合 　　　　　　　　　　（法第 16 条第 2 項） ③の厚生労働省令については，その者の許可医薬品等の副作用による疾病，障害又は死亡がその者の救命のためにやむを得ず通常の使用量を超えて当該医薬品又は副作用救済給付に係る許可再生医療等製品を使用したことによるものであり，かつ，当該健康被害の発生があらかじめ認識されていた場合その他これに準ずると認められる場合とする 　　　　　　　　　　（規則第 3 条第 2 号）

(2) 医薬品の副作用救済制度（つづき）

項　目	内　容	備　考
許可医薬品等の副作用の定義 （救済の対象となる医薬品）	許可医薬品等の副作用とは，許可医薬品又は許可再生医療等製品が適正な使用目的に従い適正に使用された場合においてもその許可医薬品又は副作用救済給付に係る許可再生医療等製品により人に発現する有害な反応　　（法第4条第10項）	
許可医薬品の定義 （救済の対象となる医薬品）	許可医薬品*とは，医薬品医療機器等法第2条第1項に規定する医薬品であって，同法第12条第1項に規定する医薬品の製造販売業の許可を受けて製造販売されたもの（同法第14条第1項に規定する医薬品にあっては，同条又は同法第19条の2の規定による承認を受けて製造販売をされたものに限る）という（次項を除く）　　（法第4条第6項）	*治験用・無許可・未承認医薬品は対象外
救済給付の対象とならない医薬品	(1)がんその他特殊疾病に使用されることが目的とされている医薬品であって，厚生労働大臣の指定するもの（抗悪性腫瘍剤，免疫抑制剤など）注2) (2)専ら動物のために使用されることが目的とされている医薬品その他厚生労働省令で定める医薬品注3)	注2) アクチノマイシンC，L-アスパラギナーゼ，インターフェロン―ガンマ，ドセタキセル，トラスツズマブ，パクリタキセル，ゲフィチニブ，イリノテカン及びその塩類，オキサリプラチン，フルオロウラシル，6-メルカプトプリン，シクロスポリン（点眼剤として用いられるもの又は内用剤であってアトピー性皮膚炎に用いられるものを除く．）など 注3) 人体に直接使用されないものや，薬理作用のないもの等副作用被害発現の可能性が考えられない医薬品（殺虫剤・殺鼠剤（人の身体に直接使用されることのないもの），体外診断用医薬品，コロジオン，焼セッコウ等材料，用法及び用途がこれらに類似する医薬品など）〔規則第1条，告示（救済制度の対象とならない医薬品）平成16年4月告示185号〕
判定の申出	(1)機構は，副作用救済給付の支給の決定につき，当該給付の請求のあった者に係る疾病，障害又は死亡が，許可医薬品等の副作用によるものであるかどうかその他医学的薬学的判定を要する事項に関し，厚生労働大臣に判定を申し出るものとする (2)厚生労働大臣は判定の申出があったときは，薬事審議会の意見を聴いて判定を行い，機構に対し，その結果を通知するものとする（以上要旨）　　（法第17条）	
救済給付の中止等	(1)機構は，副作用救済給付を受けている者に係る疾病，障害又は死亡の原因となった許可医薬品又は許可再生医療等製品について賠償の責任を有する者があることが明らかとなった場合には，以後副作用救済給付は行わない（以上要旨） (2)機構は，副作用救済給付に係る疾病，障害又は死亡の原因となった許可医薬品又は許可再生医療等製品について賠償の責任を有する者がある場合には，その行った副作用救済給付の価額の限度において，副作用救済給付を受けた者がその者に対して有する損害賠償の請求権を取得する注4)（以上要旨）　　　　　　　　（法第18条）	注4) 原因となった許可医薬品について，民事手続等により，不良品の製造，使用過誤等，賠償の責任を有する者が明らかになった場合は，その責任を有する者が賠償責任を負う．機構は，当該責任者に対して，すでに給付済みの分を請求することになる
副作用拠出金	(1)許可医薬品製造販売業者は，副作用救済給付業務に必要な費用に充てるため，各年度，機構に対し拠出金注5)を納付しなければならない（以上要旨）　　（法第19条第1項） (2)副作用被害の原因となった許可医薬品又は許可再生医療等製品の製造販売業者は，付加拠出金注6)を納付する（以上要旨）　　　　　　　　　　　　　　　　（法第19条第7項）	注5) 一般拠出金：許可医薬品製造販売業者はすべて一定の拠出義務を負う．前年度の許可医薬品の総出荷数量に応じて申告・納付する 注6) 付加拠出金：機構が前年度において救済給付の支給決定をした者に係る副作用被害の原因となった許可医薬品（原因許可医薬品）の製造販売業者が一般拠出金に加えて申告・納付する

(3) 生物由来製品感染等被害救済業務

項　目	内　容	備　考
感染等による健康被害 救済業務の内容	(1)許可生物由来製品等を介した感染等による疾病，障害又は死亡につき，医療費，医療手当，障害年金，障害児養育年金，遺族年金，遺族一時金及び葬祭料の給付（以下「感染救済給付」という）を行うこと　　　　　（法第15条第1項第2号） (2)感染救済給付に係る者について保健福祉事業を行うこと (3)拠出金を徴収すること (4)前述の業務に付帯する業務を行うこと 感染救済給付を行わない場合の規定は，副作用救済給付の規定が準用される	
感染救済給付の内容	感染救済給付を受けようとする者の請求に基づき，機構が次の各号に定める者に対して，機構が次の各号に定める救済給付の支給を決定する　　　　　　　　　　（法第20条第1項） 　①医療費及び医療手当 　　許可生物由来製品を介した感染等による疾病について政令で定める程度の医療[注1]を受ける者 　②障害年金 　　許可生物由来製品を介した感染等により政令で定める程度[注2]の障害の状態にある18歳以上の者 　③障害児養育年金 　　許可生物由来製品を介した感染等により政令で定める程度[注2]の障害の状態にある18歳未満の者を養育する者 　④遺族年金又は遺族一時金 　　許可生物由来製品を介した感染等により死亡した者の政令で定める[注3]遺族 　⑤葬祭料 　　許可生物由来製品を介した感染等により死亡した者の葬祭を行う者	注1）病院，診療所への入院を要する程度をいう 注2）令第6条 注3）令第10条
許可生物由来製品を 介した感染等の定義等	「許可生物由来製品を介した感染等」とは，許可生物由来製品又は許可再生医療等製品が適正な使用目的に従い適正に使用された場合においても，その許可生物由来製品又は感染救済給付に係る許可再生医療等製品の原料又は材料に混入し，又は付着した次の①②に掲げる感染症の病原体に当該許可生物由来製品又は感染救済給付に係る許可再生医療等製品の使用の対象者が感染すること，その他許可生物由来製品，許可再生医療等製品に起因する健康被害であって厚生労働省令で定めるもの[注4]をいう　　　　　　　　　　　　　　　（法第4条第11項） 　①感染症の予防及び感染症の患者に対する医療に関する法律第6条第1項に規定する感染症[注5] 　②人から人に伝染し又は動物から人に感染すると認められる疾病であって，既に知られている感染性の疾病とその病状又は治療の効果が明らかに異なるもの（上記①を除く）	注4） 　①法第4条第9項に掲げる感染症の病原体以外に感染した場合 　②許可生物由来製品を介した感染等による健康被害者が，まだ感染を知らない時期に，配偶者又は子その他これに準ずる者が当該被害者を介することその他これに準ずる事由により当該健康被害の原因となった感染症の病原体に感染すること（規則第2条） 注5）1類～5類感染症，指定感染症，新感染症
許可生物由来製品	「許可生物由来製品」とは，医薬品医療機器等法第2条第10項に規定する生物由来製品であって，同法第12条第1項に規定する医薬品，医薬部外品，化粧品若しくは医療機器の製造販売業の許可を受けて製造販売されたもの（同法第14条第1項に規定する医薬品，医薬部外品，化粧品又は医療機器にあっては，同条又は同法第19条の2の規定による承認を受けて製造販売をされたものに限る）　　　　　　　　　（法第4条第8項） ただし，次に掲げる生物由来製品を除く[注6] 　①特殊疾病に使用されることが目的とされている生物由来製品であって，厚生労働大臣の指定するもの 　②専ら動物のために使用されることが目的とされている生物由来製品その他厚生労働省令で定める生物由来製品	注6）医薬品副作用救済制度と同じ除外規定が適用される〔p.110，注1），p.111，注2）参照〕
感染救済給付の判定 の申出	副作用救済給付の規定（法第17条）が準用される 　　　　　　　　　　　　　　　　　　（法第20条第2項）	
救済給付の中止等	副作用救済給付の規定（法第18条）が準用される 　　　　　　　　　　　　　　　　　　（法第20条第2項）	
感　染　拠　出　金	(1)許可生物由来製品製造販売業者は，感染救済給付業務に必要な費用に充てるため，各年度，機構に対し，拠出金[注7]を納付しなければならない　　　　　（法第21条第1項） (2)感染被害の原因となった許可生物由来製品の製造販売業者は，付加拠出金[注8]を納付する　　（法第21条第7項）	注7）一般拠出金：許可生物由来製品の製造販売業者は，すべて一定の拠出義務を負う 注8）付加拠出金：原因許可生物由来製品の製造販売業者が拠出義務を負う

(4) 医薬品副作用及び生物由来製品を介した感染等の健康被害の救済制度のしくみ

項目	内容
救済制度のしくみ	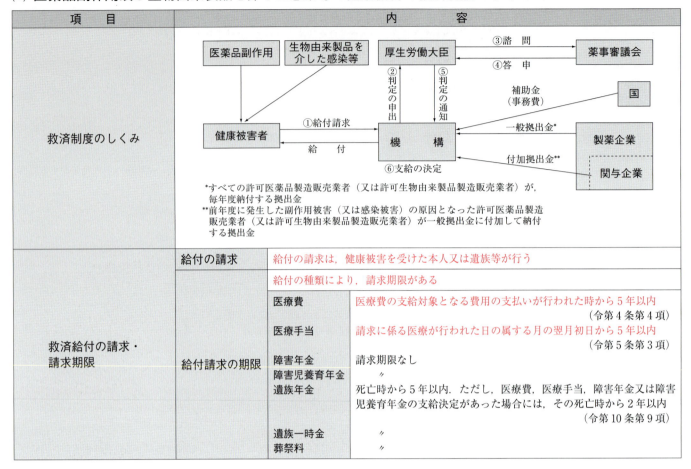 ＊すべての許可医薬品製造販売業者（又は許可生物由来製品製造販売業者）が，毎年度納付する拠出金 ＊＊前年度に発生した副作用被害（又は感染被害）の原因となった許可医薬品製造販売業者（又は許可生物由来製品製造販売業者）が一般拠出金に付加して納付する拠出金
救済給付の請求・請求期限	**給付の請求**：給付の請求は，健康被害を受けた本人又は遺族等が行う **給付請求の期限**：給付の種類により，請求期限がある ・医療費：医療費の支給対象となる費用の支払いが行われた時から5年以内（令第4条第4項） ・医療手当：請求に係る医療が行われた日の属する月の翌月初日から5年以内（令第5条第3項） ・障害年金：請求期限なし ・障害児養育年金：〃 ・遺族年金：死亡時から5年以内．ただし，医療費，医療手当，障害年金又は障害児養育年金の支給決定があった場合には，その死亡時から2年以内（令第10条第9項） ・遺族一時金：〃 ・葬祭料：〃

(5) 機構の承認審査・安全対策・立入検査等の業務

項目	内容	備考
機構の承認審査等の業務	行政庁の委託を受けて，次の業務を行う[注1] (1)医薬品等の製造業の許可又は許可の更新に係る許可基準の適合性に関する調査及び報告 (2)医薬品等の承認申請に関する審査，調査及び報告 (3)医薬品及び医療機器に係る再審査・再評価申請に関する確認，調査及び報告 (4)外国製造医薬品等の承認申請に関する審査，調査及び報告 (5)治験計画に係る届出の受理，同計画に関する調査及び報告 （法第15条第1項第5号イ）	注1）機構は，本件業務に係る手数料を徴収する（法第15条第1項第5号ニ）
治験の実施等に関する指導及び助言等	民間において行われる治験その他医薬品等の安全性に関する試験その他の試験の実施，医薬品等の使用の成績その他厚生労働省令で定めるものに関する調査の実施及び医薬品医療機器等法の規定による承認の申請に必要な資料の作成に関し指導及び助言を行うこと[注2]（法第15条第1項第5号ロ）	注2）機構は，本件業務に係る手数料を徴収する（法第15条第1項第5号ニ）
安全対策等に関する業務	医薬品等の品質，有効性及び安全性に関する情報を収集し，整理し，及び提供し，並びにこれらに関し相談に応じることその他医薬品等の品質，有効性及び安全性の向上に関する業務を行うこと[注3]（法第15条第1項第5号ハ）	注3）医薬品等製造販売業者は，安全対策等の業務に必要な費用に充てるため，各年度，機構に対し，安全対策等拠出金を納付しなければならない（法第22条第1項）
立入検査等に関する業務	医薬品医療機器等法第69条の2第1項若しくは第2項又は第80条の5第1項の規定による政令で定める立入検査，質問及び収去を行う[注4]（法第15条第2項）	注4）この規定により，機構は，製造業者，治験依頼者等に対し，立入検査等を行うことができることとなっている

②-9 レギュラトリーサイエンス

項　目	内　容
レギュラトリーサイエンスとは	・レギュラトリーサイエンスは，昭和62（1987）年に国立衛生試験所（現在の国立医薬品食品衛生研究所）副所長であった内山充先生によって提唱された概念であり，「科学技術の進歩を真に人と社会に役立つ最も望ましい姿に調整するための評価・判断の科学」とされた ・その後，政府が策定した第4次科学技術基本計画〔平成23（2011）年8月〕において，レギュラトリーサイエンスは「科学技術の成果を人と社会に役立てることを目的に，根拠に基づく的確な予測，評価，判断を行い，科学技術の成果を人と社会との調和の上で最も望ましい姿に調整するための科学」と定義され，その充実・強化が求められている ・新しい医薬品をはじめとする科学技術の最新の成果を実用化するためには，当該技術を効果とリスクの両面から評価し，それらのバランスを勘案しながら，最終判断を行う必要がある．その際には，必ずしも十分な情報（エビデンス）が提示されるわけではないことも，レギュラトリーサイエンスの難しさである ・レギュラトリーサイエンスは，医薬品や医療機器の品質，有効性，安全性の評価はもちろん，食品や環境化学物質の安全性評価など，私たちの身の回りのさまざまな分野において活用される

② -10 　管理薬に関する規制

2-10-1 ▎ 規制の意義と薬物濫用対策

規制の意義	薬物は，本質的には人体に対して有害なものである．大まかにいえば，それをさまざまな試験結果などを基にして，人体に使用できるようにしたものが医薬品である．試験結果などから，有効性や安全性が確保されていることを確認し，使用の方法や副作用など多くの情報とともに提供される
	このようなことから，世界的に，医薬品の製造，販売などを行えるのは定められた条件に合致する者に限られている．わが国では医薬品医療機器等法が制定されており，この法律の医薬品にかかわる条文の規定に沿って，医薬品の製造，販売などが行われている
	麻薬，向精神薬なども，医薬品であることには変わりがないが，濫用された場合の健康被害は実に大きいものがある．その一方，疼痛緩和などに有用性は高い．医薬品としての有用性と濫用による有害性防止を両立させるため，通常の医薬品の規制に上乗せされて，厳しい規制がなされている．このようなことから，医薬関係者が，規制の内容をよく理解し，かつ遵守することで，有用な医薬品を国民に提供できることになる
薬物濫用対策	世界的に，麻薬は古来より濫用され，多くの中毒者が生じてきた．それはわが国でも例外ではないが，近年は長く麻薬より覚醒剤の濫用検挙件数・人員が多かった．
	覚醒剤は，第二次世界大戦後，軍需物資だったものが社会に放出されたことなどによって，昭和20年代後半に覚醒剤の第一次濫用期が生じた．これは取締りによって沈静化したが，昭和50年代の後半に暴力団が資金源として組織的に密売することで第二次濫用期が，平成10年代にはイラン人などの不良外国人による密売などで第三次濫用期が生じている．また，麻薬では，昭和30年代半ばにジアセチルモルヒネ（ヘロイン）の濫用期があったものの，取締りの徹底などで沈静化している．近年では，MDMA などの合成麻薬の濫用が広まったこともある．しかしながら，覚醒剤事犯は漸減し，平成27（2015）年に16,168件，11,200人であったものが，令和5（2023）年にはその約半分（8,603件，6,073人）となっている．その反面，大麻の濫用検挙人員は増加し続け，平成27年には2,167人であったものが，令和5年には6,703人となっている．なお，危険ドラッグの濫用が増加した時期もあったが，法律改正や取締りの強化により，濫用検挙人員は平成29（2017）年の653人から令和5年には340人と減少している
	薬物濫用対策は，関係閣僚が構成員となっている薬物乱用対策推進会議のもとで，関係省などが密接に連携して対応している．薬物濫用防止の取り組みとしては，令和5（2023）年8月に「第六次薬物乱用防止五か年戦略」が策定されている．また，平成26（2014）年7月には「危険ドラッグの濫用根絶のための緊急対策」をとりまとめている
	厚生労働省では，主な年間事業として，不正大麻・けし撲滅運動（5，6月），「ダメ．ゼッタイ．」普及運動（6，7月），麻薬・覚醒剤・大麻乱用防止運動（10，11月）を行っている

2-10-2 ▎ 麻薬及び向精神薬取締法

(1) 麻薬及び向精神薬取締法の目的

麻薬及び向精神薬の輸入，輸出，製造，製剤，譲渡し等について必要な取締りを行うとともに，麻薬中毒者について必要な医療を行う等の措置を講ずること等により，麻薬及び向精神薬の濫用による保健衛生上の危害を防止し，もって公共の福祉の増進を図ることを目的とする[注1]　　　　　（法第1条）	注1）麻薬，向精神薬の取扱いに関する規定，医薬品としての製造などに関する規定のほか，麻薬中毒者に対する措置などについても規定されている

(2) 麻薬とは

麻薬とは	薬理学的には，中枢系神経に作用して精神機能に影響を及ぼす物質であって，依存性があり，濫用された場合有害性（本項(4)参照）を有するものをいう
	法律的には，麻薬及び向精神薬取締法別表第一に掲げる物及び大麻（法第2条第1号）である．また，別表第一の第77号（「前各号に掲げる物と同種の濫用のおそれがあり，かつ，同種の有害作用がある物であって，政令で定めるもの」）の規定による政令（平成2年政令第238号　麻薬，麻薬原料植物，向精神薬，麻薬向精神薬原料等を指定する政令）第1条に掲げられている物も麻薬である．これらの麻薬は，①アヘンアルカロイド系麻薬，②コカインアルカロイド系麻薬，③合成麻薬，④大麻[注1]の4種に大きく分けられる
	なお，麻薬から除外されているものがあり，別表第一の第78号のただし書き（イからニまで）に規定されている．ただし，麻薬から除外されていても，必要に応じて取扱い等に規制がなされているものがある
麻薬から除外されているもの	①家庭麻薬　　　　　　　　　　　　　　　　　　　　　　　　　　　　　　　　（法別表第一第78号イ） （(5)麻薬関係用語の定義に記載）
	②大麻草としての形状を有しないもので，規定量[注2]以下のΔ9-テトラヒドロカンナビノール（Δ9-THC）（大麻の成分）を含有する物　　　　　　　　　　　　　　　　　　　　　　　　　　　　（法別表第一第78号ロ）
	③Δ9-THC 又はΔ8-THC を含有する大麻草の種子若しくは成熟した茎又はそれらの製品［大麻草の種子又は成熟した茎としての形状を有しないもの及び麻薬（大麻を含む．）成分を人為的に含有させたものを除く.］（法別表第一第78号ハ）
	④麻薬原料植物又は大麻草以外の植物　　　　　　　　　　　　　　　　　　　　（法別表第一第78号ニ）
麻薬とみなされるもの	別表第一に掲げる物以外の物であって，代謝を除く化学的変化により容易に麻薬を生成する物として政令で定めるもの（平成2年政令第238号第6条で規定）についても，麻薬とみなして，この法律が適用される（対象物は(3)規制対象麻薬に記載）

注1) 大麻に関しては，従来大麻取締法によって規制されていた．大麻取締法においては，大麻は医療上の有用性がないという認識のもとに，大麻から製造された医薬品は何人も施用が禁止され，大麻繊維の利用及び研究の観点からの規制法規となっていた．しかしながら，近年大麻を原料とした医薬品が開発されたため（日本においては治験中），その観点に立った法律の改正が行われた．大麻（定義は（3）規制対象麻薬に記載）は麻薬及び向精神薬取締法の麻薬として指定され，大麻取締法は大麻草の栽培に特化した規制法規となった［法律の名称も変更：2-10-5（p.133）を参照］．なお，大麻の含有成分である Δ 9-テトラヒドロカンナビノール（Δ 9-THC）及び Δ 8-テトラヒドロカンナビノール（Δ 8-THC）は，従来より麻薬として指定されている（Δ 9-THC 等には化学合成品が存在するため，取締りの対象外となることを防ぐため）

注2) Δ 9-THC を含有する物であっても，大麻草としての形状を有せず，かつその含有量が次の量（濫用による保健衛生上の危害が発生しない量として政令で定める量：平成2年政令第238号第2条で規定）以下のもの（かつ他の麻薬を含まないもの.）は麻薬から除外されている．これは，今般の大麻取締法等の改正により，麻薬成分ではない大麻草由来製品［例：カンナビジオール（CBD）製品］は，葉や花穂から抽出されたものも流通及び使用が可能となることから，保健衛生上の危害の発生を防止するため，製品に微量に残留する THC の残留限度値を設けることとなったものである

油脂（常温において液体）及び粉末	百万分中10分（0.001%）
水溶液	1億分中10分（0.00001%）
上記以外のもの	百万分中1分（0.0001%）

麻　薬

（3）規制対象麻薬

麻薬（麻薬とみなされるものを含む.）の代表的品名及び構造式等は以下のとおりである

分　類	主な規制対象麻薬（法別表第一及び大麻，指定令第一条）
アヘンアルカロイド系麻薬	モルヒネ　　エチルモルヒネ　　コデイン　　ジヒドロコデイン テバイン　　N－アリルノルモルヒネ（ナロルフィン）　　ジアセチルモルヒネ（ヘロイン）
コカインアルカロイド系麻薬	コカイン　　エクゴニン
合　成　麻　薬	ペチジン　　メサドン　　リゼルギン酸ジエチルアミド（LSD，リゼルギド） フェンタニル　　MDMA
大　　麻	大麻草（種子及び成熟した茎を除く.）及びその製品（大麻草としての形状を有しないものを除く.） （大麻草の栽培の規制に関する法律第2条第2項）
みなし麻薬（平成2年政令第238号第6条で規定）注1)	① 6a,7,8,10a-テトラヒドロ-1-ヒドロキシ-6,6,9-トリメチル-3-ペンチル-6H-ジベンゾ[b・d]ピラン-2-カルボン酸及びその塩類 ② 6a,7,10,10a-テトラヒドロ-1-ヒドロキシ-6,6,9-トリメチル-3-ペンチル-6H-ジベンゾ[b・d]ピラン-2-カルボン酸及びその塩類

注1) 大麻草由来の成分のうち，化学的変化により容易に大麻成分（麻薬）を生じ得るもの

(4) 規制対象麻薬の作用，中毒症状，主な対象医薬品

薬 物 名	作用（医療上の用途）	中 毒 症 状	主 な 医 薬 品
アヘンアルカロイド系 　アヘン末 　モルヒネ 　コデイン 　ジアセチルモルヒネ（ヘロイン）	鎮痛，鎮静，鎮咳，止瀉 ———	多幸感，延髄障害（呼吸障害） 身体依存・精神依存	局アヘン末 局モルヒネ塩酸塩 局コデインリン酸塩水和物 局ジヒドロコデインリン酸塩
コカインアルカロイド系 　コカイン	表面麻酔	中枢興奮（陶酔感等），幻覚，妄想， 精神依存	局コカイン塩酸塩
大麻	注2）	幻覚，精神依存	
その他 　リゼルギン酸ジエチルアミド（LSD） 　MDMA	———	幻覚，統合失調症症状，精神依存 幻覚，妄想，精神錯乱，記憶障害	

注2）米国をはじめとするG7諸国では，重度のてんかん症候群であるレノックス・ガスト―症候群およびドラベ症候群の治療薬として，大麻から製造された医薬品
　　（商品名：エピディオレックス）が承認されている（日本においては治験中）

(5) 麻薬関係用語の定義

	用 語	定　　　　　義（法第2条）
麻薬関係用語	麻　　　薬	麻薬及び向精神薬取締法別表第一に掲げる物及び大麻
	大　　　麻	大麻草（種子及び成熟した茎を除く．）及びその製品（大麻草としての形状を有しないものを除く．） （大麻草の栽培の規制に関する法律第2条第2項で規定）
	あ　へ　ん	けしの液汁が凝固したもの及びこれに加工を施したもの（医薬品として加工を施したものを除く） （あへん法第3条第2号で定義）
	け し が ら	けしの麻薬を抽出することができる部分（種子を除く）　（あへん法第3条第3号で定義）
	家 庭 麻 薬	1,000分中10分（1%）以下のコデイン，ジヒドロコデイン又はこれらの塩類を含有する物であって，これら以外の麻薬 （大麻を含む．）成分を含有しないもの　（法別表第1第78号イで規定）
	麻 薬 取 扱 者	麻薬輸入業者，麻薬輸出業者，麻薬製造業者，麻薬製剤業者，家庭麻薬製造業者，麻薬元卸売業者，麻薬卸売業者，麻薬 小売業者（以上の取扱者を「麻薬営業者」という），麻薬施用者，麻薬管理者及び麻薬研究者
	麻 薬 営 業 者	麻薬施用者，麻薬管理者及び麻薬研究者以外の麻薬取扱者（上欄の太字で記載された者を指す）
	麻 薬 業 務 所	麻薬取扱者が業務上又は研究上麻薬を取り扱う店舗，製造所，薬局，病院，診療所，研究施設等の場所，ただし，同一の 都道府県に2ヵ所以上ある場合は主たる場所
	麻 薬 診 療 施 設	麻薬施用者が診療に従事する病院等
	麻 薬 研 究 施 設	麻薬研究者が研究に従事する研究施設
	麻 薬 中 毒	麻薬又はあへんの慢性中毒
	麻 薬 中 毒 者	麻薬中毒の状態にある者
麻薬原料関係用語	麻 薬 原 料 植 物	法別表第2に掲げる植物〔エリスロキシロン・コカ・ラム（和名コカ），エリスロキシロン・ノヴォグラナ テンセ・ヒエロン（ジャワコカ），パパヴェル・ブラクテアツム・リンドル（和名ハカマオニゲシ），サイ ロシビンを含有するきのこ類など〕
	麻 薬 等 原 料 営 業 者	麻薬等原料輸入業者，麻薬等原料輸出業者，麻薬等原料製造業者及び麻薬等原料卸小売業者をいう
	麻 薬 等 原 料 輸 入 業 者	麻薬向精神薬原料を輸入することを業とする者をいう
	麻 薬 等 原 料 輸 出 業 者	麻薬向精神薬原料を輸出することを業とする者をいう
	麻 薬 等 原 料 製 造 業 者	麻薬向精神薬原料を製造すること（麻薬向精神薬原料を精製すること，及び麻薬向精神薬原料に化学的な変 化を加え，又は加えないで他の麻薬向精神薬原料にすることを含む．ただし，調剤を除く．以下同じ），又 は麻薬向精神薬原料を小分けすること（他人から譲り受けた麻薬向精神薬原料を分割して容器に収めるこ とをいう．以下同じ）を業とする者をいう
	特定麻薬等原料製造業者	政令で定める麻薬向精神薬原料（以下「特定麻薬向精神薬原料」という）を製造すること，又は特定麻薬 向精神薬原料を小分けすることを業とする者をいう
	麻 薬 等 原 料 卸 小 売 業 者	麻薬向精神薬原料を譲り渡すことを業とする者をいう
	特定麻薬等原料卸小売業者	特定麻薬向精神薬原料を譲り渡すことを業とする者をいう
	麻 薬 等 原 料 営 業 所	麻薬等原料営業者が業務上麻薬向精神薬原料を取り扱う店舗，製造所及び薬局をいう

(6) 麻薬取扱者の定義，免許，資格要件，有効期間

種　類		定　義 (法第2条)	免許権者 (法第3条)	資格要件 (法第3条第2項)	有効期間 (法第5条)
麻薬取扱者	麻薬営業者				
	麻薬輸入業者	麻薬の輸入を業とする者	厚生労働大臣	医薬品製造販売業者	免許の日から翌々年の12月31日まで
	麻薬輸出業者	麻薬の輸出を業とする者		医薬品製造販売業者又は医薬品の販売業者（薬剤師必要）	
	麻薬製造業者	麻薬の製造を業とする者		医薬品の製造販売業者及び製造業者	
	麻薬製剤業者	麻薬の製剤・小分けを業とする者		同上	
	家庭麻薬製造業者	家庭麻薬の製造を業とする者	厚生労働大臣（地方厚生（支）局長に委任）	医薬品の製造業者	
	麻薬元卸売業者	麻薬卸売業者に麻薬を譲り渡すことを業とする者		薬局又は医薬品の販売業者（薬剤師必要）	
	麻薬卸売業者	麻薬小売業者，麻薬診療施設の開設者又は麻薬研究施設の設置者に麻薬を譲り渡すことを業とする者（同一都道府県内に限る）	都道府県知事	同上	
	麻薬小売業者	麻薬施用者の麻薬を記載した処方箋（「麻薬処方箋」）により調剤された麻薬を譲り渡すことを業とする者		薬局	
	麻薬施用者	疾病の治療の目的で，業務上麻薬を施用し，若しくは施用のため交付し，又は麻薬を記載した処方箋を交付する者		医師，歯科医師，獣医師	
	麻薬管理者	麻薬診療施設で施用され，又は施用のため交付される麻薬を業務上管理する者[注1]		医師，歯科医師，獣医師又は薬剤師	
	麻薬研究者	学術研究のため，麻薬原料植物を栽培し，麻薬を製造し，又は麻薬，あへん若しくはけしがらを使用する者		学術研究上必要な者	

注1）麻薬管理者を設置すべき麻薬診療施設は，2人以上の麻薬施用者が診療に従事する麻薬診療施設である

(7) 麻薬の禁止行為及び制限行為の内容[注1]

(7)-① 禁止行為

品　目	内　容
ジアセチルモルヒネ（ヘロイン），その塩類又はこれらのいずれかを含有する麻薬	輸入，輸出，製造，製剤，小分け，譲渡，譲受，交付，施用，所持，廃棄の全面的禁止 ただし，研究を目的とした次の場合は除外 （麻薬研究施設の設置者が厚生労働大臣の許可を受けて譲渡，譲受，廃棄 　麻薬研究者が厚生労働大臣の許可を受けて研究用に製造，製剤，小分け，施用，所持） 　　　　　　　　　　　　　　　　　　　　　　　　　　　（法第12条第1項） 施用を受けることの全面的禁止　　　　　　　　　　　　　（法第12条第4項）
あへん末	輸入，輸出の全面的禁止　　　　　　　　　　　　　　　　（法第12条第2項） （参考）あへんの輸入，輸出：国のみ可能（国の独占権）（あへん法第6条第1項） 　　　　けしがらの輸入，輸出：厚生労働大臣の許可を得た者のみ可能（あへん法第6条第2項）
麻薬原料植物	栽培の全面的禁止．ただし麻薬研究者が厚生労働大臣の許可を受けて研究用の栽培は可能 　　　　　　　　　　　　　　　　　　　　　　　　　　　（法第12条第3項） （参考）けし：けし栽培者以外の栽培の禁止（あへん法第4条）

注1）厚生労働大臣の権限は，厚生労働省令で定めるところにより，地方厚生（支）局長に委任することができる（法第62条の3）ため，委任されている場合がある

119

(7)-② 制 限 行 為 [注2]

行　為	内　容	備　考
輸　入	麻薬輸入業者→その都度厚生労働大臣の許可　　　　　　　　　　　　　　（法第14条）	あへん末の輸入・輸出については上記の"禁止行為"参照 患者の自己使用のための携帯輸出又は輸入は厚生労働大臣の許可を受ければ可能
輸　出	麻薬輸出業者→その都度厚生労働大臣の許可　　　　　　　　　　　　　（法第18条） 輸出する麻薬の品名，数量について虚偽の表示の禁止　　　　　（法第19条の2）	
製造　麻薬の製造	・麻薬製造業者→半期（1～6月及び7～12月）ごとに厚生労働大臣の許可 ・麻薬研究者→研究用の製造　　　　　　　　　　　　　　　　　（法第20，21条）	研究者は半期ごとの許可を受ける必要はない
製造　家庭麻薬の製造	・麻薬製造業者，麻薬製剤業者，家庭麻薬製造業者→半期ごとに厚生労働大臣の許可 ・麻薬研究者→研究用の製造　　　　　　　　　　　　　　　　　（法第20，21条）	
麻薬の製剤又は小分け	・麻薬製造業者又は麻薬製剤業者→半期ごとに厚生労働大臣の許可 ・麻薬研究者→研究用の製剤　　　　　　　　　　　　　　　　　（法第22，23条）	
譲渡・譲受	・麻薬取扱者毎に譲渡・譲受の相手先が決められている ・厚生労働大臣の許可を得れば，これ以外の譲渡も認められる ・麻薬小売業者が在庫量の不足のため，麻薬処方箋により調剤することができない場合に，予め都道府県知事の許可を受けていれば，許可された麻薬小売業者との間で不足する麻薬を譲渡・譲受することができる（法第24条第12項第1号，規則第9条の2） ・その他調剤された麻薬が不要になった場合の特例措置がある　　　（法第24，26条）	表1参照

表1　麻薬の譲渡・譲受[*1]

譲渡元 ＼ 譲渡先	麻薬輸出業者	麻薬製造業者	麻薬製剤業者	家庭麻薬製造業者[*3]	麻薬元卸売業者	麻薬卸売業者
麻薬輸入業者	×	○	○	△	○	○
麻薬輸出業者[*2]	×	×	×	×	×	×
麻薬製造業者	○	○	○	△	○	○
麻薬製剤業者	○	×	○	×	○	○
家庭麻薬製造業者	×	×	×	×	×	×
麻薬元卸売業者	×	×	×	×	○	○
麻薬卸売業者	当該免許に係る麻薬業務所の所在地の都道府県の区域内にある麻薬卸売業者，麻薬小売業者，麻薬診療施設の開設者及び麻薬研究施設の設置者のみ　○					
麻薬小売業者	麻薬処方箋（適法に交付されたもの）を所持する者のみ　○					

*1：厚生労働大臣の許可を受けて譲り渡す場合は，この表の対象外である．また，法第24条第12項第1号及び規則第9条の2の規定による，都道府県知事の許可を受けて行う麻薬小売業者間の譲渡・譲受も，この表には記載していない
*2：輸出のみできる
*3：△印は，コデイン，ジヒドロコデイン又はこれらの塩類のみ可

注2）このほか，大麻草の栽培の規制に関する法律に基づいて免許を受けている大麻栽培者は，一部の麻薬について規定の範囲内での所持や譲渡が認められている

行　為	内　容	備　考
施　用	(1)麻薬施用者 ・疾病の治療のためのみ，麻薬を施用，施用のため交付又は処方箋の交付が可能　　　　　　　　　　　　　　　　　　　　　　（法第27条第3項） （例外） 　精神保健指定医が麻薬中毒者等の診察のためナロルフィン（N－アリルノルモルヒネ）の施用が可能 ・麻薬，あへんの中毒者の症状緩和，治療のため施用，施用のため交付又は処方箋を交付してはならない　　　　　　　　　　　　（法第27条第4項） （例外） 　麻薬中毒者医療施設においてメサドン（6－ジメチルアミノ－4,4ジフェニル－3－ヘプタノン）の施用が可能 (2)麻薬研究者 ・研究のための施用が可能 　　　　　　　　　　　　　　　　　　　　　　（法第27条第1項第1号）	麻薬処方箋の記載必要事項[注3,4] ①患者の氏名 ②麻薬の品名・分量 ③用法用量 ④麻薬施用者の氏名 ⑤麻薬施用者の免許証の番号 ⑥発行の年月日 *⑦患者の住所 *⑧処方箋の使用期間 *⑨麻薬業務所（病院等）の名称，所在地 ⑩記名，押印又は署名 注3）麻薬診療施設（病院等）の調剤所で調剤する院内処方箋については*印の⑦～⑨の記載は省略できることとされている 　　　　（法第27条第6項，規則第9条の3） 注4）患者の年齢は医師法による必要記載事項なので当然必要である
所　持	麻薬取扱者，麻薬診療施設の開設者，麻薬研究施設の設置者のみ可能ただし，施用のため麻薬施用者から交付を受け，又は麻薬処方箋により調剤された麻薬を譲り受けた者は可能　　　　　　　　　　　（法第28条）	家庭麻薬製造業者はコデイン及びジヒドロコデインのみ 　　　　　　　　（法第28条第3項）
廃　棄	・麻薬の品名，数量，廃棄方法について都道府県知事に届け出て，当該職員の立会の下で廃棄 ・調剤された麻薬の廃棄は都道府県知事に届出　（法第29条，第35条）	知事への届出は30日以内

(7)-② 制限行為（つづき）

行　為	内　　容	備　考
広　告	麻薬に関する広告は医薬関係者等を対象とするもの以外は禁止 （法第29条の2）	
記　録（注5）	・麻薬小売業者 業務所に帳簿を備え，譲り受け，譲り渡し（コデイン，ジヒドロコデイン，エチルモルヒネ及びこれらの塩類を除く），事故の生じた，又は廃棄した麻薬の品名及び数量並びにその年月日等を記録する　（法第38条） ・麻薬管理者 麻薬診療施設に帳簿を備え，譲り受け，譲り渡し（コデイン，ジヒドロコデイン，エチルモルヒネ及びこれらの塩類を除く）事故の生じた，又は廃棄した麻薬及び施用した麻薬の品名及び数量並びにその年月日等を記録する　（法第39条） ・麻薬施用者 施用し又は施用のため交付したときは，診療簿に施用した麻薬の品名等定められた事項を記録する　（法第41条）	注5）麻薬小売業者以外の麻薬営業者，麻薬研究者の記録についても，定められている　（法第37，40条） 2年間保存
届　出（注6）	・麻薬小売業者 前年の10月1日から9月30日までの1年間に所有した麻薬，譲渡，譲受した麻薬の品名及び数量などを毎年11月30日までに都道府県知事に届出る ・麻薬管理者 前年の10月1日から9月30日までの1年間に麻薬診療施設開設者が所有，譲受，施用，交付した麻薬の品名，数量などを毎年11月30日までに都道府県知事に届出る	注6）麻薬小売業者，麻薬管理者以外の麻薬取扱者の届出についても，定められている　（法第42〜46，49条）

(7)-③ その他の取扱いの内容

項　目	内　　容
証紙による封かん	麻薬輸入業者，製造業者，製剤業者→容器又は直接の被包に政府証紙で封かん （麻薬営業者（小売業者を除く）：封のまま譲渡 　麻薬小売業者，麻薬施用者　：開封して交付又は譲渡） （法第30条）
容器，被包の記載	麻薬営業者（小売業者を除く）の譲渡時の記載事項 ①㋮の記号 ②輸入，製造，製剤又は小分けの年月日 ③成分たる麻薬の品名及び分量又は含量 （法第31条）
譲渡証・譲受証	麻薬営業者（小売業者を除く）は譲渡の際，譲受証，譲渡証の交換　（法第32条）
麻薬診療施設及び麻薬研究施設における麻薬の管理	麻薬診療施設：2人以上の麻薬施用者がいる場合→麻薬管理者1人を置き，その麻薬管理者による管理，麻薬施用者が1人の場合はその麻薬施用者が麻薬管理者の業務を行う 麻薬研究施設：麻薬研究者による管理 管理された麻薬の施用：麻薬施用者は，麻薬管理者によって管理された麻薬以外の麻薬の施用は禁止される （法第33条）
保　管	麻薬取扱者は業務所内で保管 麻薬以外の医薬品（覚醒剤を除く）と区別→堅固な設備内に施錠して保管　（法第34条）
事故の届出	麻薬取扱者は麻薬が減失，盗取，所在不明その他の事故のときは，すみやかにその麻薬の品名，数量その他事故の状況をそれぞれの免許権者〔厚生労働大臣（地方厚生（支）局長）又は都道府県知事〕に届出る　（法第35条）

2-10

向精神薬

(8) 規制対象向精神薬

向精神薬とは	向精神薬とは，中枢神経系に作用して精神機能に影響を及ぼす物質を総称していう 法律的には，麻薬及び向精神薬取締法別表第3に掲げるもの（法第2条第6号）及び別表第3第11号に基づく政令（平成2年政令第238号　麻薬，麻薬原料植物，向精神薬，麻薬向精神薬原料等を指定する政令）第3条に掲げるものをいう．この向精神薬は有害作用の強弱により，第1種向精神薬，第2種向精神薬，第3種向精神薬の3種に区分され，それぞれ規制の内容が異なる．この3区分された向精神薬の各区分別の代表的品名，構造式は以下のとおりである

分　類	規制対象向精神薬の例示
第 1 種 向精神薬 ・法第50条の9第1項 ・施行令第3条	濫用のおそれ及び乱用された場合の有害作用が比較的高い物質 メチルフェニデート　　セコバルビタール　　メクロカロン フェネチリン　　メタカロン　　フェンメトラジン
向精神薬 ・法別表第3 ・指定令第3条 第 2 種 向精神薬 ・法第50条の9第4項 ・施行令第4条	濫用のおそれ及び乱用された場合の有害作用が中程度の物質 ペントバルビタール　　ペンタゾシン　　トレオ－2－アミノ－1－フェニルプロパン－1－オール（右旋性のもののみ：カチン） ブタルビタール　　グルテチミド　　アモバルビタール ブプレノルフィン　　シクロバルビタール
第 3 種 向精神薬 （法第50条の9第5項）	濫用のおそれ及び乱用された場合の有害作用が第2種に比し，低い物質．第1種又は第2種以外の向精神薬 フェノバルビタール　　ジアゼパム　　オキサゾラム クロチアゼパム　　クロルジアゼポキシド　　バルビタール　　ニトラゼパム

122

(9) 規制対象向精神薬の作用，中毒症状，主な対象医薬品

薬 物 名	作用（医療上の用途）	中 毒 症 状	主な医薬品
バルビタール	催眠鎮静	幻覚，身体依存，精神依存	局バルビタール
ジアゼパム	精神安定	幻覚，身体依存，精神依存	局ジアゼパム
メチルフェニデート	中枢神経興奮	幻覚，精神依存	メチルフェニデート塩酸塩

⑽ 向精神薬関連用語の定義

用 語	定 義（法第2条）
向精神薬取扱者	向精神薬輸入業者，向精神薬輸出業者，向精神薬製造製剤業者，向精神薬使用業者，向精神薬卸売業者，向精神薬小売業者，病院等の開設者，向精神薬試験研究施設設置者
向精神薬営業者	病院等の開設者及び向精神薬試験研究施設設置者以外の向精神薬取扱者（上欄の太字で記載された者を指す）
向精神薬営業所	向精神薬営業者が業務上向精神薬を取り扱う店舗，製造所，製剤所及び薬局

⑾ 向精神薬取扱者の定義，免許，有効期間

種 類		定 義（法第2条）	免許・登録権者（法第50条第1項）	有効期間（法第50条の2）	備 考
向精神薬営業者	①向精神薬輸入業者	向精神薬の輸入を業とする者	（免許） 厚生労働大臣[注1]	免許の日から5年	向精神薬は医薬品以外にも用途があるため，麻薬取扱者と異なり，医薬品医療機器等法の許可を受けた者であることを資格要件として求めていない．ただし，構造設備及び人的要件についての基準が設けられている
	②向精神薬輸出業者	向精神薬の輸出を業とする者			
	③向精神薬製造製剤業者	向精神薬の製造（精製を含む），製剤（調剤を除く），小分けを業とする者			
	④向精神薬使用業者	向精神薬に化学的変化を加えて向精神薬以外の物にすることを業とする者			
	⑤向精神薬卸売業者	向精神薬取扱者（向精神薬輸入業者を除く）に向精神薬を譲り渡すことを業とする者	（免許）[注2,3] 都道府県知事[注3]	免許の日から6年	
	⑥向精神薬小売業者	「向精神薬処方箋」により調剤された向精神薬を譲り渡すことを業とする者			
向精神薬試験研究施設設置者（法第50条の5）		学術研究又は試験検査のため向精神薬を製造し，又は使用する施設（「向精神薬試験研究施設」）の設置者	（登録） 国の施設は 　厚生労働大臣[注1] その他の施設は 　都道府県知事	無期限 （ただし，取消し又は業務廃止等の届出により効力を失う）	
病院等（病院，診療所，飼育動物診療施設）の開設者		医療法又は獣医療法による	施用のための譲受，譲渡，所持については手続き不要		

注1）（7）の 注1）（p.119）を参照
注2）医薬品医療機器等法の規定による薬局開設者は，別段の申出をしない限り向精神薬卸売業者及び向精神薬小売業者の免許を受けた者とみなされる
注3）医薬品医療機器等法の規定による卸売販売業の許可を受けた者は，別段の申出をしない限り向精神薬卸売業者の免許を受けた者とみなされる

（法第50条の26第1項）

(12) 向精神薬の規制の内容

行　為	内　容
製造, 製剤, 小分け	向精神薬製造製剤業者のみ可能 ただし, 向精神薬試験研究施設において学術研究又は試験検査のため行う場合は可能　　（法第50条の15第1項）
使　用 （化学的変化を加える）	向精神薬製造製剤業者, 向精神薬使用業者のみ可能 ただし, 向精神薬試験研究施設において学術研究又は試験検査のため行う場合は可能　　（法第50条の15第2項）
譲渡・譲受	表2　向精神薬の譲渡・譲受 | 譲渡元＼譲渡先	向精神薬輸出業者	向精神薬製造製剤業者	向精神薬使用業者	向精神薬卸売業者	向精神薬小売業者	病院等の開設者及び向精神薬試験研究施設の設置者
---	---	---	---	---	---	---
向精神薬輸入業者	○	○	○	○	○	○
向精神薬輸出業者[*1]	×	×	×	×	×	×
向精神薬製造製剤業者	○	○	○	○	○	○
向精神薬使用業者	×	×	×	×	×	×
向精神薬卸売業者	○	○	○	○	○	○
麻薬小売業者	向精神薬処方箋を所持する者のみ ○[*2] ||||||| ＊1：輸出のみできる ＊2：向精神薬処方箋を所持する者に向精神薬を譲り渡すときは, その処方箋により調剤された向精神薬以外の向精神薬の譲り渡しが禁止されている（法第50条の17）
譲渡目的の所持	向精神薬営業者（使用業者を除く）のみ譲り渡し, 又は譲り渡しの目的での所持が可能 ただし, 病院等の開設者, 向精神薬試験研究施設設置者が施用目的等のための譲り渡し, 所持は可能 　　（法第50条の16第1項）
保　管	営業所, 病院, 研究施設所内で保管 盗難防止に必要な注意又は施錠　　（法第50条の21, 規則第40条）
廃　棄	焼却, その他の回収が困難な方法による　　（法第50条の21, 規則第40条）
事故の届出	向精神薬取扱者は, 向精神薬が滅失, 盗取, 所在不明その他の事故のとき, すみやかに, それぞれの免許権者（厚生労働大臣又は都道府県知事）に届出る　　（法第50条の22）
記　録	・向精神薬営業者（向精神薬小売業者を除く） 　［輸入, 輸出, 製造, 製剤, 小分け若しくは使用した向精神薬の品名, 数量並びに年月日などを記録］ ・向精神薬小売業者又は, 病院・診療所の開設者 　（譲渡, 譲受又は廃棄した向精神薬の品名, 数量又は年月日などを記録 　　ただし, 第3種向精神薬及び処方箋を所持する者に譲り渡した向精神薬等を除く）　　（法第50条の23）
向精神薬取扱責任者の設置とその業務	・向精神薬営業者は向精神薬営業所ごとに向精神薬取扱責任者を置かなければならない（30日以内に届出が必要） ・向精神薬取扱責任者は向精神薬に関する業務の従事者を監督する任務がある ・向精神薬取扱責任者は, 薬剤師又は向精神薬を取扱うに必要な知識を有する者（政令で定める者）でなければならない　　（法第50条の20）
広　告	医薬関係者等を対象とするもの以外は禁止　　（法第50条の18）
容器・被包の記載	向精神薬営業者（小売業者を除く）の譲渡時の記載事項 ①向の記号 ②成分名, 分量又は含量 ③向精神薬製造製剤業者又は輸入業者の氏名, 住所　　（法第50条の19, 規則第38条）

⒀ 向精神薬業務に関する記録

行為及び該当者		第1種向精神薬	第2種向精神薬	第3種向精神薬
業務に関する記録	⑴向精神薬営業者 （向精神薬小売業者を除く） （法第50条の23第1項）	輸入，輸出，製造，製剤，小分けした向精神薬，向精神薬の製造・製剤のため使用した向精神薬又は向精神薬化学変化物の原料として使用した向精神薬の品名，数量，年月日 向精神薬化学変化物の品名，数量，用途		
		譲渡・譲受・廃棄した向精神薬の品名，数量，年月日 向精神薬の輸入，輸出，譲渡，譲受の相手方の氏名，名称，住所		記録不要
	⑵向精神薬小売業者及び病院等の開設者 （法第50条の23第2項）	譲渡・譲受・廃棄した向精神薬の品名，数量，年月日 向精神薬の譲渡，譲受の相手方の氏名，名称，住所		記録不要
	⑶向精神薬試験研究施設設置者 （法第50条の23第3項）	輸入，輸出，製造した向精神薬の品名，数量，年月日		
		譲渡・譲受・廃棄した向精神薬の品名，数量，年月日 向精神薬の輸入，輸出，譲渡，譲受の相手方の氏名，名称，住所		記録不要
業務に関する記録の保存	上記⑴〜⑶ （法第50条の23第4項）	記録の日から2年間，向精神薬営業所，病院等又は向精神薬試験研究施設において保存		

⒁ 向精神薬の種別による輸入・輸出の取扱い

行為及び該当者	第1種向精神薬	第2種向精神薬	第3種向精神薬
⑴向精神薬の輸入・輸出業者 （法第50条の8〜第50条の14）	・その都度厚生労働大臣の許可が必要	・その都度の厚生労働大臣の許可は必要でない ・輸出届出書（輸入の場合は相手国業者発行のものを入手又は輸入の日から10日以内）を提出	・特に手続きは必要でない
		・特定向精神薬[注1]を輸入する場合はその都度許可を受けて，第1種向精神薬と同様に行う	
⑵患者の携帯輸出入	厚生労働省令で定める範囲（許可は不要）		
⑶試験研究施設設置者	・その都度厚生労働大臣の許可が必要	・その都度厚生労働大臣の許可が必要	・その都度厚生労働大臣の許可が必要
注1）特定向精神薬とは相手国が特定の向精神薬を原則として輸入禁止の措置をとったものをいう			

麻薬向精神薬原料等

⒂ 麻薬原料植物とその取扱い

項　　目	内　　容
麻薬原料植物	①コカイン含有植物：エリスロキシロン・コカ・ラム(和名コカ)，エリスロキシロン・ノヴォグラナテンセ・ヒエロン ②テバイン含有植物：パパヴェル・ブラクテアツム・リンドル（和名ハカマオニゲシ） ③サイロシビン及びその塩類を含有するきのこ類〔厚生労働大臣が指定するもの（未公布）を除く〕 ④サイロシン及びその塩類を含有するきのこ類〔厚生労働大臣が指定するもの（未公布）を除く〕 〔法別表第2及び別表第2第4号に基づく政令[注1]第2条〕
麻薬原料植物の取扱い	麻薬原料植物の栽培：全面的禁止(ただし麻薬研究者が厚生労働大臣の許可を受けて研究用の栽培は可能)(法第12条) (参考) けしの栽培：けし栽培者以外の栽培の禁止（あへん法第4条）

注1) 平成2年政令第238号　麻薬，麻薬原料植物，向精神薬，麻薬向精神薬原料等を指定する政令

⒃ 麻薬向精神薬原料

項　　目	内　　容
麻薬向精神薬原料とは	麻薬向精神薬原料とは，麻薬や向精神薬の製造に使用される原料物質をいう 法律的には，麻薬及び向精神薬取締法別表第4（法第2条第7号）及び別表第4第9号に基づく政令[注1]〔上記〕第4条に掲げるものをいう．具体的な化学名は以下のとおりである
麻薬向精神薬原料	1　アセトン 　2　アントラニル酸及びその塩類 　3　エチルエーテル （4）エルゴタミン及びその塩類 （5）エルゴメトリン及びその塩類 　6　ピペリジン及びその塩類 （7）無水酢酸 （8）リゼルギン酸及びその塩類 （9）N－アセチルアントラニル酸及びその塩類 （10）4－アニリノピペリジン及びその塩類 （11）4－アニリノ－1－フェネチルピペリジン及びその塩類 （12）イソサフロール （13）エチル＝2－メチル－3－(3，4－メチレンジオキシフェニル)オキシラン－2－カルボキシラート及びその塩類 　14　塩酸 （15）過マンガン酸カリウム （16）サフロール （17）1，1－ジメチルエチル＝4－アニリノピペリジン－1－カルボキシラート及びその塩類 （18）1，1－ジメチルエチル＝ピペリジン－4－オン－1－カルボキシラート及びその塩類 （19）1，1－ジメチルエチル＝2－メチル－3－(3，4－メチレンジオキシフェニル)オキシラン－2－カルボキシラート及びその塩類 　20　トルエン （21）ピペリジン－4－オン及びその塩類 （22）ピペロナール （23）N－フェニル－N－（ピペリジン－4－イル）プロパンアミド及びその塩類 （24）1－フェネチルピペリジン－4－オン及びその塩類 （25）ブチル＝2－メチル－3－(3，4－メチレンジオキシフェニル)オキシラン－2－カルボキシラート及びその塩類 （26）プロピル＝2－メチル－3－(3，4－メチレンジオキシフェニル)オキシラン－2－カルボキシラート及びその塩類 　27　メチルエチルケトン （28）1－メチルエチル＝2－メチル－3－(3，4－メチレンジオキシフェニル)オキシラン－2－カルボキシラート及びその塩類 （29）1－メチルプロピル＝2－メチル－3－(3，4－メチレンジオキシフェニル)オキシラン－2－カルボキシラート及びその塩類 （30）2－メチルプロピル＝2－メチル－3－(3，4－メチレンジオキシフェニル)オキシラン－2－カルボキシラート及びその塩類 （31）メチル＝2－メチル－3－(3，4－メチレンジオキシフェニル)－オキシラン－2－カルボキシラート及びその塩類 （32）2－メチル－3－(3，4－メチレンジオキシフェニル)－オキシラン－2－カルボン酸及びその塩類 （33）3，4－メチレンジオキシフェニル－2－プロパノン 　34　硫酸 　35　以上に掲げる物のいずれかを含有する物 （　）は特定麻薬向精神薬原料である（施行令第1条）

⒄ 麻薬向精神薬原料の取扱い

項　　目	内　　　　容		
⑴ 業務（廃止）の届出	次の麻薬等原料営業者（p.118, 2-10-2⑸参照）になろうとする者又は廃止しようとする者は届け出る 　麻薬等原料輸入業者，麻薬等原料輸出業者，特定麻薬等原料製造業者→厚生労働大臣 　特定麻薬等原料卸小売業者→都道府県知事　　　　　　　　　　　　　（法第50条の27，第50条の28）		
⑵ 輸入（輸出）の届出	特定麻薬向精神薬原料	輸入（輸出）業者　その都度，輸入（輸出）届　　　（法第50条の29，第50条の30）	
	麻薬向精神薬原料	輸入（輸出）業者　⑴の業務の届出の範囲内であれば手続き不要	
		それ以外の者　　一定量以下　手続き不要 　　　　　　　　一定量超　　その都度，輸入（輸出）届 　　　　　　　　　　　　　　　　　　　　　　　　（法第50条の31，第50条の32）	
	麻薬等原料輸出業者は輸出に際して品名及び数量の虚偽の表示禁止　　　　　　　（法第50条の35）		
⑶ 事　故　届	麻薬等原料営業者は所有する麻薬向精神薬原料の事故が一定量を超える場合に届け出る （届出先は⑴の業務の届出先と同じ）　　　　　　　　　　　　　　　　　　　（法第50条の33）		
⑷ 記　　　録	麻薬等原料輸入業者，麻薬等原料輸出業者，特定麻薬等原料製造業者及び特定麻薬等原料卸小売業者： 輸入，輸出，製造，小分け，譲渡又は譲受の品名及び数量，年月日，並びに輸入，輸出，譲渡，譲受の相手方の氏名 （名称），住所を記録し，2年間保存　　　　　　　　　　　　　　　　　　　（法第50条の34）		

2-10-3 ▍覚醒剤取締法

⑴ 覚醒剤取締法の目的

覚醒剤の濫用による保健衛生上の危害を防止するため，覚醒剤及び覚醒剤原料の輸入，輸出，所持，製造，譲渡，譲受及び使用に関して必要な取締りを行うことを目的とする　　　　　　　　　　　　　　　　　　　　　　　　　　　　　　（法第1条）

2-10

(2) 覚醒剤取締法の規制対象薬物名，作用，中毒症状，主な対象医薬品

分　類	薬　物　名	作用（医療上の用途）	中　毒　症状	主な医薬品
覚　醒　剤 （法第2条第1項）	アンフェタミン メタンフェタミン	興奮，覚醒	幻覚，統合失調症症状，精神依存	局メタンフェタミン塩酸塩

フェニルアミノプロパン
（一般名：アンフェタミン）

$\langle\!\!\!\bigcirc\!\!\!\rangle$—CH$_2$—CH—CH$_3$
　　　　　　|
　　　　　NH$_2$

フェニルメチルアミノプロパン
（一般名：メタンフェタミン）

$\langle\!\!\!\bigcirc\!\!\!\rangle$—CH$_2$—CH—CH$_3$
　　　　　　|
　　　　　NHCH$_3$

分　類	薬　物　名	作用（医療上の用途）	中　毒　症状	主な医薬品
覚醒剤原料 （法第2条第5項：別表及び別表第9号に基づく政令）	エフェドリン メチルエフェドリン セレギリン フェニルプロパノールアミン	鎮咳，去痰	——	局エフェドリン塩酸塩 局dl-メチルエフェドリン塩酸塩

1-フェニル-2-メチルアミノプロパノール-1及びその塩類（10%以下含有物除外）（エフェドリン）

クロロエフェドリン及びその塩類

1-フェニル-2-ジメチルアミノプロパノール-1及びその塩類（10%以下含有物除外）（メチルエフェドリン）

クロロメチルエフェドリン及びその塩類

1-フェニル-2-ジメチルアミノプロパン及びその塩類

フェニル酢酸及びその塩類（10%以下含有物除外）

フェニルアセトアセトニトリル

フェニルアセトン

セレギリン及びその塩類

フェニルプロパノールアミン及びその塩類（50%以下含有物除外）

2,6-ジアミノ-N-（1-フェニルプロパン-2-イル）ヘキサンアミド及びその塩類（リスデキサンフェタミン（立体異性体のうちの一つ））

3-オキソ-2-フェニルブタンアミド及びその塩類

メチル＝3-オキソ-2-フェニルブタノアート及びその塩類

エチル＝2-メチル-3-フェニルオキシラン-2-カルボキシラートおよびその塩類（A）
1,1-ジメチルエチル＝2-メチル-3-フェニルオキシラン-2-カルボキシラートおよびその塩類（B）
ブチル＝2-メチル-3-フェニルオキシラン-2-カルボキシラートおよびその塩類（C）
プロピル＝2-メチル-3-フェニルオキシラン-2-カルボキシラートおよびその塩類（D）
1-メチルエチル＝2-メチル-3-フェニルオキシラン-2-カルボキシラートおよびその塩類（E）
2-メチル-3-フェニルオキシラン-2-カルボン酸およびその塩類（F）
1-メチルプロピル＝2-メチル-3-フェニルオキシラン-2-カルボキシラートおよびその塩類（G）
2-メチルプロピル＝2-メチル-3-フェニルオキシラン-2-カルボキシラートおよびその塩類（H）
メチル＝2-メチル-3-フェニルオキシラン-2-カルボキシラートおよびその塩類（I）

A：R = CH$_2$CH$_3$

B：R = C-CH$_3$ (両CH$_3$)

C：R = CH$_2$CH$_2$CH$_2$CH$_3$

D：R = CH$_2$CH$_2$CH$_3$

E：R = CHCH$_3$ (下 CH$_3$)

F：R = H

G：R = CHCH$_2$CH$_3$ (下 CH$_3$)

H：R = CH$_2$CHCH$_3$ (下 CH$_3$)

I：R = CH$_3$

覚醒剤

(3) 覚醒剤を取扱うことができる者の定義，指定，資格要件，有効期間

種類	定義	指定	資格要件	有効期間
覚醒剤製造業者	覚醒剤の製造及び覚醒剤施用機関・覚醒剤研究者に譲り渡すことを業とする者（法第2条第2項）	厚生労働大臣（法第3条）	医薬品製造販売業の許可及び医薬品製造業の許可を受けている者（医薬品製造販売業者等）	指定日から翌年12月末日（最長2年間）（法第6条）
覚醒剤施用機関	覚醒剤の施用を行う病院又は診療所（法第2条第3項）	都道府県知事（法第3条）	①精神科，神経科 ②外科，整形外科，産婦人科，眼科，耳鼻咽喉科であって覚醒剤の施用が特に必要なもの	
覚醒剤研究者	学術研究のため覚醒剤を製造（厚生労働大臣の許可を受けたときのみ）又は使用する者（法第2条第4項）		医学，薬学，化学，応用化学，その他の学術研究又は試験検査の業務に従事する者であって覚醒剤の使用が特に必要なもの	

(4) 覚醒剤の規制内容

行為	規制内容	
輸入・輸出	全面禁止（例外なし）	（法第13条）
所持	〔所持が可能な者〕 　覚醒剤製造業者及びその補助者 　覚醒剤施用機関（開設者，管理者，診療に従事する医師及びその補助者） 　覚醒剤研究者及びその補助者 　施用のため交付を受けた者及びその看護者 　その他（郵便，運送業者等）	（法第14条）
製造	覚醒剤製造業者→厚生労働大臣が四半期毎に定めた製造数量の範囲内 覚醒剤研究者→その都度厚生労働大臣の許可	（法第15条）
譲渡・譲受	覚醒剤の譲渡・譲受の規制（下図を参照） 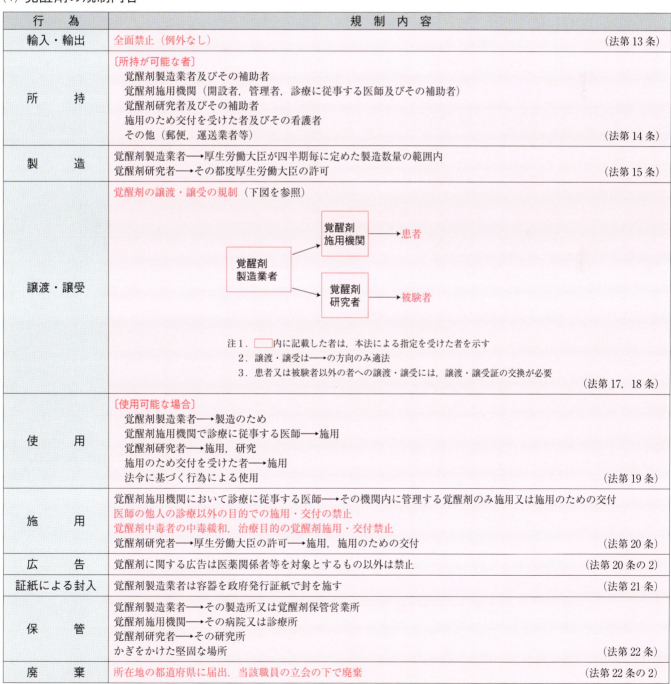 注1．□内に記載した者は，本法による指定を受けた者を示す 　2．譲渡・譲受は→の方向のみ適法 　3．患者又は被験者以外の者への譲渡・譲受には，譲渡・譲受証の交換が必要	（法第17,18条）
使用	〔使用可能な場合〕 　覚醒剤製造業者→製造のため 　覚醒剤施用機関で診療に従事する医師→施用 　覚醒剤研究者→施用，研究 　施用のため交付を受けた者→施用 　法令に基づく行為による使用	（法第19条）
施用	覚醒剤施用機関において診療に従事する医師→その機関内に管理する覚醒剤のみ施用又は施用のための交付 医師の他人の診療以外の目的での施用・交付の禁止 覚醒剤中毒者の中毒緩和，治療目的の覚醒剤施用・交付禁止 覚醒剤研究者→厚生労働大臣の許可→施用，施用のための交付	（法第20条）
広告	覚醒剤に関する広告は医薬関係者等を対象とするもの以外は禁止	（法第20条の2）
証紙による封入	覚醒剤製造業者は容器を政府発行証紙で封を施す	（法第21条）
保管	覚醒剤製造業者→その製造所又は覚醒剤保管営業所 覚醒剤施用機関→その病院又は診療所 覚醒剤研究者→その研究所 かぎをかけた堅固な場所	（法第22条）
廃棄	所在地の都道府県に届出，当該職員の立会の下で廃棄	（法第22条の2）

(4) 覚醒剤の規制内容（つづき）

行　為	規　制　内　容
事故の届出	その所有し，管理する覚醒剤を喪失し，盗み取られ，又はその所在が不明となったときは，すみやかにその覚醒剤の品名，数量，事故の状況等を，指定を受けた厚生労働大臣又は都道府県知事へ届出　　　　　　　　　　（法第23条）
帳　簿	覚醒剤製造業者，覚醒剤施用機関の管理者及び覚醒剤研究者は，それぞれの製造所，保管営業所，病院，診療所，研究所ごとに帳簿を備え，製造，譲渡，譲受，施用，交付した覚醒剤の品名及び数量，年月日等法で定められた事項を帳簿に記入し，最終記入の日から2年間保存　　　　　　　　　　（法第28条）
留意事項 (調剤との関係)	覚醒剤は覚醒剤施用機関より直接患者に交付されるので，院外処方箋による投薬はない．よって薬局での調剤行為はない

覚醒剤原料

(5) 覚醒剤原料を取扱うことができる者の定義，指定，資格要件，有効期間

種　類	定　義	指　定	資　格　要　件	有効期間
覚醒剤原料輸入業者	覚醒剤原料の輸入を業とする者　（法第30条の2）	厚生労働大臣 (法第30条の2)	医薬品製造販売業者等 香料，試薬，その他の化学薬品の輸入業者 香料，化学薬品，石けんの製造業者	指定日から4年を経過した後の12月末日 (最長5年間)
覚醒剤原料輸出業者	覚醒剤原料の輸出を業とする者　（法第30条の2）		薬局開設者 医薬品製造販売業者等 医薬品の店舗販売業者は卸売販売業者 香料，試薬，化学薬品の輸出業者	
覚醒剤原料製造業者	覚醒剤原料の製造を業とする者　（法第30条の2）		医薬品製造販売業者等 香料，試薬，化学薬品の製造業者 香料，化学薬品，石けんの製造業者	
覚醒剤原料取扱者	覚醒剤原料の譲渡を業とする者又は業務上使用する者　（法第30条の2）	都道府県知事 (法第30条の2)	薬局開設者 医薬品製造販売業者等 医薬品の店舗販売業者又は卸売販売業者 香料，試薬，化学薬品の販売業者 香料,化学薬品の製造又は販売業,石けん製造業者	
覚醒剤原料研究者	学術研究のため覚醒剤原料を製造又は使用する者　（法第30条の2）		医学，薬学，化学，応用化学，その他の学術研究又は試験検査の業務に従事する者	

(6) 覚醒剤原料の規制内容

行　為	規　制　内　容
輸入・輸出	覚醒剤原料輸入業者 覚醒剤原料輸出業者 ｝その都度厚生労働大臣の許可　　　　　　　　（法第30条の6第1, 3, 4項） 覚醒剤原料輸出業者は輸出に際して品名及び数量の虚偽の表示禁止　　（法第30条の6の2） 患者の自己使用のための携帯輸出又は輸入は厚生労働大臣の許可を受ければ可能 　　　　　　　　　　　（法第30条の6第1項但し書き，第2項，第3項但し書き）
所　持	①所持が可能な者 　・覚醒剤原料輸入業者 　・覚醒剤原料輸出業者 　・覚醒剤原料製造業者 　・覚醒剤製造業者 　・覚醒剤原料取扱者 　・覚醒剤原料研究者 　・覚醒剤研究者 　・病院・診療所（開設者，管理者，医師，歯科医師，獣医師，薬剤師） 　・薬局（開設者，薬剤師） ②①の者の業務上の補助者 　・施用のため交付を受けた者及びその看護者 　・処方箋により交付を受けた者及びその看護者 ③その他（郵便，運送業者，処方箋により交付を受けた者が死亡した場合等） 　　　　　　　　　　　　　　　　　　　　　　　　　　　　（法第30条の7）
製　造	覚醒剤原料製造業者 覚醒剤製造業者 ｝業務のため製造 覚醒剤原料研究者 覚醒剤研究者 ｝研究のため製造　　　　　　　　　　　　　（法第30条の8）
譲渡・譲受	覚醒剤原料の譲渡・譲受の規制（下図を参照）　　　　　（法第30条の9, 第30条の10） 外国から輸入 → 覚醒剤原料輸入業者 覚醒剤原料製造業者／覚醒剤製造業者／覚醒剤原料取扱者／覚醒剤原料研究者／覚醒剤研究者（相互間も可） → 病院・診療所 → 患者 → 薬局 →（処方箋の交付による） 外国へ輸出 ← 覚醒剤原料輸出業者 注1．□内に記載した者は，本法による指定を受けた者を示す 　2．譲渡・譲受は──→の方向のみ適法 　3．患者への譲渡以外の譲渡・譲受には譲渡・譲受証の交換が必要
使　用	覚醒剤原料製造業者・覚醒剤製造業者・覚醒剤原料取扱者・覚醒剤原料研究者・覚醒剤研究者──→業務又は研究 医師，薬剤師，歯科医師，獣医師──→業務のため施用又は調剤のための使用 施用のため交付を受けた者──→施用　　　　　　　　　（法第30条の11）
帳　簿	覚醒剤原料輸入業者，覚醒剤原料輸出業者，覚醒剤原料製造業者，覚醒剤製造業者，覚醒剤原料取扱者，覚醒剤原料研究者，覚醒剤研究者，病院等の開設者及び薬局の開設者は，それぞれの業務所，製造所，研究所，病院等又は薬局ごとに帳簿を備え，輸入，輸出，製造，譲渡，譲受，又は使用した覚醒剤原料の品名及び数量，年月日等，法で定められた事項を帳簿に記入し，最終記入の日から2年間保存　　　　（法第30条の17）
保　管	届け出た場所又はそれぞれの業務が行われる場所 かぎをかけた場所　　　　　　　　　　　　　　　　　　（法第30条の12）
廃　棄	所在地の都道府県知事に届出，当該職員立会の下で廃棄（薬局や病院の開設者の例外規定あり） 　　　　　　　　　　　　　　　　　　　　　　　　　　（法第30条の13）
事故等の届出	指定を受けている者又は医療施設，薬局等の開設者は指定権者（厚生労働大臣又は都道府県知事）に届出（廃棄の例外適用の際は届出）　　　　　　　　　　　　　　　　　　　　　（法第30条の14）
留意事項 （調剤との関係）	覚醒剤原料は，処方箋による投薬があるので，薬局での調剤行為はある

2-10-4 あへん法

(1) あへん法の目的

(1)医療及び学術研究の用に供するあへんの供給の適正を図るため，国があへんの輸入，輸出，収納及び売渡を行うこと
(2)けしの栽培並びにあへん及びけしがらの譲渡，譲受，所持等について必要な取締を行うこと　　（法第1条）

(2) あへんの独占権

あへんの輸入，輸出，けし耕作者及び甲種研究栽培者からの一手買取並びに麻薬製造業者及び麻薬研究施設の設置者への売渡の権能は，国に専属する　　（法第2条）

(3) あへん法関連用語の定義

用　語	定　義（法第3条）	
け　　し	パパヴェル・ソムニフェルム・エル及びパパヴェル・セティゲルム・ディーシー	（法第3条第1号）
あ　へ　ん	けしの液汁が凝固したもの及びこれに加工を施したもの（医薬品として加工を施したものを除く）	（法第3条第2号）
けしがら	けしの麻薬を抽出することができる部分（種子を除く）	（法第3条第3号）
けし栽培者	けし耕作者，甲種研究栽培者及び乙種研究栽培者	（法第3条第4号）
けし耕作者	採取したあへんを国に納付する目的で，許可を受けてけしを栽培する者	（法第3条第5号）
甲種研究栽培者	あへんの採取を伴う学術研究のため，許可を受けてけしを栽培する者	（法第3条第6号）
乙種研究栽培者	あへんの採取を伴わない学術研究のため，許可を受けてけしを栽培する者	（法第3条第7号）
麻薬製造業者	麻薬の製造を業とする者	（麻向法第2条）
麻薬研究者	学術研究のため，麻薬原料植物を栽培し，麻薬を製造し，又は麻薬，あへん若しくはけしがらを使用する者	（麻向法第2条）
麻薬研究施設	麻薬研究者が研究に従事する研究施設	（麻向法第2条）

(4) あへん法の禁止規定

行　為	禁止が解除されるもの	
けしの栽培	けし栽培者	（法第4条）
あへんの採取	けし耕作者，甲種研究栽培者	（法第5条）
あへんの輸入・輸出	国，国の委託を受けた者	（法第6条）
けしがらの輸入・輸出	厚生労働大臣の許可を得た者	（法第6条）
あへんの譲渡・譲受	国に対し又は国から譲渡・譲受するもの	（法第7条）
けしがらの譲渡・譲受	けし栽培者，麻薬製造業者，麻薬研究施設の設置者	（法第7条）
あへんの所持	けし耕作者，甲種研究栽培者，麻薬製造業者，麻薬研究者，麻薬研究施設の設置者	（法第8条）
けしがらの所持	けし栽培者，麻薬製造業者，麻薬研究者，麻薬研究施設の設置者	（法第8条）
あへん，けしがらの吸食	全面的禁止	（法第9条）
あへんの廃棄	厚生労働大臣の許可を得た者	（法第10条）

(5) けしの栽培

項　目	内　容	
許　可	下記について厚生労働大臣の許可が必要 けし耕作者及び甲種研究栽培者：栽培地，栽培面積，あへんの乾そう場及び保管場 乙種研究栽培者　　　　　　　：栽培地，栽培面積	（法第12条）
有効期間	許可の日から1年以内の9月30日まで	（法第16条）

132

2-10-5 大麻草の栽培の規制に関する法律

(1) 大麻草の栽培の規制に関する法律（以下「大麻草栽培規制法」と略す．）の目的

> 大麻草の栽培の適正を図るために必要な規制を行うことにより，麻薬及び向精神薬取締法と相まって，大麻の濫用による保健衛生上の危害を防止し，もつて公共の福祉に寄与することを目的とする[注1] （法第1条）

注1）旧大麻取締法で規定されていた大麻の所持，譲渡などに関する規制は，麻薬及び向精神薬取締法で規定されている［2-10-2（p.116）参照］

(2) 大麻草栽培規制法の規制対象の定義

用 語	定 義
大麻草	カンナビス・サティバ・リンネ　　　　　　　　　　　　　　　　　　　　　　　　　（法第2条第1項）
大 麻	大麻草（その種子及び成熟した茎を除く．）及びその製品（大麻草としての形状を有しないものを除く．）（法第2条第2項）

(3) 大麻草栽培規制法関連用語の定義

用 語	定 義 （法第2条）
大麻栽培者	第一種大麻草採取栽培者，第二種大麻草採取栽培者及び大麻草研究栽培者　（法第2条第3項）
第一種大麻草採取栽培者	都道府県知事の免許を受けて，大麻草から製造される製品[注2]の原材料を採取する目的で，大麻草を栽培する者（法第2条第4項）
第二種大麻草採取栽培者	厚生労働大臣の免許を受けて，医薬品の原料を採取する目的で，大麻草を栽培する者　（法第2条第5項）
大麻草研究栽培者	厚生労働大臣の免許を受けて，大麻草を研究する目的で，大麻草を栽培する者　（法第2条第6項）

注2）大麻草としての形状を有しないものを含み，種子又は成熟した茎の製品その他の厚生労働省令で定めるものに限る［厚生労働省令で定めるもの：飲食料品，化粧品，建築用資材その他の資材，嗜好品，飼料，肥料及び燃料（麻薬に該当しないもの又は指定薬物を含有しないものに限る．）］

(4) 大麻草栽培規制法の規制内容

用 語		定 義
禁止されていること		大麻草栽培者でなければ大麻草を栽培してはならない　（法第3条）
大麻栽培者の免許制	第一種大麻草採取栽培者	都道府県知事の免許　（法第5条第1項）
	第二種大麻草採取栽培者	厚生労働大臣の免許　（法第13条第1項）
	大麻草研究栽培者	
免許の有効期限	第一種大麻草採取栽培者	免許の日からその日の属する年の翌々年の12月31日まで　（法第8条）（注：最長3年間）
	第二種大麻草採取栽培者	免許の日からその年の12月31日まで　（法第14条）（注：最長1年間）
	大麻草研究栽培者	
第一種大麻草採取栽培者のみの規制		麻薬及び向精神薬取締法別表第一第42号に掲げる物[注3]の含有量が政令で定める基準[注4]を超えない大麻草の種子その他厚生労働省令で定める物[注5]を使用して大麻草を栽培しなければならない　（法第12条の3第1項）
大麻草の種子の取扱い		大麻草栽培者は，大麻草の種子を譲り渡す場合には，厚生労働省令で定める方法[注6]により当該種子が発芽しないように処理しなければならない．ただし，他の大麻草栽培者に当該種子を譲り渡す場合その他厚生労働省令[注7]で定める場合は，この限りでない　（法第18条）
		発芽不能未処理種子は，輸入してはならない．ただし，大麻草栽培者が輸入する場合又は発芽不能未処理種子を輸入し，発芽しないように処理をする場合であって，厚生労働大臣の許可を受けたときは，この限りでない　（法第19条）

注3）Δ9-テトラヒドロカンナビノール（Δ9-THC）
注4）0.3%（大麻草の乾燥重量に占める重量の割合）
注5）枝葉その他の大麻草の部位
注6）熱処理及び燻蒸
注7）種子が発芽しないように注6の方法による処理を行う者に大麻草の種子を譲り渡す場合及び研究等の目的で厚生労働大臣又は都道府県知事に譲り渡す場合

2 -11 毒物及び劇物取締法

2-11-1 法の沿革

項　目	内　容
毒物劇物に関する法律の変遷（現行法制定以前）	(1)医制（明治7年）の中で毒薬・劇薬として規制したのが始まり (2)毒薬劇薬取扱規則（明治10年2月大政官布告第20号） (3)薬品取扱規則（明治13年1月大政官布告第1号）（医療目的以外のものも毒薬・劇薬に含めて規制） (4)薬品営業並薬品取扱規則（明治22年3月法律第10号） (5)毒物劇物営業取締規則（明治45年5月内務省令第5号）（医療目的以外のものだけを新たに規制） (6)毒物劇物営業取締法（昭和22年法律第206号） (7)毒物及び劇物取締法（昭和25年12月法律第303号）（現行法）

	改正年月	主な改正の内容
現行，毒物及び劇物取締法制定後の主要な大改正の経緯	昭和28年8月（法第213号）	パラチオン製剤などについて「特定毒物」制度の導入による所持，使用等の規制
	昭和39年7月（法第165号）	毒物又は劇物を含有する物（政令指定）についても危害防止措置が講ぜられ，また，政令で定められた業務上取扱者についても規制が加えられた
	昭和45年12月（法第131号）	特定毒物以外にも，運搬，貯蔵等について技術上の基準を定められるようにした．また家庭の用に供する毒物・劇物について成分・含量容器等に基準が定められた
	昭和47年6月（法第103号）	興奮，幻覚，麻酔作用を有する劇物（トルエン等）について所持の規制がなされた 引火性，発火性，爆発性のある劇物（塩素酸ナトリウム等）についての所持・販売方法等の規制がなされた
	昭和48年10月（法第112号）	有害物質を含有する家庭用品の規制に関する法律の制定に伴って，これまで毒物及び劇物取締法で規制していた「特定家庭用品に関する規定」が削除された
	昭和57年9月（法第90号）	「シンナー遊び」などシンナーの不適正使用の防止を一層強化するため，禁止行為の違反者を従来の「3万円以下の罰金」から「1年以下の懲役若しくは3万円以下の罰金又はこれらの併科」に改めた
	昭和58年12月（法第83号）	行政事務の簡素合理化の法律の公布に伴って，特定毒物研究者の許可を都道府県知事に，登録の有効期間を2年から3年に，製造業又は輸入業の登録権限を一部都道府県知事に権限委任された
	平成11年7月（法第87号）	地方分権の推進整備法の制定に伴って，販売業の登録権限を保健所設置市及び特別区にあっては，市長又は区長への委譲及び報告徴収，立入検査等は業務の登録権限者のみが行うよう改められた
	平成23年8月（法第105号）	地域の自主性，自立性を高める改革法（整備法）の制定に伴って，業務上取扱者の届出の受理，廃棄物の回収命令，立入検査等の事務が都道府県知事から，保健所設置市及び特別区にあっては，その権限を市長又は区長に委譲された
	平成30年6月（法第66号）	地域の自主性及び自立性を高める改革法（整備法）の改正法公布に伴って，毒物劇物の原体の製造業又は輸入業の登録等の権限が，厚生労働大臣から都道府県知事に移譲されることになる（令和2年4月1日施行）
	令和5年5月（法第36号）	厚生労働省の「薬事・食品衛生審議会」が「薬事審議会」に改組されたことに伴う所要の改正（令和6年4月1日施行）

2-11-2 法の目的

項　目	法律の規制	備　考
法の目的	毒物及び劇物取締法では，この法律の目的と範囲を，第1条で以下のように示している この法律は，毒物及び劇物について，保健衛生上の見地から[注1] 必要な取締を行う[注2] ことを目的とする （法第1条）	注1）保健衛生上の見地とは：憲法第25条（生存権，国の社会的使命）第2項で定める「国…公衆衛生の向上及び増進に努めなければならない」の立場に立つとの意味である 注2）取締を行うとは：毒物劇物（含有する物を含む）の製造，輸入，販売，表示，貯蔵，運搬，廃棄等の取扱いについて必要な取締りを行うとの意味である．したがって，犯罪捜査ではない

2-11-3 ▎毒物・劇物・特定毒物とは（定義，指定，該当品目）

項　目	法　律　の　規　制
毒 物 と は 劇 物 と は 特定毒物とは	毒物，劇物及び特定毒物については，次のように定義している (1)この法律で「毒物」とは，別表第1に掲げる物であって，医薬品及び医薬部外品以外のものをいう（法第2条第1項） (2)この法律で「劇物」とは，別表第2に掲げる物であって，医薬品及び医薬部外品以外のものをいう（法第2条第2項） (3)この法律で「特定毒物」とは，毒物であって，別表第3に掲げるものをいう　　　　　　（法第2条第3項） なお別表1，2，3に掲げる毒物・劇物の特定毒物のうち，代表的なものを表1として掲げる（次頁）．厚生労働大臣はこの 別表の追加指定，改正を行うに際しては薬事審議会への諮問が必要である　　　　　　　　　　　　　（法第23条）
「法別表」と「毒 物及び劇物指定 令」との関係	(1)法律では，毒物や劇物を個々に別表に収載して定めることとなっているが，何百種類という毒物や劇物をすべて「法律 　の別表」に掲げることは困難であることから，法律の「別表」と「毒物及び劇物指定令」（以下「指定令」という）の組 　み合わせによって，毒物又は劇物を具体的に定めている (2)法律の別表では，古くから存在する基本的な化学物質の中で，毒性，激性の強いものの原体のみを毒物，劇物又は特定 　毒物として，それぞれ別表第1，2，3に分けて収載し，それぞれの別表の末尾に「前各号に掲げる物のほか，前各号に 　掲げるものを含有する製剤その他の毒性を有する物であって政令で定めるもの」との規定を設け，原体以外のものでも 　政令で追加指定できるしくみを設けている．この政令が「毒物及び劇物指定令」である (3)このように法律の別表収載の毒物・劇物以外でも，毒物，劇物又は特定毒物に指定する必要があるときは，この根拠規 　定により，「別表に掲げたものの製剤をはじめ，新規に毒物又は劇物に指定する必要が生じたもの」は，すべてこの指定 　令で対処している．
毒物・劇物より の定義上の除外	毒物又は劇物と同一成分の薬品の中には，その使用目的によって，医薬品や医薬部外品の如く，医薬品医療機器等法での 規制を受けているものがある．したがって，これらについて二重規制を避けるため，本法では別表1，2に該当するもので あっても，医薬品や医薬部外品に該当するものは本法の規制から除外されている．また含有濃度，剤形によって除外する 必要のある場合は，前項の「毒物及び劇物指定令」によって改定を行っている

2-11-4 ▎毒物劇物の製造・輸入・販売の登録

(1) 無登録業者の製造・輸入・販売の禁止

規　制　の　内　容	用　語　の　説　明
本法では，業として[注1]毒劇物の製造，輸入，販売業を営もうとするとき は登録を受けるべきことを定め，無登録での営業を禁止している．規制の 内容は次のとおりである (1)毒物又は劇物の製造業の登録を受けた者でなければ，毒物又は劇物を 　販売又は授与の目的で製造[注2]してはならない　　（法第3条第1項） (2)毒物又は劇物の輸入業の登録を受けた者でなければ，毒物又は劇物を 　販売又は授与の目的で輸入してはならない　　　　（法第3条第2項） (3)毒物又は劇物の販売業の登録を受けた者でなければ，毒物又は劇物を 　販売し，授与し，又は販売若しくは授与の目的で貯蔵し，運搬し若し 　くは陳列してはならない　　　　　　　　　　　　（法第3条第3項） 但し，毒物又は劇物の製造業者又は輸入業者が，その製造し，又は輸入 した毒物又は劇物を，他の毒物又は劇物の製造業者，輸入業者又は販売 業者（以下「毒物劇物営業者」という[注3]）に販売し，授与し，又はこれ らの目的で貯蔵し，運搬し，若しくは陳列するときは，この限りでない 　　　　　　　　　　　　　　　　　　　　　　（法第3条第3項但書） 〔留意事項〕 本項の但書の部分は，製造業者又は輸入業者自らが，製造又は輸入した 毒劇物を他の毒物劇物営業者に販売（卸売）したり，その目的で貯蔵， 運搬等する場合には，当該製造業者又は輸入業者は，販売業の登録をせ ずに卸売りができるという例外を規定したものである なお当然のことながら，製造業者又は輸入業者が毒物劇物営業者以外の 者〈一般の人〉に毒劇物を販売する際には，販売業の登録を受けなけれ ばならない	注1) 業としてとは：一般に「業とする」とは，ある者の反復継続的 　　行為の遂行が社会通念上，事業の遂行と看做すことができる場合 　　をいう．つまり研究の目的で毒劇物を製造したり，又は自家消費 　　したりするときは「業として」に当たらないので，本条に該当せ 　　ず業の登録は不要である 注2) ・製造の概念：製造には原体の製造，原体の小分け，製剤の製造， 　製剤の小分けなど各種の製造行為が含まれる 　なお「小分け」とは次の行為をいう ・小分けとは：あらかじめ，一般の需要に応ずるために，既製の毒 　劇物をその容器又は被包から取り出して，当該毒劇物の品質等に 　変化を与えることなく他の容器又は被包に分割充填する行為を 　いう．本法ではこの「小分け」行為は「製造」行為と同じに取り 　扱われる 注3) 毒物劇物営業者とは：この法律では「毒物又は劇物の製造業 　　者，輸入業者又は販売業者」の三種類の業者に対して，共通の規 　　制がなされるときに，これら三種の業者をまとめて「毒物劇物営 　　業者」なる用語をもって総称し，その規制が行われている

表1 主要な毒物，劇物，特定毒物（法律別表1, 2, 3及び指定令第1, 2, 3条中の主要なもの）

毒物（法別表第1及び指定令第1条）		塩化水素・硫酸混合物	同製剤（一部製剤除外）	トルイジン	同塩類
黄燐	同製剤	塩化第一水銀	同製剤	トルイレンジアミン	同塩類
アジ化ナトリウム	同製剤（一部製剤除外）	塩素	（原体のみ）	トルエン	（原体のみ）
クラーレ	同製剤	塩素酸塩類	同製剤（爆発薬除外）	ナトリウム	（原体のみ）
無機シアン化合物	同製剤（一部製剤除外）	過酸化水素	同製剤（一部製剤除外）	鉛化合物	（一部化合物除外）
シアン化水素	同製剤	過酸化ナトリウム	同製剤（一部製剤除外）	ニトロベンゼン	（原体のみ）
シアン化ナトリウム	同製剤	過酸化尿素	同製剤（一部製剤除外）	二硫化炭素	同製剤
ジニトロクレゾール	同塩類，同製剤	カドミウム化合物	（原体のみ）	発煙硫酸	（原体のみ）
ジニトロフェノール	同製剤	カリウム	（原体のみ）	バリウム化合物	（一部化合物除外）
水銀	同化合物，同製剤（一部化合物と同製剤は劇物）	ぎ酸	同製剤（一部製剤除外）	ピクリン酸	同塩類（爆発薬除外）
		キシレン	（原体のみ）	ヒドロキシルアミン	同塩類，同製剤
		キノリン	同製剤	フェニレンジアミン	同塩類
ストリキニーネ	同塩類，同製剤	無機金塩類	（原体のみ）（雷金を除く）	フェノール	同製剤（一部製剤除外）
セレン	同化合物，同製剤（一部製剤除外）			ブロムアセトン	同製剤
		無機銀塩類	（原体のみ）（塩化銀，雷酸銀を除く）	ブロムエチル	（原体のみ）
ニコチン	同塩類，同製剤			ブロム水素	同製剤
ニッケルカルボニル	同製剤	クレゾール	同製剤（一部製剤除外）	ブロムメチル	同製剤
砒素	同化合物，同製剤（一部化合物と同製剤は劇物）	クロム酸塩類	同製剤（一部製剤除外）	ベタナフトール	同製剤（一部製剤除外）
		クロルエチル	（原体のみ）	硼弗化水素酸	同塩類
		クロルスルホン酸	（原体のみ）	ホルムアルデヒド	同製剤（一部製剤除外）
ヒドラジン	（原体のみ）	クロルピクリン	同製剤	無水クロム酸	同製剤
弗化水素	同製剤	クロルメチル	同製剤（一部製剤除外）	メタクリル酸	同製剤（一部製剤除外）
弗化スルフリル	同製剤	クロロホルム	（原体のみ）	メタノール	（原体のみ）
燐化水素	同製剤	クロロプレン	同製剤	メチルアミン	同製剤（一部製剤除外）
硫化燐	（原体のみ）（同製剤は劇物）	硅弗化水素酸	同塩類，同製剤	メチルスルホナール	（原体のみ）
		酢酸エチル	（原体のみ）	沃化水素	同製剤
劇物（法別表第2条及び指定令第2条）		有機シアン化合物	同製剤（一部化合物と一部製剤除外）	沃化メチル	同製剤
無機亜鉛塩類	同製剤（一部塩類除外）			沃素	（原体のみ）
亜塩素酸ナトリウム	同製剤（一部製剤除外）	四塩化炭素	同製剤	硫化燐製剤	（原体は毒物）
アクリルアミド	同製剤	シクロヘキシミド	同製剤（一部製剤除外）	硫酸	同製剤（一部製剤除外）
アクリル酸	同製剤（一部製剤除外）	ジクロル酢酸	（原体のみ）	燐化亜鉛	同製剤（一部製剤除外）
アクリルニトリル	同製剤	ジメチル硫酸	（原体のみ）	特定毒物（法別表第3及び指定令第3条）	
アクロレイン	（原体のみ）	重クロム酸	同塩類，同製剤	四アルキル鉛	同製剤
亜硝酸塩類	同製剤	蓚酸	同塩類，同製剤（一部製剤除外）	・四エチル鉛	同製剤
亜硝酸メチル	同製剤			・四メチル鉛	同製剤
アニリン	同塩類	臭素	（原体のみ）	燐化アルミニウムと分解促進剤含有製剤	同製剤
アンチモン	同化合物，同製剤（一部化合物と同製剤は除外）	硝酸	同製剤（一部製剤除外）		
		水酸化カリウム	同製剤（一部製剤除外）		
		水酸化ナトリウム	同製剤（一部製剤除外）		
アンモニア	同製剤（一部製剤除外）	無機錫塩類	（原体のみ）		
可溶性ウラン化合物	同製剤	スルホナール	（原体のみ）		
エチレンオキシド	同製剤	チオセミカルバジド	同製剤（一部製剤除外）		
エチレンクロルヒドリン	同製剤	無機銅塩類	（原体のみ）（雷銅を除く）		
塩化水素	同製剤（一部製剤除外）	トリクロル酢酸	（原体のみ）		

注　主として農薬として使用されるもの及び使用頻度の少ない毒物及び劇物は省略している
　表中，「同製剤」とあるのは，左欄の毒物・劇物・特定毒物を含有する製剤が毒物又は劇物等に該当することを意味する．また「一部製剤除外」とあるのは，一部の濃度又は剤形等によっては，その製剤が当該毒物・劇物等から除外されていることを意味する．また「原体のみ」とあるのは，原体のみが毒物又は劇物に該当するものである

(2) 営業の登録と更新の概要

営業の登録に関し，登録先，対象，方法及び登録更新等についてまとめると，下表のとおりとなる　　　　　　（法第4，4条の2）

登録の種類		登録先	登録の対象	登録すべき対象		登録の方法	更新の期間	用語の説明
毒物劇物製造業		都道府県知事	製造所ごとに注4)	製造しようとする品目ごとに		製造所の所在地の都道府県知事	5年ごとに	注4) 製造所とは：実際には毒劇物の製造作業が行われる場所 注5) 営業所とは：毒劇物の輸入業務が現に行われる場所 注6) 店舗とは：毒劇物の販売業務が行われる場所
毒物劇物輸入業		都道府県知事	営業所ごとに注5)	輸入しようとする品目ごとに		営造所の所在地の都道府県知事	5年ごとに	
毒物劇物販売業	一般販売業	都道府県知事（保健所を設置する政令市又は特別区にあっては，市長又は区長）	店舗ごとに注6)	取扱うことのできる品目	すべての毒物劇物を販売できる	都道府県知事（保健所を設置する政令市又は特別区にあっては，市長又は区長）	6年ごとに	特定品目表（規則別表第2） アンモニア，塩化水素，塩化水素と硫酸とを含有する製剤，塩基性酢酸鉛，塩素，過酸化水素，キシレン，クロム酸塩類，クロロホルム，硅弗化ナトリウム，酢酸エチル，酸化水銀，酸化鉛，四塩化炭素，重クロム酸塩，蓚酸，硝酸，水酸化カリウム，水酸化ナトリウム，トルエン，ホルムアルデヒド，メタノール，メチルエチルケトン，硫酸（以上の薬品の中には含有する製剤，あるいは一定濃度以上の含有製剤が指定されている）（除外規定は省略）
	農業用品目販売業				農業用毒物劇物のみに限られる（規則別表第1）			
	特定品目販売業				特定品目たる毒物劇物のみに限られる（規則別表第2）（右欄の「特定品目表」）			

(3) 登録事項の内容と変更

登録事項の内容	登録事項の変更
①申請者の氏名及び住所（法人にあっては，その名称及び主たる事務所の所在地） ②製造業又は輸入業の登録にあっては，製造し，又は輸入しようとする毒物又は劇物の品目 ③製造所，営業所又は店舗の所在地 ④登録番号及び登録年月日 ⑤製造所，営業所又は店舗の名称 ⑥毒物劇物取扱責任者の氏名及び住所　　　　（法第6条，規則第4条の5）	毒物又は劇物の製造業者又は輸入業者は，登録を受けた毒物又は劇物以外の毒物又は劇物を製造し，又は輸入しようとするときは，あらかじめ，第6条第2号に掲げる事項につき登録の変更を受けなければならない　　　　　　　　　（法第9条）

(4) 毒物劇物営業者の届出義務とその取扱い

項　目	内　容
届出を必要とする事項，届出の方法	毒物劇物営業者は，次の各号のいずれかに該当する場合には，30日以内に，その製造所，営業所又は店舗の所在地の都道府県知事にその旨を届け出なければならない (1)氏名又は住所（法人にあっては，その名称又は主たる事務所の所在地）を変更したとき　　（法第10条） (2)毒物又は劇物を製造し，貯蔵し，又は運搬する設備の重要な部分を変更したとき　　　　（法第10条） (3)その他厚生労働省令（規則第10条の3：特定毒物研究者の届出事項）で定める事項を変更したとき （法第10条） (4)当該製造所，営業所又は店舗における営業を廃止したとき　　　　　　　　　（法第10条）

(5) 登録の基準と構造設備基準

法　律　の　規　制	
都道府県知事は，毒物又は劇物の製造業，輸入業又は販売業の登録を受けようとする者の設備が，厚生労働省令で定める基準に適合しないと認めるとき，又はその者が第19条第2項若しくは第4項の規定により登録を取り消され，取消しの日から起算して2年を経過しないものであるときは，第4条第1項の登録をしてはならない 毒物劇物営業者の登録は，物的要件〔構造設備の基準（規則第4条の4）の適合性〕〈ハード面〉と人的要件（下欄参照）〈ソフト面〉の両面から規制されている　　　　　　　　　　　　　　　　　　　　　　　　　　　　　　　　　　（法第5条）	
物 的 要 件 （構造設備基準の適合性）	毒物劇物営業者の構造設備については，厚生労働大臣または都道府県知事が登録を受けようとする者の設備が厚生労働省令で定める基準（規則第4条の4）に適合しないと認めるときは，法第4条で定める登録をしてはならないと規定している（構造設備基準の内容は次頁のとおりである）
人 的 要 件 （人の適格性）	登録を受けようとする者の適格性については，厚生労働大臣または都道府県知事が登録を受けようとする者が，本法に違反したり処分に違反して登録を取消されてから一定年限（2年）が経過していない場合には，法第4条で定める登録をしてはならないと規定している　　　　　　　（法第5条，第19条第4項）

(5) 登録の基準と構造設備基準（つづき）

	法律の規制
構造設備基準	〔毒物又は劇物製造業・輸入業・販売業の構造設備基準〕（規則第4条の4） 1　毒物又は劇物の製造所の設備は，次のとおりとする 　(1)毒物又は劇物の製造作業を行う場所は，次に定めるところに適合するものであること 　　イ　コンクリート，板張り又はこれに準ずる構造とする等その外に毒物又は劇物が飛散し，漏れ，しみ出若しくは流れ出，又は地下にしみ込むおそれのない構造であること 　　ロ　毒物又は劇物を含有する粉じん，蒸気又は廃水の処理に要する設備又は器具を備えていること 　(2)毒物又は劇物の貯蔵設備は，次に定めるところに適合するものであること 　　イ　毒物又は劇物とその他の物とを区分して貯蔵できるものであること 　　ロ　毒物又は劇物を貯蔵するタンク，ドラムかん，その他の容器は，毒物又は劇物が飛散し，漏れ，又はしみ出るおそれのないものであること 　　ハ　貯水池その他容器を用いないで毒物又は劇物を貯蔵する設備は，毒物又は劇物が飛散し，地下にしみ込み，又は流れ出るおそれのないものであること 　　ニ　毒物又は劇物を貯蔵する場所にかぎをかける設備があること．ただし，その場所が性質上かぎをかけることができないものであるときは，この限りでない 　　ホ　毒物又は劇物を貯蔵する場所が性質上かぎをかけることができないものであるときは，その周囲に，堅固なさくが設けてあること 　(3)毒物又は劇物を陳列する場所にかぎをかける設備があること 　(4)毒物又は劇物の運搬用具は，毒物又は劇物が飛散し，漏れ，又はしみ出るおそれがないものであること 2　毒物又は劇物の輸入業の営業所及び販売業の店舗の設備の基準については，前項(2)～(4)までの規定を準用する

2-11-5 毒物劇物取扱責任者の設置・資格・届出

(1) 毒物劇物取扱責任者の設置義務（毒物劇物営業者の場合）

項　目	根拠条文	備　考
毒物劇物取扱責任者の設置義務	毒物劇物営業者は，毒物又は劇物を直接に取り扱う製造所，営業所又は店舗ごとに，専任の毒物劇物取扱責任者を置き，毒物又は劇物による保健衛生上の危害の防止に当たらせなければならない[注1]　　　　　　　　　　　　　　（法第7条第1項） 専任の毒物劇物取扱責任者を設置する	注1)〔例外規定〕 (1)自ら毒物劇物取扱責任者として毒物又は劇物による保健衛生上の危害の防止に当たる製造所，営業所又は店舗については，この限りでない 　　　　　　　（法第7条第1項但書） (2)毒物劇物営業者が，毒物若しくは劇物の製造業，輸入業若しくは販売業のうち2以上を併せ営む場合において，その製造所，営業所若しくは店舗が互いに隣接しているとき，又は同一店舗において毒物若しくは劇物の販売業を2以上併せて営む場合には，毒物劇物取扱責任者は，前項の規定にかかわらず，これらの施設を通じて1人で足りる　（法第7条第2項）
毒物劇物取扱責任者の資格	次の各号に掲げる者でなければ，前条の毒物劇物取扱責任者となることができない 　①薬剤師 　②厚生労働省令で定める学校で，応用化学に関する学課を修了した者 　③都道府県知事が行う毒物劇物取扱者試験に合格した者 　　　　　　　　　　　　（法第8条第1項）	
毒物劇物取扱責任者の欠格事項	次に掲げる者は，前条の毒物劇物取扱責任者となることができない 　①18歳未満の者 　②心身の障害により毒物劇物取扱責任者の業務を適正に行うことができない者として厚生労働省令[注2]で定めるもの 　③麻薬，大麻，あへん又は覚醒剤の中毒者 　④毒物若しくは劇物又は薬事に関する罪を犯し，罰金以上の刑に処せられ，その執行を終り，又は執行を受けることがなくなった日から起算して3年を経過していない者 　　　　　　　　　　　　（法第8条第2項）	注2)法第6条の2第3項第1号の厚生労働省令で定める者は，精神の機能の障害により毒物劇物取扱責任者の業務を適正に行うに当たって必要な認知，判断及び意思疎通を適切に行うことができない者とする 　　　　　　　　　（規則第4条の7） 第4条の7の規定は，法第8条第2項第2号の厚生労働省令で定める者について準用する．この場合において，「特定毒物研究者」とあるのは，「毒物劇物取扱責任者」と読み替えるものとする　（規則第6条の2）

(2) 毒物劇物取扱責任者の届出

根拠条文
毒物劇物営業者は，毒物劇物取扱責任者を置いたときは，30日以内に，その製造所，営業所又は店舗の所在地の都道府県知事にその毒物劇物取扱責任者の氏名を届け出なければならない．毒物劇物取扱責任者を変更したときも，同様とする　　　　　　　　　　　　　　　　　　　　　　　　　　　　　　　　　　　　　　（法第7条第3項）

2-11-6 ▌ 特定毒物に関する規制

(1) 特定毒物の定義と対象物

定　　義	特 定 毒 物 一 覧 表	
	別表第3による指定	指定令第3条による指定
法第2条第3項では，特定毒物を「毒物であって，別表第3に掲げたものをいう」と定義している 特定毒物は，毒物の中でも，とりわけ毒性の激しいものを選び指定している．現在，指定されている特定毒物は右欄の10品目である．なお，現在使用されているものは※印の4種だけである． 四アルキル鉛及び指定令で指定された「りん化アルミニウムとその分解促進剤とを含有する製剤」以外はすべて農薬である	① オクタメチルピロホスホルアミド（シュラーダン） ② ※四アルキル鉛（四メチル鉛，四エチル鉛，四ブチル鉛，四プロピル鉛等がある） ③ ジエチルパラニトロフェニルチオホスフェイト（エチルパラチン） ④ ※ジメチルエチルメルカプトエチルチオホスフェイト（メタシストックス） ⑤ ジメチル－（ジエチルアミド－1－クロルクロトニル）－ホスフェイト（ホスファミドン） ⑥ ジメチルパラニトロフェニルチオホスフェイト（メチルパラチオン） ⑦ テトラエチルピロホスフェイト（テップ） ⑧ ※モノフルオール酢酸（フラトール） ⑨ モノフルオール酢酸アミド ⑩ 前各号に掲げる毒物のほか，前各号に掲げる物を含有する製剤その他の著しい毒性を有する毒物であって政令（指定令第3条）で定めるもの（右欄）	同左を含有する製剤 （①③～⑦⑨はいずれも 　製造・販売は中止されている） ※りん化アルミニウムとその分解促進剤とを含有する製剤（ホストキシン製剤）

(2) 特定毒物に対する規制

(1)特定毒物は，製造，輸入，使用，譲り渡し，譲り受け，所持等について，法第3条の2により，下欄のとおり厳しく規制されている
(2)特定毒物は，政令で，品目ごとに，その使用者，用途，所持，譲り受け，譲り渡しできる者等が定められているほか，着色，表示，品質について基準が定められている　　　　　　　　　　　　　　　　　　　　　　　　　　　　　　　　　　　　　（政令第1～33条）

特定毒物の禁止規定 （法第3条の2）	(1)毒物若しくは劇物の製造業者又は学術研究のため特定毒物を製造し，若しくは使用することができる者としてその主たる研究所の所在地の都道府県知事（その主たる研究所の所在地が，地方自治法（昭和22年法律第67号）第252条の19第1項の指定都市（以下「指定都市」という）の区域にある場合においては，指定都市の長．第6条の2及び第10条第2項において同じ）の許可を受けた者（以下「特定毒物研究者」という）でなければ，特定毒物を製造してはならない (2)毒物若しくは劇物の輸入業者又は特定毒物研究者でなければ，特定毒物を輸入してはならない (3)特定毒物研究者又は特定毒物を使用することができる者として品目ごとに政令で指定する者（以下「特定毒物使用者」という）でなければ，特定毒物を使用してはならない．ただし，毒物又は劇物の製造業者が毒物又は劇物の製造のために特定毒物を使用するときは，この限りでない (4)特定毒物研究者は，特定毒物を学術研究以外の用途に供してはならない (5)特定毒物使用者は，特定毒物を品目ごとに政令で定める用途以外の用途に供してはならない (6)毒物劇物営業者，特定毒物研究者又は特定毒物使用者でなければ，特定毒物を譲り渡し，又は譲り受けてはならない (7)前項に規定する者は，同項に規定する者以外の者に特定毒物を譲り渡し，又は同項に規定する者以外の者から特定毒物を譲り受けてはならない (8)毒物劇物営業者又は特定毒物研究者は，特定毒物使用者に対し，その者が使用することができる特定毒物以外の特定毒物を譲り渡してはならない (9)毒物劇物営業者又は特定毒物研究者は，保健衛生上の危害を防止するため法令で特定毒物について品質，着色又は表示の基準が定められたときは，当該特定毒物については，その基準に適合するものでなければ，これを特定毒物使用者に譲り渡してはならない (10)毒物劇物営業者，特定毒物研究者又は特定毒物使用者でなければ，特定毒物を所持してはならない (11)特定毒物使用者は，その使用することができる特定毒物以外の特定毒物を譲り受け，又は所持してはならない

(3) 特定毒物の使用者と用途の規制

使用者の規制	特定毒物使用者：特定毒物を使用することができる者として品目ごとに政令で指定する者をいう（下表参照）　　　　　　　　　　　　　　　　　　　　　　　　　　　　　　　　（法第3条の2第3項）
用途の規制	特定毒物は品目ごとに政令でその使用者及び用途が定められている（下表参照）　　　　　　（法第3条の2第5項）

政令で定める特定毒物の使用者及び用途の一覧表	
1　四アルキル鉛を含有する製剤	使用者：石油精製業者（原油から石油を精製することを業とする者をいう） 用　途：ガソリンへの混入　　　　　　　　　　　　　　　　　　　　　　　　　（令第1条）
2　モノフルオール酢酸の塩類を含有する製剤*	使用者：国，地方公共団体，農業協同組合，農業共済組合，農業共済組合連合会（農業保険法（昭和22年法律第185号）第10条第1項に規定する全国連合会に限る．以下同じ），森林組合及び生産森林組合並びに300ヘクタール以上の森林を経営する者，主として食糧を貯蔵するための倉庫を経営する者又は食糧を貯蔵するための倉庫を有し，かつ，食糧の製造若しくは加工を業とする者であって，都道府県知事の指定を受けたもの 用　途：野ねずみの駆除　　　　　　　　　　　　　　　　　　　　　　　　　　（令第11条）
3　ジメチルエチルメルカプトエチルチオホスフェイトを含有する製剤*	使用者：国，地方公共団体，農業協同組合及び農業者の組織する団体であつて都道府県知事の指定を受けたもの 用　途：かんきつ類，りんご，なし，ぶどう，桃，あんず，梅，ホップ，なたね，桑，しちとうい又は食用に供されることがない観賞用植物若しくはその球根の害虫の防除　　　　　（令第16条）

(3) 特定毒物の使用者と用途の規制（つづき）

	政令で定める特定毒物の使用者及び用途の一覧表
4 モノフルオール酢酸アミドを含有する製剤*	使用者：国，地方公共団体，農業協同組合及び農業者の組織する団体であつて都道府県知事の指定を受けたもの 用　途：かんきつ類，りんご，なし，桃又はかきの害虫の防除　　　　　　　　（令第22条）
5 りん化アルミニウムとその分解促進剤とを含有する製剤	使用者：イ）国，地方公共団体，農業協同組合又は日本たばこ産業株式会社 ロ）くん蒸により倉庫内若しくはコンテナ内のねずみ，昆虫等を駆除することを業とする者又は営業のために倉庫を有する者であつて，都道府県知事の指定を受けたもの ハ）船長（船長の職務を行う者を含む．以下同じ）又はくん蒸により船倉内のねずみ，昆虫等を駆除することを業とする者 用　途：倉庫内，コンテナ（産業標準化法（昭和24年法律第185号）に基づく日本産業規格Z1610号（大形コンテナ）に適合するコンテナ又はこれと同等以上の内容積を有する密閉形コンテナに限る．以下同じ）内又は船倉内におけるねずみ，昆虫等の駆除（前号ロに掲げる者にあっては倉庫内又はコンテナ内，同号ハに掲げる者にあっては船倉内におけるものに限る）　　　　　　（令第28条）

＊：製造・販売は中止されている

(4) 特定毒物に対する技術上の基準

特定毒物に対する技術上の基準	特定毒物の付着している物又は特定毒物を含有する物について特に必要があるときは法第16条第1項と同じく政令で，その取扱いに関し，技術上の基準を定めることができることを規定したものである　（法第16条第2項） 具体的には，空容器等の処置，器具等の処理，品質・着色・表示等についての基準が各特定毒物に関する施行令の中で個別に定められている　　　　　　　　　　　　　　　　　　　　　　　　　　　（例：令第6～9条）

2-11-7 特定毒物研究者とその規制

項　目	規制の内容	特定毒物研究者の許可とその条件（法第6条の2第1項～第3項）
特定毒物研究者とは	学術研究のため特定毒物を製造し，若しくは使用できる者として都道府県知事の許可を受けた者をいう　（法第3条の2第1項）	(1)特定毒物研究者の許可を受けようとする者は，その主たる研究所の所在地の都道府県知事に申請書を出さなければならない (2)都道府県知事は，毒物に関し相当の知識を持ち，かつ，学術研究上特定毒物を製造し，又は使用することを必要とする者でなければ，特定毒物研究者の許可を与えてはならない (3)都道府県知事は，次に掲げる者には，特定毒物研究者の許可を与えないことができる ①心身の障害により特定毒物研究者の業務を適正に行うことができない者として厚生労働省令で定めるもの〔参照：厚生労働省令はp.138の注2)〕 ②麻薬，大麻，あへん又は覚醒剤の中毒者 ③毒物若しくは劇物又は薬事に関する罪を犯し，罰金以上の刑に処せられ，その執行を終わり，又は執行を受けることがなくなった日から起算して3年を経過していない者 ④第19条第4項の規定により許可を取り消され，取消しの日から起算して2年を経過していない者
特定毒物研究者としての届出業務	特定毒物研究者は，次の各号の一に該当する場合には30日以内に都道府県知事にその旨届け出なければならない (1)氏名又は住所を変更したとき (2)厚生労働省令で定める事項を変更したとき (3)当該研究を廃止したとき　　（法第10条第2項）	

2-11-8 毒物劇物の取扱い

項　目	法律の規制	政令で定める毒物又は劇物を含有するもの（施行令第38条）
盗難・紛失防止措置	毒物劇物営業者及び特定毒物研究者は，毒物又は劇物が盗難にあい，又は紛失することを防ぐのに必要な措置を講じなければならない　（法第11条第1項）	法第11条第2項に規定する政令で定める物は，次のとおりとする (1)無機シアン化合物たる毒物を含有する液体状の物（シアン含有量が1リットルにつき1ミリグラム以下のものを除く） (2)塩化水素，硝酸若しくは硫酸又は水酸化カリウム若しくは水酸化ナトリウムを含有する液体状の物（水で10倍に希釈した場合の水素イオン濃度が水素指数2.0から12.0までのものを除く）前項の数値は，厚生労働省令で定める方法により定量した場合における数値とする
飛散・流出等防止措置	毒物劇物営業者及び特定毒物研究者は，毒物若しくは劇物又は毒物若しくは劇物を含有する物であって政令で定めるもの（右欄参照）がその製造所，営業所若しくは店舗又は研究所の外に飛散し，漏れ，流れ出，若しくはしみ出，又はこれらの施設の地下にしみ込むことを防ぐのに必要な措置を講じなければならない　（法第11条第2項）	
運搬する場合の飛散流出等防止措置	毒物劇物営業者及び特定毒物研究者は，その製造所，営業所若しくは店舗又は研究所の外において毒物若しくは劇物又は前項の政令で定める物を運搬する場合には，これらの物が飛散し，漏れ，流れ出，又はしみ出ることを防ぐのに必要な措置を講じなければならない　（法第11条第3項）	
飲食物の容器の使用禁止	毒物劇物営業者及び特定毒物研究者は，毒物又は厚生労働省令で定める劇物については，その容器として，飲食物の容器として通常使用される物を使用してはならない　（法第11条第4項，規則第11条の4）	

2-11-9 事故の際の措置

項　目	法律の規制
毒物，劇物の飛散，流出時の措置	毒物劇物営業者及び特定毒物研究者は，その取扱いに係る毒物若しくは劇物又は第11条第2項の政令で定める物が飛散し，漏れ，流れ出し，染み出し，又は地下に染み込んだ場合において，不特定又は多数の者について保健衛生上の危害が生ずるおそれがあるときは，直ちに，その旨を保健所，警察署又は消防機関に届け出るとともに，保健衛生上の危害を防止するために必要な応急の措置を講じなければならない（法第17条第1項）
毒物，劇物の盗難，紛失時の措置	毒物劇物営業者及び特定毒物研究者は，その取扱いに係る毒物又は劇物が盗難にあい，又は紛失したときは，直ちに，その旨を警察署に届け出なければならない（法第17条第2項）

2-11-10 毒物又は劇物の譲渡手続・交付制限

他の毒物劇物営業者に譲渡する場合（法第14条第1項）	毒物劇物営業者以外の者（一般人）に譲渡する場合（法第14条第2項）	書面の保存（法第14条第4項）	すべての毒物劇物にかかる交付の制限（法第15条第1項）
毒物劇物営業者は，毒物又は劇物を他の毒物劇物営業者に販売し，又は授与したときは，その都度，次に掲げる事項を書面に記載しておかなければならない (1)毒物又は劇物の名称及び数量 (2)販売又は授与の年月日 (3)譲受人の氏名，職業及び住所 （法人にあっては，その名称及び主たる事務所の所在地）	毒物劇物営業者は，譲受人から前項各号に掲げる事項を記載し，厚生労働省令で定めるところにより作成した書面の提出を受けなければ，毒物又は劇物を毒物劇物営業者以外の者に販売し，又は授与してはならない (1)毒物又は劇物の名称及び数量 (2)販売又は授与の年月日 (3)譲受人の氏名，職業及び住所 （法人にあっては，その名称及び主たる事務所の所在地）	毒物劇物営業者は，販売又は授与の日から5年間，第1及び2項の書面並びに前項前段に規定する方法が行われる場合に当該方法において作られる電磁的記録（電子的方式，磁気的方式その他人の知覚によっては認識することができない方式で作られる記録であって電子計算機による情報処理の用に供されるものとして厚生労働省令で定めるものをいう）を保存しなければならない	毒物劇物営業者は，毒物又は劇物を次に掲げる者に交付してはならない (1)18歳未満の者 (2)心身の障害により毒物又は劇物による保健衛生上の危害の防止の措置を適正に行うことができない者として厚生労働省令で定めるもの (3)麻薬，大麻，あへん又は覚醒剤の中毒者

2-11-11 毒物又は劇物の表示

概　要	毒物又は劇物（政令で指定された毒物又は劇物を含有するものを含む．前頁の2-11-8，右欄参照）は，毒物又は劇物の容器及び被包，並びに毒物又は劇物を貯蔵し，陳列する場所に下表の内容を表示しなければならない（根拠法令：法第12条）				
項　目	**すべての毒物，劇物**	左欄の表示以外に特別な規制を受ける毒物又は劇物の表示事項			
		販売業者が直接の容器の封を開いて毒物・劇物を販売したとき	有機燐化合物及びこれを含有する製剤たる毒物及び劇物	塩化水素又は硫酸を含有する製剤たる劇物（住宅用の洗浄剤で液体状のものに限る）	ジメチル-2・2-ジクロルビニルホスフェイト（DDVP）を含有する製剤（衣料用の防虫剤に限る）
毒物劇物の容器・被包への表示	①「医薬用外」の文字 ②毒物については，赤地に白色をもって「毒物」の文字 毒 物 ③劇物については，白地に赤色をもって「劇物」の文字 劇 物 （法第12条第1項） ④毒物又は劇物の名称 ⑤毒物又は劇物の成分及び含量注1)（法第12条第2項） ⑥製造又は輸入した者の氏名，住所（規則第11条の6第1号）	販売業者の氏名・住所及び毒物劇物取扱責任者の氏名（根拠法令：法第12条第2項，規則第11条の6第4号）	表示すべき解毒剤の名称 ① 2-ピリジルアルドキシムメチオダイド（PAM）の製剤 ②硫酸アトロピンの製剤（規則第11条の5）	①小児の手の届かないところに保管しなければならない旨 ②使用の際，手足や皮膚，特に眼にかからないように注意しなければならない旨 ③眼に入った場合は，直ちに流水でよく洗い医師の診断を受けるべき旨（規則第11条の6第2号）	①小児の手の届かないところに保管しなければならない旨 ②使用直前に開封し，包装紙等は直ちに処分すべき旨 ③居間等人が常時居住する室内では使用してはならない旨 ④皮膚に触れた場合には，石けんを使ってよく洗うべき旨（規則第11条の6第3号）
貯蔵・陳列する場所への表示	①「医薬用外」の文字 ②毒物については「毒物」の文字 ③劇物については「劇物」の文字（法第12条第3項）	—	—	—	—
規制対象者	毒物劇物営業者 特定毒物研究者 業務上，指定された毒物又は劇物を使用する者（厚生労働省令で定める毒物・劇物を使用する者）（p.143参照）	毒物劇物販売業者	毒物劇物営業者	毒物劇物営業者	毒物劇物営業者

注1）表示すべき成分：成分とは，法定名又は化学物質を特定できる名称注2)とするが，原則として，品名特定の観点から法定名において，例えば「無機シアン化合物」のような群として毒物又は劇物に指定されているものは，「シアン化ナトリウム」のように化学物質を特定できる名称を記載するものとする

注2）化学物質を特定できる名称：原則としてIUPAC（国際純正・応用化学連合）命名法による名称をいう．例えば，「水酸化ナトリウム」（法定名）は一般に流通している名称「苛性ソーダ」でも可とする

2-11-12 ▌ 毒物劇物営業者等による情報の提供

項　目	法　律　の　規　制
毒物・劇物の販売授与時に，毒物・劇物の性状，取扱情報の提供義務	毒物劇物営業者は，毒物又は劇物を販売し，又は授与するときは，その販売し，又は授与する時までに，譲受人に対し，当該毒物又は劇物の性状及び取扱いに関する情報を提供しなければならない．ただし，当該毒物劇物営業者により，当該譲受人に対し，既に当該毒物又は劇物の性状及び取扱いに関する情報の提供が行われている場合その他厚生労働省令で定める場合は，この限りではない　　　　　　　　　　　　　　　　　（令第40条の9第1項） ①1回につき200ミリグラム以下の劇物を販売し，又は授与する場合　　（規則第13条の10） ②令別表第1の上欄に掲げる物を主として生活の用に供する一般消費者に対して販売し，又は授与する場合. 　令別表第1の上欄に掲げる物とは，衣料用防虫剤や住宅用洗浄剤など
提供する情報の内容	厚生労働省令による提供しなければならない情報の内容は，次のとおりとする　　　（根拠法令：規則第13条の12） ①情報を提供する毒物劇物営業者の氏名及び住所（法人にあっては，その名称及び主たる事務所の所在地） ②毒物又は劇物の別　　　　　　　　⑥漏出時の措置　　　　　　　　　　⑩安全性及び反応性 ③名称並びに成分及びその含量　　　⑦取扱い及び保管上の注意　　　　　⑪毒性に関する情報 ④応急措置　　　　　　　　　　　　⑧暴露の防止及び保護のための措置　⑫廃棄上の注意 ⑤火災時の措置　　　　　　　　　　⑨物理的及び化学的性質　　　　　　⑬輸送上の注意

2-11-13 ▌ 毒物又は劇物の廃棄と回収

項　目	法　律　の　規　制
廃棄の規制の内容	(1)廃棄の規制は，毒物劇物営業者，特定毒物研究者以外に，毒物劇物を業務上使用する者は勿論のこと，一般国民のすべてを対象とした規制である (2)廃棄の規制は，すべての毒物及び劇物のほか，政令で定められた含有する物も規制対象となるので，これらの含有する物については，毒物劇物からは除外される濃度であっても，含有物としての規制対象濃度での廃棄は違法となる (3)毒物又は劇物（政令で定める物を含む）は，政令で定める技術上の基準に従わなければ，廃棄してはならない（下欄廃棄の基準）　　　　　　　　　　　　　　　　　　　　　　　　　　　　　　　　　（法第15条の2）
廃棄の規則の対象となる毒物劇物（含有物）	(1)毒物及び劇物のすべて (2)法第11条第2項に規定する政令で定める毒物又は劇物を含有する物 　①無機シアン化合物たる毒物を含有する液体状のもの（1ppm以下のものを除く） 　②塩化水素，硝酸，硫酸，水酸化カリウム，水酸化ナトリウムを含有する液体状のもの（水で10倍に希釈した場合の水素イオン濃度が水素指数2.0から12.0までのものを除く）　　　　　　　　　　　　　　（令第38条）
不適性な廃棄に対する回収等の命令	都道府県知事（保健所を設置する政令市又は特別区にあっては，市長又は区長）は，毒物劇物営業者等の行う廃棄の方法が廃棄の技術上の基準に適合せず，これを放置しては不特定又は多数の者について保健衛生上の危害が生ずるおそれがあると認められるときは，その者に対し，当該廃棄物の回収又は毒性の除去その他保健衛生上の危害を防止するために必要な措置を講ずべきことを命ずることができる　　　　　　　　　　　　　　　　　（法第15条の3）
廃棄の技術上の基準（廃棄基準）	(1)中和，加水分解，酸化，還元，稀釈その他の方法により，毒物及び劇物並びに法第11条第2項に規定する政令で定める物のいずれにも該当しない物とすること (2)ガス体又は揮発性の毒物又は劇物は，保健衛生上危害を生じるおそれがない場所で，少量ずつ放出し，又は揮発させること (3)可燃性の毒物又は劇物は，保健衛生上危害を生ずるおそれがない場所で，少量ずつ燃焼させること (4)前各号により難い場合には，地下1メートル以上で，かつ，地下水を汚染するおそれがない地中に確実に埋め，海面上に引き上げられ，若しくは浮き上がるおそれがない方法で海水中に沈め，又は保健衛生上危害を生ずるおそれがないその他の方法で処理すること　　　　　　　　　　　　　　　　　　　　　　　　　　　（令第40条）

2-11-14 ▌ 運搬についての規制

項　目	規制の内容
運搬時の規制 （施行令別表第2に掲げる毒物又は劇物を1回に5,000kg以上運搬するとき）	(1)交代して運転する者の同乗：運転の経路，交通事情，自然条件その他の条件から判断して次のいずれかに該当すると認められる場合には，車両1台について運転者のほか交代して運転する者を同乗させなければならない 　①1人の運転者の連続運転時間（1回が連続10分以上で，かつ，合計が30分以上の運転の中断をすることなく連続して運転する時間をいう）が4時間を超える場合 　やむを得ず連続運転時間が4時間を超える場合の例外的取扱いとして，高速自動車国道又は自動車専用道路のサービスエリア又はパーキングエリア等に駐車又は停車できない場合には，連続運転時間を4時間30分まで延長することができるものとする（規則第13条の4第1号） 　②1人の運転者の運転時間が，1日当たり，9時間を超える場合（令第40条の5第2項第1号，規則第13条の4） (2)標識の掲示：0.3㎡の板に，地を黒色，文字白色で「毒」の文字を車両の前後の見やすい箇所に 　　　　　　　　　　　　　　　　　　　　　　　　　　　　　　　　　　　　　　　（規制第13条の5） (3)保護具の具備：防毒マスク，ゴム手袋その他必要な保護具，2人分以上　　　　　（規制第13条の6） (4)事故時の応急措置内容の記載書面の具備：毒物劇物の名称，成分，含量，事故の際の応急措置の記載書面 　　　　　　　　　　　　　　　　　　　　　　　　　　　　　　　　　　　　　（令第40条の5第4項）
書面の記載事項 （車両，鉄道を使用して1回1,000kg超の毒物又は劇物を運搬するとき）	毒物又は劇物を車両を使用して，又は鉄道によって運搬する場合で，当該運搬を他に委託し，1回の運搬数量が1,000キログラム超のときは，その荷送人は，運送人に対し，あらかじめ次の事項を記載した書面を交付しなければならない 　①運搬する毒物又は劇物の名称 　②成分及び含量並びに数量 　③事故の際に講じなければならない応急の措置の内容　　　（令第40条の6第1項，規則第13条の7）

2-11-15 業務上毒物又は劇物の取扱者に対する規制

<table>
<tr><td rowspan="4">法律の規制</td><td colspan="5">本法では，毒劇物の製造・輸入・販売の規制だけではなく，毒劇物を使用したり，運送したりする次の業務上使用者に対しても，保健衛生上の危害防止の観点から，下欄の事項について規制している　　　　　　　　　　　　　　　　　　（法第22条第1〜5項）</td></tr>
<tr><td colspan="5">(1)都道府県知事（保健所を設置する政令市又は特別区にあっては，市長又は区長）に届け出る必要がある「要届出業務上取扱者」（令第41条で定める事業を行う者であって，令第42条第1号で定める毒劇物を取扱う者）</td></tr>
<tr><td colspan="5">(2)都道府県知事に届け出る必要がない「非届出業務上取扱者」（上記(1)以外の者）</td></tr>
</table>

<table>
<tr><td rowspan="3">規制の内容</td><td>項　目</td><td>政令で定める事業
（令第41条）</td><td>政令で定める毒物又は劇物
（令第42条）</td><td>届出先と期間
（法第22条第1項）</td><td>届出事項
（法第22条第1, 3項）</td><td>規制を受ける条文
（準用規定により）</td></tr>
<tr><td>要届出業務上取扱者

（届出が必要であり，かつ，特定の条文の規制を受ける業務上使用者）

（規制内容は，政令で定める事業(1)〜(3)の分類に応じ，その内容は異なる）</td><td>(1)電気めっきを行う事業
(2)金属熱処理を行う事業
(3)毒物又は劇物を運送する事業（5千キログラム以上の大型自動車に固定された容器等を用いて行う毒物又は劇物の運送業）
(4)しろありの防除を行う事業</td><td>(1)無機シアン化合物たる毒物及びこれを含有する製剤
(2)施行令別表第2に掲げる毒物又は劇物注1)
(3)砒素化合物たる毒物及びこれを含有する製剤</td><td>取り扱うこととなった日より，30日以内に，都道府県知事（保健所を設置する政令市又は特別区にあっては，市長又は区長）に届け出る</td><td>(1)氏名及び住所

(2)取り扱う毒物又は劇物の品目名

(3)事業場の名称及び所在地

(4)事業を廃止したとき，すでに届けた毒・劇物を取扱わなくなったとき，当該事業を変更したときも同様に届出る</td><td>(1)第7条：毒物劇物取扱責任者の設置
(2)第8条：毒物劇物取扱責任者の資格
(3)第11条：毒物又は劇物の取扱
(4)第12条第1及び3項：毒物又は劇物の表示
(5)第15条の3：回収等の命令
(6)第17条：事故の際の措置
(7)第18条：立入検査等
(8)第19条：登録の取消等
（注）第15条の2（廃棄）はすべての国民に適用される</td></tr>
<tr><td>非届出業務上取扱者

（届出は不要だが特定の条文の規制を受ける業務上使用者）</td><td>毒物又は劇物を業務上取扱う者（電気めっき業者，金属熱処理業者を除く）</td><td>すべての毒物及び劇物</td><td colspan="2">届け出は不要</td><td>(1)第11条：毒物又は劇物の取扱
(2)第12条第1及び3項：毒物又は劇物の表示
(3)第17条の2：事故の際の措置
(4)第18条：立入検査等（法第22条第5項による準用）
（注）第15条の2（廃棄）はすべての国民に適用される</td></tr>
</table>

注1）施行令別表第2（運送業者が届出を必要とする毒物又は劇物：令第42条）

<table>
<tr><td>①黄燐
②四アルキル鉛を含有する製剤
③無機シアン化合物たる毒物及びこれを含有する製剤で液体状のもの
④弗化水素及びこれを含有する製剤
⑤アクリルニトリル
⑥アクロレイン
⑦アンモニア及びこれを含有する製剤（アンモニア10パーセント以下を含有するものを除く）で液体状のもの
⑧塩化水素及びこれを含有する製剤（塩化水素10パーセント以下を含有するものを除く）で液体状のもの
⑨塩素</td><td>⑩過酸化水素及びこれを含有する製剤（過酸化水素6パーセント以下を含有するものを除く）
⑪クロルスルホン酸
⑫クロルピクリン
⑬クロルメチル
⑭硅弗化水素酸
⑮ジメチル硫酸
⑯臭素
⑰硝酸及びこれを含有する製剤（硝酸10パーセント以下を含有するものを除く）で液体状のもの
⑱水酸化カリウム及びこれを含有する製剤（水酸化カリウム5パーセント以下を含有するものを除く）で液体状のもの</td><td>⑲水酸化ナトリウム及びこれを含有する製剤（水酸化ナトリウム5パーセント以下を含有するものを除く）で液体状のもの
⑳ニトロベンゼン
㉑発煙硫酸
㉒ホルムアルデヒド及びこれを含有する製剤（ホルムアルデヒド1パーセント以下を含有するものを除く）で液体状のもの
㉓硫酸及びこれを含有する製剤（硫酸10パーセント以下を含有するものを除く）で液体状のもの</td></tr>
</table>

<table>
<tr><td rowspan="2">業務上使用者の場合の取扱責任者の設置</td><td>根拠条文</td><td>備　考</td></tr>
<tr><td>毒物劇物営業者以外の者であっても，政令で定める事業を行う者注2)であって，その業務上シアン化ナトリウム又は政令で定めるその他の毒物又は劇物注3)を取り扱う者は，毒物劇物取扱責任者を置くよう規定されている
　　　（法第22条第4項による準用）</td><td>注2）〔政令で定める事業〕（令第41条）
(1)電気めっきを行う事業
(2)金属熱処理を行う事業
(3)最大積載量で5千キログラム以上の自動車若しくは被牽引自動車（以下「大型自動車」という）に固定された容器を用い，又は内容積が厚生労働省令で定める量（注：四アルキル鉛を含有する製剤を運搬する場合の容器は200リットル，その他の毒物又は劇物を運搬する場合の容器は1,000リットル）以上の容器を大型自動車に積載して行う毒物劇物の運送の事業
(4)しろありの防除を行う事業

注3）〔政令で定める毒物又は劇物〕（令第42条）
(1)電気めっきを行う事業及び金属熱処理を行う事業では，無機シアン化合物たる毒物及びこれを含有する製剤
(2)大型自動車に固定された容器で行う毒物劇物の運送の事業では，施行令の別表第2に掲げるもの（上欄の施行令別表第2を参照）
(3)しろありの防除を行う事業では，砒素化合物たる毒物及びこれを含有する製剤</td></tr>
</table>

2-11-16 特別な規制を受ける毒物劇物とその規制の内容

(1) 興奮,幻覚,麻酔の作用を有する毒物劇物の規制

項　目	法　律　の　規　制	備　考
規 制 事 項	興奮,幻覚又は麻酔の作用を有する毒物又は劇物(これらを含有するものを含む)であって政令で定めるものは,みだりに摂取し,若しくは吸入し,又はこれらの目的で所持してはならない　　　　　　　　　　　　　　　(法第3条の3)	(規制の目的) 本条文は,いわゆる「シンナー遊び」と称される不適正な薬物使用を根絶させるために設けられた条文である.したがって,すべての国民を対象とした規制である
規制の対象となる毒劇物	本法での規制対象となる毒劇物は,いわゆるシンナー遊びの用に供される恐れのある物で,政令では次のものが指定されている ①トルエン ②酢酸エチル 　トルエン　　を含有するシンナー,接着剤,塗料及び閉 　メタノール　そく用又はシーリング用の充てん料[注1,2] 　　　　　　　　　　　　　　　　(令第32条の2)	注1) トルエン以外は,原体そのものは本条の規制対象物ではなく,酢酸エチル,トルエン,またはメタノールが含有されているシンナー,接着剤,塗料又は充てん料の形態となったもののみが規制の対象となる 注2) シンナーとは,塗料の粘度を減少させるために使用される有機溶剤をいう 充てん料とは,建築分野において建造物のすき間から雨水の浸入等を防ぐ目的で,木材,金属等の接合部,裂け目,孔等を埋めたり密閉するために用いられる合成樹脂,合成ゴム系の穴埋め剤をいう
罰　　則	(1)みだりに摂取し,若しくは吸入し,又はこれらの目的で所持することの情を知って法第3条の3に規定する政令で定める物を販売し,又は授与した者は,2年以下の懲役若しくは100万円以下の罰金に処し,又はこれを併科する　　　　　　　　　　　　　　　　　　　　　　　　　　　　　　　　　　　　　　(法第24条の2第1号) (2)法第3条の3の規定に違反した者(みだりに摂取し,若しくは吸入し,又はこれらの目的で所持した者)は,1年以下の懲役若しくは50万円以下の罰金に処し,又はこれを併科する　　　　　　　　　　　　(法第24条の3)

(2) 引火性,発火性,爆発性のある毒物劇物の規制

項　目	法　律　の　規　制	備　考
規制の目的	過激派グループ等による爆発物殺傷事件を契機にして治安対策の上から,爆発物等の原料として使用される毒劇物を規制するものである.したがって,すべての国民が規制の対象となる	
規制の対象及び規制の内容	(1)引火性,発火性又は爆発性のある毒物又は劇物であって政令で定めるものは,業務その他正当な理由による場合を除いては,所持してはならない　　　　　　　　　　　(法第3条の4) (2)毒物劇物営業者は,厚生労働省令の定めるところにより,その交付を受ける者の氏名及び住所を確認した後でなければ次に掲げる劇物を交付してはならない[注3]　(法第15条第2項) ①亜塩素酸ナトリウム及びこれを含有する製剤(亜塩素酸ナトリウム30%以上を含有するものに限る) ②塩素酸塩類及びこれを含有する製剤(塩素酸塩類35%以上を含有するものに限る) ③ナトリウム ④ピクリン酸 (注)①,②及び④が爆発性のある劇物,③が発火性のある劇物である　　　　　　　　　　　　　　　　　　(令第32条の3) (3)毒物劇物営業者は,帳簿を備え,前項の確認をしたときは,厚生労働省令の定めるところにより,その確認に関する事項を記載しなければならない[注4]　　　　　(法第15条第3項) (4)毒物劇物営業者は,前項の帳簿を,最終の記載をした日から5年間,保存しなければならない　　　　　　　(法第15条第4項)	注3) 交付を受ける者の確認方法 毒物劇物営業者は,法第3条の4に規定する塩素酸塩類等の政令で定める物の交付を受ける者から,その者の身分証明証,運転免許証,国民健康保険被保険者証等交付を受けた者の氏名及び住所を確かめるに足りる資料の提示を受けて行うものとする.ただし,次の場合を除く (1)毒物劇物営業者と常時取引関係にある者に交付する場合 (2)農業協同組合その他協同組織体である場合におけるその構成員等毒物劇物営業者がその氏名及び住所を知っている者に交付する場合,その代理人と,使用人その他の従業者であることが明らかな者にその業務に関し交付する場合 (3)官公署の職員であることが明らかな者にその業務に関し交付する場合 　　　　　　　　　　(規則第12条の2の6) 注4) 帳簿に記載すべき確認事項の内容 (1)交付した劇物の名称 (2)交付の年月日 (3)交付を受けた者の氏名及び住所 　　　　　　　　　　　(規則第12条の3)
罰　　則	(1)業務その他正当な理由によることなく所持することの情を知って法第3条の4に規定する政令で定める物を販売し,又は授与した者は,2年以下の懲役若しくは100万円以下の罰金に処し,又はこれを併科する 　　　　　　　　　　　　　　　　　　　　　　　　　　　　　　　　　　　　　　(法第24条の2第2号) (2)法第3条の4の規定に違反した者は,6ヵ月以下の懲役若しくは50万円以下の罰金に処し,又はこれを併科する　　　　　　　　　　　　　　　　　　　　　　　　　　　　　　　　　　　　　　(法第24条の4)

(3) 一般消費者の生活の用に供される劇物の規制

項　目	法律の規制	政令で定める家庭用品たる毒物，劇物
基準不適合品の販売授与の禁止	毒物劇物営業者は，毒物又は劇物のうち主として一般消費者の生活の用に供されると認められるものであって「政令で定めるもの」（右欄）については，その成分の含量又は容器若しくは被包について政令で定める基準（省略）に適合するものでなければ，これを販売し，又は授与してはならない　　　　　　　　　　　　　　（法第13条の2）	(1)塩化水素又は硫酸を含有する製剤たる劇物 （住宅用の洗浄剤で液体状のものに限る） 　　　　　　　　（令第39条の2，同別表第1） (2)ジメチル-2・2-ジクロルビニルホスフェイト（DDVP）を含有する製剤（衣料用の防虫剤に限る） 　　　　　　　　（令第39条の2，同別表第1）

(4) 農業用品に対する着色

項　目	法律の規制	政令で定める着色すべき農業用の毒物，劇物と着色の方法	
農業用品に対する着色	毒物劇物営業者は，政令で定める毒物又は劇物（右欄）については，厚生労働省令で定める方法により着色したものでなければ，これを農業用として販売し，又は授与してはならない（法第13条）	(1)硫酸タリウムを含有する製剤たる劇物 (2)燐化亜鉛を含有する製剤たる劇物	あせにくい黒色 　　　　　（規則第12条）

2-11-17　行 政 措 置

項　目	法 律 の 規 制		
報告の徴取，立入検査，収去等の措置	都道府県知事は，保健衛生上必要があると認めるときは，毒物劇物営業者若しくは特定毒物研究者から必要な報告を徴し，又は毒物劇物監視員のうちからあらかじめ指定する者に，これらの者の製造所，営業所，店舗，研究所その他業務上毒物若しくは劇物を取り扱う場所に立ち入り，帳簿その他の物件を検査させ，関係者に質問させ，若しくは試験のため必要な最小限度の分量に限り，毒物，劇物，法第11条第2項の政令で定める物若しくはその疑いのある物を収去させることができる　　　　　　　　　　　　　　　　　　　（法第18条第1，2項）		
毒物劇物の監視員	毒物劇物監視員は薬事監視員のうちからあらかじめ指定された者をいう　　　　　（法第18条第3項）		
構造設備の改善命令，取扱責任者の変更命令，登録の取消・停止等の措置	都道府県知事は，構造設備の改善命令，毒物劇物取扱責任者の変更命令，業の登録取消し，業務の停止等の権限を有している．その内容の概要は次のとおりである　　　　　　　　　　　　　　　　　　（法第19条）		
	対象者	不適条項	措　置
	毒物劇物営業者	①構造設備が基準に適合しない場合	期間を定めて基準に適合するよう改善命令 （法第19条第1項）
		②上記①の措置（右欄）に従わない場合	業の登録の取消　　（法第19条第2項）
		③製造業，輸入業若しくは販売業の毒物劇物取扱責任者が本法律違反をしたり不適当であると認める場合	毒物劇物取扱責任者の変更命令 （法第19条第3項）
		④本法律に違反したり処分に違反した場合	業の登録取消，又は，一定期間，業務の全部又は一部停止命令（法第19条第4項）
	特定毒物研究者	本法律に違反したり処分に違反した場合	許可の取消，又は，一定期間，業務の全部又は一部停止命令　　（法第19条第4項）
聴聞の方法の特例	(1)法第19条第2項の規定による登録の取消し，同条第3項の規定による毒物劇物取扱責任者の変更命令又は同条第4項の規定による許可の取消しに係る通知は，聴聞の期日又は弁明を記載した書面の提出期限（口頭による弁明の機会の付与を行う場合には，その日時）の1週間前までにしなければならない　　　（法第20条第1項） (2)都道府県知事は，この聴聞の期日及び場所を公示しなければならない　　　　（法第20条第2項） (3)登録の取消処分等に係る聴聞の期日における審理は，公開により行わなければならない　（法第20条第3項）		
登録が失効した場合の取扱い　(1)登録が失効した場合の届け出業務	毒物劇物営業者，特定毒物研究者又は特定毒物使用者は，その営業の登録若しくは特定毒物研究者の許可が効力を失い，又は特定毒物使用者でなくなったときは，15日以内に，毒物劇物営業者にあってはその製造所，営業所又は店舗の所在地の都道府県知事（販売業にあってはその店舗の所在地が，保健所を設置する市又は特別区の区域にある場合においては，市長又は区長）に，特定毒物研究者にあってはその主たる研究所の所在地の都道府県知事（その主たる研究所の所在地が指定都市の区域にある場合においては，指定都市の長）に，特定毒物使用者にあっては都道府県知事に，それぞれ現に所有する特定毒物の品名及び数量を届け出なければならない 　　　　　　　　　　　　　　　　　　（法第21条第1項）		
(2)届け出がなされた場合の適用除外	(1)欄の規定により届出をしなければならない者については，これらの者がその届出をしなければならないこととなった日から起算して50日以内に，毒物劇物営業者，特定毒物研究者又は特定毒物使用者に譲り渡す場合に限り，その譲渡及び譲受については法第3条の2第6及び7項の規定を適用せず，また，その者の所持についても同期間に限り法第3条の2第10項（特定毒物の所持）の規定を適用しない　　（法第21条第2項）		

145

2-11-18 権限の委任等

項　目	法律の規制の概要
都道府県が処理する事務	厚生労働大臣の権限に属する事務のうち，次のものは，施行令第36条の7第1項により，次の①，②等については，都道府県知事が行うこととされている　　　　　　　　　　　　　　　　　　　　（法第23条の3） ①製剤製造業者等に係る登録に関する事務，毒物劇物取扱責任者の届出に関する事務，変更届に関する事務，立入検査等に関する事務，登録の取消等に関する事務 ②製造業者及び輸入業者に係る立入調査等に関する事務
権限の委任	この法律に規定する厚生労働大臣の権限は，厚生労働省令で定めるところにより，次の①～⑮の権限は，地方厚生局長に委任されている．ただし，厚生労働大臣が④～⑥，⑧及び⑨の権限を自ら行うことは妨げない 　　　　　　　　　　　　　　　　　　（法第23条の6，令第36条の10第1項，規則第28条） ①営業の登録関係 ②毒物劇物取扱責任者関係 ③届出関係 ④立入検査等関係 ⑤登録の取消等関係 ⑥聴聞関係 ⑦登録の失効関係 ⑧業務上取扱者関係 ⑨都道府県処理事務関係 ⑩登録票・許可証の書き換え交付関係 ⑪登録票・許可証の再交付関係 ⑫登録票・許可証の返納関係 ⑬登録簿・特定毒物研究者名簿関係 ⑭行政処分関係 ⑮都道府県が処理する事務関係

2-11-19 ▌ 毒物及び劇物取締法のまとめ

〔規制対象物質〕　　　　　　　　〔規制内容〕　　　　　　　　〔規制対象者〕

取扱い（法第 11 条）
① 盗難・紛失防止の措置
② 施設外に飛散・漏れ・流出・しみ出・地下にしみ込み防止の措置
③ 施設外で運搬する際の飛散・漏れ・流出・しみ出防止の措置
④ 飲食物容器の使用禁止

営業の登録・許可（法第 3 条，4 条）
◎ 製造・輸入業
　知事に登録（5 年更新）
　（製剤・小分けは知事）
◎ 毒物劇物の販売業
　知事に登録（6 年更新）
◎ 特定毒物研究者
　知事の許可（保健所設置の政令市，特別区にあっては，市長又は区長）

毒物
　毒物（法・別表第 1，指定令第 1 条）
　特定毒物（法・別表第 3，指定令第 3 条）
劇物（法・別表第 2，指定令第 2 条）

事故の際の措置（法第 17 条）
① 保健所・警察署・消防機関への届出
② 応急の措置
③ 警察署への届出（盗難・紛失）

販売業の種類（法第 4 条の 2，3）
① 一般販売業
② 農業用品目販売業
③ 特定品目販売業

毒物劇物含有物で政令で定めるもの
（法第 11 条第 2 項，令第 38 条）
・無機シアン化合物たる毒物を含有する液体状の物（シアン 1 ppm を超える）
・塩化水素，硝酸，硫酸，水酸化カリウム又は水酸化ナトリウムを含有する液体状の物
（水で 10 倍希釈したときの pH が 2.0 未満又は 12.0 を超える）

表示，着色，譲渡手続，交付の制限，情報の提供
（法第 12 条，13，13 の 2，14，15 条，令第 40 条の 9）
① 表　示
（容器及び被包）
「医薬用外」及び「毒物」又は「劇物」の文字
毒物劇物の名称・成分名・含量・解毒剤の名称，営業者の住所・氏名，使用上の注意
（貯蔵・陳列場所）
「医薬用外」及び「毒物」又は「劇物」の文字

登録基準（法第 5 条　規則第 4 条の 4）
① 物的要件
② 人的要件

② 着　色
　農業用毒物劇物（令第 39 条），方法（規則第 12 条）
③ 譲渡手続
　名称・数量，年月日，譲受人の氏名・職業・住所：書面の受理又は記載，5 年
④ 交付の制限
　禁止（18 歳未満，精神病者・薬物中毒）：帳簿記載，5 年
⑤ 情報の提供義務
　譲受人に毒物・劇物の性状，取扱等の情報の提供義務

毒物劇物取扱責任者（法第 7，8 条）
① 薬剤師
② 応用化学修了者
③ 毒物劇物取扱者試験合格者

業務上取扱者（法第 22 条）
① 要届出（知事）（法第 22 条第 1〜3 項）
・電気メッキ業（無機シアン）
・金属熱処理業（無機シアン）
・運送業（令別表第 2）（令第 41 条）
・しろあり防除業（砒素化合物たる毒物含有製剤）
（法第 7，8，11，12，15 の 2，16 の 2，17，19 条第 3 項が準用される）

廃棄（法第 15 条の 2，令第 40 条）
① 中和，加水分解，酸化，還元，稀釈　その他の方法
② 少量ずつ放出又は揮発（ガス体，揮発性）
③ 少量ずつ燃焼（可燃性）
④ 地中に埋める又は海水中に沈める等

興奮・幻覚・麻酔の作用を有する毒物劇物（含有物を含む）で政令で定めるもの
（法第 3 条の 3，令第 32 条の 2）
・トルエン
・酢酸エチル・トルエン・メタノール含有のシンナー・接着剤・塗料・閉そく用等の充てん料

所持の制限等（法第 3 条の 3）
みだりに摂取し，吸入し，又はこれらの目的で所持してはならない

② 非届出（法第 22 条第 5 項）
すべての毒物又は劇物
（法第 11，12 条第 1，3 項，16 条の 2，17 条が準用される）

販売の規制（法第 24 条の 2 第 1 号）

引火性・発火性・爆発性の毒物劇物で政令で定めるもの
（法第 3 条の 4，令第 32 条の 3）
・亜塩素酸ナトリウム及び 30 ％以上含有製剤
・塩素酸塩類及び 35 ％以上含有製剤
・ナトリウム
・ピクリン酸

所持の制限等（法第 3 条の 4）
① 業務，その他正当な理由による場合を除き，所持してはならない
② 交付を受ける者の氏名，住所の確認（交付時に必ず）（法第 15 条第 2 項）
③ 帳簿へ確認内容（氏名，住所の確認の方法）を記載（5 年間保存）（法第 15 条第 3，4 項）

一般国民

毒物劇物営業者

販売の規制（法第 24 条の 2 第 2 号）

政令，省令で定められた毒物劇物

運搬，被包の使用，積載，運搬方法（令第 40 条の 2〜7）
① 毒物，劇物の運搬等の技術上の基準に従って運搬
② 荷送人の通知義務

鉄道，車両で毒物劇物を運搬する者

147

2 -12 医 療 法

2-12-1 医療法（薬剤師業務に関係する事項）

項 目	内 容
目 的	医療を受ける者による医療に関する適切な選択を支援するために必要な事項，医療の安全を確保するために必要な事項，病院，診療所及び助産所の開設及び管理に関し必要な事項並びにこれらの施設の整備並びに医療提供施設相互間の機能の分担及び業務の連携を推進するために必要な事項を定めること等により，医療を受ける者の利益の保護及び良質かつ適切な医療を効率的に提供する体制の確保を図り，もって国民の健康の保持に寄与することを目的とする (法第1条)
医療提供の理念	(1)患者本位の医療 　医療は，生命の尊重と個人の尊厳の保持を旨とし，医師，歯科医師，薬剤師，看護師その他の医療の担い手[注1]と医療を受ける者との信頼関係に基づき，及び医療を受ける者の心身の状況に応じて行われるとともに，その内容は，単に治療のみならず，疾病の予防のための措置及びリハビリテーションを含む良質かつ適切なものでなければならない (法第1条の2第1項) 注1) 医療の担い手として，薬剤師が明示されている (2)患者参加の医療 　医療は，国民自らの健康の保持増進のための努力を基礎として，医療を受ける者の意向を十分に尊重し，病院，診療所，介護老人保健施設，介護医療院，調剤を実施する薬局その他の医療を提供する施設（医療提供施設[注2]），医療を受ける者の居宅等において，医療提供施設の機能に応じ効率的に，かつ，福祉サービスその他の関連するサービスとの有機的な連携を図りつつ提供されなければならない 注2) 医療提供施設として，調剤を実施する薬局が明示されている (法第1条の2第2項)
国及び地方公共団体の責務	国及び地方公共団体は，医療提供の理念に基づき，国民に対し良質かつ適切な医療を効率的に提供する体制が確保されるよう努めなければならない (法第1条の3)
医療関係者の責務	(1)良質で適切な医療の実施 　医師，歯科医師，薬剤師，看護師その他の医療の担い手は，医療提供の理念に基づき，医療を受ける者に対し，良質かつ適切な医療を行うよう努めなければならない (法第1条の4第1項) (2)インフォームド・コンセント 　医師，歯科医師，薬剤師，看護師その他の医療の担い手は，医療を提供するに当たり，適切な説明を行い，医療を受ける者の理解を得るよう努めなければならない（p.4参照） (法第1条の4第2項) (3)医師及び歯科医師による紹介等 　医療提供施設において診療に従事する医師及び歯科医師は，医療提供施設相互間の機能の分担及び業務の連携に資するため，必要に応じ，医療を受ける者を他の医療提供施設に紹介し，その診療に必要な限度において医療を受ける者の診療又は調剤に関する情報を他の医療提供施設において診療又は調剤に従事する医師若しくは歯科医師又は薬剤師に提供し，及びその他必要な措置を講ずるよう努めなければならない (法第1条の4第3項) (4)医療・保健・福祉の連携 　病院又は診療所の管理者は，当該病院又は診療所を退院する患者が引き続き療養を必要とする場合には，保健医療サービス又は福祉サービスを提供する者との連携を図り，当該患者が適切な環境の下で療養を継続することができるよう配慮しなければならない (法第1条の4第4項) (5)外部の医療の担い手への便宜 　医療提供施設の開設者及び管理者は，医療技術の普及及び医療の効率的な提供に資するため，当該医療提供施設の建物又は設備を，当該医療提供施設に勤務しない医師，歯科医師，薬剤師，看護師その他の医療の担い手の診療，研究又は研修のために利用させるよう配慮しなければならない (法第1条の4第5項)
病院・診療所の定義	(1)病院とは，医師又は歯科医師が，公衆又は特定多数人のため医業又は歯科医業を行う場所であって，20人以上の患者を入院させるための施設を有するもの (法第1条の5第1項) (2)診療所とは，医師又は歯科医師が，公衆又は特定多数人のため医業又は歯科医業を行う場所であって，患者を入院させるための施設を有しないもの又は19人以下の患者を入院させるための施設を有するもの（法第1条の5第2項)
病院等の開設手続	(1)病院の開設 　開設地の都道府県知事の許可を受けなければならない (法第7条第1項) (2)臨床研修等修了医師及び臨床研修等修了歯科医師でない者による診療所の開設，又は助産師でない者による助産所の開設 　開設地の都道府県知事（当該保健所を設置する市の市長又は特別区の区長）の許可を受けなければならない (法第7条第1項) (3)臨床研修等修了医師，臨床研修等修了歯科医師又は助産師が診療所又は助産所を開設したときは，開設後10日以内に，診療所又は助産所の所在地の都道府県知事（当該保健所を設置する市の市長又は特別区の区長）に届け出なければならない (法第8条)

148

2-12-1 医療法（薬剤師業務に関係する事項）（つづき）

項　目	内　容
病院・診療所の管理者	(1)管理者の配置 　病院又は診療所の開設者は，その病院又は診療所が医業をなすものである場合は臨床研修等修了医師に，歯科医業をなすものである場合は臨床研修等修了歯科医師に，これを管理させなければならない　　　（法第10条第1項） (2)管理者の任務 　病院又は診療所の管理者は，当該病院又は診療所に勤務する医師，歯科医師，薬剤師その他の従業者を監督し，その他当該病院又は診療所の監理及び運営につき，必要な注意をしなければならない　　　（法第15条第1項）
病床の種別と定義	①精神病床　病院の病床のうち，精神疾患を有する者を入院させるためのもの　　　（法第7条第2項第1号） ②感染症病床　病院の病床のうち，一類感染症，二類感染症（結核を除く.），新型インフルエンザ等感染症及び指定感染症の患者並びに新感染症の所見がある者を入院させるためのもの　　　（法第7条第2項第2号） ③結核病床　病院の病床のうち，結核の患者を入院させるためのもの　　　（法第7条第2項第3号） ④療養病床　病院又は診療所の病床のうち，①から③に掲げる病床以外の病床であって，主として長期にわたり療養を必要とする患者を入院させるためのもの　　　（法第7条第2項第4号） ⑤一般病床　病院又は診療所の病床のうち，①から④に掲げる病床以外のもの　　　（法第7条第2項第5号）
病院・診療所に共通して適用される薬剤師関係の規制事項	(1)病院等の専属薬剤師 　病院又は診療所にあっては，その開設者は，厚生労働省令で定める基準（病院又は医師が常時3人以上勤務する診療所に専属の薬剤師を置く）に従い都道府県の条例の定めるところにより，専属の薬剤師を置かなければならない．ただし，病院又は診療所所在地の都道府県知事の許可を受けた場合は，この限りでない 　　　（法第18条，規則第6条の6） (2)調剤所の構造設備 　①採光及び換気を十分にし，かつ，清潔を保つこと 　②冷暗所を設けること 　③感量10mgのてんびん及び500mgの上皿てんびんその他調剤に必要な器具を備えること 　　　（規則第16条第1項第14号）
病院にのみ適用される薬剤師関係の規制事項	(1)病院は，厚生労働省令の定めるところにより，次に掲げる人員及び施設を有し，かつ，記録を備えて置かなければならない 　①当該病院の有する病床の種別に応じ，厚生労働省令で定める員数の医師及び歯科医師のほか，都道府県の条例で定める員数の看護師その他の従業者　⑦調剤所 　②各科専門の診察室　⑧給食施設 　③手術室　⑨診療に関する諸記録 　④処置室　⑩診療科名中に産婦人科又は産科を有する病院にあっては，分べん室及び新生児の入浴施設 　⑤臨床検査施設　⑪療養病床を有する病院にあっては，機能訓練室 　⑥エックス線装置　⑫その他都道府県の条例で定める施設 　　　（法第21条第1項） (2)病院に置くべき薬剤師の員数 　精神病床及び療養病床に係る病室の入院患者の数を150をもって除した数と，精神病床及び療養病床に係る病室以外の病室の入院患者の数を70をもって除した数と外来患者に係る取扱処方箋の数を75をもって除した数とを加えた数（その数が1に満たないときは1とし，その数に1に満たない端数が生じたときは，その端数は1として計算） 　　　（規則第19条第2項第1号） (3)診療に関する諸記録 　過去2年間の病院日誌，各科診療日誌，処方箋，手術記録，看護記録，検査所見記録，エックス線写真，入院患者及び外来患者の数を明らかにする帳簿並びに入院診療計画書　　　（規則第20条第1項第10号）
地域医療支援病院	(1)国，都道府県，市町村，社会医療法人その他厚生労働大臣の定める者の開設する病院であって，地域における医療の確保のために必要な支援に関する次に掲げる要件に該当するものは，その所在地の都道府県知事の承認を得て地域医療支援病院と称することができる　　　（法第4条第1項） 　①他の病院又は診療所から紹介された患者に対し医療を提供し，かつ，当該病院の建物の全部若しくは一部，設備，器械又は器具を，当該病院に勤務しない医師，歯科医師，薬剤師，看護師その他の医療従事者の診療，研究又は研修のために利用させるための体制が整備されていること　　　（法第4条第1項第1号） 　②救急医療を提供する能力を有すること　　　（法第4条第1項第2号） 　③地域の医療従事者の資質の向上を図るための研修を行わせる能力を有すること　　　（法第4条第1項第3号） 　④厚生労働省令で定める数^{注3)}以上の患者を入院させるための施設を有すること　　　（法第4条第1項第4号） 　　注3）厚生労働省令で定める数は200とする　　　（規則第6条の2） 　⑤法に規定する施設を有し，その施設の構造設備が厚生労働省令並びに都道府県の条例で定める要件に適合するものであること　　　（法第4条第1項第5，6号） (2)地域医療支援病院は，病院に適用される人員及び施設を有し（病院の⑨を除く），厚生労働省令の定めるところにより，次に掲げる施設を有し，かつ，記録を備えて置かなければならない　　　（法第22条） 　①集中治療室　⑥研究室 　②診療に関する諸記録　⑦講義室 　③病院の管理及び運営に関する諸記録　⑧図書室 　④化学，細菌及び病理の検査施設　⑨その他厚生労働省令で定める施設，（救急用又は患者輸 　⑤病理解剖室　　送用自動車及び医薬品情報管理室）（規則第22条）

149

2-12-1 医療法（薬剤師業務に関係する事項）（つづき）

項　目	内　　容
特定機能病院	(1)病院であって，次に掲げる要件に該当するものは，厚生労働大臣の承認を得て特定機能病院と称することができる（法第4条の2第1項） ①高度の医療を提供する能力を有すること　　　　　　　　　　　　　　　（法第4条の2第1項第1号） ②高度の医療技術の開発及び評価を行う能力を有すること　　　　　　　　（法第4条の2第1項第2号） ③高度の医療に関する研修を行わせる能力を有すること　　　　　　　　　（法第4条の2第1項第3号） ④医療の高度の安全を確保する能力を有すること　　　　　　　　　　　　（法第4条の2第1項第4号） ⑤その診療科名中に，厚生労働省令の定めるところにより，厚生労働省令で定める診療科名を有すること 　　　　　　　　　　　　　　　　　　　　　　　　　　　　　　　　　（法第4条の2第1項第5号） ⑥厚生労働省令で定める数以上の患者を入院させるための施設を有すること，省令で定める数は400とする 　　　　　　　　　　　　　　　　　　　　　　　　　　（法第4条の2第1項第6号，規則第6条の5） ⑦その有する人員が厚生労働省令で定める要件に適合するものであること　（法第4条の2第1項第7号） ⑧法に規定する施設を有し，その施設の構造設備が厚生労働省令並びに都道府県の条例で定める要件に適合するものであること　　　　　　　　　　　　　　　　　　　　　　　　　　　（法第4条の2第1項第8，9号） (2)特定機能病院は，病院に適用される施設（病院の①及び⑨を除く）のほか，厚生労働省令の定めるところにより，次に掲げる人員及び施設を有し，かつ，記録を備えて置かなければならない　　　　（法第22条の2） ①厚生労働省令で定める員数の医師，歯科医師，薬剤師^{注4)}〔下欄参照〕，看護師その他の従業者 ②集中治療室 ③診療に関する諸記録 ④病院の管理及び運営に関する諸記録 ⑤地域医療支援病院に追加適用される施設の④〜⑧ ⑥その他厚生労働省令で定める施設^{注5)}
	注4）特定機能病院に置くべき薬剤師の員数は，入院患者の数が30又はその端数を増すごとに1以上とし，調剤数80又はその端数を増すごとに1を標準とする　　　　　　　　　　　　　　　　　　　　（規則第22条の2第1項第3号） 注5）厚生労働省令で定める施設は，無菌状態の維持された病室及び医薬品情報管理室とする　　（規則第22条の4）
臨床研究中核病院	(1)病院であって，臨床研究の実施の中核的な役割を担うことに関する次に掲げる要件に該当するものは，厚生労働大臣の承認を得て臨床研究中核病院と称することができる　　　　　　　　　　　　（法第4条の3第1項） ①特定臨床研究（厚生労働省令で定める基準に従って行う臨床研究をいう．以下同じ．）に関する計画を立案し，及び実施する能力を有すること　　　　　　　　　　　　　　　　　　　　　（法第4条の3第1項第1号） ②他の病院又は診療所と共同して特定臨床研究を実施する場合にあっては，特定臨床研究の実施の主導的な役割を果たす能力を有すること　　　　　　　　　　　　　　　　　　　　　　　　（法第4条の3第1項第2号） ③他の病院又は診療所に対し，特定臨床研究の実施に関する相談に応じ，必要な情報の提供，助言その他の援助を行う能力を有すること　　　　　　　　　　　　　　　　　　　　　　　　（法第4条の3第1項第3号） ④特定臨床研究に関する研修を行う能力を有すること　　　　　　　　　　（法第4条の3第1項第4号） ⑤その診療科名中に厚生労働省令で定める診療科名を有すること　　　　　（法第4条の3第1項第5号） ⑥厚生労働省令で定める数以上の患者を入院させるための施設を有すること，省令で定める数は400とする 　　　　　　　　　　　　　　　　　　　　　　　　　（法第4条の3第1項第6号，規則第6条の5の5） ⑦その有する人員が厚生労働省令で定める要件に適合するものであること　（法第4条の3第1項第7号） ⑧法に規定する施設を有し，その施設の構造設備が厚生労働省令並びに都道府県の条例で定める要件に適合するものであること　　　　　　　　　　　　　　　　　　　　　　　　　　　（法第4条の3第1項第8，9号） (2)臨床研究中核病院は，病院に適用される施設（病院の①及び⑨を除く）のほか，厚生労働省令の定めるところにより，次に掲げる人員及び施設を有し，かつ，記録を備えて置かなければならない　　　（法22条の3） ①厚生労働省令で定める員数の臨床研究に携わる医師，歯科医師，薬剤師（員数は5以上），看護師その他の従業者　　　　　　　　　　　　　　　　　　　　　　　　　　　　　　　　　　　（規則第22条の6） ②集中治療室 ③診療及び臨床研究に関する諸記録 ④病院の管理及び運営に関する諸記録 ⑤地域医療支援病院に追加適用される施設の④〜⑧ ⑥その他厚生労働省令で定める施設（検査の正確性を確保するための設備を有する臨床検査施設） 　　　　　　　　　　　　　　　　　　　　　　　　　　　　　　　　　　　　　　　（規則第22条の8）

2-12-1 医療法（薬剤師業務に関係する事項）（つづき）

項　目	内　　　容
医療に関する情報の提供等	(1)行政の責務 　国及び地方公共団体は，医療を受ける者が病院，診療所又は助産所の選択に関して必要な情報を容易に得られるように，必要な措置を講ずるよう努めなければならない　　　　　　　　　　　　　　　　（法第6条の2第1項） (2)医療提供施設の責務 　医療提供施設の開設者及び管理者は，医療を受ける者が保健医療サービスの選択を適切に行うことができるように，当該医療提供施設の提供する医療について，正確かつ適切な情報を提供するとともに，患者又はその家族からの相談に適切に応ずるよう努めなければならない（本規定は「調剤を実施する薬局」にも適用される） 　　　　　　　　　　　　　　　　（法第6条の2第2項） (3)管理者による報告・閲覧義務 　病院，診療所又は助産所（以下この条において「病院等」という）の管理者は，厚生労働省令で定めるところにより，医療を受ける者が病院等の選択を適切に行うために必要な情報として厚生労働省令で定める事項を当該病院等の所在地の都道府県知事に報告するとともに，当該事項を記載した書面を当該病院等において閲覧に供しなければならない　　　　　　　　　　　　　　　　（法第6条の3第1項） (4)管理者による変更報告義務 　病院等の管理者は，前項の規定により報告した事項について変更が生じたときは，厚生労働省令で定めるところにより，速やかに，当該病院等の所在地の都道府県知事に報告するとともに，同項に規定する書面の記載を変更しなければならない　　　　　　　　　　　　　　　　（法第6条の3第2項） 　注）(3)及び(4)の規定は，医療法では薬局の管理者の義務として適用されないが，同様の規定が医薬品医療機器等法第8条の2において薬局開設者の義務として課せられている (5)知事による公表義務 　都道府県知事は，厚生労働省令で定めるところにより，第1及び2項の規定により報告された事項を公表しなければならない　　　　　　　　　　　　　　　　（法第6条の3第5項）
医療の安全の確保	(1)国並びに都道府県，保健所を設置する市及び特別区は，医療の安全に関する情報の提供，研修の実施，意識の啓発その他の医療の安全の確保に関し必要な措置を講ずるよう努めなければならない　　　　（法第6条の9） (2)都道府県，保健所を設置する市及び特別区は，医療の安全の確保に関し必要な措置を講ずるため，医療安全支援センターを設けるよう努めなければならない　　　　　　　　　　　　　　　　（法第6条の13第1項） (3)病院等の管理者は，医療事故（当該病院等に勤務する医療従事者が提供した医療に起因し，又は起因すると疑われる死亡又は死産であって，当該管理者が当該死亡又は死産を予期しなかったものとして厚生労働省令で定めるもの）が発生した場合には，厚生労働省令で定めるところにより，遅滞なく，当該医療事故の日時，場所及び状況その他厚生労働省令で定める事項を医療事故調査・支援センターに報告しなければならない　　　　　　（法第6条の10第1項） (4)病院等の管理者は，前項の規定による報告をするに当たっては，あらかじめ，遺族に対し，厚生労働省令で定める事項を説明しなければならない．ただし，遺族がないとき，又は遺族の所在が不明であるときは，この限りでない 　　　　　　　　　　　　　　　　（法第6条の10第2項） (5)病院等の管理者は，医療事故が発生した場合には，厚生労働省令で定めるところにより，速やかにその原因を明らかにするために必要な調査（医療事故調査）を行わなければならない．病院等の管理者は，医学医術に関する学術団体その他の厚生労働大臣が定める団体（医療事故調査等支援団体）に対し，医療事故調査を行うために必要な支援を求めるものとする　　　　　　　　　　　　　　　　（法第6条の11第1，2項） (6)病院等の管理者は，厚生労働省令で定めるところにより，医療の安全を確保するための指針の策定，従業者に対する研修の実施その他の当該病院，診療所又は助産所における医療の安全を確保するための措置を講じなければならない　　　　　　　　　　　　　　　　（法第6条の12） (7)病院等の管理者は，(6)の規定に基づき，次に掲げる安全管理のための体制を確保しなければならない 　　　　　　　　　　　　　　　　（規則第1条の11第1項） 　①医療に係る安全管理のための指針を整備すること 　②医療に係る安全管理のための委員会を設置し，医療に係る安全管理のための業務を行わせること 　③医療に係る安全管理のための基本的な事項及び具体的な方策についての職員研修を実施すること (8)病院等の管理者は，(7)に掲げる体制の確保に当たっては，次に掲げる措置を講じなければならない 　　　　　　　　　　　　　　　　（規則第1条の11第2項） 　①院内感染対策のための体制の確保に係る措置 　②医薬品に係る安全管理のための体制の確保に係る措置として，医薬品の安全使用のための医薬品安全管理責任者の配置 　　イ　従業者に対する医薬品の安全使用のための研修の実施 　　ロ　医薬品の安全使用のための業務に関する手順書の作成及び当該手順書に基づく業務の実施 　　ハ　医薬品の安全使用のために必要となる未承認等の医薬品の使用の情報その他の情報の収集その他の医薬品の安全使用を目的とした改善のための方策の実施 　③医療機器に係る安全管理のための体制の確保に係る措置として，医療機器の安全使用のための医療機器安全管理責任者の配置 (9)厚生労働大臣は，医療事故調査を行うこと及び医療事故が発生した病院等の管理者が行う医療事故調査への支援を行うことにより医療の安全の確保に資することを目的とする一般社団法人又は一般財団法人であって，次条に規定する業務を適切かつ確実に行うことができると認められるものを，その申請により，医療事故調査・支援センターとして指定することができる　　　　　　　　　　　　　　　　（法第6条の15第1項）

151

2-12-1 医療法（薬剤師業務に関係する事項）（つづき）

項　目		内　　　容
医療提供体制の確保	基本方針	(1)厚生労働大臣は，地域における医療及び介護の総合的な確保の促進に関する法律第3条第1項に規定する総合確保方針に即して，良質かつ適切な医療を効率的に提供する体制（以下「医療提供体制」という）を図るための基本的な方針（以下「基本方針」という）を定めるものとする　　　　　　　　　　　　　（法第30条の3第1項） (2)基本方針においては，次に掲げる事項について定めるものとする　　　　（法第30条の3第2項） 　①医療提供体制の確保のため講じようとする施策の基本となるべき事項 　②医療提供体制の確保に関する調査及び研究に関する基本的な事項 　③医療提供体制の確保に係る目標に関する事項 　④医療提供施設相互間の機能の分担及び業務の連携並びに医療を受ける者に対する医療提供施設の機能に関する情報の提供の推進に関する基本的な事項 　⑤地域医療構想に関する基本的な事項 　⑥地域における病床の機能の分化及び連携並びに医療を受ける者に対する病床の機能に関する情報の提供の推進に関する基本的な事項 　⑦外来医療に係る医療提供体制の確保に関する基本的な事項 　⑧医師の確保に関する基本的な事項 　⑨医療従事者（医師を除く）の確保に関する基本的な事項 　⑩医療計画の作成及び医療計画に基づく事業の実施状況の評価に関する基本的な事項 　⑪その他医療提供体制の確保に関する重要事項 (3)厚生労働大臣は，基本方針を定め，又はこれを変更したときは，遅滞なく，これを公表するものとする　　　　　　　　　　　　　　　　　　　　　　（法第30条の3第3項）
	医療計画	(1)都道府県は，基本方針に即して，かつ，地域の実情に応じて，当該都道府県における医療提供体制の確保を図るための計画（以下「医療計画」という）を定めるものとする　　　　（法第30条の4第1項） (2)医療計画においては，次に掲げる事項を定めるものとする　　　　　　　（法第30条の4第2項） 　①都道府県において達成すべき④及び⑤の事業並びに居宅等における医療の確保の目標に関する事項 　②④及び⑤の事業並びに居宅等における医療の確保に係る医療連携体制に関する事項 　③医療連携体制における医療提供施設の機能に関する情報の提供の推進に関する事項 　④生活習慣病その他の国民の健康の保持を図るために特に広範かつ継続的な医療の提供が必要と認められる疾病として厚生労働省令（規則第30条の28）で定めるもの（がん，脳卒中，心筋梗塞等の心血管疾患，糖尿病及び精神疾患）の治療又は予防に係る事業に関する事項 　⑤救急医療等確保事業（救急医療，災害時における医療，そのまん延により国民の生命及び健康に重大な影響を与えるおそれがある感染症がまん延し，又はそのおそれがあるときにおける医療，へき地の医療，周産期医療，小児医療）に関する事項 　⑥居宅等における医療の確保に関する事項 　⑦構想区域における地域医療構想に関する事項 　⑧地域医療構想の達成に向けた病床の機能の分化及び連携の推進に関する事項 　⑨病床の機能に関する情報の提供の推進に関する事項 　⑩外来医療に係る医療提供体制の確保に関する事項 　⑪医師の確保に関する事項 　⑫医療従事者（医師を除く）の確保に関する事項 　⑬医療の安全の確保に関する事項 　⑭主として病院の病床及び診療所の病床の整備を図るべき地域的単位として区分する区域の設定に関する事項 　　（1号区域） 　⑮2以上の⑭に規定する区域を併せた区域であって，主として厚生労働省令で定める特殊な医療を提供する病院の療養病床又は一般病床であって当該医療に係るものの整備を図るべき地域的単位としての区域の設定に関する事項 　　（2号区域） 　⑯⑭に規定する区域を定めた場合には，当該区域の設定に関する事項 　⑰療養病床及び一般病床に係る基準病床数，精神病床に係る基準病床数，感染症病床に係る基準病床数並びに結核病床に係る基準病床数に関する事項 (3)(2)の⑭及び⑮に規定する区域の設定並びに⑰に規定する基準病床数に関する基準は，厚生労働省令で定める　　　　　　　　　　　　　　　　　　　　　　　　　（法第30条の4第8項）
	医療計画における区域	〔参考〕 （1次医療圏）　1次医療圏は，初期医療を中心とした地域住民に密接した医療サービスを図るための地域的単位であり，診療所が中心的存在となる 1号区域 （2次医療圏）　地理的条件等の自然的条件及び日常生活の需要の充足状況，交通事情等の社会的条件を考慮して，一体の区域として病院及び診療所における入院に係る医療（特殊な医療並びに療養病床及び一般病床以外の病床に係る医療を除く）を提供する体制の確保を図ることが相当であると認められるものを単位として設定すること　　　　　　　　　　　　　　　　　　（規則第30条の29第1号） 2号区域 （3次医療圏）　都道府県の区域を単位として設定すること。ただし，当該都道府県の区域が著しく広いことその他特別な事情があるときは，当該都道府県の区域内に2以上の当該区域を設定し，また，当該都道府県の境界周辺の地域における医療の需給の実情に応じ，2以上の都道府県の区域にわたる区域を設定することができる　　　　　　　　　　　　　　　　　　　　　（規則第30条の29第2号）

2-12-1 医療法（薬剤師業務に関係する事項）（つづき）

項　目		内　　　　容
医療提供体制の確保（つづき）	病床の機能の分化	病院又は診療所であって一般病床又は療養病床を有するもの（以下「病床機能報告対象病院等」という）の管理者は，地域における病床の機能の分化及び連携の推進のため，厚生労働省令で定めるところにより，当該病床機能報告対象病院等の病床の機能に応じ厚生労働省令で定める区分（以下「病床の機能区分」という）に従い，次に掲げる事項を当該病床機能報告対象病院等の所在地の都道府県知事に報告しなければならない　　　　　　　（法第30条の13） ①厚生労働省令で定める日（「基準日」という）における病床の機能 ②基準日から厚生労働省令で定める期間が経過した日における病床の機能の予定 ③当該病床機能報告対象病院等に入院する患者に提供する医療の内容 ④その他厚生労働省令で定める事項
		高度急性期機能　急性期の患者に対し，当該患者の状態の早期安定化に向けて，診療密度の特に高い医療を提供するもの　　　　（規則第30条の33の2第1号）
		急性期機能　急性期の患者に対し，当該患者の状態の早期安定化に向けて，医療を提供するもの（高度急性期機能に該当するものを除く）　　　　（規則第30条の33の2第2号）
		回復期機能　急性期を経過した患者に対し，在宅復帰に向けた医療又はリハビリテーションの提供を行うもの（急性期を経過した脳血管疾患，大腿骨頚部骨折その他の疾患の患者に対し，ADL（日常生活における基本的動作を行う能力をいう）の向上及び在宅復帰を目的としたリハビリテーションの提供を集中的に行うものを含む）　　　　（規則第30条の33の2第3号）
		慢性期機能　長期にわたり療養が必要な患者〔長期にわたり療養が必要な重度の障害者（重度の意識障害者を含む），筋ジストロフィー患者，難病患者その他の疾患の患者を含む〕を入院させるもの　　　　（規則第30条の33の2第4号）

2-12-2 医療安全

(1) 医療過誤と薬剤師

項　目	内　　　　容
「医療事故」とは	医療に関わる場所で，医療の全過程において発生するすべての人身事故をいい，以下の場合を含む．なお，医療従事者の過誤，過失の有無を問わない ①死亡，生命の危険，病状の悪化等の身体的被害及び苦痛，不安等の精神的被害が生じた場合 ②患者が廊下で転倒し，負傷した事例のように，医療行為とは直接関係しない場合 ③患者についてだけでなく，注射針の誤刺のように，医療従事者に被害が生じた場合
「医療過誤」とは	医療事故の1類型であって，医療従事者が，医療の遂行において，医療的準則（慣習）に違反して患者に被害を発生させた行為
「ヒヤリ・ハット事例」とは	患者に被害を及ぼすことはなかったが，日常診療の現場で，"ヒヤリ"としたり，"ハッ"とした経験を有する事例 具体的には，ある医療行為が，(1)患者には実施されなかったが，仮に実施されたとすれば，何らかの被害が予測される場合，(2)患者には実施されたが，結果的に被害がなく，またその後の観察も不要であった場合等を指す
医療安全対策としてのハインリッヒの法則	ハインリッヒの法則とは，アメリカの技師ハインリッヒが労働災害の事例の統計を分析した結果，導き出した法則である．この法則が示す「1：29：300」の数字の意味は，重大災害を1とすると，軽傷の事故が29，そして無傷災害は300になるというものであり，「1件の重大災害（死亡・重傷）が発生する背景には，29件の軽傷事故と300件のヒヤリ・ハットがある．」という警告が込められている（図1） いつやって来るか分からない事故を未然に防ぐには，不安全な状態や行為を認識し，ヒヤリ・ハットの段階で地道に対策を考え，実行していくことが重要であり，この考えが医療安全対策に実践されている 1：重大災害 29：軽傷事故 300：ヒヤリ・ハット 無数の不安全な状態や行為 図1　ハインリッヒの法則
医療安全への薬剤師の関与	医療事故の原因の多くを占め，ひとたび事故が発生すると生命に重篤な危険を及ぼす可能性があるのが医薬品の特徴である．医療安全対策は，「ヒトは誰でも間違える」という認識の上に立ち，医療従事者個人の問題ではなく，システム全体で捉えることが重要である．そのために薬剤師には，医薬品の採用から管理，使用に至るすべての過程を安全性の視点で統括する能力が求められている

(2) リスクマネジメントにおける薬剤師の責任と役割

項　目	内　容
医療機関における医療事故防止対策	医療機関で組織的に医療事故防止対策を実施するには，関連部署全体の協力が必須である 医療機関における具体策としては以下の例があげられる (1)「医療事故防止対策規程」の作成（次の事項を規定） 　①医療事故防止のための施設内体制の整備 　②医療事故防止対策委員会の設置及び所掌事務 　③ヒヤリ・ハット事例の報告体制 　④事故報告体制 　⑤医療事故発生時の対応 　⑥その他，医療事故の防止に関する事項 (2)医療事故防止対策委員会の設置 (3)リスクマネジメント部会の設置 (4)リスクマネジャーの設置
リスクマネジメントにおける薬剤師の具体的役割	(1)薬剤師は，処方箋中に疑わしい点があるときは，その処方箋を交付した医師，歯科医師又は獣医師に問い合わせて，その疑わしい点を確かめた後でなければ，これによって調剤してはならない　　　　　　　　　　　　　　　（薬剤師法第24条） (2)医療機関における薬剤師のリスクマネジメントの具体的役割として以下のものが考えられる 　①採用医薬品の適正化：同じ薬名でも規格・含量が異なる薬剤や同効薬の採用を制限することなどで採用医薬品の削減を図る．また薬名や外観が類似しているために安全管理上問題のある薬剤に関しては採用医薬品からの削除を行ったり，製薬企業に改善を要求する 　②処方オーダリングシステムの整備：医薬品名の3文字以上による入力方法の実施，重複処方や相互作用等の自動警告チェックシステムや各種の調剤支援システムの導入 　③処方監査の徹底：医薬品情報や薬歴などの患者情報を駆使した処方監査と疑義照会の徹底 　④医師への教育：医学部学生に対する臨床実習，研修医へのオリエンテーション 　⑤院外処方箋への対応および外来患者に対する情報提供：院外処方箋の院内薬剤師による監査，保険薬局との連携，「お薬手帳」の啓蒙活動，「お薬相談窓口」の設置 　⑥注射剤の計数および計量調剤の完全実施：個人別セットによる交付，抗がん剤・高カロリー輸液などの注射剤の無菌調製，がん化学療法のレジメンチェック 　⑦薬剤管理指導業務の完全実施：薬歴管理と服薬指導などによる副作用の未然回避 　⑧プレアボイド活動：医師の処方設計段階から薬学的介入を行い医薬品による有害事象を未然に防ぐ 　⑨入院患者の持参薬チェック 　⑩院内在庫医薬品の適正化：病棟在庫医薬品の削減と管理，手術部や外来診療室への医薬品供給のカート交換方式の導入

② -13 医療 DX の概要

2-13-1 医療・介護分野の DX 推進の概要

項　目	内　　　　　容	備　考
医療 DX の定義	医療 DX（digital transformation）とは，保健・医療・介護の各段階（疾病の発症予防，受診，診察・治療・薬剤処方，診断書等の作成，診療報酬の請求，医療介護の連携によるケア，地域医療連携，研究開発など）において発生する情報やデータを，全体最適された基盤（クラウドなど）を通して，保健・医療や介護関係者の業務やシステム，データ保存の外部化・共通化・標準化を図り，国民自身の予防を促進し，より良質な医療やケアを受けられるように，社会や生活の形を変えることである．医療 DX は，①全国医療情報プラットフォームの創設，②電子カルテ情報の標準化等，③診療報酬改定 DX を 3 本の柱としている	
医療 DX の目的	医療分野でのデジタル・トランスフォーメーションを通じたサービスの効率化や質の向上により，①国民のさらなる健康増進，②切れ目なく質の高い医療等の効率的な提供，③医療機関等の業務効率化，④システム人材等の有効活用，⑤医療情報の二次利用の環境整備の 5 点の実現を目指している	
デジタル基盤としてのマイナンバー制度	マイナンバー制度は，行政を効率化し，国民の利便性を高め，公平・公正な社会を実現する社会基盤である．個人番号（マイナンバー）は，日本国内に住民票を有する人に対して附番された 12 桁の番号であり，その利用や範囲は，下記の通りに定められている （1）行政事務の処理において，個人や法人に関する情報の管理を効率化するとともに，国民の利便性の向上及び行政運営の効率化に貢献すること．さらに，個人情報の保護に十分配慮しながら，行政分野以外の国民の利便性が向上する分野での利用の可能性を考慮して行う （2）情報提供ネットワークシステムなどを利用して迅速かつ安全に情報の授受を行い，情報を共有することによって，社会保障制度，税制，災害対策など行政分野における給付と負担の適切な関係の維持に役立てること．特定個人情報以外の情報の授受に情報提供ネットワークシステムの用途を拡大する可能性を考慮して行う （3）個人や法人から提出された情報について，これと同一の内容の情報の提出を求めることを避け，国民の負担を軽減すること （4）本人確認の簡易な手段としての個人番号カード（マイナンバーカード）の利用の促進を図ること	行政手続における特定の個人を識別するための番号の利用等に関する法律（平成二十五年法律第二十七号）
全国医療情報プラットフォームの創設	全国医療情報プラットフォームとは医療機関，介護施設，公衆衛生機関，自治体でバラバラに保存・管理されている患者の医療関連情報を，一つに集約して閲覧共有・管理するための新しいシステムで，全国的にリアルタイム共有できる状態を目指している．マイナンバーカードと健康保険証を一本化したオンライン資格確認は，医療 DX の基盤となっている（図1） 図1　全国医療情報プラットフォームの全体像 ［出典：第 4 回「医療 DX 令和ビジョン 2030」厚生労働省推進チーム（令和 5 年 8 月 30 日）資料］	

2-13-1 医療・介護分野のDX推進の概要（つづき）

項　目	内　容	備　考
医療DXのユースケース・メリット	①救急・医療・介護現場の切れ目ない情報共有 　例１．意識不明時に，検査状況や薬剤情報等が把握され，迅速に的確な治療を受けられる 　例２．入退院時等に，医療・介護関係者で状況が共有され，より良いケアを効率的に受けられる ②医療機関・自治体サービスの効率化・負担軽減 　例１．受診時に，公費助成対象制度について，紙の受給者証の持参が不要になる 　例２．情報登録の手間や誤登録のリスク，費用支払に対する事務コストが軽減される ③健康管理，疾病予防，適切な受診等のサポート 　例１．予診票や接種券がデジタル化され，速やかに接種勧奨が届くので能動的でスムーズな接種ができる 　例２．予診票・問診票を何度も手書きしなくて済む 　例３．自分の健康状態や病態に関するデータを活用し，生活習慣病を予防する行動や，適切な受診判断等につなげることができる ④公衆衛生，医学・産業の振興資する二次利用 　例１．政策のための分析ができることで，次の感染症危機への対応力強化につながる 　例２．医薬品等の研究開発が促進され，よりよい治療や的確な診断が可能になる	第4回「医療DX令和ビジョン2030」厚生労働省推進チーム（令和5年8月30日）資料
標準型電子カルテシステム	医療DXシステム群である全国医療情報プラットフォームにつながり，情報の共有が可能な電子カルテ．民間サービス（システム）との組み合わせが可能な電子カルテシステム	

2-13-2 医療DXの施策

項　目	内　容	備　考
オンライン資格確認	保険医療機関等で患者が療養の給付等を受ける場合，被保険者資格の確認について，マイナンバーカードのICチップ内に記録された利用者証明用の電子証明書を用いた「電子資格確認（オンライン資格確認）」が導入されている（マイナンバーは用いない）	
マイナンバーカードと健康保険証の一体化	マイナンバーカードの健康保険証利用（マイナ保険証）を基本とし，健康保険証を廃止する．マイナンバーカードによるオンライン資格確認が受けられない者でも，必要な保険診療等を受けられるよう医療保険者は「資格確認書」を書面又は電磁的方法で提供する オンライン資格確認により ①医療機関・薬局の窓口で，患者の直近の資格情報等（加入医療保険や自己負担限度額等）が確認できることで，期限切れの保険証による受診で発生する過誤請求や手入力による事務費用が削減 ②加入者（患者）から保険者への申請がなくても，限度額情報を取得でき，加入者（患者）は限度額以上の医療費を窓口で支払う必要がなくなる ③医療機関や薬局において，患者の同意のもと，特定健診等の情報や，他医療機関での診療／薬剤情報を閲覧できるようになり，よりよい医療を受けられる環境となる（重複投薬，相互作用等の発見） ④災害時は，特別措置として，マイナンバーカードによる本人確認ができなくても，診療／薬剤情報・特定健診等情報の閲覧が可能 ⑤マイナポータルを介し，レセプト情報に基づいた薬剤情報を一括で電子版お薬手帳に取り込むことができる	オンライン資格確認の導入で事務コストの削減とより良い医療の提供を～データヘルスの基盤として～（令和5年4月厚生労働省保険局）

2-13-2 医療DXの施策（つづき）

項　目	内　　容	備　考
電子処方箋の仕組み	電子処方箋とは、電子的に処方箋の運用を行う仕組み（図1）．患者本人の同意の下，医師・歯科医師・薬剤師が，複数の医療機関や薬局で直近に処方・調剤された情報を参照する．薬剤情報にもとづき，今回処方・調剤する薬との相互作用や重複投薬等を確認できる．患者は，お薬手帳を忘れた場合でも記憶に頼ることなく，服用している薬の情報を正確に伝えることができ，より安心して処方・調剤を受けることができる 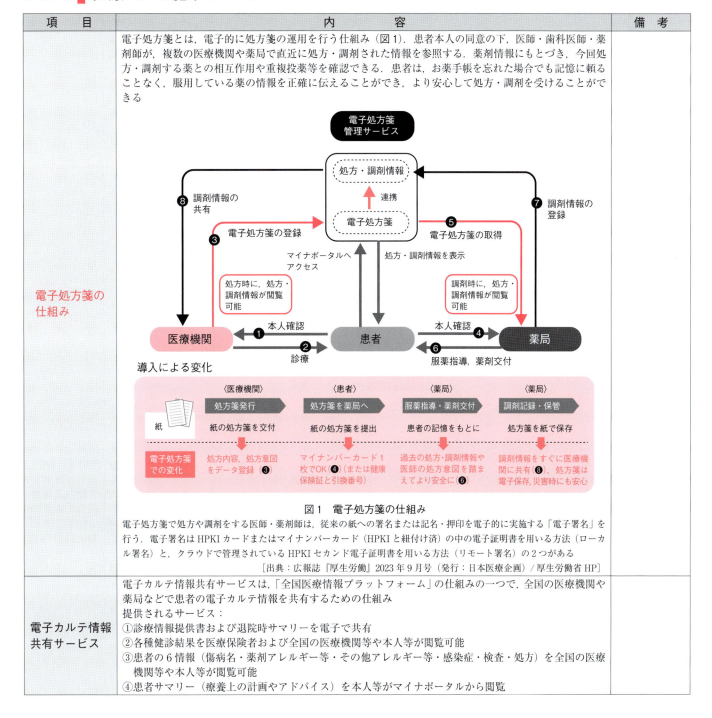 図1　電子処方箋の仕組み 電子処方箋で処方や調剤をする医師・薬剤師は，従来の紙への署名または記名・押印を電子的に実施する「電子署名」を行う．電子署名はHPKIカードまたはマイナンバーカード（HPKIと紐付け済）の中の電子証明書を用いる方法（ローカル署名）と，クラウドで管理されているHPKIセカンド電子証明書を用いる方法（リモート署名）の2つがある ［出典：広報誌『厚生労働』2023年9月号（発行：日本医療企画）／厚生労働省HP］	
電子カルテ情報共有サービス	電子カルテ情報共有サービスは，「全国医療情報プラットフォーム」の仕組みの一つで，全国の医療機関や薬局などで患者の電子カルテ情報を共有するための仕組み 提供されるサービス： ①診療情報提供書および退院時サマリーを電子で共有 ②各種健診結果を医療保険者および全国の医療機関等や本人等が閲覧可能 ③患者の6情報（傷病名・薬剤アレルギー等・その他アレルギー等・感染症・検査・処方）を全国の医療機関等や本人等が閲覧可能 ④患者サマリー（療養上の計画やアドバイス）を本人等がマイナポータルから閲覧	

2-13-2 医療DXの施策（つづき）

項目	内容	備考
オンライン診療の仕組み	オンライン診療とは、「医師-患者間において、情報通信機器を通して、患者の診察および診断を行い診断結果の伝達や処方等の診療行為を、リアルタイムにより行う行為」である。患者の外来通院や医師の訪問診療などの対面による診療行為と適切に組み合わせながら実施する。適切な診療のため、一部の場合を除き、原則、かかりつけの医師が実施する。医師がオンライン診療による診療が適切でないと判断した場合には、利用できない（図2） オンライン診療の形態としては、主に医師と患者の間で行われるもの（D to P）、看護師が患者のいる場所に同席するもの（D to P with N）などがある 図2　オンライン診療を実施するまでの流れ （出典：令和5年度厚生労働省委託遠隔医療にかかる調査・研究事業「オンライン診療の利用手順の手引書」令和6年3月厚生労働省医政局総務課）	
オンライン服薬指導の仕組み	オンライン服薬指導とは、「情報通信機器等を用いた映像及び音声の送受信により相手の状態を相互に認識しながら通話をすることが可能な方法で服薬指導を行うこと」である。患者の求めに応じて、その都度、薬剤師の判断と責任に基づいて実施する。薬局開設者は、薬剤師がオンライン服薬指導を行う場合は、当該薬局で調剤に従事する薬剤師と相互に連絡をとることができる場所において行わせる（図3） オンライン服薬指導時の相互の誤認識・理解不足を防ぎ、円滑な薬物治療を維持する観点から、対象とする患者に対して日頃から継続して服薬指導を行うなど、服薬状況等を一元的・継続的に把握し、当該薬剤師と当該患者との信頼関係を築いておく。薬剤師は、患者の薬剤の使用状況等のフィードバックはもとより、適宜対面による診療・調剤を確保する観点からも、処方箋を交付した医師・歯科医師と適切な連携を図る。患者の急変などの緊急時等においても患者の安全を確保するため、薬剤師・薬局は、処方医等との連絡体制など必要な体制を確保する。また、オンライン服薬指導を中止した場合に、速やかに対面による服薬指導に切り替えられるよう、適切な体制整備が重要 オンライン服薬指導を有効に実施するためには、オンライン服薬指導の長所・短所等に関する患者の理解が不可欠であり、薬剤師としても丁寧な説明が必要である。患者の希望も踏まえつつ、オンライン服薬指導が適切に実施可能か判断する必要がある 図3　オンライン服薬指導を実施するまでの流れ 薬剤師が薬局外（自宅等）からオンライン服薬指導を行う際には、 ・調剤を行う薬剤師と連絡を取ることが可能な場所 ・調剤が行われる薬局に所属し、労務を提供している薬剤師 ・対面同様、患者のプライバシー等への配慮 ・対象患者の調剤録の内容の共有を可能とする措置その他必要な措置 が必要となる 〔出典：令和3年度薬剤師の資質向上に向けた研修に係る調査・検討事業（ICTを活用した業務等に係る薬剤師の資質向上）【各論1】オンライン服薬指導について）〕	医薬品、医療機器等の品質、有効性及び安全性の確保等に関する法律施行規則第15条の13

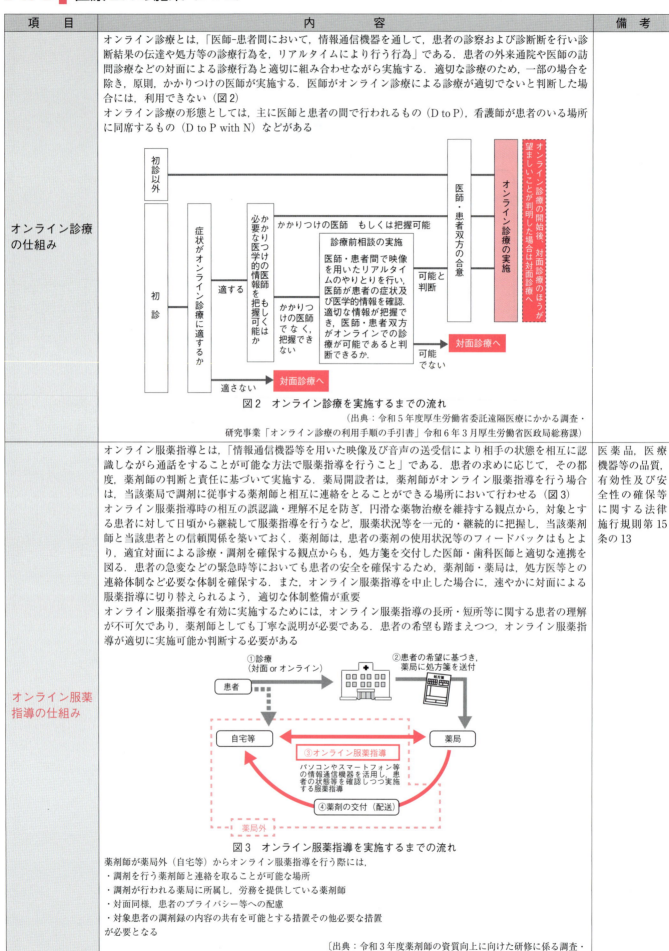

3

社会保障制度と薬剤経済

③-1　社会保障制度

③-2　医療保険制度

③-3　高齢者医療制度のしくみ

③-4　公費負担医療の概要

③-5　介護保険制度（介護保険法）のしくみ

③-6　診療報酬，調剤報酬，介護報酬のしくみ

③-7　薬価基準制度

③-8　医薬品と医療の経済性

3-1 社会保障制度

3-1-1 日本における社会保障制度のしくみ

項　目	内　　　容
概　要	(1)わが国の社会保障制度は，主として社会保険，社会福祉，公的扶助，保険医療・公衆衛生に分類される (2)社会保障制度のしくみは，社会保険方式と社会扶助方式とに大別できる (3)社会保険とは，各自が納める保険料を財源として給付を行うしくみであり，国や公的な団体を保険者とし，被保険者は強制加入が原則である．また，民間の保険とは異なり，制度を維持するために公費も投入される．年金保険制度や医療保険制度，介護保険制度が典型的な例である (4)社会扶助とは，租税を財源にして保険の技術を用いずに給付を行うしくみであり，国や地方公共団体の施策として，国民や住民に対して現金またはサービスの提供が行われるしくみである．公的扶助制度である生活保護制度が例として挙げられる
社会保障給付費	(1)2022（令和4）年度の社会保障給付費の総額は137兆8,337億円であり，前年度と比べ9,189億円の減少となった (2)対GDP比は24.33%であり，前年度に比べ0.73%減少した (3)人口一人当たりの社会保障給付費は2024(令和4)年度で110万3,100円であり，前年度に比べ2,400円，0.2%の減少となった (4)2020（令和2）年度の社会保障給付費を「医療」，「年金」，「福祉その他」に分類して部門別にみると，「医療」が42兆7,193億円（総額に占める割合は32.3%），「年金」が55兆6,336億円（同42.1%），「福祉その他」が33兆8,682億円（同25.6%）である．前年度からの増加額は，「医療」が1兆9,951億円（4.9%増），「年金」が1,815億円（0.3%増），「福祉その他」が6兆1,201億円（22.1%増）であり，雇用調整助成金が増加したことなどにより，「福祉その他」の伸び率が高かった

表1　社会保障給付費

	2018（平30）年度	2019（令元）年度	2020（令2）年度	2021（令3）年度	2022（令4）年度
総額（億円）	1,213,999	1,239,244	1,322,196	1,387,526	1,378,337
対前年度増減額（億円）	13,309	25,243	82,952	65,330	△ 9,189
対前年度増減率（%）	1.1	2.1	6.7	4.9	△ 0.7
対GDP比（%）	21.81	22.25	24.53	25.06	24.33
対前年度増減分（%ポイント）	0.21	0.44	2.28	0.53	△ 0.73
一人当たり（千円）	960.1	982.2	1,048.1	1,105.6	1,103.1
対前年度増減額（千円）	12.5	22.1	65.9	57.4	△ 2.4
対前年度増減率（%）	1.3	2.3	6.7	5.5	△ 0.2

［令和4（2022）年度 社会保障費用統計の概要，国立社会保障・人口問題研究所］

表2　部門別社会保障給付費

	2018（平30）年度	2019（令元）年度	2020（令2）年度	2021（令3）年度	2022（令4）年度
給付額（億円）					
医療	397,494	407,242	427,193	474,205	487,511
年金	552,581	554,520	556,336	558,151	557,908
福祉その他	263,925	277,481	338,668	355,169	332,918
介護対策（再掲）	103,885	107,347	114,163	112,117	112,912
対前年度増減額（億円）					
医療	3,251	9,748	19,951	47,013	13,306
年金	4,232	1,939	1,815	1,816	△ 244
福祉その他	5,827	13,557	61,186	16,502	△ 22,251
介護対策（再掲）	2,855	3,462	6,816	△ 2,047	796
対前年度増減率（%）					
医療	0.8	2.5	4.9	11.0	2.8
年金	0.8	0.4	0.3	0.3	△ 0.0
福祉その他	2.3	5.1	22.1	4.9	△ 6.3
介護対策（再掲）	2.8	3.3	6.3	△ 1.8	0.7
構成割合（%）					
医療	32.7	32.9	32.3	34.2	35.4
年金	45.5	44.7	42.1	40.2	40.5
福祉その他	21.7	22.4	25.6	25.6	24.2
介護対策（再掲）	8.6	8.7	8.6	8.1	8.2

［令和4（2022）年度 社会保障費用統計の概要，国立社会保障・人口問題研究所］

3-1-1 日本における社会保障制度のしくみ（つづき）

項　目	内　　　容

| | (1) 2022（令和4）年度の社会保障財源の総額152兆9,922億円で，前年度に比べ10兆3,986億円，6.4％の減少となった
(2) 社会保障財源を項目別にみると「社会保険料」が77兆2,894億円で，収入総額の50.5％を占める．次に「公費負担」が64兆2,172億円で42.0％を占める
(3)「資産収入」の減少は，年金積立金の運用実績が前年度と比べて減少したことによる．「国庫負担」の減少は，雇用調整助成金の財源に充当される国庫からの支出が減少したこと，また，子育て世帯臨時特別支援事業費補助金（子育て世帯分）に係る国庫負担額が減少したことが大きかった |

表3　社会保障財源（ILO基準）

	2018（平30）年度	2019（令元）年度	2020（令2）年度	2021（令3）年度	2022（令4）年度
総額（億円）	1,325,037	1,322,732	1,847,311	1,633,908	1,529,922
対前年度増減額（億円）	△ 86,860	△ 2,305	524,580	△ 213,403	△ 103,986
対前年度増減率（％）	△ 6.2	△ 0.2	39.7	△ 11.6	△ 6.4

［令和4（2022）年度 社会保障費用統計の概要，国立社会保障・人口問題研究所］

表4　項目別社会保障財源（ILO基準）

	2018（平30）年度	2019（令元）年度	2020（令2）年度	2021（令3）年度	2022（令4）年度
財源額（億円）					
社会保険料	725,926	740,082	735,410	755,227	772,894
公費負担	502,907	518,138	588,678	660,599	642,172
資産収入	44,286	15,929	439,400	144,605	57,823
その他	51,919	48,582	83,823	73,477	57,033
対前年度増減額（億円）					
社会保険料	17,913	14,157	△ 4,672	19,817	17,667
公費負担	4,947	15,231	70,540	71,921	△ 18,427
資産収入	△ 96,840	△ 28,356	423,471	△ 294,795	△ 86,782
その他	△ 12,880	△ 3,337	35,241	△ 10,346	△ 16,443
対前年度増減率（％）					
社会保険料	2.5	2.0	△ 0.6	2.7	2.3
公費負担	1.0	3.0	13.6	12.2	△ 2.8
資産収入	△ 68.6	△ 64.0	2,658.40	△ 67.1	△ 60.0
その他	△ 19.9	△ 6.4	72.5	△ 12.3	△ 22.4
構成割合（％）					
社会保険料	54.8	56.0	39.8	46.2	50.5
公費負担	38.0	39.2	31.9	40.4	42.0
資産収入	3.3	1.2	23.8	8.9	3.8
その他	3.9	3.7	4.5	4.5	3.7

［令和4（2022）年度 社会保障費用統計の概要，国立社会保障・人口問題研究所］

諸外国との比較

(1) 医療制度について，日本と欧米諸国との比較を示す（図1）
(2) 社会支出に関する日本と欧米諸国との比較を以下に示す（表5）．社会支出の対国内総生産比については，わが国はイギリスより大きいがアメリカおよび欧州各国より小さい

日　本	アメリカ	イギリス	ドイツ	フランス	スウェーデン
○国民皆保険 ○社会保険方式 ○「保険料」と「税」の組合わせ	○公的医療保険は，高齢者・障害者，低所得者のみ ○メディケアは社会保険方式，「保険料」と「税」の組合わせ ○メディケイドは「税」により低所得者をカバー	○全国民を対象 ○保健サービス方式 ○「税」方式	○国民の9割を対象（自営業者・高所得者は任意加入） ○社会保険方式 ○「保険料」のみ	○全国民の99％を対象 ○社会保険方式 ○保険料が8割強，その他一般社会拠出金 等	○全国民を対象 ○保健サービス方式 ○「税」方式

（第1回　社会保障の在り方に関する懇談会資料より一部改変）

図1　医療制度の欧米諸国との比較

3-1-1 日本における社会保障制度のしくみ（つづき）

項目	内容

諸外国との比較（つづき）

表5　社会支出の国際比較（対 GDP 比）（2020 年度）

	日本	アメリカ	イギリス（参考）	ドイツ	フランス	スウェーデン（2019 年度）
社会支出（対国内総生産比）	25.30%	29.67%	22.49%	28.44%	34.88%	25.47%

（令和 4 年度社会保障費用統計，国立社会保障・人口問題研究所）

3-1-2 社会保障制度の中での医療保険制度の役割

(1) 社会保障制度は，大きく社会保険，社会福祉，公的扶助，保険医療・公衆衛生に分類され，各々が国民の暮らしを支える社会基盤としての役割を果たしている
(2) このうち社会保険は，年金制度，医療保険，介護保険からなる．社会保障給付費に占める医療保険の割合は約 35％である
(3) わが国では，すべての国民が何らかの医療保険制度に加入する「国民皆保険制度」の下，一定の自己負担で必要な医療サービスを受けられる体制が整備され，世界最長の平均寿命や高い医療水準などが達成されてきた．国民生活において医療保険制度が果たす役割は大きいものとなっている

わが国の医療保障制度・医療保険制度の構成・関係を図にまとめると図 1 のとおりとなる

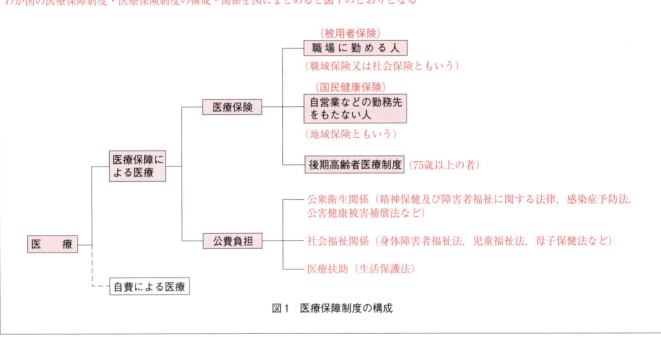

図 1　医療保障制度の構成

3-1-3 医療従事者数

近代の医療は，多くの医療従事者の協力の下に実施されている．医療従事者には，医師，歯科医師，薬剤師，看護師等のように「業務独占」を与えられている医療従事者と，臨床検査技師，救急救命士等のように「名称独占」を与えられている医療従事者が活躍している．また，福祉的医療の現場においては，精神保健福祉士，社会福祉士，介護福祉士が，また，民間医療・東洋医療では柔道整復師，マッサージ・指圧師，はり師，きゅう師も医療従事者として活躍している

公的資格者ではないが，新しい医療業務者として音楽療法士，臨床心理士が，また，看護補助者，歯科助手も医療現場を支えている

(1) 医療従事者の種類と関連法律・従事者数（法律に基づく資格者），福祉的医療業務従事者の種類（法律に基づく資格者および民間の資格者）

医療関連					
医師	343,275 人（就業者数[1]）	言語聴覚士	17,905 人（就業者数[3]）	柔道整復師	78,828 人（就業者数[2]）
歯科医師	105,267 人（就業者数[1]）	視能訓練士	10,130 人（就業者数[3]）	健康関連	
薬剤師	323,680 人（就業者数[1]）	臨床工学技士	30,409 人（就業者数[3]）	管理栄養士	264,181 人（登録者総数[3]）
保健師	60,299 人（就業者数[2]）	義肢装具士	128 人（就業者数[3]）	福祉・介護関連	
助産師	38,063 人（就業者数[2]）	歯科衛生士	145,183 人（就業者数[2]）	保育士	644,518 人（就業者数[3]）
看護師	1,311,687 人（就業者数[2]）	歯科技工士	32,942 人（就業者数[2]）	社会福祉士	257,293 人（登録者数[3]）
診療放射線技師	55,624 人（就業者数[3]）	救急救命士	66,899 人（免許登録者数[3]）	介護福祉士	1,754,486 人（登録者数[3]）
臨床検査技師	67,752 人（就業者数[3]）	あん摩マッサージ指圧師	121,565 人（就業者数[2]）	精神保健福祉士	97,339 人（登録者数[3]）
理学療法士	100,965 人（就業者数[3]）	はり師	134,218 人（就業者数[2]）	公認心理師	54,248 人（登録者数[3]）
作業療法士	51,056 人（就業者数[3]）	きゅう師	132,205 人（就業者数[2]）		

1)「令和 4 年度医師・歯科医師・薬剤師統計」より
2)「令和 4 年度衛生行政報告例（就業医療関係者）の概況」より
3)「令和 4 年度厚生労働白書」より

3-1-4 医療施設の種類と内訳数

(1) 種類別にみた施設数及び病床数

	施設数		病床数
医療施設総数	181,093	病床総数	1,573,451
病院	8,156	病院	1,492,957
精神科病院	1,056	精神病床	321,828
一般病院	7,100	感染症病床	1,909
療養病床を有する病院（再掲）	3,458	結核病床	3,863
		療養病床	278,694
		一般病床	886,663
一般診療所	105,182	一般診療所	80,436
有床	5,958		
療養病床を有する一般診療所（再掲）	586	療養病床（再掲）	5,745
無床	99,224		
歯科診療所	67,755	歯科診療所	58
薬局総数	60,951		

1) 医療施設数および病床数は，医療施設調査（令和 4 年 10 月 1 日現在）による
2) 薬局数は，令和 2 年度末現在，「令和 2 年度衛生行政報告例の概要」による

(2) 特定要件を満たした病院の施設数

特定機能病院	88 （令和 6 年 9 月 1 日）
地域医療支援病院	700 （令和 5 年 9 月 1 日）

（出典：厚生労働省ホームページ）

(3) 健康サポート薬局の届出件数および認定薬局の件数

健康サポート薬局	3,195 （令和 6 年 3 月 31 日）
地域連携薬局	4,300 （令和 6 年 7 月 31 日）
専門医療機関連携	201 （令和 6 年 7 月 31 日）

（出典：厚生労働省ホームページ）

3-1

3-1-5 保健医療統計

(1) 国民の健康と医療安全を確保するための根拠となる保健医療統計資料とその利活用の重要性

項　目		内　容
人口統計		人口統計には，大きく静態統計と動態統計がある
	人口静態	ある特定の時点における人口の状態を示し，全国人口の動向は，総人口・年齢別人口・労働力人口・配偶関係別人口・将来推計人口・世帯数として把握される．2024（令和6）年5月時点におけるわが国の総人口は1億2,394万1千人，労働力人口比率（15歳以上人口に占める労働力人口の割合）は63.3%である．また，2023（令和5）年国民生活基礎調査によると，世帯総数は5,445万2千世帯，うち，65歳以上の高齢者がいる世帯数は49.5%を占め，高齢者がいる世帯の約6割が，独居あるいは夫婦二人暮らしである 国立社会保障・人口問題研究所は，2070（令和52）年の総人口は8,700万人に減少し，65歳以上の老年人口が38.7%を占めると推計している．また，生産年齢人口が扶養する年少人口と老年人口を合計した「従属人口指数」は，令和52年には91.8%（年少人口：17.6%，老年人口：74.2%）に急増すると予想しており，これは，扶養する側とされる側の人口規模が同程度（およそ1対1）になることを意味している 「国勢調査」の結果をまとめた統計表は，人口静態統計の代表例で，わが国の人口の確定数を示す主要統計に位置づけられている．国勢調査は，日本国内に3ヵ月以上定住している全人口（国内定住人口）を対象として，氏名・性別・年齢・国籍・居住地・教育状況・職業・世帯員など，人口や世帯の実態を把握するために5年に1度実施されるわが国最大規模の調査である．当該調査の結果は，国や地方公共団体における様々な施策の立案・推進，学術，教育などの各方面で広く利活用されている
	人口動態	ある一定の期間における人口の変動を示している．人口動態調査は，統計法に基づく基幹統計である「人口動態統計」を作成するための調査で，わが国における1年間の人口動態事象を把握することを目的として実施される．人口動態調査は，「戸籍法」及び「死産の届出に関する規程」により届け出られた出生・死亡・婚姻・離婚・死産の全数を対象及び客体としている (1)出生 　令和5年の出生数は72.7万人，出生率（人口千対の出生率）は6.0である．その他，出生動向を示す指標である合計特殊出生率（15〜49歳までの女性の年齢別出生率を合計したもので，一人の女性が一生の間に生む子どもの数を示す）には次の2種類ある 　・「期間」合計特殊出生率：ある期間（1年間）の出生状況に着目し，その年における各年齢（15〜49歳）の女性の出生率を合計したものであり，年次比較，国際比較，地域比較に用いられている 　・「コーホート」合計特殊出生率：ある世代の出生状況に着目したもので，同一世代生まれ（コーホート）の女性の各年齢（15〜49歳）の出生率を過去から積み上げたもの (2)死亡 　令和5年の死亡は157万5,936人，死亡率は13.0である．死因は，WHO（世界保健機関）のICD（疾病及び関連保健問題の国際統計分類）に準拠し作成された「疾病，傷害及び死因の統計分類」を基に，第1位：悪性新生物〈腫瘍〉，第2位：心疾患，第3位：老衰である 人口動態統計は，人口及び厚生労働行政の各種施策を設計するための基礎資料として活用されている．たとえば，総務省の人口推計，厚生労働省の将来人口推計や生命表[注1]の作成，WHOの出生・死亡・死産・婚姻・離婚にかかる件数やOECDの乳児・新生児・周産期死亡率，低体重児の割合といった，国際比較のための数値提供等が挙げられる
健康状態と受療状況		国民の傷病の構造やその影響要因などの実態を明らかにするために厚生労働省が実施している代表的な調査として，「国民生活基礎調査」と「患者調査」がある．国民生活基礎調査は，世帯面から国民の健康状態を総合的に把握するために3年ごとに実施される大規模調査で，患者調査は，全国の医療施設を利用する患者の傷病などの状況を把握するために3年ごとに実施される
	健康状態	2019（令和元）年の国民生活基礎調査によると，20歳以上の者（入院者は除く）における過去1年間の検診（健康診断や健康診査）や人間ドックを受けた割合は69.6%で，受けなかった理由で最も多いのは「心配な時はいつでも医療機関を受診できるから」である
	受療状況	人口10万人に対する推計患者数を「受療率」という．2020（令和2）年の患者調査によると，調査日における入院受療率は960，外来受療率は5,658である．これは，人口の1.0%が入院しており，5.7%が外来受診したことを示している 国民生活基礎調査は，各種検診の受診状況などの情報を提供するため，2次予防の啓発活動の参考に資する．また，患者調査で示される受療率を年次推移で捉える．また，受療率を性・年齢階級別，傷病分類別，都道府県別に見ることで，わが国の受療状況の傾向や特徴が把握でき，医療資源の適正配分の参考に資する．また，3年に1度実施される「受療行動調査」の結果からは，患者の医療に対する認識・満足度や行動などを概観でき，患者ニーズへの対応施策を立案する参考に資する
生活習慣病と健康増進対策		国民の身体の状況，栄養摂取量，生活習慣の状況を明らかにし，国民の健康増進を総合的に推進するための基礎資料を得ることを目的として，厚生労働省が毎年実施しているのが，「国民健康・栄養調査」である．主な調査項目は，①身体状況（身長，体重，腹囲，血圧，血液検査など），②栄養摂取状況（世帯，食事，食物摂取，1日の身体活動量〈歩数〉など），③生活習慣（食生活，身体活動，休養〈睡眠〉，飲酒，喫煙，歯の健康など）である
	国民健康・栄養調査のデータを利活用することの意義	国民健康・栄養調査のデータは，国民の健康づくりの環境整備（法律や施策を設定を含む）に利活用されている．たとえば，健康寿命の延伸を目指し2011（平成23）年から開始されている「スマート・ライフ・プロジェクト」では，①適度な運動，②適切な食生活，③禁煙，④健診・検診の受診の4つを基本テーマに掲げ，プロジェクトに参加する企業や自治体と連携し，国民の健康づくりに対する意識を高め，行動変容につながる取り組みを推進している がん，心血管疾患，糖尿病などの発症と生活習慣は密接に関連しており，生活習慣を改善し疾病の発症を回避する一次予防や，疾病の早期発見や重症化を回避する二次予防など，公衆衛生に貢献すべく，薬剤師にも喫煙，飲酒，睡眠，栄養，健診受診など，国民の生活習慣改善を支援することが求められている

注1）生命表：ある期間における死亡状況（年齢別死亡率）が今後変化しないと仮定したときに，各年齢の者が1年以内に死亡する確率や，平均してあと何年生きられるかという期待値などを，死亡率や平均余命などの指標（生命関数）によって表したものである．0歳の平均余命である「平均寿命」は，全年齢の死亡状況を集約したもので，保健福祉水準を総合的に示す指標として活用されている

(2) 保健医療統計資料を取り扱うための基礎知識と応用的解釈

項　目	内　容
保健医療統計に用いられるデータの種類	保健医療データには，a．人口に関するデータ（例：性別・年齢別・都道府県など地域別の人口分布の他，出生・死亡・婚姻・離婚・死産），b．健康状態や受療状況に関するデータ［例：検診（健康診断や健康診査），受療（外来・入院），生活習慣］，c．医療提供体制に関するデータ（例：医療施設数，医療従事者数，病床の利用状況）などが含まれ，比率で示される指標が多い．例として，出生率・死亡率・婚姻率・離婚率，受療率，病床利用率などが挙げられる．データを正しく解釈するためには，各指標の定義や算出方法を理解しておくことが大切である
データの応用的解釈	保健医療統計は，政策立案，制度設計，予算編成，リスク評価，研究，予防活動など，保健医療分野でのさまざまな意思決定の根拠として活用される．したがって，統計情報を適切に解釈することは，保健医療システム全体の効率性や質の向上に不可欠である 公刊されたデータの本質に気づくためには，収集されたデータの背景を理解することが重要である．また，個々に統計値を眺めるだけでなく，データを時系列に見て変化の傾向を把握する，他の関連するデータと組み合わせて比較するなどして分析・考察することにより，社会で発生している事象を俯瞰的にとらえ，解釈することが可能になる

(3) 国内外における保健医療に関する課題の抽出と対応策の提案

公衆衛生の観点から国際保健を考えるとき，国，地域，コミュニティといった「人の集団」で捉える視点と，個々人に寄り添う視点の双方が必要である．たとえば，医療費の適正化，医療格差の是正，人材不足の解消，新興感染症とパンデミックのリスク低減，メンタルヘルスケア不調の改善，デジタルヘルスケアとプライバシー保護の両立，医療品の安定供給確保などは，世界共通の課題であり，国際社会が連携し協働することが急務になっている．これらの課題への対策を講じる上で，国内外の保健医療に関する統計データは，医療サービスの国際比較，疫学研究，政策や保健医療システムの決定・評価などに有用である

したがって，「公衆衛生の向上・増進」を任務とする薬剤師が，社会から何を求められ，何をなすのが適切かを判断するための根拠として，保健・医療・福祉関連の統計データを利活用することは，今後ますます重要になる．参考として，国際的な保健医療統計・データの提供元をいくつか列挙する

・世界保健機関（WHO）：
　World Health Statistics（https://www.who.int/data/data-collection-tools）
　Global Health Observatory Data（https://www.who.int/data/gho）
・世界銀行(The World Bank)：
　保健データ（https://www.worldbank.org/en/topic/health）
・国際連合（United Nations：UN）
　World Population Prospects（https://population.un.org/wpp/）
・国際労働機関（ILO）：
　Statistics and databases（https://www.ilo.org/global/statistics-and-databases/lang--en/index.htm%E3%80%80）
・経済協力開発機構（OECD）：
　OECD Health Statistics（https://www.oecd.org/health/health-data.html）
・国際連合児童基金（UNICEF）：
　Child Statistics（https://data.unicef.org/）
　世界こども白書（https://www.unicef.or.jp/sowc/data.html）

3 -2 医療保険制度

3-2-1 医療保険制度の成り立ち

項　　目	内　　容	備　　考
医療保険制度の成り立ち	(1)わが国の医療保険制度の歴史は，大正11（1922）年に労働者を対象とする健康保険法が制定されたことに遡る．その後，昭和13（1938）年には，農業者や自営業者を対象とする国民健康保険法が制定された (2)しかしながら，戦後昭和30（1955）年頃までは，農業や自営業者，零細企業の従業員などを中心に，国民の3分の1程度が無保険者であり，社会問題化されていた (3)その後，昭和33（1958）年の国民健康保険制度の全面改正〔昭和36（1961）年施行〕によって，国民皆保険制度[注1]が実現し，現在に至っている	注1）すべての国民が何らかの医療保険制度に加入し，病気やけがで医療機関を受診した際に，医療保険から給付を受けること

3-2-2 医療保険制度のしくみ

項　　目	内　　容
概　　要	(1)わが国の公的医療保険は，75歳以上の人を除くと被用者保険（職域保険）と国民健康保険（地域保険）に大別される（図1参照）．また，75歳以上の人，及び65歳以上75歳未満で一定の障害の状態にある人は，被用者保険及び国民健康保険とは独立した制度（後期高齢者医療制度）に加入する（図1，表1参照） (2)被用者保険は，適用事業所に使用されている者とその被扶養者を対象とする保険であり，保険者は全国健康保険協会（協会けんぽ：中小企業の被用者等）と健康保険組合（組合健保：大企業の被用者等），船員保険，共済組合（公務員等）に分かれる (3)国民健康保険は，自営業者や農業者などの被用者保険に加入していない者を対象とするものであり，国民健康保険組合（国保組合：医師，弁護士等といった職種別の組合）と，市町村国民健康保険（市町村国保：被用者保険・国保組合に加入していない者すべて）に分かれる (4)わが国の公的医療保険制度は，社会保険方式を採用している．すなわち，医療を受けようとする者（被保険者）は強制でいずれかの医療保険制度に加入し，あらかじめ保険者に保険料を支払う義務を負い，医療を受けた際に保険者から医療費の支払いを受ける方式である．なお，被保険者が納める保険料は，加入している保険や収入により異なる (5)被用者保険に加入している被保険者の賃金に依存して生活をしている者で，一定の条件を満たす場合は被扶養者として健康保険の給付を受けることができ，追加の保険料負担も発生しない．国民健康保険では，保障対象を「世帯」単位としているため，被扶養者の概念はない (6)実際は，発生した医療費の一部を被保険者（被扶養者）が医療機関等の窓口で負担し（一部負担金），医療機関等は残りの金額を保険者に請求する〔一部負担金の金額は，原則として医療費総額の3割とされているが，年齢，所得により異なる．3-2-6（p.169）参照〕 (7)医療保険による給付は，診療，薬剤の給付などの行為や物品として被保険者（被扶養者）に給付されるものであり，保険給付の大半が現物給付により支給されている．なお，各医療保険制度で根拠となる法律は異なるが（表1参照），いずれの医療保険制度のおいても現物給付される医療の内容は同じである

図1　医療保険制度の構成

3-2-2 医療保険制度のしくみ（つづき）

項　目	内　容

表1　医療保険制度の概要

制度名			被保険者	保険者	根拠となる法律
被用者保険（職域保険）	健康保険	全国健康保険協会管掌健康保険	中小企業被用者（5人以上の従業員の勤務する事業所）	全国健康保険協会	健康保険法
		組合管掌健康保険	大企業被用者（300人以上の従業員の勤務する事業所）	各健康保険組合	
		（日雇特例被保険者）	日々雇い入れられる者	全国健康保険協会	
	共済組合	国家公務員共済組合	国家公務員	各共済組合	国家公務員共済組合法
		地方公務員等共済組合	地方公務員		地方公務員等共済組合法
		私立学校教職員共済制度	私立学校教職員	日本私立学校振興・共済事業団	私立学校教職員共済法
	船員保険		船員	全国健康保険協会	船員保険法
国民健康保険（地域保険）			自営，5人未満の事業所の被用者，被用者保険の退職者等	都道府県（主体）及び市町村・特別区	国民健康保険法
			医師，薬剤師等の同業者300人以上	国民健康保険組合	
後期高齢者医療制度			75歳以上の人及び65歳以上75歳未満で障害認定を受けている人	各後期高齢者医療広域連合	高齢者の医療の確保に関する法律（高齢者医療確保法）

業務災害は労働者災害補償保険（労災保険）の対象となり，被用者保険では適応外となるが，国民健康保険では業務上・業務外の区別はない

国民皆保険制度の特徴	(1)国民は，原則として被用者保険，国民健康保険，後期高齢者医療制度のいずれかに加入しなければならない．また，加入する医療保険制度は職業や年齢によって決まり，任意に加入することや加入する保険を選ぶことはできない (2)納める保険料の額に関わらず給付内容には差がなく，収入が多い人も少ない人も最良の医療を受けられる (3)日本中のどこの保険医療機関や保険薬局からでも医療サービスを受けられる（これをフリーアクセスという）．したがって，これを阻害するような，例えば，医療機関が患者に薬局を指示する行為などは禁止されている (4)社会保険方式を基本としつつ，制度を維持するために公費も投入されている (5)わが国は，国民皆保険制度を通じて世界最高レベルの平均寿命と保健医療水準を実現しており，今後も現行の社会保険方式による国民皆保険を堅持し，国民の安全・安心な暮らしを保障していくことが必要である

3-2-3 主な医療保険制度の保険者数及び加入者数

わが国の2021（令和3）年3月末現在の主な医療保険制度の保険者数及び加入者数は表1のとおりである

表1

	市町村国保	国保組合	協会けんぽ	健康保険組合	共済組合	後期高齢者医療制度
保険者数	1,716	161	1	1,388	85	47
加入者数	25,369千人	2,683千人	40,265千人 被保険者25,072千人 被扶養者15,193千人	28,382千人 被保険者16,411千人 被扶養者11,971千人	8,690千人 被保険者4,767千人 被扶養者3,923千人	18,434千人

注）単位未満の数は四捨五入しているため，各項目の計と合計は一致しないことがある

（出典：医療保険に関する基礎資料〜令和3年度の医療費等の状況〜，厚生労働省保険局調査課）

3-2-4 医療制度と医療保険制度の関係

わが国の医療は，「3-2-2. 医療保険制度のしくみ」で述べたように，医療保険制度に基づく医療が中心となって行われている
ここでは，この医療保険制度と医療制度との関係，医療提供体制，医療行政体系等についてその概要を述べる

項　目	内　　容	備　　考
すべての国民が安心して生活するためには，適正な「医療制度」と「医療保険制度」が必要である 国民皆保険下では，「医療制度」と「医療保険制度」は車の両輪であるが，両者間には下記のような大きな相違点がある		注1) 医事関係法規の法律名（例示） ①医療法　　　　　　　　⑧歯科技工師法 ②医師法　　　　　　　　⑨診療放射線技師法 ③歯科医師法　　　　　　⑩理学療法士法
医療制度	(1)医学・薬学の社会的適応であるという性格から，主に「医療に対する供給者サイド」の制度である (2)「医療制度」を支える「衛生法規」としては，医療法などの医事関係法規[注1]及び医薬品医療機器等法，薬剤師法などの薬事関係法規[注2]等がある	④保健師助産師看護師法　⑪視能訓練士法 ⑤臨床検査技師法　　　　⑫言語聴覚士法 ⑥救急救命士法　　　　　⑬柔道整復師法 ⑦歯科衛生士法
医療保険制度	(1)保険というしくみのもとで医療サービスを購入するものであることから，主として「医療の需要者サイド」に立った制度である (2)「医療保険制度」を支える法律としては，健康保険法，国民健康保険法，各種の共済組合法，介護保険法及び高齢者の医療の確保に関する法律などの医療保険関係法規がある	注2) 薬事関係法規の法律名 ①医薬品，医療機器等の品　④毒物及び劇物取締法 　質，有効性及び安全性の　⑤麻薬及び向精神薬取締法 　確保等に関する法律　　　⑥大麻取締法 　（医薬品医療機器等法）　⑦あへん法 ②薬剤師法　　　　　　　　⑧覚醒剤取締法 ③独立行政法人医薬品医　　⑨安全な血液製剤の安定供 　療機器総合機構法　　　　　給の確保に関する法律
国民皆保険体制下では，医療・医薬関係者の業務は，上述の衛生関係法規と医療保険関係法規の二重規制下におかれている		

3-2-5 医療保険給付の内容と支払い方法

		現物給付[注1]	償還払[注3,4]	現金給付[注5]
本人	保険医療機関	療養の給付 　1 診察 　2 薬剤又は治療材料の支給 　3 処置，手術その他の治療 　4 在宅療養・看護 　5 入院・看護 入院時食事療養費 　食事療養 入院時生活療養費 　生活療養 保険外併用療養費 　評価療養・選定療養	療養費	移送費 傷病手当金 埋葬料・埋葬費 出産育児一時金 出産手当金
	訪問看護ステーション	訪問看護療養費 　指定訪問看護		
家族	保険医療機関	家族療養費 　療養（食事療養， 　評価療養・選定療養を含む）	療養費	家族移送費 家族埋葬料 家族出産育児一時金
	訪問看護ステーション	家族訪問看護療養費 　指定訪問看護		
双方		高額療養費（入院の一部）	高額療養費	

代理受領方式[注2] により，実質的に現物給付とされているもの

注1) 現物給付とは，保険医療機関等において被保険者等が実際に治療等を受けることを指す
注2) 代理受領方式とは，本来は償還払となる医療費を保険者が被保険者に代わって一部負担額を除く額を保険医療機関に支払うしくみ．これにより事実上，現物給付と同じ扱いとなる
注3) 償還払とは，被保険者等が保険医療機関等にいったん治療費等の全額を支払った後で，保険者からその額の全額又は一部の額の払戻しを受けることで，この費用を療養費と称している
注4) オンライン資格確認を導入している医療機関においては，医療機関等の窓口でマイナ保険証（保険料利用登録を行ったマイナンバーカード）の提示を行う際，「限度額情報の表示」に患者が同意すれば，1ヵ月の窓口での支払いが自己負担限度額までとなる
注5) 現金給付とは，保険者から被保険者に対し，それぞれの費用に応じた額が現金で支払われることを指す（被用者保険と国民健康保険は保障内容が一部異なっており，傷病手当金と出産手当金は被用者保険にあって国民健康保険にはない）

3-2-6 医療保険の種類と内容

制度名		対象被保険者	保険者 (令和3.3)	加入者数 (千人) (令和3.3)	医療給付 一部負担	保険給付			現金給付
						給付		入院時食事 療養費	
						高額療養費			
健康保険	協会 けんぽ	主として中小 企業の従業員	全国健康保 険協会	総数　40,265 本人　25,072 家族　15,193	・義務教育就学 後から70歳 未満：3割 ・義務教育就学 前：2割 ・70歳以上75歳 未満：2割 (*) (現役並み所得 者：3割) (*) 平成26年 3月までに70 歳に達して いる者は1 割に据え置 く	◎自己負担限度額（例） ○低所得者　35,400円 ○一般 　80,100円＋（医療費−267,000円）×1% ○年収約1,160万円以上の者 　252,600円＋（医療費−842,000円）×1% ◎世帯合算 （同一月に21,000円以上の負担が複数の場 合はこれを合算して支給） ◎多数該当の負担軽減 12ヶ月間に3回以上該当の場合は4回目か らの自己負担は ○低所得者　24,600円 ○一般　44,400円 ○上位所得者　140,100円 ◎長期高額疾病患者の負担軽減 ○血友病及び人工透析を行う慢性腎不全 の患者等　月10,000円 ただし，人工透析を行う慢性腎不全で70 歳未満の上位所得者　月20,000円		標準負担額 ○一般 　1食　460円 ○低所得者 90日目まで 　1食　210円 91日目から 　1食　160円 ○特に所得の低い 低所得者 　1食　100円	・傷病手当金 ・出産育児一時 金　等
	組合健保	主として大企 業の従業員	健康保険組 合 　　　1,388	総数　28,382 本人　16,411 家族　11,971					同上 (付加給付あり)
	健保法 123条	日雇労働者	全国健康保 険協会	総数　　16 本人　　11 家族　　5					・傷病手当金 ・出産育児一時 金　等
船員保険		船員	全国健康保 険協会	総数　　113 本人　　57 家族　　56					同上
共済組合		国家公務員 地方公務員等 私学教職員	20共済組合 64共済組合 1事業団	総数　8,690 本人　4,767 家族　3,923					同上 (付加給付あり)
国民健康保険		農業者 自営業者等	市町村 　　1,716	総数　28,051 市町村 　25,369 国保組合 　2,683					・出産育児一時 金 ・葬祭費　等 （ただし 　任意給付）
			国保組合 　　161						
		被用者保険の 退職者	市町村 　　1,716						
後期高齢者 医療制度		75歳以上の者 65歳以上で寝 たきり等の状 態にある者	(運営主体) 後期高齢者 医療広域連 合　　47	総数　18,434	一般所得者等： 1割 一定以上の所 得のある者：2 割 現役並み所得 者：3割	自己負担　　　　　外来 限度額　　　（個人ごと） ○特に所得 の低い者　　15,000円　　8,000円 ○低所得者　24,600円　　8,000円 ○一般の者　44,400円　　12,000円 ○多数該当 の場合　　44,400円　　12,000円 ○現役並み　80,100円＋（医療費−　44,400円 所得者　　267,000円）×1%		同上	葬祭費等

注）加入者数は単位未満の数を四捨五入しているため，各項目の計と合計は一致しないことがある

（保険者数および加入者数は，「医療保険に関する基礎資料〜令和3年度の医療費等の状況〜」厚生労働省保険局調査課による）

3-2-7 ▎国民健康保険法

項　目		内　容	備　考
制　度　の　内　容		国民健康保険制度は，健康保険制度や船員保険制度等各種の被用者保険制度の適用を受けない自営業者や農民等を対象とした医療保険制度であり，被保険者の疾病，負傷，出産，死亡に関して保険給付を行うものである この制度は「地域保険制度」の根幹をなす．「健康保険」が「職域保険」と呼ばれるのに対応し，「国民健康保険」は「地域保険」とも呼ばれる	
給付の内容	対　象　者	(1)被保険者の疾病，負傷，出産又は死亡に関して必要な保険給付を行うものとする (2)本法の被保険者は自営業者などで，労災保険の対象とならないため，業務上と業務外とを区別せず，すべて本法により給付している	国保法第2条
	保　険　者	都道府県及び市町村（特別区を含む．以下同じ．）又は国民健康保険組合	国保法第3条
	被　保　険　者	(1)市町村が行う国民健康保険は，当該市町村の区域内に住所を有する者が法律上強制的に被保険者となる．ただし，健康保険等の被保険者とその被扶養者等に該当する者は被保険者から除外される (2)退職被保険者等（被用者保険から国保に移行したもので年金受給者等） (3)国民健康保険組合が行う国民健康保険の場合は，組合員及び組合員の世帯に属する者を被保険者とする．ただし，市町村の適応除外の事由に該当する者及び他の組合が行う国民健康保険の被保険者は除かれている	国保法第6条 国保法第8条の2 国保法第19条
	保　険　給　付	療養の給付の範囲は健康保険の場合と同様である　　　　　　　　（国保法第36条）	
	一部負担金	被用者保険と同様である	
費用の請求	保険医療機関等の診療報酬	(1)療養の給付に関する診療報酬又は調剤報酬については健康保険法によって定められた診療報酬・調剤報酬の規定がそのまま適用される (2)国民健康保険に関する療養の給付等についての指導は厚生労働大臣又は都道府県知事が行う	国保法第36条 （健保法第63条参照） 国保法第41条
	費用の請求先	(1)保険医療機関等の診療報酬の請求は各都道府県の国民健康保険団体連合会（国保連合会）に請求する (2)国保連合会においては審査を行った後，支払を行う (3)審査は保険者においても行うことができる	国保法第45条

3-2-8 ▎保険外併用療養費制度

項　目	内　容
保険外併用療養費制度の概略	わが国の医療保険制度では，原則として保険診療と自由診療（保険外診療）は同時に受けられないことになっており，自由診療が一部でもあると，その他の部分も含めて全額自己負担となる（混合診療の禁止） ただし，厚生労働大臣の定める先進医療や特定の保険外サービスについては，患者の同意を要件として，保険診療との併用が認められている．これを「保険外併用療養費制度」という．この場合，当該技術やサービスの費用は全額自費負担，それ以外の通常の診療は保険診療（通常3割負担）となる
保険診療との併用が認められる療養	保険診療との併用が認められる療養として，以下の3種がある ①評価療養：先進医療や医薬品等の治験など，将来の保険導入のための評価を行うもの ②患者申出療養：患者の申出を起点とし，未承認薬等を用いた先進的な医療を安全性・有効性等を確認しながら，身近な医療機関で迅速に受けられるようにするためのもの ③選定療養：差額ベッド代や予約診療など，保険導入を前提としないもの

3-2-9 ▎国民の福祉健康における医療保険の貢献と問題点

項　目	内　容	備　考
医療保険の貢献と問題点	(1)わが国は，国民皆保険制度の下，一定の自己負担で必要な医療サービスを受けられる体制が整備されてきた (2)結果として，世界最長の平均寿命[注1]，高い医療水準などが達成されてきた (3)一方，近年，急速な高齢化の進展など，医療を取り巻く環境は大きく変化しており，経済状況の悪化とも相俟って，社会保障における医療費の高騰，医師・看護師不足，病院の倒産など，医療を取り巻く種々の問題が顕在化してきている (4)医療保険財政の厳しさが続く中で，将来にわたり必要な医療を確保しつつ，給付の効率化を図ることにより，人口構造の変化などに対応できる持続可能なシステムを作り上げていく必要性が指摘されている	注1）男性　81.09歳 　　　女性　87.14歳 （令和5年簡易生命表，厚生労働省）

3-2-10 審査・支払い・請求のしくみ

(1)診療（調剤）報酬の請求と支払い

①被保険者は，保険者に保険料を支払う（図1-①）

②被保険者（患者）は，保険医療機関又は保険薬局で，診察や調剤等の療養の給付を受ける（図1-②）

③被保険者（患者）は，診療（調剤）報酬点数表から算定された療養の給付に関する費用のうち，一部を負担金として支払う（図1-③）

④保険医療機関又は保険薬局は，療養の給付に関する診療（調剤）報酬のうち，一部負担金を除いた残りの額を，保険者に請求する

⑤保険者は，請求に対して審査を行った上で費用を支払う

（健保法第76条）

⑥通常，審査及び支払い業務は，第三者機関である審査支払機関〔社会保険診療報酬支払基金（支払基金）及び国民健康保険団体連合会（国保連合会）〕が保険者から委託を受けて実施している

⑦委託する審査支払機関は，保険者が選択するが，概ね，被用者保険（職域保険）は支払基金に，国民健康保険（地域保健）は国保連合会に業務を委託している

(2)支払基金及び国保連合の審査・支払い業務

①各都道府県に設置された審査支払機関は，保険医療機関又は保険薬局から提出された診療（調剤）報酬明細書（レセプト）注1)等の請求内容を審査する（図1-④）

②審査済のレセプト並びに請求書を保険者に送付し（図1-⑤），請求金額の支払いを受け（図1-⑥），各保険医療機関又は保険薬局に診療報酬（調剤報酬）を支払う（図1-⑦）

注1）レセプト：患者が受けた診療について，保険医療機関・保険薬局等が健康保険組合等の公的な医療保険の運営者に請求する医療費の請求明細書．診療報酬明細書ともいう

表1　医療費の一部負担（自己負担）割合について

	一般所得者	一定所得者	現役並所得者
75歳以上	1割負担	2割負担	3割負担
70歳以上75歳未満	2割負担		
6歳（義務教育就学後）以上70歳未満	3割負担		
6歳未満	2割負担		

※子どもの医療費の自己負担分に対しては，各地方自治体（都道府県や市区町村）で医療費助成が行われている

（健保法第47条）

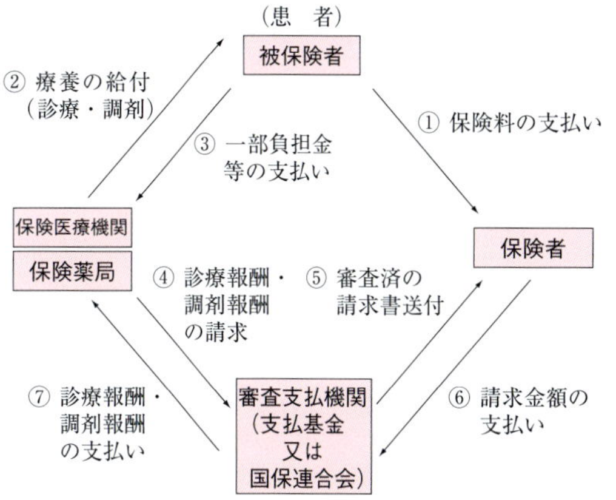

図1　診療報酬（調剤報酬）の審査・支払い・請求のしくみ

3-2-11 保険医療機関・保険薬局

(1) 療養の給付の実施機関

患者（被保険者）は，下記①〜③の中から保険診察や保険調剤（療養の給付）を受ける医療機関や薬局を自由に選択する

①厚生労働大臣の指定を受けた病院・診療所（保険医療機関）又は薬局（保険薬局）

②特定の保険者が被保険者のために指定した病院・診療所又は薬局

③健康保険組合である保険者が開設する病院・診療所又は薬局

（健保法第63条）

注）健康保険法の指定を受ければ，国民健康保険，後期高齢者医療制度などの医療保険各法において適用される

(2) 保険医療機関・保険薬局の指定

項　目	内　　容	備　考
指定の申請	厚生労働大臣の指定を受ける際は，開設者が申請する厚生労働大臣の指定の権限は，地方厚生（支）局長に委任されている 開設者が所在地の地方厚生（支）局長に申請書類を提出する	健保法第65条 省令第1条 省令第13条
みなし指定	個人開業の診療所（薬局）で，開設者本人である医師（薬剤師）のみが診療（調剤）する場合は，保険医（保険薬剤師）の登録によって指定とみなされる	健保法第69条
指定の拒否	指定を取り消されて5年以内，診療や調剤が不適切により繰り返し指導を受けたなどの場合は，指定が拒否されることがある．指定をしない場合は，地方社会保険医療協議会の議決が必要	健保法第65条 健保法第67条
有効期間	原則6年（6年毎に更新が必要）	健保法第68条
更新の特例	個人開業又は同一世帯に属する配偶者，直系血族，兄弟姉妹のみが従事している場合は，更新期限の3ヵ月前までに指定を辞退しない限り，自動延長	健保法第68条 省令第4条
取消等	規定違反や不正請求，虚偽報告などがあった場合は，指定を取り消されることがある．指定を行うときや取り消す場合は，地方社会保険医療協議会の意見を聴く	健保法第82条
変更の届出	管理者，管理薬剤師，保険医，保険薬剤師に移動があったなど指定内容に変更があった場合は，速やかに開設者が地方厚生（支）局長に届け出る	省令第8条
辞退	1ヵ月以上の予告期間を設ける	健保法第79条

注）省令：保険医療機関及び保険薬局の指定並びに保険医及び保険薬剤師の登録に関する省令

(3) 保険医・保険薬剤師の登録

保険診療や保険調剤に従事するのは，厚生労働大臣の登録を受けた医師・薬剤師でなければならない（健保法第64条）
保険薬局で保険調剤に従事する薬剤師は全員登録が必要．保険医療機関に勤務する薬剤師は，登録不要

名　称	内　容	備　考
登録の申請	登録は，医師（薬剤師）本人が申請する．厚生労働大臣の登録の権限は，地方厚生（支）局長に委任されている．勤務している保険医療機関（薬局）所在地の地方厚生（支）局長に申請書類を提出する［勤務していない場合は居住地，勤務先が複数ある場合は主な勤務先の所在地］	健保法第71条 省令第11条
有効期間	登録の期限は定められていない（無期限）	
登録の拒否	登録を取り消されて5年以内，その他著しく不適当と認められる場合は，登録が拒否されることがある．登録をしないときは，地方社会保険医療協議会の議決が必要	健保法第71条
取消等	規定違反や虚偽の申告，不正請求などに該当し，登録を取り消す場合は，地方社会保険医療協議会の意見を聴く	健保法第81条
登録の抹消	1ヵ月以上の予告期間を設ける	健保法第79条

注）健康保険法の登録を受ければ，国民健康保険，後期高齢者医療制度などの医療保険各法において適用される
　　省令：保険医療機関及び保険薬局の指定並びに保険医及び保険薬剤師の登録に関する省令

3-2-12 療養担当規則

(1) 保険医療機関の療養担当

項　目	内　容	備　考
療養の給付の担当の範囲	(1)診察 (2)薬剤又は治療材料の支給 (3)処置，手術その他の治療 (4)居宅における療養上の管理及びその療養に伴う世話その他の看護 (5)病院又は診療所への入院及びその療養に伴う世話その他の看護	療担第1条
担当方針	(1)懇切丁寧に療養の給付を行う (2)療養の給付は，患者の療養上妥当適切なものでなければならない	療担第2条
適正な手続の確保	厚生労働大臣又は厚生（支）局長に対する申請，届出等の手続及び療養の給付に関する費用の請求手続を適正に行う	療担第2条の3
健康保険事業の健全な運営の確保	健康保険事業の健全な運営を損なうことのないよう努める	療担第2条の4
経済上の利益の提供による誘引の禁止	(1)値引きや経済上の利益の提供により，診療を受けるように誘引してはならない (2)紹介する対価として金品や経済上の利益を提供して，診療を受けるように誘引してはならない	療担第2条の4の2
特定の保険薬局への誘導の禁止	(1)処方箋を交付する際に，患者に特定の保険薬局で調剤を受けるように指示等を行ってはならない (2)特定の保険薬局への誘導の対償として，保険薬局から金品その他の財産上の利益を受け取ってはならない	療担第2条の5
掲示	病院又は診療所内の見やすい場所に，食事療養，生活療養，保険外併用療養等の内容及び費用等を掲示する	療担第2条の6
受給資格の確認	電子資格確認又は被保険者証により，療養の給付を受ける資格があることを確かめる（緊急でやむを得ない時でかつ受給資格が明らかな場合除く）	療担第3条
領収証等の交付	個別の費用ごとに区分して記載した領収証と，費用の計算の基礎となった項目ごとに記載した明細書を，無償で交付する	療担第5条の2

注）療担：保険医療機関及び保険医療養担当規則

(2) 保険医の療養担当

項　目	内　容	備　考
健康保険事業の健全な運営の確保	健康保険事業の健全な運営を損なうことのないよう努める	療担第19条の2
特定の保険薬局への誘導の禁止	(1)処方箋を交付する際に，患者に特定の保険薬局で調剤を受けるように指示等を行ってはならない (2)特定の保険薬局への誘導の対償として，保険薬局から金品その他の財産上の利益を受け取ってはならない	療担第19条の3
診療の具体的方針（診察）	(1)診察を行う場合は，患者の服薬状況及び薬剤服用歴を確かめる（ただし，緊急やむを得ない場合を除く） (2)健康診断は，療養の給付の対象にはならない	療担第20条の1
使用医薬品の範囲	厚生労働大臣の定める医薬品（薬価基準収載品）以外の薬物を患者に施用し，又は処方してはならない．ただし，治験の対象薬物や厚生労働大臣が定める場合を除く	療担第19条

(2) 保険医の療養担当（つづき）

項　目	内　容	備　考
診療の具体的方針 （投薬）	(1)投薬は，必要があると認められる場合に行う (2)治療上1剤で足りる場合には1剤を投与し，必要があると認められる場合に2剤以上を投与する (3)みだりに反覆せず，症状の経過に応じて投薬の内容を変更する等の考慮をする (4)後発医薬品の使用を考慮するとともに，患者に選択の機会を提供する等，選択しやすくするよう努める (5)栄養，安静，運動，職場転換等の療養上の注意により，治療効果があがると認められる場合は，これらに関して指導を行い，みだりに投薬をしない	療担第20条の2
診療の具体的方針 （注射）	(1)注射は以下の場合に行う 　①経口投与をすることができないとき 　②経口投与によって胃腸障害を起すおそれがあるとき 　③経口投与では治療の効果を期待できないとき 　④特に迅速な治療の効果を期待する必要があるとき 　⑤その他注射でなければ治療効果を期待することが困難であるとき (2)注射を行う時は，後発医薬品の使用を考慮するよう努める (3)内服薬との併用は，著しく治療の効果を挙げることが明らかな場合又は内服薬だけでは治療の効果を期待することが困難な場合に限る (4)混合注射は，合理的であると認められる場合に行う (5)輸血又は電解質若しくは血液代用剤の補液は，必要があると認められる場合に行う	療担第2条の4
診療の具体的方針 （投薬・投与量）	(1)投与量は，予見できる必要期間に従う (2)厚生労働大臣が定める内服薬及び外用薬，注射薬については，1回14日分，30日分又は90日分を限度とする (3)注射薬は症状の経過に応じた投与量とする	療担第20条の2
診療の具体的方針 （処方箋の交付）	(1)処方箋の使用期間は，交付日を含めて4日以内（ただし，長期旅行等の特殊事情除く） (2)リフィル処方箋の2回目以降については，前回の調剤日を起点とし，投薬期間終了日の前後7日以内を使用期間とする［リフィル処方箋とは，投薬期間の上限が定められている医薬品（麻薬，向精神薬，薬価収載から1年以内の新医薬品，湿布薬等）以外の医薬品を処方する場合に限り，複数回（3回まで）の使用を認めた処方箋をいう］ (3)交付の際には，処方箋に必要な事項を記載する (4)リフィル処方箋には，使用回数の上限を記載する (5)保険薬剤師から疑義の照会があった場合には，適切に対応する	療担第20条の3 療担第23条

注）療担：保険医療機関及び保険医療養担当規則

(3) 保険薬局の療養担当

項　目	内　容	備　考
療養の給付の 担当の範囲	(1)薬剤又は治療材料の支給 (2)居宅における薬学的管理及び指導	薬担第1条
担当方針	懇切丁寧に療養の給付を行う	薬担第2条
適正な手続の確保	厚生労働大臣又は地方厚生（支）局長に対する申請，届出等の手続及び療養の給付に関する費用の請求手続を適正に行う	薬担第2条の2
健康保険事業の 健全な運営の確保	(1)療養の給付に関し，下記の行為を行ってはならない 　①保険医療機関と一体的な構造にすること 　②保険医療機関と一体的な経営を行うこと 　③保険医療機関又は保険医に対して，患者を特定の保険薬局へ誘導する対償として，金品やその他の財産上の利益を与えること (2)健康保険事業の健全な運営を損なうことのないよう努める	薬担第2条の3
経済上の利益の 提供による誘引の 禁止	(1)患者に対して，商品の値引きや経済上の利益の提供により，調剤を受けるように誘引してはならない (2)事業者又は従業員に対して，紹介する対価として金品や経済上の利益を提供することにより，患者が調剤を受けるように誘引してはならない	薬担第2条の3の2
掲　示	(1)保険薬局内の見やすい場所に次の事項を掲示する 　①薬剤服用歴管理指導料に関する事項 　②明細書の発行状況に関する事項 　③地域支援体制加算に関する事項 　④無菌製剤処理加算の届出に関する事項 　⑤在宅患者訪問薬剤管理指導料に関する事項 (2)保険薬局の外側の見やすい場所に次の事項を掲示することが望ましい 　①開局時間及び休業日 　②時間外，休日，深夜における調剤応需体制 上記以外の事項について誤解を招くような表現の掲示又は誇大広告の禁止	薬担第2条の4

(3) 保険薬局の療養担当（つづき）

項　目	内　容	備　考
処方箋の確認	(1)患者の提出する処方箋が，保健医等の交付した処方箋であることを確かめる (2)処方箋，電子資格確認又は被保険者証によって療養の給付を受ける資格があることを確かめる (3)患者が電子資格確認を受けることができるよう，あらかじめ必要な体制を整備する	薬担第3条
要介護被保険者等の確認	介護保険法に規定するサービス（居宅療養管理指導等）に相当する療養の給付を行う際には，被保険者証の提示を求めるなどにより，要介護被保険者等であるか否かを確かめる	薬担第3条の2
患者負担金の受領	(1)患者から一部負担金の支払いを受け取る (2)評価療養，患者申出療養又は選定療養に関しては，療養に要する費用の範囲内において，通常の一部負担金を超える金額の支払いを受けることができる	薬担第4条
領収証等の交付	個別の費用ごとに区分して記載した領収証と，費用の計算の基礎となった項目ごとに記載した明細書を，無償で交付する	薬担第4条の2
調剤録の記載及び整備	調剤録に，必要な事項を記載し，これを他の調剤録と区別して整備する	薬担第5条
処方箋等の保存	処方箋及び調剤録をその完結の日から3年間保存する	薬担第6条
通　知	患者が以下に該当する場合には，遅滞なく，意見を付して，全国健康保険協会又は当該健康保険組合に通知する (1)正当な理由がなく療養に関する指揮に従わないとき (2)詐欺や不正行為により，療養の給付を受け，又は受けようとしたとき	薬担第7条
後発医薬品の調剤	後発医薬品の備蓄体制や後発医薬品の調剤に必要な体制の確保に努める	薬担第7条の2

注）薬担：保険薬局及び保険薬剤師療養担当規則

(4) 保険薬剤師の療養担当

項　目	内　容	備　考
調剤の一般的方針	(1)処方箋に基づいて，患者の療養上妥当で適切な調剤並びに薬学的管理及び指導を行う (2)調剤を行う場合は，患者の服薬状況及び薬剤服用歴を確かめる (3)処方箋に記載された医薬品について，処方医が後発医薬品への変更を認めているときは，患者に対して，後発医薬品に関する説明を適切に行い，後発医薬品を調剤するよう努める	薬担第8条
使用医薬品	厚生労働大臣の定める医薬品（薬価基準収載品）以外の医薬品を使用して調剤してはならない．ただし，厚生労働大臣が定める場合を除く	薬担第9条
健康保険事業の健全な運営の確保	健康保険事業の健全な運営を損なうことのないよう努める	薬担第9条の2
調剤録の記載	調剤を行った場合には，遅滞なく，調剤録に調剤に関する必要な事項を記載する	薬担第10条
適正な費用の請求の確保	調剤に関する情報の提供等について，保険薬局が行う療養の給付に関する費用の請求が適正なものとなるよう努める	薬担第10条の2

注）薬担：保険薬局及び保険薬剤師療養担当規則

(5) 医薬品の適応外使用・未承認薬の取扱い

項　目	内　容
公知申請	既に承認されている医療用医薬品について，適応外使用（承認外の効能・効果等を目的とした使用）が行われている場合，有効性・安全性を確認する臨床試験を新たに実施することなく，外国での承認や使用実績，学術雑誌に掲載された論文等に基づいてその効能・効果を「医学薬学上公知なもの」と認め，効能・効果を追加するための承認申請を行うこと
適応外使用	保険適応の対象は，原則として医薬品医療機器等法により承認された効能・効果，用法用量に基づき使用された医薬品である．既に承認された医薬品の適応外使用について，薬事審議会で「公知申請」の妥当性が確認された場合には，適応外使用の効能・効果等の承認の前に保険適用が可能となる
未承認薬へのアクセス	致死的な疾患や日常生活に著しい支障があり，その医薬品を使用する以外に治療法がない疾患等に対する，医療上の必要性が高い未承認医薬品へのアクセス制度（コンパッショネート・ユース）として，「患者申出療養」及び「拡大治験」の仕組みがある

3-3 高齢者医療制度のしくみ

3-3-1 高齢者医療制度の概要

項 目	内 容
概 要	(1) 2021（令和3）年度の国民医療費（45兆359億円）を年齢階級別にみると，65歳以上で医療費の60.6%，うち75歳以上で38.3%を占めている．急速な高齢化の進展など医療を取り巻く環境が年々変化するなか，今後の大きく伸びると見込まれる高齢者の医療を安定的に支え，国民皆保険制度を将来にわたり維持することは重要な課題である (2) 65歳以上74歳までの前期高齢者の医療は，医療保険制度（被用者保険，または国民健康保険）の下で行われるが，すでに引退している場合も多いため，大部分は国民健康保険に所属することになる．年齢が高くなるにつれ医療費も大きくなることから，国民健康保険の負担も大きくなるため，被用者保険と国民健康保険との間で，65歳未満の人も含めた加入者全体の割合に応じて，前期高齢者の医療費を負担する前期高齢者財政調整制度が行われている（図1参照） (3) 75歳以上の後期高齢者については，都道府県単位で全市区町村が加入する広域連合が運営主体となり，後期高齢者医療制度として都道府県単位で保険料を決定するしくみとなっている（事項参照） (4) 後期高齢者医療制度における医療給付の財源は，公費が5割，現役世代からの支援金（国民健康保険や被用者保険等からの負担）が4割で，残りの約1割を被保険者の保険料で賄っている（図2参照） 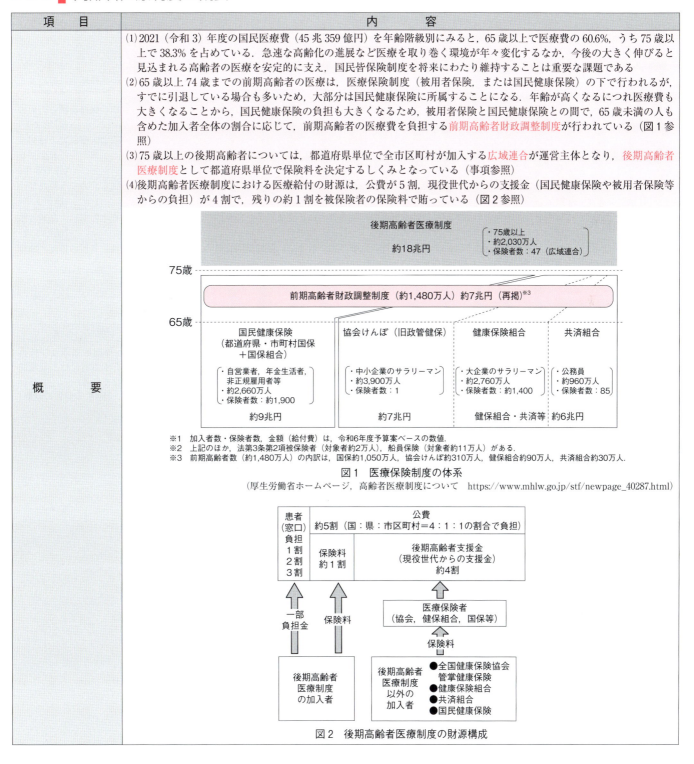 ※1 加入者数・保険者数，金額（給付費）は，令和6年度予算案ベースの数値． ※2 上記のほか，法第3条第2項被保険者（対象者約2万人），船員保険（対象者約11万人）がある． ※3 前期高齢者（約1,480万人）の内訳は，国保約1,050万人，協会けんぽ約310万人，健保組合約90万人，共済組合約30万人． 図1 医療保険制度の体系 （厚生労働省ホームページ，高齢者医療制度について　https://www.mhlw.go.jp/stf/newpage_40287.html） 図2 後期高齢者医療制度の財源構成

3-3-2 高齢者の医療の確保に関する法律

(1) 概要

項目	内容
目的	国民の高齢期における適切な医療の確保を図るため，次の事項を行う ①医療費の適正化を推進するための計画の作成 ②保険者による健康診査等の実施に関する措置 ③高齢者の医療について 　・前期高齢者に係る保険者間の費用負担の調整 　・後期高齢者に対する適切な医療の給付等 (法第1条)
基本的理念	(1)国民は，自助と連帯の精神に基づき，自ら加齢に伴って生ずる心身の変化を自覚して常に健康の保持増進に努めるとともに，高齢者の医療に要する費用を公平に負担する (2)国民は，年齢，心身の状況等に応じ，職域若しくは地域又は家庭において，高齢期における健康の保持を図るための適切な保健サービスを受ける機会を与えられる (法第2条)
国の責務	国は，国民の高齢期における医療に要する費用の適正化を図るための取組が円滑に実施され，高齢者医療制度の運営が健全に行われるよう必要な各般の措置を講ずるとともに，本法の目的の達成に資するため，医療，公衆衛生，社会福祉その他の関連施策を積極的に推進しなければならない (法第3条)
地方公共団体の責務	地方公共団体は，この法律の趣旨を尊重し，住民の高齢期における医療に要する費用の適正化を図るための取組及び高齢者医療制度の運営が適切かつ円滑に行われるよう所要の施策を実施しなければならない (法第4条)
保険者の責務	保険者は，加入者の高齢期における健康の保持のために必要な事業を積極的に推進するよう努めるとともに，高齢者医療制度の運営が健全かつ円滑に実施されるよう協力しなければならない (法第5条)
医療の担い手等の責務	医師，歯科医師，薬剤師，看護師その他の医療の担い手並びに医療提供施設の開設者及び管理者は，各般の措置，施策及び事業に協力しなければならない (法第6条)

(2) 特定健康診査等

項目	内容	備考
特定健康診査等基本指針	(1)厚生労働大臣は，特定健康診査及び特定保健指導の適切かつ有効な実施を図るための基本的な指針「特定健康診査等基本指針」を定める ・特定健康診査：糖尿病その他の政令で定める生活習慣病に関する健康診査 ・特定保健指導：特定健康診査の結果により健康の保持に努める必要がある者に対し，保健指導に関する専門的知識及び技術を有する者[注1]が行う保健指導 (2)特定健康診査等基本指針においては，次に掲げる事項を定める ①特定健康診査及び特定保健指導（以下「特定健康診査等」という．）の実施方法に関する基本的な事項 ②特定健康診査等の実施及びその成果に係る目標に関する基本的な事項 ③その他，保険者が定める特定健康診査等実施計画の作成に関する重要事項 (法第18条)	注1）専門的知識及び技術を有する者には，薬剤師も含まれる （厚生労働省の見解）
特定健康診査等実施計画	(1)保険者は，特定健康診査等基本指針に即して，5年ごとに，5年を一期として，特定健康診査等の実施に関する計画「特定健康診査等実施計画」を定める (2)特定健康診査等実施計画においては，次に掲げる事項を定める ①特定健康診査等の具体的な実施方法に関する事項 ②特定健康診査等の実施及びその成果に関する具体的な目標 ③その他，特定健康診査等の適切かつ有効な実施のために必要な事項 (法第19条)	
特定健康診査	保険者は，特定健康診査等実施計画に基づき，40歳以上の加入者に対し，特定健康診査を行う (法第20条)	

(3) 後期高齢者医療制度

項　目	内　容
後期高齢者医療	後期高齢者医療は，高齢者の疾病，負傷又は死亡に関して必要な給付を行う　　　　　　　　　　　（法第 47 条）
広域連合の設立	市町村は，後期高齢者医療の事務を処理するため，都道府県の区域ごとに当該区域内のすべての市町村が加入する広域連合「後期高齢者医療広域連合」を設ける　　　　　　　　　　　　　　　　　　　　（法第 48 条）
被保険者	次の各号のいずれかに該当する者は，後期高齢者医療広域連合が行う後期高齢者医療の被保険者とする ①後期高齢者医療広域連合の区域内に住所を有する 75 歳以上の者 ②後期高齢者医療広域連合の区域内に住所を有する 65 歳以上 75 歳未満の者であって政令で定める程度の障害の状態にある旨の当該後期高齢者医療広域連合の認定を受けたもの　　　　　　　　　　　　　（法第 50 条）
後期高齢者医療給付の種類	後期高齢者医療給付は，次のとおりとする ①療養の給付並びに入院時食事療養費，入院時生活療養費，保険外併用療養費，療養費，訪問看護療養費，特別療養費及び移送費の支給 ②高額療養費及び高額介護合算療養費の支給 ③その他，後期高齢者医療広域連合の条例で定める給付　　　　　　　　　　　　　　　　　　　（法第 56 条）
療養の給付	(1)後期高齢者医療広域連合は，被保険者の疾病又は負傷に関しては，次に掲げる「療養の給付」を行う ①診察 ②薬剤又は治療材料の支給 ③処置，手術その他の治療 ④居宅における療養上の管理及びその療養に伴う世話その他の看護 ⑤病院又は診療所への入院及びその療養に伴う世話その他の看護　　　　　　　　　　　　（法第 64 条第 1 項） (2)次の給付は，「療養の給付」に含まれない ①食事療養 ②生活療養 ③評価療養 ④患者申出療養 ⑤選定療養　　　　　　　　　　　　　　　　　　　　　　　　　　　　　　　　　　　（法第 64 条第 2 項）

保険医療機関等について療養の給付を受ける者は，その給付を受ける際，次の各区分に応じ，定める割合を乗じて得た額を，一部負担金として，保険医療機関等に支払わなければならない　　　　　　　　　　　　　　（法第 67 条）

	区分	判定基準	窓口負担割合
①	一般所得者	下記の②及び③に該当しない場合	100 分の 10（1 割）
②	一定以上の所得がある者	(1)(2)の両方に該当する場合 　(1)同じ世帯の被保険者の中に課税所得が 28 万円以上の者がいる 　(2)同じ世帯の被保険者の「年金収入」＋「その他の合計所得金額」の合計額が以下に該当する 　　・1 人の場合は 200 万円以上 　　・2 人以上の場合は合計 320 万円以上	100 分の 20（2 割）
③	現役並み所得者	同じ世帯の被保険者の中に課税所得が 145 万円以上の者がいる場合 ※一定の基準・要件を満たす場合，窓口負担割合が 1 割または 2 割になるケースがある	100 分の 30（3 割）

（政府広報オンライン）

項　目	内　容
保健事業	(1)後期高齢者医療広域連合は，健康教育，健康相談，健康診査その他の被保険者の健康の保持増進のために必要な事業を行うように努めなければならない　　　　　　　　　　　　　　　　　　　　　　（法第 125 条第 1 項） (2)後期高齢者医療広域連合は，被保険者の療養のために必要な用具の貸付けその他の被保険者の療養環境の向上のために必要な事業，後期高齢者医療給付のために必要な事業，被保険者の療養のための費用に係る資金の貸付けその他の必要な事業を行うことができる　　　　　　　　　　　　　　　　　　　　　　　　（法第 125 条第 4 項）

3 -4 公費負担医療の概要

(1)公費負担医療とは，社会福祉や公衆衛生の観点から国又は地方公共団体が特定の対象者に対して，公費によって医療に関する給付を行う制度で，医療保険制度とともにわが国の医療保障制度を担っている
(2)公費負担医療は，下表（右欄）に示すように全額公費負担のものもある一方，医療保険制度が優先で，その自己負担分のみに対して公費負担が適用されるものもある
(3)国民医療費に占める公費負担医療給付分の割合は7.4％（3兆1,222億円）となっている．なお，このほかは，医療保険等給付分が45.7％，後期高齢者医療給付分が34.9％，患者負担分が12.1％である（令和3年度国民医療費の概況）

法　律	目　的	納付内容	医療保険との関係
精神保健福祉法	精神障害者の医療及び保護	健康保険と同じ	措置入院の場合は全部が公費負担の範囲となるが，保険給付分は負担されない．扶養義務者の費用負担能力により全部又は一部徴収
感染症予防法	感染症の治療と予防	感染症の分類「一類」から「五類」のうち「一類」及び「二類」について適用 ＜一類感染症＞ペスト，エボラ出血熱，クリミア・コンゴ出血熱，マールブルグ病，ラッサ熱，痘瘡（天然痘），南米出血熱 ＜二類感染症＞ジフテリア，急性灰白髄炎（ポリオ），重症急性呼吸症候群（SARS），結核	医療費について保険給付分の残りの自己負担分を公費負担 費用負担能力により額は異なる
公害健康被害補償法	大気汚染，水質汚濁等による被害者に対する損害補償	被認定患者に対する補償給付（療養の給付，障害補償費，遺族補償一時金，自動補償手当，療養手当，葬祭料）	認定疾患については全額公費負担
生活保護法	生活，医療等最低限度の生活補償	健康保険と同じ	各種社会保険及び公費負担医療は生活保護法に優先するため，自己負担分に生活保護法が適用．ただし，生活保護受給者は国民健康保険の被保険者資格を失うので，この場合は生活保護法で医療の給付を行う
身体障害者福祉法	身体障害者の更生の援助と保護	担当規定によるが健康保険とはほぼ同じ	保険給付した残りの自己負担分を更生医療として給付
児童福祉法	18歳未満の児童の福祉	健康保険と同じ	医療保険の給付が優先し，その自己負担分を給付
戦傷病者特別援護法	軍人軍属であった者の公務上の傷病に対し，医療費等の支給	健康保険とほとんど同様であるが，その他に更生医療給付，補装具支給，国立保養所への収容がある	公務上の傷病は，戦傷病者特別援護法が優先適用．公務外の傷病は，健康保険の給付
原爆被爆者の医療等に関する法律	被爆者の健康の保持増進	健康保険と同じ	原爆医療については全額公費負担．一般の疾病は社会保険が優先適用し，自己負担分を給付
母子保健法	母性及び乳幼児の健康の保持増進	保健指導（妊娠，出産，育児関係） 健康診査（妊娠健康診査，妊娠精密健康診査，産婦健康診査，乳幼児健康診査，乳児精密健康診査，3歳児健康診査，3歳児精密健康診査），養育医療（未熟児を指定養育医療機関に収容し，必要な医療給付を行う）等	健康診査，養育医療とも社会保険各法が優先 ただし，一般健康診査は社会保険の適用外

3-5 介護保険制度（介護保険法）のしくみ

3-5-1 介護保険制度の概要

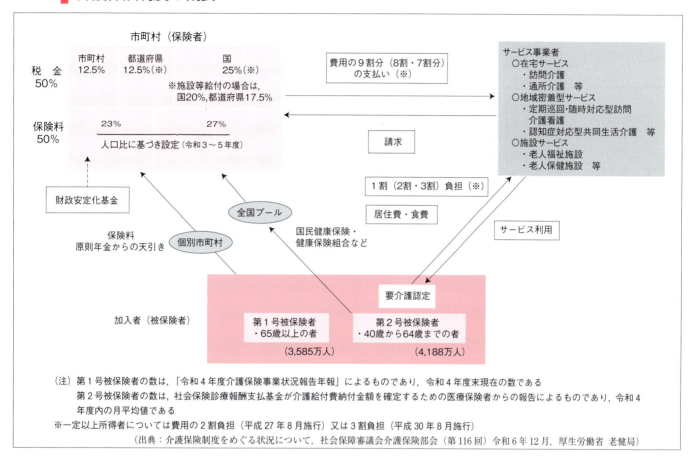

（注）第1号被保険者の数は，「令和4年度介護保険事業状況報告年報」によるものであり，令和4年度末現在の数である
第2号被保険者の数は，社会保険診療報酬支払基金が介護給付費納付金額を確定するための医療保険者からの報告によるものであり，令和4年度内の月平均値である
※一定以上所得者については費用の2割負担（平成27年8月施行）又は3割負担（平成30年8月施行）

（出典：介護保険制度をめぐる状況について，社会保障審議会介護保険部会（第116回）令和6年12月，厚生労働省 老健局）

3-5-2 　介護保険制度の内容

項　　目	内　　　　容	介護保険法
介護保険制度の目的	加齢に伴う疾病等により要介護状態となり，入浴，排せつ，食事等の介護，機能訓練，看護，医療等を必要とする者が，自立した日常生活を営めるように，保健医療サービスや福祉サービスの給付を行うため，国民の共同連帯の理念に基づき介護保険制度を設ける	第1条
国民の義務	国民は，共同連帯の理念に基づき，介護保険事業に要する費用を公平に負担する	第4条
保険者と被保険者	(1)介護保険の保険者は，市町村及び特別区（東京23区）である (2)介護保険の被保険者は，保険者である市町村の区域内に住所を有する者で，第1号被保険者と第2号被保険者がある (3)第1号被保険者は65歳以上の者，第2号は40歳以上65歳未満の医療保険加入者である	第3条 第9条
介護保険	(1)介護保険では，要介護状態と要支援状態に対して，必要な保険給付を行う (2)要介護状態となった場合においても，可能な限り居宅において，有する能力に応じた自立した日常生活を営むことができるように配慮する (3)居宅とは，自宅のほか，軽費老人ホーム，有料老人ホームなどの居室を含む	第2条
要介護状態	(1)「要介護状態」とは，日常生活における基本的な動作の全部又は一部について，6ヵ月間にわたり継続して，常時介護を要すると見込まれる状態をいう (2)要介護状態は，介護の必要の程度に応じて要介護1～5の5段階に区分されている	第7条
要支援状態	(1)「要支援状態」とは，6ヵ月間にわたり継続して，介護状態の軽減・悪化防止に役立つ支援が必要な状態又は6ヵ月間にわたり継続して，日常生活を営むのに支障があると見込まれる状態をいう (2)要支援状態は，支援の必要の程度に応じて要支援1，2の2段階に区分されている	第7条
要介護者と要支援者	(1)「要介護者」とは，要介護状態にある65歳以上の者（第1号被保険者）と，40歳以上65歳未満の者（第2号被保険者）のうち特定疾病（表1）によって生じた身体上又は精神上の障害が原因で要介護状態になったものをいう. (2)「要支援者」とは，要支援状態にある65歳以上の者（第1号被保険者）と，40歳以上65歳未満の者（第2号被保険者）のうち特定疾病（表1）によって生じた身体上又は精神上の障害が原因で要支援状態になったものをいう. 表1　特定疾病 ・がん（末期）／・関節リウマチ／・筋萎縮性側索硬化症／・後縦靱帯骨化症／・骨折を伴う骨粗鬆症／・初老期における認知症／・進行性核上性麻痺，大脳皮質基底核変性症及びパーキンソン病／・脊髄小脳変性症／・脊柱管狭窄症／・早老症／・多系統萎縮症／・糖尿病性神経障害，糖尿病性腎症及び糖尿病性網膜症／・脳血管疾患／・閉塞性動脈硬化症／・慢性閉塞性肺疾患／・両膝関節又は股関節に著しい変形を伴う変形性関節症	第7条 施行令 第2条
給付の種類	(1)介護保険の給付は，要介護者に対する「介護給付」と，要支援者に対する「予防給付」がある (2)この他，条例で定める「市町村特別給付」がある	第18条

3-5-3 ▎介護保険で提供されるサービス

項　目	内　容	介護保険法
提供されるサービス	(1)介護保険により提供されるサービス（図1）には，居宅サービス（表1），地域密着型サービス，居宅介護支援，介護保険施設，介護予防サービス（表2），地域密着型介護予防サービス，介護予防支援がある この他，居宅介護（介護予防）住宅改修，介護予防・日常生活支援総合事業がある **図1　介護サービスの種類** （出典：介護保険制度をめぐる状況について，令和6年，厚生労働省 老健局）	第8条
	表1　保険給付が受けられる居宅サービスの種類 訪問介護　　居宅療養管理指導　　短期入所療養介護 訪問入浴介護　　通所介護　　特定施設入居者生活介護 訪問看護　　通所リハビリテーション　　福祉用具貸与 訪問リハビリテーション　　短期入所生活介護　　特定福祉用具販売	第8条の1
	表2　介護予防サービスの種類 介護予防訪問入浴介護　　介護予防短期入所生活介護 介護予防訪問看護　　介護予防短期入所療養介護 介護予防訪問リハビリテーション　　介護予防特定施設入居者生活介護 介護予防居宅療養管理指導　　介護予防福祉用具貸与 介護予防通所リハビリテーション　　介護予防特定福祉用具販売	第8条の2
	(2)居宅療養管理指導とは，病院や診療所または薬局の医師，歯科医師，薬剤師，管理栄養士などが，通院が困難な要介護者の居宅を訪問して提供する療養上の管理及び指導をいう	第8条の1の6
	(3)介護予防居宅療養管理指導とは，病院や薬局等の医師，歯科医師，薬剤師などが，介護予防を目的として通院が困難な要支援者の居宅を訪問して提供する療養上の管理及び指導をいう	第8条の2の5
	(4)居宅介護支援とは，介護支援専門員が居宅で生活する要介護者の依頼を受けて，適切なサービスを利用できるように居宅サービス計画を作成し，計画に基づくサービスが提供されるように事業者などと連絡・調整を行うことをいう	第8条の1の24
	(5)介護予防支援とは，地域包括支援センターの職員（保健師，主任介護支援専門員，社会福祉士等）または，介護予防支援の指定を受けた居宅介護支援事業所の介護支援専門員が，居宅で生活する要支援者の依頼を受けて，適切な介護予防サービスを利用できるように介護予防サービス計画を作成し，計画に基づくサービスが提供されるように事業者などと連絡・調整を行うことをいう	第8条の2の16
	(6)介護保険施設とは，指定介護老人福祉施設（入所定員30名以上の特別養護老人ホーム），介護老人保健施設，介護医療院をいい，それぞれ施設サービス計画に基づいた施設サービスを提供する	第8条の1の25，27
薬剤師の参画	(1)居宅サービス中の「居宅療養管理指導」及び介護予防サービス中の「介護予防居宅療養管理指導」には，薬剤師により行われる療養上の管理及び指導が含まれている	施行規則第9条の2の2
	(2)薬剤師が行う療養上の管理及び指導とは，要介護者または要支援者の居宅において，医師又は歯科医師の指示に基づいて実施される薬学的管理及び指導とされており，特に薬局の薬剤師が行う場合は，策定する薬学的管理指導計画に基づいて実施する	
	(3)在宅療養を行っている患者に係る薬剤管理指導については，対象患者が要介護又は要支援の認定を受けている場合には介護保険扱い（居宅療養管理指導又は介護予防居宅療養管理指導）となり，認定を受けていない場合には医療保険扱い（在宅患者訪問薬剤管理指導）となる	

3-5-4 ▎介護保険制度の給付の認定

項　目	内　容	介護保険法等
認定の申請	(1)介護給付又は予防給付を受けようとする被保険者は，要介護又は要支援の状態区分について，市町村及び特別区の認定を受ける（図1） (2)要介護認定等の申請は，被保険者が申請書に被保険者証※を添付して市町村及び特別区の窓口に申請する．この手続きは指定居宅介護支援事業者や介護保険施設，地域包括支援センター等が代行できる 申　請 認定調査員等による心身の状況に関する調査 主治医意見書　基本調査（74項目）　特記事項 要介護認定基準時間の算出　状態の維持・改善可能性の評価 （コンピュータによる推計）　一　次　判　定 介護認定審査会による審査　二　次　判　定 要介護認定 図1　要介護（要支援）認定の流れ （出典：要介護認定の仕組みと手順，厚生労働省）	第19条 第27条 第32条
保険者による面接調査	被保険者から要介護認定等の申請があったときには，市町村及び特別区は，職員（認定調査員）と面接させ，心身の状況（病状や受けている医療の状況）について調査（認定調査）させる	第27条の2 第32条の2
主治医の意見	市町村及び特別区は，申請者の主治医に対して，身体上又は精神上の障害の原因である疾病又は負傷の状況等について，意見を求める	第27条の3
判定から認定	(1)要介護又は要支援の状態区分等に関する審査及び判定は，介護認定審査会が行う (2)介護認定審査会は，基本調査（認定調査）の結果及び主治医意見書に基づくコンピュータ判定の結果（一次判定）を原案として，特記事項及び主治医意見書の内容を加味した上で二次判定を行う (3)介護認定審査会は，審査及び判定を行った結果を市町村及び特別区に通知する (4)市町村及び特別区は，介護認定審査会の判定の結果に基づいて，要介護（要支援）状態区分等を認定し，被保険者に通知する（要介護者等に該当しないと認めたときは理由を通知する）	第27条 施行令9条 平成21年9月30日老健局長通知 第27条の5 第27条の7 第27条の9
介護認定審査会	(1)審査判定業務を行わせるため，市町村に介護認定審査会を置く (2)委員は，要介護者等の保健，医療又は福祉に関する学識経験を有する者のうちから，市町村長（区長）が任命する (3)委員の定数は，5人を標準として市町村が定める	第14条 第15条 施行令第9条の3
認定の更新	(1)認定を受けた要介護（要支援）状態区分は有効期間（原則として新規は6ヵ月間，更新12ヵ月間）がある (2)満了後も要介護状態に該当する場合は，更新認定を行う	第28条

※：介護保険の被保険者証は，65歳以上の第1号被保険者に全員に交付される．40歳以上65歳未満の第2号被保険者の場合は，特定16疾病により要支援・要介護認定を受けた場合に交付されるため，申請時には医療保険の被保険者証を添付する．

3-5-5 ▎ 介護保険制度の費用の請求

項　目	内　容	介護保険法
保険料の徴収	(1)市町村及び特別区は，定めた保険料率により算定された保険料を第1号被保険者から徴収する	第129条
	(2)第1号被保険者の保険料の徴収は，特別徴収（年金から天引き）と普通徴収（個別納付）の方法で行う	第131条
	(3)第2号被保険者の保険料は，各医療保険者が医療保険の保険料と一括して徴収し，支払基金に納付する．	第150条
	(4)支払基金（社会保険診療報酬支払基金）は，医療保険者から納付金を徴収し，市町村及び特別区に交付する	第160条
	○40～64歳（第2号被保険者）の保険料は，各医療保険者が徴収し，納付金として支払基金へ納付 ○納付金は，概算により納付し，2年後に精算する仕組み ①第2号被保険者（40～64歳）は給付費の27%を負担 ②第2号被保険者一人当たりの負担額を計算 ③報酬額に応じて負担（総報酬額） ※被用者保険等保険者と国保間では加入者数に応じて負担 協会けんぽ／健保組合／共済組合／国保 ④各医療保険者が医療保険料と一体的に徴収 ⑤社会保険診療報酬支払基金に納付 ⑥各市町村に交付（各市町村の介護給付費等の27%分） 市／町／村 国 25%／第1号被保険者の保険料 23%／都道府県負担金 12.5%／市町村負担金 12.5%／27% 医療保険者の給付金（医療保険者が第2号被保険者の保険料として徴収） 図1　介護納付金の仕組み （出典：介護保険制度をめぐる最近の動向について，令和6年，厚生労働省　老健局）	
費用の負担	国は，介護給付及び予防給付に必要な費用の25%を負担する．都道府県は12.5%，市町村及び特別区も12.5%を負担する	第121条 第123条 第124条
被保険者の費用負担	(1)居宅サービス，地域密着型サービス，施設介護サービス，介護予防サービス，地域密着型介護予防サービス，居宅介護（介護予防）福祉用具の購入又は居宅介護（介護予防）住宅の改修を受けたときは，原則として保険者である市町村又は特別区は費用の9割を給付し，被保険者は1割を負担する	第48条
	(2)一定の所得を有する被保険者の場合は，介護保険からの給付が8割又は7割で自己負担は2割又は3割になる	第49条の2 第59条の2
	(3)居宅介護支援の居宅介護サービス計画費，介護予防支援の介護予防サービス計画費については，市町村及び特別区が支給する（自己負担は発生しない）	第46条 第58条
	(4)居宅介護サービス及び介護予防サービス等の費用については，要介護（支援）度の別に1か月間の区分支給限度額が設定されており，区分支給限度額を超えたサービス利用は，全額自己負担となる（居宅療養管理指導及び施設サービスに関しては，支給限度額は適用されない）	第43条 第55条
	(5)市町村及び特別区は，介護保険のサービスを1か月間利用した際の自己負担の合計が一定額を超えた被保険者に対して，高額介護サービス費及び高額介護予防サービス費を支給する	第51条 第61条
	(6)市町村及び特別区は，年間の自己負担分の医療費及び介護サービス等費の合算が一定額を超えた被保険者に対して，高額医療合算介護サービス費及び高額医療合算介護予防サービス費を支給する	第51条の2 第61条の2
費用の請求	(1)介護サービス等を提供した指定居宅サービス事業者や介護保険施設等は，被保険者の一部負担金を除いた額を保険者である市町村及び特別区に請求する	第41条 第53条
	(2)国民健康保険団体連合会は，市町村及び特別区から委託を受けて，介護サービス等費の請求に関する審査及び支払業務を行う	第176条

3-6 診療報酬，調剤報酬，介護報酬のしくみ

3-6-1 診療報酬，調剤報酬のしくみ

(1) 保険医療機関及び保険薬局が，被保険者に提供した診療や調剤などの保険医療サービスの対価として，公的医療保険から受け取る医療費を「診療報酬」という．診療報酬は，個々の技術やサービスである医科診療報酬・歯科診療報酬・調剤報酬に分類される

(2) 医科（歯科）診療報酬点数表及び調剤報酬点数表にて，保険医療の範囲・内容を定め，個々の技術やサービスを点数化して評価する．医薬品は薬価基準にて保険医療で使用可能な範囲及び価格を定めている

(3) 薬剤師業務に関する報酬は，保険医療機関においては医科（歯科）診療報酬点数表，保険薬局においては調剤報酬点数表を用いて算定される

(4) 具体的な診療報酬は，実施した各医療行為の項目ごとに対応した点数を合計して算出する（1点の単価は10円として計算）「出来高払い方式」を原則としている．一方，包括評価（定額払い方式）を取り入れた「診断群分類別包括支払い制度（DPC/PDPS：Diagnosis Procedure Combination / Per-Diem Payment System）」では，診断群分類点数表を用いて入院1日当たりの診療評価が行われており，急性期病院の多くが参加している

(5) 疾病構造の変化や医療費の動向，医療機関等の経済状況，新医療技術の導入などに対応するため，原則として診療報酬は2年ごと，薬価基準は1年ごとに改定される．医療費の算定方法の制定や改定については，厚生労働大臣は中央社会保険医療協議会の意見を聴く（健康保険法第82条）

3-6-2 医科診療報酬（保険医療機関）

項　　目	内　　　容			
医科診療報酬点数表	医科診療報酬点数表は，下記の2つから構成されている ①基本診療料（初診・再診料，入院料等） ②特掲診療料（医学管理等，在宅医療，検査，画像診断，投薬，注射，リハビリテーション，精神科専門療法，処置，手術，麻酔，放射線治療，病理診断）			
医療機関における薬剤師業務	医療機関における薬剤師業務に関しては，入院料等や医学管理等，在宅医療，投薬，注射に含まれている			
	調剤に関する報酬	入院調剤	調剤料 + 薬剤料 +（薬剤管理指導料又は調剤技術基本料） 麻薬や院内製剤には加算，無菌調剤には無菌製剤処理料を算定する DPC/PDPS対象病院の場合，入院調剤は投薬として包括評価に含まれる	
		外来（院内調剤）	処方料 + 調剤料 + 薬剤料 +（調剤技術基本料又は在宅患者訪問薬剤管理指導料）+（薬剤情報提供料） 麻薬やハイリスク薬，抗悪性腫瘍薬，乳幼児には加算がある 多剤や向精神薬長期処方の場合は減算がある．無菌調剤には無菌製剤処理料を算定する	
		外来（院外）	処方箋料 一般名処方の場合加算される．ハイリスク薬，抗悪性腫瘍薬，乳幼児には加算がある 多剤や向精神薬長期処方の場合は減算がある	
	病棟業務に関する報酬	薬剤師の病棟業務に関わる報酬としては，病棟薬剤業務実施加算や，薬剤管理指導料，特定薬剤治療管理料（ハイリスク薬やTDM），薬剤総合評価調整加算（ポリファーマシー対策），がん薬物療法体制充実加算，退院時薬剤情報管理指導料，退院時薬剤情報管理指導連携加算（小児），退院時共同指導料などがある		
	チーム医療に関する報酬	チーム医療において薬剤師の参加が要件となっている報酬としては，感染対策向上加算，栄養サポートチーム加算，周術期薬剤管理加算，術後疼痛管理チーム加算，緩和ケア診療加算，精神科リエゾンチーム加算，治療抵抗性統合失調症治療指導管理料，移植後患者指導管理料，二次性骨折予防継続管理料，データ提出加算，ウイルス疾患指導料加算，がん患者指導管理料，外来腫瘍化学療法診療料，連携充実加算，外来化学療法加算，外来がん患者在宅連携指導料，外来緩和ケア管理料などがある		

3-6-3 調剤報酬（保険薬局）

項　　目	内　　　容
調剤報酬点数表	調剤報酬点数表は，下記の4つから構成されている ①調剤技術料（調剤基本料，薬剤調製料） ②薬学管理料（調剤管理料，服薬管理指導料，かかりつけ薬剤師指導料，服薬情報等提供料，外来服薬支援料，服用薬剤調整支援料，在宅患者訪問薬剤管理指導料，在宅患者緊急訪問薬剤管理指導料，在宅患者緊急時等共同指導料，在宅患者重複投薬・相互作用等防止管理料，経管投薬支援料，退院時共同指導料） ③薬剤料 ④特定保険医療材料料

184

3-6-3 調剤報酬（保険薬局）（つづき）

項目	内容
保険薬局調剤に関する報酬	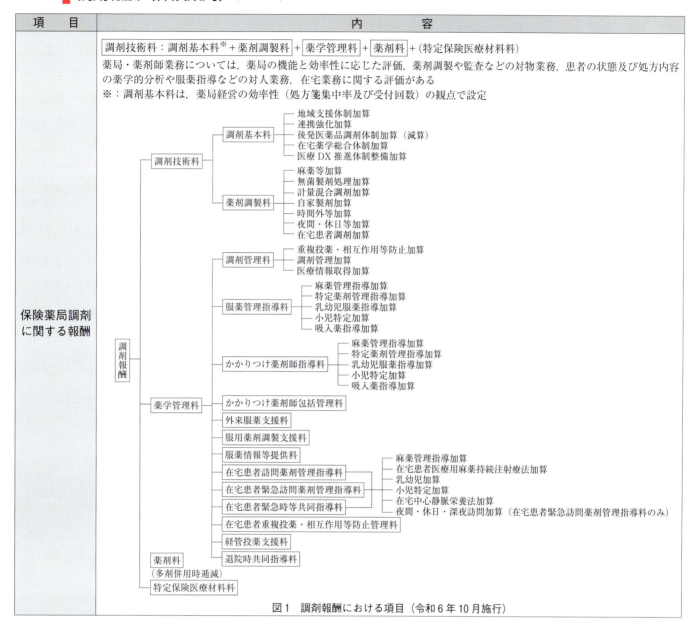 図1　調剤報酬における項目（令和6年10月施行）

3-6-4 介護報酬のしくみ

項目	内容
介護報酬のしくみ	①介護報酬とは，事業者が利用者（要介護者又は要支援者）に介護サービスを提供した場合に，その対価として介護給付単位数表に基づいて事業者に支払われるサービス費用をいう ②介護報酬はサービスごとに単位が設定されており，各サービスの基本的なサービス提供に係る費用に加えて，各事業所のサービス提供体制や利用者の状況等に応じて加算・減算される仕組みとなっている ③1単位の単価は，原則として10円であるが，地域格差の解消のため，事業所・施設所在地の地域区分で設定された割合を掛けた金額を報酬単価とする ④介護報酬はおおむね3年ごとに改定される．介護給付単位数表は，厚生労働大臣が社会保障審議会（介護給付費分科会）の意見を聴いて定める（介護保険法）
薬剤師に関する介護報酬	①介護保険制度において，薬剤師が実施する訪問薬剤管理指導に基づく費用の請求は，保険医療機関及び保険薬局が居宅療養管理指導事業者として実施する「居宅療養管理指導費」と，介護予防居宅療養管理指導事業者として実施する「介護予防居宅療養管理指導費」がある ②健康保険法の保険医療機関・保険薬局に指定された病院・診療所，薬局は，介護保険法による医療系サービスの事業者として，指定をされたものとみなされる（みなし指定） ③保険薬局がみなし指定となるサービスは，居宅療養管理指導及び介護予防居宅療養管理指導である．薬剤の調製に係る技術料及び薬剤や医療材料の費用は医療保険の調剤報酬から支払われる ④薬局における在宅医療に関する報酬 調剤基本料＋薬剤調製料＋薬剤料＋（特定保険医療材料料）　医療保険（調剤報酬） ＋ 居宅療養管理指導費又は介護予防居宅療養管理指導費＋（医療用麻薬持続注射療法加算，在宅中心静脈栄養法加算等）　介護保険（介護報酬）

3-7 薬価基準制度

項　目	内　容
薬価基準の性格	薬価基準には，保険医療に使用できる医薬品を定めた品目表としての性格と，医療保険から支払われる薬剤料を算定する基礎となる価格表としての性格がある
品目表としての薬価基準	(1)保険医及び保険薬剤師は，「厚生労働大臣の定める医薬品」以外の医薬品を使用してはならないとされている．この「厚生労働大臣の定める医薬品」が薬価基準である (2)薬価基準は，第一部（内服薬），第二部（注射薬），第三部（外用薬），第四部（歯科用薬剤）からなっている (3)薬価基準には原則として販売名で収載される．これを銘柄別収載方式という (4)これに対して，日本薬局方医薬品，生物学的製剤基準医薬品（一部の血液製剤を除く），生薬は一般名等で収載されている．この収載方式を統一名収載方式という (5)このほか，同一成分，同一剤形での銘柄間の価格差が一定以上になった場合には，低薬価品は一般名で収載される (6)統一名収載方式で収載されているものについては，銘柄の制限がないので，それに属する医薬品は医薬品医療機器等法の承認が与えられていれば，どの製品でも保険適用が可能となる (7)令和6（2024）年4月現在薬価基準に収載されている医薬品数は，内用薬7,264品目，注射薬3,567品目，外用薬2,060品目，歯科用薬剤26品目の計12,917品目である
価格表としての薬価基準	(1)診療報酬点数表の中に薬剤料があり，「使用薬剤の薬価は，別に厚生労働大臣が定める」とされている．これを根拠として定められたのが「使用薬剤の薬価（薬価基準）」である (2)薬価は円で表示されているので薬剤料を算定するに際してはこれを10円で割って小数点第1位を5捨6入することによって点数に換算する (3)保険医療機関や保険薬局は薬価で医薬品を購入する義務はないので，実際の購入価格と薬価との間に差が生じる．これが，いわゆる「薬価差」である (4)「薬価差」は，これまで保険医療機関等の経営原資の一部となってきた
薬価基準の収載基準	(1)医薬品が薬価基準に収載されるためには，その医薬品が医薬品医療機器等法により承認されている必要がある (2)薬価基準への収載は医薬品医療機器等法で承認されれば自動的に行われるのではなく，承認取得者が収載を希望することにより行われる (3)原則として収載希望があったすべての医薬品が収載されるが，疾病の予防を目的とした医薬品，生活改善のための医薬品は保険の趣旨に鑑み収載されないことがある (4)また，価格が折り合わないために承認取得者が収載を断念することもある
薬価基準収載の時期	(1)新薬は，年4回収載される (2)後発品は，年2回収載される (3)なお，医療上非常に重要な医薬品についてはこれらとは別に臨時に収載されることがある
薬価の算定	**新薬の薬価算定** (1)新薬の薬価は薬価基準にすでに収載されている類似薬の薬価を基に算定をし，これに当該新薬の有用性などを評価をして加算を行い薬価とする「類似薬効比較方式」を原則とする (2)類似薬効比較方式には「類似薬効比較方式Ⅰ」と「類似薬効比較方式Ⅱ」とがある (3)薬価基準既収載品の中に適当な類似薬がない場合は，製造原価や販売管理費あるいは利益などを積み上げて薬価とする「原価計算方式」により算定される (4)このようにして算定された価格が，同一の製品の外国での価格とかけ離れている場合は外国価格との間で調整が行われる（図1参照） 類似薬効比較方式で算定された額 + 補正加算　　原価計算方式で算定された額 + 補正加算　→　外国平均価格調整　→　薬価 図1　新医薬品の薬価算定 **類似薬効比較方式Ⅰ** (1)類似薬効比較方式Ⅰは，通常の新薬に適用される (2)比較薬の1日当たり薬価と新規収載品の1日当たりの薬価を合わせることにより算定する (3)比較薬は，ア）効能・効果，イ）薬理作用，ウ）組成および化学構造式，エ）投与形態，剤形区分，剤形及び用法からみて類似性があると認められるものが選ばれる **薬価の補正加算** (1)補正加算には，画期性加算，有用性加算（Ⅰ），有用性加算（Ⅱ），市場性加算（Ⅰ），市場性加算（Ⅱ），小児加算，先駆加算がある (2)補正加算は類似薬効比較方式Ⅰ又は原価計算方式で算定された価格に，加算の種類によって決められる一定比率をかけることによって算定する (3)画期性加算は70～120％の加算で，次の要件をすべて満たす新規収載品に適用される 　a．臨床上有用な新規の作用機序を有すること 　b．類似薬又は既存治療に比して，高い有効性又は安全性を有することが，客観的に示されていること 　c．当該新規収載品により，対象となる疾病又は負傷の治療方法の改善が客観的に示されていること (4)有用性加算（Ⅰ）は35～60％の加算で，画期性加算の3つの要件のうち2つを満たす新規収載品に適用される (5)有用性加算（Ⅱ）は5～30％の加算で，次のいずれかを満たす新規収載品に適用される 　a．臨床上有用な新規の作用機序を有すること 　b．類似薬又は既存治療に比して，高い有効性又は安全性を有することが，客観的に示されていること 　c．当該新規収載品により，対象となる疾病又は負傷の治療方法の改善が客観的に示されていること 　d．製剤における工夫により，類似薬又は既存治療に比して，高い医療上の有用性を有することが，客観的に示されていること (6)市場性加算（Ⅰ）は10～20％の加算で，希少疾病用医薬品である新規収載品に適用される (7)市場性加算（Ⅱ）は5％の加算で，主たる効能効果が市場規模が小さい薬効群に該当する新規収載品（市場性加算（Ⅰ）の対象となるものを除く）に適用される (8)小児加算は5～20％の加算で，効能・効果又は用法・用量に小児に係るものが含まれている場合に適用される (9)先駆加算は10～20％の加算で，先駆的医薬品の対象品目として指定されたものに適用される

③-7 薬価基準制度（つづき）

項　目	内　容
薬価の算定（つづき） 類似薬効比較方式Ⅱ	(1)類似薬効比較方式（Ⅱ）は，補正加算の対象にならず，薬理作用類似薬が3種類以上あるときに適用される (2)「薬理作用類似薬」とは，ア）同一の効能効果を有するものであって薬理作用が類似しており，イ）投与形態が同一であるもののことである (3)類似薬効比較方式（Ⅱ）では，新規収載品の1日薬価は，ア）過去10年間に薬価収載された薬理作用類似薬の1日薬価の相加平均した額，イ）過去6年間に薬価収載された薬理作用類似薬の最も低い1日薬価，ウ）最類似薬の1日薬価が比較され，ア）又はイ）が最も低ければその価格が薬価となる．ウ）が最も低い場合は，エ）過去15年間に薬価収載された薬理作用類似薬の1日薬価の相加平均した額，オ）過去10年間に薬価収載された類似薬の1日薬価のうち最も低いもの，カ）最類似薬の1日薬価が比較され，最も低い額が薬価となる
原価計算方式	(1)薬価基準既収載品に適当な類似品がない場合に原価計算方式を採用する (2)原価計算方式の算定は，次の費用を積み上げることにより行う 　a．製造（又は輸入）原価　　c．営業利益　　e．消費税及び地方消費税相当額 　b．販売費及び一般管理費　　d．流通経費 (3)製造（又は輸入）原価以外の費用については，あらかじめ定められた計数を基本として算定される
外国価格調整	(1)新規収載品の算定値が外国平均価格の5/4を超える場合 　（1/3×算定値／外国平均価格＋5/6）×外国平均価格 (2)新規収載品の算定値が外国平均価格の3/4未満の場合 　（1/3×算定値／外国平均価格＋1/2）×外国平均価格 (3)外国平均価格とは組成及び剤形区分が新規収載品と同一であって，規格及び使用実態が類似している外国（米国，イギリス，ドイツ，フランスに限る）の国別の価格を相加平均した額のことである
後発品の薬価算定	(1)新薬として承認されたものを「先発医薬品」と呼び，先発医薬品の再審査期間が終了した後に，先発医薬品と有効成分や規格等が同一で，治療学的に同等であるとして承認されたものを「後発医薬品」と呼ぶ (2)既収載品は先発医薬品のみで後発医薬品が初めて収載される場合は，先発医薬品の価格の0.5倍を新規収載後発医薬品の薬価とする (3)既収載品に後発医薬品がある場合は，それらの中の最も低い価格と同額を新規収載後発医薬品の薬価とする (4)内用薬について，同時期に薬価収載される後発品の銘柄数が7を超える場合は，先発医薬品の価格の0.4倍を新規収載後発医薬品の薬価とする
薬価の改正 薬価改正	(1)医療機関の購入価格は拘束されないので，薬価と実際の購入価格との間に乖離が生じる (2)そこで薬価を実際の購入価格に近づけるために薬価の改正が行われる (3)現在は原則2年に1度改正が行われている（表1参照）．なお，2021年度からは，一部の医薬品（薬価と購入価格の乖離が大きいもの）について，その間の年にも（つまり1年に1度）薬価の改正が行われる

表1　最近の薬価基準改正の経緯

改正年月日	収載品目数	引き下げ率（%）	
		薬剤費ベース	医療費ベース
2002．4．1	11,191	6.2	1.4
2004．4．1	11,993	4.2	0.9
2006．4．1	13,311	6.7	1.6
2008．4．1	14,359	5.2	1.1
2010．4．1	15,455	5.8	1.2
2012．4．1	14,902	6.0	1.3
2014．4．1	15,303	5.6	1.2
2016．4．1	15,925	5.6	1.2
2018．4．1	16,432	7.5	1.7
2020．4．1	14,041	4.4	1.0
2022．4．1	13,370	6.7	1.4
2024．4．1	12,917	4.7	1.0

項　目	内　容	
薬価調査	(1)薬価の改正のためには，実際の購入価格を調査する必要がある．これを「薬価調査」という (2)薬価調査は，販売側として約6,500の全医薬品卸売一般販売業者と，購入側として病院，診療所，薬局から全国より抽出された約2,000機関に対して行われる	
既収載品の薬価改正方式	原則として「市場実勢価格加重平均値調整幅方式」〔以下の(1)，(2)による算定方式〕により算定される (1)薬価調査により個々の品目ごとに購入価格の加重平均値を求めこれに調整幅を加えて新しい薬価とする (2)調整幅は令和6（2024）年度の改定では，改定前の薬価に2%をかけた額とされた 平成22（2010）年度の改定で新薬創出・適応外薬解消等促進加算[注1]が試行的に導入された後，平成30（2018）年度の改定において制度化された	注1）一定の要件を満たす新薬について，市場実勢価格に基づく算定値に対して加算し，薬価引下げを緩和

187

3-8 医薬品と医療の経済性

3-8-1 医薬品流通のしくみ

項　目	内　容
医薬品流通の特徴	(1)医薬品の流通は，他の商品の流通と比較して取り扱われる医薬品が多種類，多品目にわたっていること，また流通の約90％を占める医療用医薬品の価格には薬価基準制度（3-7，p.186参照）がかかわるため，その流通と価格体系は他の一般商品に比して著しく異なる (2)医薬品の流通は，一般用医薬品の流通（図1）と，主に医療機関によって使用される医療用医薬品（薬価基準収載医薬品）の流通（図2）とに分けられ，両者は基本的に異なっている
一般用医薬品の流通のしくみ	一般用医薬品は薬局・薬店において一般消費者が自らの選択に基づき購入するため，流通のしくみは図1のごとく一般の消費財とおおむね同様である．近年は「ドラッグストア」（正確な定義はない）と呼ばれる比較的大型でチェーン化した小売業者が増えている 医薬品メーカー ← 医薬品卸売販売業者 ← 薬局・医薬品小売業 ← 消費者（患者） 図1　一般用医薬品の流通 なお，配置販売（医薬品をあらかじめ各家庭に置いておき，後に使用した薬の代金を回収する方法で販売する方法）により流通する一般用医薬品もある
医療用医薬品の流通のしくみ	医療用医薬品の流通（物と金の流れ）は，一般商品の流通と全く相違し，次の3段階に分けられる **第1段階:** メーカー（製造販売業者）によって製造・販売された医療用医薬品は，図2に示すように，原則として卸売販売業者を経由してユーザーたる医療機関または薬局に供給される．この間の流通はそれぞれ自由な取引に基づいて行われる **第2段階:** 医療機関・薬局が一旦購入したものは，医師の処方に基づき調剤されて患者に投与される．このとき，患者は原則として一部負担金という形でその費用の一部を医療機関または薬局に支払うことになっている **第3段階:** 医療機関・薬局は，医療用医薬品を投与するために要した費用のうち，患者から支払われた一部負担金を除いたものを支払基金等を通じて保険者に請求し，支払いを受ける．この場合，投与した医療用医薬品の費用（価格の算定）は，薬価基準で定められた価格により算定する 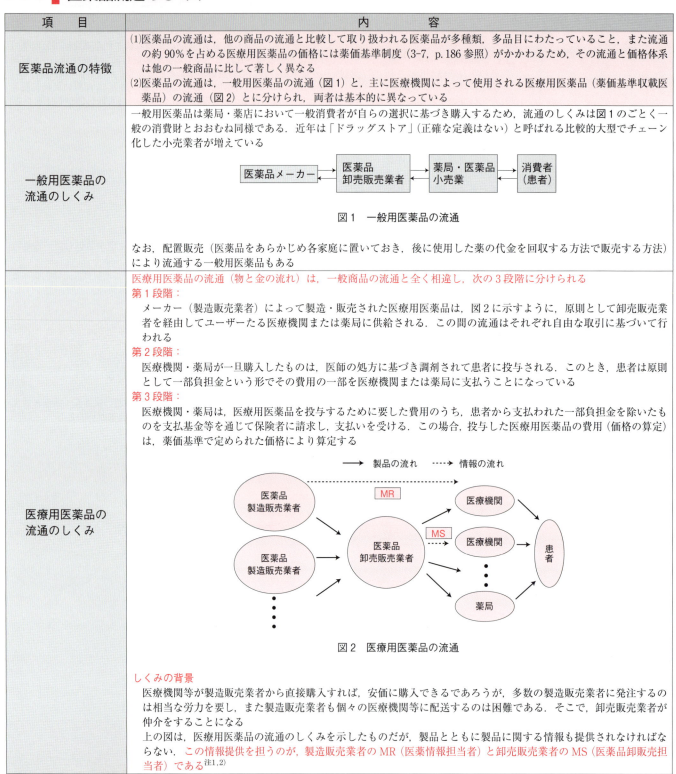 図2　医療用医薬品の流通 **しくみの背景** 医療機関等が製造販売業者から直接購入すれば，安価に購入できるであろうが，多数の製造販売業者に発注するのは相当な労力を要し，また製造販売業者も個々の医療機関等に配送するのは困難である．そこで，卸売販売業者が仲介をすることになる 　上の図は，医療用医薬品の流通のしくみを示したものだが，製品とともに製品に関する情報も提供されなければならない．この情報提供を担うのが，製造販売業者のMR（医薬情報担当者）と卸売販売業者のMS（医薬品卸販売担当者）である[注1,2]

注1）MRとは：医薬情報担当者の英名 medical representative の頭文字．医薬情報担当者とは，医薬品医療機器等法のGVP基準（2-6-13(6)，p.77参照）において，「医薬品の適正な使用に資するために，医療関係者を訪問すること等により安全管理情報を収集し，提供することを主な業務として行う者をいう」と定義している（GVP基準第2条第4項）

注2）MSとは：医薬品卸販売担当者を指し，医薬品の流通に携わる情報担当者という意味で，MSと呼んでいる
　　　メーカーのMRに対応した言葉として呼称されている．英名（marketing specialist）の頭文字

3-8-2 ▐ 卸売販売業者の機能と役割

項　　目	内　　　　容	備　　　考
卸売販売業の機能と役割	卸売販売業者は，需要（主として小売り）と供給（主として生産）とをつなげることが本質的な役割であり，そのため基本的機能としては集荷，保管，受注，小分，配送という物的流通とその管理が主体である．また，医薬品の卸売販売業者はこれらの機能に加えて医薬品の安定供給，流通段階における品質管理，情報提供機能という3つの重要な役割を負っている (1)安定供給 　医薬品の需要は，傷病という人為ではどうにもならない要素によって左右される生命関連の商品であるため，多くの医薬品を品揃えし安定供給しなければならない使命が求められる．災害時などにも被災地に医薬品を流通させるという社会的使命がある (2)品質管理 　大量かつ多種類の医薬品を取り扱う卸売販売業者には，法的に医薬品の品質管理が強く求められており，例えば品質試験の記録，保管記録，新薬等の流通履歴を明確にするための出納記録の整備などが行われる．そしてこれらの業務は管理薬剤師の責任のもとで行われる (3)情報提供機能 　医療機関等との医薬品情報の提供，収集は，製薬企業だけに課せられているものでなく，卸にも法的にその義務が課せられている注1,2)	注1）情報提供に関する規定 　医薬品の製造販売業者又は卸売販売業者は，薬局開設者，病院・診療所又は飼育動物診療施設の開設者，医薬品の販売業者，又は医師・歯科医師・薬剤師・獣医師その他の医薬関係者に対し，医薬品の有効性及び安全性に関する事項その他医薬品の適正な使用のために必要な情報を提供するよう努めなければならない 　（医薬品医療機器等法第68条の2第1項） 注2）関係者への情報収集への協力規定 　薬局開設者，病院・診療所又は飼育動物診療施設の開設者，医薬品の販売業者，又は医師・歯科医師・薬剤師・獣医師その他の医薬関係者は，医薬品の製造販売業者又は卸売販売業者等が行う必要な情報の収集に協力するよう努めなければならない 　（医薬品医療機器等法第68条の2第2項）

3-8-3 ▐ 独占禁止法，景品表示法・公正競争規約

項　　目	内　　　　容	備　　　考
独占禁止法	正式名称は「私的独占の禁止及び公正取引の確保に関する法律」で，公正かつ自由な競争を促進し，事業者が自主的な判断で自由に活動できるようにすることを目的にしている．事業者は，自らの創意工夫によって，より安くて優れた商品を提供して売上高を伸ばそうとし，消費者は，ニーズに合った商品を選択することができ，事業者間の競争によって，消費者の利益が確保される．独占禁止法によって，私的独占，不当な取引制限（カルテル，入札談合等），不公正な取引方法などの行為を規制している．公正取引委員会は，違反行為をした者に対して，違反行為を除くために必要な措置を命じている（排除措置命令と課徴金納付命令がある）（参考：公正取引委員会　https://www.jftc.go.jp/index.html）	医薬品業界では，事業者が相互に連絡を取り合い，本来なら自主的に決めるべき商品の価格や販売・生産数量などを共同で取り決め，競争を制限する行為が問題になりやすい．これは「カルテル」として，独占禁止法で禁止されている
景品表示法と公正競争規約	公正競争規約は，「不当景品類及び不当表示防止法（景品表示法）」に基づいて，事業者またはその団体が，景品類の提供行為や表示・広告に関する事項について，消費者庁長官及び公正取引委員会の認定を受け，自主的に設定した業界のルールである．製薬業界は，不当な景品類の提供を制限することにより不当な顧客の誘引を防止し，公正な競争秩序を確保することを目的として，「医療用医薬品製造販売業における景品類の提供の制限に関する公正競争規約」を設定し，実施している（参考：医療用医薬品製造販売業公正取引協議会　https://www.iyakuhin-koutorikyo.org/）	製薬企業が医療機関等に提供できる景品類として，物品・サービス，医学・薬学的情報，試用医薬品，調査・研究費用，講演会，広告，寄附などに関する自主ルールを定めている

3-8-4　医療用医薬品の流通改善に関する懇談会

項　　目	内　　容	備　　考
医療用医薬品の流通と価格形成の関係	医療用医薬品の価格は薬価基準制度で銘柄ごとに薬価が決まっている．これが医療機関・薬局から患者に対する販売価格となる．一方，製薬企業から医薬品卸に対する販売価格は仕切価格と呼ばれ，医薬品卸が医療機関・薬局に卸す価格は納入価格と呼ばれる 価格の関係が仕切価格＜納入価格＜薬価なら，医薬品卸は納入価格と仕切価格の差額が利益となり，医療機関・薬局は薬価と納入価格の差額が利益となる（これを「薬価差益」という）．医療機関・薬局は薬価差益を確保するため，医薬品をできるだけ安く仕入れようとする（例えば薬価が 100 円の医薬品を 80 円で購入すれば 20 円の薬価差益を得ることができる）．一方，製薬企業は，薬価差益を減らすために仕切価を高めに設定して医薬費卸に販売する（例えば仕切価 90 円で販売する）．医薬品卸は製薬企業から 90 円で購入した医薬品を，医療機関・薬局に 80 円で販売すると 10 円赤字になり利益を得ることができない（これを「一次売差マイナス」という）．そのため製薬企業は医薬品卸が利益を確保できるように補填を行う（例えば製薬企業が 15 円補填することで，医薬品卸は 5 円の利益を得ることができる）．この補填の方法として「割戻し（リベート）」や「アローアンス（報奨金）」が使われるが，不透明な商慣行として問題視されている（参考：医療用医薬品の流通の改善に関する懇談会　https://www.mhlw.go.jp/stf/shingi/other-isei_127251.html）	国は，医薬品の納入価格（市場実勢価格）を定期的に調査して（これを「薬価調査」という），薬価差益が大きい医薬品に関しては，薬価の引き下げを行っている．そのため薬価を下げたくない製薬企業は仕切価を高めに設定して，安価で流通しないようにコントロールしている．一方，できるだけ安価で購入したい医療機関・薬局は，医薬品卸との価格交渉が難航し，納入価格の未妥協・仮納品，総価契約（複数の医薬品をまとめて納入価格を決める）など不透明な取引慣行につながっている
	薬価 100 円 仕切価 90 円　補填 15 円　薬価差益 20 円　納入価 80 円 製薬企業　医薬品卸　医療機関・薬局 図 1　薬価差益 注：説明のため消費税抜きの価格を示している	
流通改善ガイドライン	厚生労働省は医薬品流通の現状を分析し，公的医療保険制度の下での不適切な取引慣行を是正するために，2004（平成 16）年に「医療用医薬品の流通改善に関する懇談会」を発足して，医療用医薬品の流通を改善するための方策を検討することにした．その後，後発医薬品の普及など医薬品市場環境の変化を踏まえて 2015（平成 27）年に「医療用医薬品の流通改善の促進について（提言）」の公表，2018（平成 30）年には国が主導して流通改善の取り組みを促進するために「医療用医薬品の流通改善に向けて流通関係者が遵守すべきガイドライン」が作成された（参考：医療用医薬品の流通改善に向けて流通関係者が遵守すべきガイドライン　https://www.mhlw.go.jp/file/06-Seisakujouhou-10800000-Iseikyoku/0000197503.pdf） また，後発医薬品の供給不足問題等，国民に必要な医薬品が届かない状況を踏まえて，ガイドラインの改訂が行われた（令和 6 年 3 月改訂　https://www.mhlw.go.jp/content/10800000/000861022.pdf）	独占禁止法によって不当な取引制限に該当する「医薬品購入に係る入札談合」などの問題を受けて，更なる流通改善が必要となり，2021（令和 3）年には「医療用医薬品の流通改善に向けて流通関係者が遵守すべきガイドライン」が改訂された
後発医薬品の供給不足問題	後発医薬品を製造する企業数社が，製造管理及び品質管理体制（GMP）の不備により医薬品医療機器等法（薬機法）に基づく業務停止命令を受け，後発医薬品の製造や出荷が長期間停止・縮小することになった．また，その影響を受けて，同じ成分や類薬を製造販売する先発品・後発品企業においても出荷控えや新規受注中止が発生し，さらなる医薬品の供給不足につながった．この問題は，国が進めている後発医薬品の使用促進によって，後発医薬品の需要が拡大し，生産数量・生産品目が多くなる一方，企業における人員や設備が追いつかないことや，医療費抑制のために後発医薬品の流通価格が比較的安価に抑えられていることと無関係でない．後発医薬品を含め，品質並びに安定供給の問題を解決するためには，適切な価格で医薬品が取引できるように，医薬品流通についてさらなる改善が求められている	参考：医薬品等行政評価・監視委員会の資料（令和 3 年 9 月 16 日）：後発医薬品等の製造管理及び品質管理について　https://www.mhlw.go.jp/content/10601000/000833073.pdf

3-8-5 国民医療費

(1) 国民医療費の範囲

厚生労働省は，わが国の医療保険制度・医療経済における重要な指標として，毎年度「国民医療費」を推計して発表している

項　　目	内　　　　容
国民医療費に含まれるもの	医療機関等における保険診療の対象となり得る傷病の治療に要した費用を推計したもので，医科診療や歯科診療にかかる診療費，薬局調剤医療費，入院時食事・生活医療費，訪問看護医療費等が含まれる（患者等負担分を含む）
国民医療費に含まれないもの	保険診療の対象とならない評価療養（先進医療（高度医療を含む）等），選定療養（特別の病室への入院，歯科の金属材料等），不妊治療における生殖補助医療等に要した費用は含まない．また，傷病の治療費に限っているため，(1)正常な妊娠・分娩に要する費用，(2)健康の維持・増進を目的とした健康診断，予防接種等に要する費用，(3)固定した身体障害のために必要とする義眼や義肢等の費用も含まない

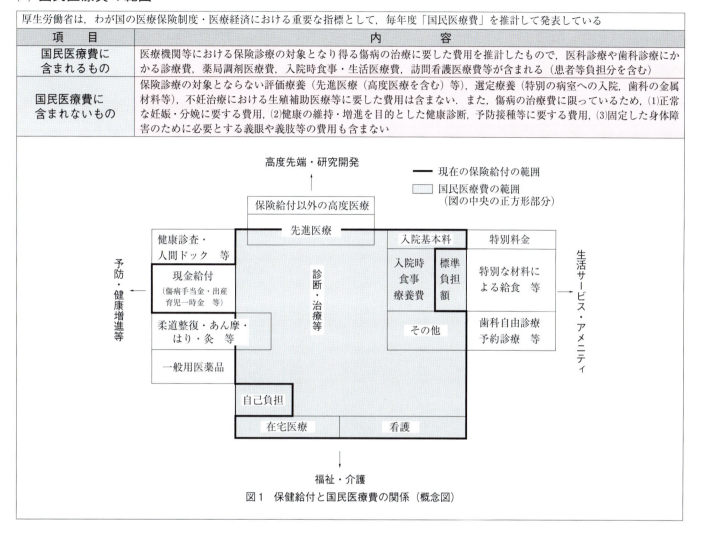

図1　保健給付と国民医療費の関係（概念図）

(2) 国民医療費の推移

(1) 2022（令和4）年度の国民医療費は46兆6,967億円，前年度比で3.7％増である
(2) 人口1人当たりの国民医療費は37万3,700円である
(3) 国民医療費の国内総生産（GDP）に対する比率は8.24％，国民所得に対する比率は11.06％である．国民医療費の伸び率は，いずれの伸び率も上回っている年が多い
(4) 国民医療費の総額は，人口高齢化，疾病構造の変化，医療技術の進歩などの理由で，毎年約1兆円ずつ増加している
(5) 2000（平成12）年度に介護保険制度が導入されたことで，費用の一部が移行し，見せかけ上の増加が抑えられた
(6) 2020（令和2）年は，新型コロナウイルス感染症による「受診抑制」などが要因で一時的な医療費減少が認められた

表1　国民医療費・対国内総生産・対国民所得比率の年次推移

年次		国民医療費 (億円)	対前年度増減率 (％)	人口1人当たり国民医療費 (千円)	対前年度増減率 (％)	国内総生産 (GDP) (億円)	対前年度増減率 (％)	国内総生産に対する国民医療費比率 (％)
昭和29	1954	2,152	…	2.4	…		…	…
30	1955	2,388	11.0	2.7	12.5	85,979	…	2.78
40	1965	11,224	19.5	11.4	17.5	337,653	11.1	3.32
50	1975	64,779	20.4	57.9	19.1	1,523,616	10.0	4.25
60	1985	160,159	6.1	132.3	5.4	3,303,968	7.2	4.85
平成3	1991	218,260	5.9	176.0	5.6	4,736,076	4.9	4.61
4	1992	234,784	7.6	188.7	7.2	4,832,556	2.0	4.86
5	1993	243,631	3.8	195.3	3.5	4,826,076	△0.1	5.05
6	1994	257,908	5.9	206.3	5.6	5,119,588	6.1	5.04
7	1995	269,577	4.5	214.7	4.1	5,252,995	2.6	5.13
8	1996	284,542	5.6	226.1	5.3	5,386,596	2.5	5.28
9	1997	289,149	1.6	229.2	1.4	5,425,080	0.7	5.33
10	1998	295,823	2.3	233.9	2.1	5,345,641	△1.5	5.53
11	1999	307,019	3.8	242.3	3.6	5,302,986	△0.8	5.79
12	2000	301,418	△1.8	237.5	△2.0	5,376,142	1.4	5.61
13	2001	310,998	3.2	244.3	2.9	5,274,105	△1.9	5.90
14	2002	309,507	△0.5	242.9	△0.6	5,234,659	△0.7	5.91
15	2003	315,375	1.9	247.1	1.7	5,262,199	0.5	5.99
16	2004	321,111	1.8	251.5	1.8	5,296,379	0.6	6.06
17	2005	331,289	3.2	259.3	3.1	5,341,062	0.8	6.20
18	2006	331,276	△0.0	259.3	△0.0	5,372,579	0.6	6.17
19	2007	341,360	3.0	267.2	3.0	5,384,855	0.2	6.34
20	2008	348,084	2.0	272.6	2.0	5,161,749	△4.1	6.74
21	2009	360,067	3.4	282.4	3.6	4,973,642	△3.6	7.24
22	2010	374,202	3.9	292.2	3.5	5,048,737	1.5	7.41
23	2011	385,850	3.1	301.9	3.3	5,000,462	△1.0	7.72
24	2012	392,117	1.6	307.5	1.9	4,994,206	△0.1	7.85
25	2013	400,610	2.2	314.7	2.3	5,126,775	2.7	7.81
26	2014	408,071	1.9	321.1	2.0	5,234,228	2.1	7.80
27	2015	423,644	3.8	333.3	3.8	5,407,408	3.3	7.83
28	2016	421,381	△0.5	332.0	△0.4	5,448,299	0.8	7.73
29	2017	430,710	2.2	339.9	2.4	5,557,125	2.0	7.75
30	2018	433,949	0.8	343.2	1.0	5,565,705	0.2	7.80
令和元	2019	443,895	2.3	351.8	2.5	5,568,454	0.0	7.97
2	2020	429,665	△3.2	340.6	△3.2	5,390,091	△3.2	7.97
3	2021	450,359	4.8	358.8	5.3	5,536,423	2.7	8.13
4	2022	466,967	3.7	373.7	4.2	5,664,897	2.3	8.24

注：1) 平成12年4月から介護保険制度が開始されたことに伴い，従来国民医療費の対象となっていた費用のうち介護保険の費用に移行したものがあるが，これらは平成12年度以降，国民医療費に含まれていない
2) 国内総生産（GDP）は，内閣府「国民経済計算」による

（出典：令和4（2022）年度 国民医療費の概況）
（https://www.mhlw.go.jp/toukei/saikin/hw/k-iryohi/22/dl/kekka.pdf）

3-8-6 ▎国民医療費の内訳

項　目	内　　　　容
財　源　別 国民医療費	(1)国民医療費は，保険料，公費（税金）及びその他（患者負担等）から支払われている (2)2022（令和4）年度における負担割合の内訳は，公費37.9％，保険料50.0％，患者負担が11.6％である

表1　財源別国民医療費

財　源	令和4（2022）年度		令和3（2021）年度		対前年度	
	国民医療費 （億円）	構成割合 （％）	国民医療費 （億円）	構成割合 （％）	増減額 （億円）	増減率 （％）
総　数	466,967	100.0	450,359	100.0	16,608	3.7
公　費	176,837	37.9	171,025	38.0	5,812	3.4
国　庫	117,912	25.3	114,027	25.3	3,885	3.4
地　方	58,925	12.6	56,998	12.7	1,927	3.4
保険料	233,506	50.0	224,957	50.0	8,549	3.8
事業主	101,316	21.7	97,376	21.6	3,940	4.0
被保険者	132,189	28.3	127,581	28.3	4,608	3.6
その他[1]	56,625	12.1	54,378	12.1	2,247	4.1
患者負担（再掲）	54,395	11.6	52,094	11.6	2,301	4.4

注1）その他は，患者負担及び原因者負担（公害健康被害の補償等に関する法律，健康被害救済制度による救済給付及び自動車損害賠償責任保険による支払い分）である

（出典：令和4（2022）年度 国民医療費の概況）

（https://www.mhlw.go.jp/toukei/saikin/hw/k-iryohi/22/dl/kekka.pdf）

項　目	内　　　　容
診 療 種 類 別 国 民 医 療 費	(1)国民医療費の支払い先は，医科診療医療費が全体の72.4％と最も多い (2)入院医療費が37.2％と入院外医療費の35.3％を少し上回っている (3)薬局調剤医療費は7兆9,903億円（全体の17.1％）である．医薬分業の進展に伴い増加傾向にあったが，近年は横ばいに推移している

表2　診療種類別国民医療費

診療種類	令和4（2022）年度		令和3（2021）年度		対前年度	
	国民医療費 （億円）	構成割合 （％）	国民医療費 （億円）	構成割合 （％）	増減額 （億円）	増減率 （％）
総　数	466,967	100.0	450,359	100.0	16,608	3.7
医科診療医療費	338,255	72.4	324,025	71.9	14,230	4.4
入院医療費	173,524	37.2	168,551	37.4	4,973	3.0
病　院	169,863	36.4	164,849	36.6	5,014	3.0
一般診療所	3,661	0.8	3,702	0.8	△　41	△1.1
入院外医療費	164,731	35.3	155,474	34.5	9,257	6.0
病　院	69,958	15.0	67,815	15.1	2,143	3.2
一般診療所	94,773	20.3	87,659	19.5	7,114	8.1
歯科診療医療費	32,275	6.9	31,479	7.0	796	2.5
薬局調剤医療費	79,903	17.1	78,794	17.5	1,109	1.4
入院時食事・生活医療費	7,290	1.6	7,407	1.6	△　117	△1.6
訪問看護医療費	4,633	1.0	3,929	0.9	704	17.9
療養費等	4,610	1.0	4,725	1.0	△　115	△2.4

（出典：令和4（2022）年度 国民医療費の概況）

（https://www.mhlw.go.jp/toukei/saikin/hw/k-iryohi/22/dl/kekka.pdf）

3-8-6 国民医療費の内訳（つづき）

項　目	内　　容
年齢階級別国民医療費	(1)国民医療費を年齢階級別にみると，65歳以上が28兆1,151億円（全体の60.2％）使用している (2)人口一人当たり国民医療費をみると，65歳未満は20万9,500円，65歳以上は77万5,900円であり，約3.7倍になっている

表3　年齢階級別国民医療費

年齢階級	令和4（2022）年度			令和3（2021）年度			対前年度 人口1人当たり国民医療費	
	国民医療費（億円）	構成割合（％）	人口1人当たり国民医療費（千円）	国民医療費（億円）	構成割合（％）	人口1人当たり国民医療費（千円）	増減額（千円）	増減率（％）
総　数	466,967	100.0	373.7	450,359	100.0	358.8	14.9	4.2
65歳未満	185,816	39.8	209.5	177,323	39.4	198.6	10.9	5.5
0〜14歳	26,359	5.6	181.7	24,178	5.4	163.5	18.2	11.1
15〜44歳	57,317	12.3	144.0	53,725	11.9	133.3	10.7	8.0
45〜64歳	102,140	21.9	296.8	99,421	22.1	290.7	6.1	2.1
65歳以上	281,151	60.2	775.9	273,036	60.6	754.0	21.9	2.9
70歳以上（再掲）	242,473	51.9	844.8	233,696	51.9	824.5	20.3	2.5
75歳以上（再掲）	182,187	39.0	940.9	172,435	38.3	923.4	17.5	1.9

（出典：令和4（2022）年度 国民医療費の概況）
(https://www.mhlw.go.jp/toukei/saikin/hw/k-iryohi/22/dl/kekka.pdf)

3-8-7 薬局調剤医療費

(1)薬局調剤医療費は，医療機関から発行された処方箋をもとに，保険薬局で調剤された医薬品にかかる医療費のことである
(2)2023（令和5）年度は，国民医療費全体の17.5％を占め7兆8,794億円であった．処方箋受付1回当たり点数は889.9点（8,899円）であった
(3)調剤行為別にみると，医薬品の価格である薬剤料：637.5点（71.6％）が最も高く，次いで調剤技術料：128.6点（14.5％），薬学管理料：121.8点（13.7％）となっている
(4)2022（令和4）年度調剤報酬改定において，薬局・薬剤師業務の評価体系の見直しがあり，調剤技術料の一部について薬学管理料への再編が行われたため，2021（令和3）年以前との数値の比較には留意が必要である

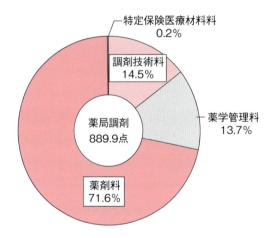

図1　調剤行為別にみた受付1回当たり点数の構成割合（令和5年6月審査分）
（出典：令和5年社会医療診療行為別統計の概況）
(https://www.mhlw.go.jp/toukei/saikin/hw/sinryo/tyosa23/dl/yakkyoku.pdf)

3-8-8 薬剤料の比率

項　目	内　　容
薬剤料の比率の意味	(1)薬剤料の比率は，「社会医療診療行為別統計」の結果に基づく (2)「社会医療診療行為別統計」とは，医療保険制度によって行われる診療行為の内容，傷病の状況，調剤行為の内容，薬剤の使用状況等を明らかにするために厚生労働省が実施する集計である (3)全国の保険医療機関及び保険薬局から社会保険診療報酬支払基金支部及び国民健康保険団体連合会に提出され，審査決定された診療報酬明細書及び調剤報酬明細書のうち，「レセプト情報・特定健診等情報データベース」に蓄積されているものすべてを集計している
薬剤料の比率の動向	(1)薬剤料の比率は，総点数に占める「投薬」「注射」及びその他の診療行為の中の薬剤点数の割合である (2)2023（令和5）年度では，医科総数に対して薬剤料は入院の10.3%，外来の39.7%を占めている（薬局調剤分を含む） (3)入院では投薬よりも注射の比率が高く，入院外では注射よりも投薬の比率が高くなっている

表1　入院─入院外別にみた医科・薬局調剤（医科分）の薬剤料の比率の年次推移

（単位：%）　　　　　　　　　　　　　　　　　　　　　　　　　　　　　　　　（各年6月審査分）

	令和元 (2019) 年	令和2 (2020) 年	令和3 (2021) 年	令和4 (2022) 年	令和5 (2023) 年
	入　　院　（　　医　　科　　）				
薬剤料	9.7	9.1	9.0	9.0	10.3
投薬・注射	9.0	8.4	8.3	8.3	9.6
投薬	2.7	2.6	2.3	2.2	2.2
注射	6.3	5.8	6.0	6.1	7.4
その他	0.7	0.7	0.7	0.6	0.7
	入　　院　　外　（医科及び薬局調剤の医科分）				
薬剤料	40.5	43.5	40.1	39.1	39.7
投薬・注射	38.9	41.8	38.4	37.4	38.0
投薬	30.0	31.7	28.4	27.0	26.8
注射	8.8	10.1	10.0	10.4	11.2
その他	1.7	1.7	1.7	1.7	1.7

注：医科分（診療報酬明細書分）のうち「投薬」「注射」を包括した診療行為が出現する明細書及びDPC/PDPSに係る明細書は除外している

　　「薬剤料の比率」とは，総点数（入院時食事療養等（円）÷10を含む.）に占める，「投薬」「注射」及び「その他」（「在宅医療」「検査」「画像診断」「リハビリテーション」「精神科専門療法」「処置」「手術」及び「麻酔」）の薬剤点数の割合である

　　薬局調剤分（調剤報酬明細書分）は，内服薬及び外用薬を「投薬」に，注射薬を「注射」に合算している

（出典：令和5年社会医療診療行為別統計の概況）

（https://www.mhlw.go.jp/toukei/saikin/hw/sinryo/tyosa23/dl/yakuzai.pdf）

3-8-9 　後発医薬品（ジェネリック医薬品）

項　目	内　容
後発医薬品とは	(1)後発医薬品（ジェネリック医薬品）とは，新薬として開発・承認された先発医薬品の特許期間及び再審査期間（データ保護期間）が満了した後に市場に供される，先発医薬品と同じ有効成分を同じ量含有し，剤形や用法・用量も同じ医薬品をいう．有効成分以外の添加物（賦形剤や基剤など）は，通常，先発医薬品と後発医薬品で異なる〔後発医薬品の中でも銘柄（製造販売企業）によって異なる〕 (2)新医薬品を「先発医薬品」と俗称するのに対して使われる用語で，「後発品」と称したり，「ジェネリック医薬品」又は単に「ジェネリック」ともいう (3)この語は通常，医療用医薬品であって新医薬品でないものに用いられ，いわゆる一般用医薬品には用いない (4)新医薬品と後発医薬品の規制上の主な相違点は次のとおりである 〔承認申請時の添付資料の内容の相違〕 　新医薬品の承認申請に当たっては，添付資料として基礎試験及び臨床試験のすべてのデータを提出しなければならないが，後発医薬品の場合は通常規格試験法に基づく実測値データ，安定性のデータ及び先発医薬品との生物学的同等性等のデータを添付するのみでよいとされている

表1　新医薬品と後発医薬品の承認申請資料

	新医薬品	後発医薬品
製造方法，規格及び試験方法など	○	○
安定性試験	○	○ （加速試験のみ）
薬理試験	○	―
体内動態試験	○	○ （生物学的同等性試験のみ）
毒性試験	○	―
臨床試験	○	―
添付文書等記載事項の案	○	○

（○：提出が必要）

項　目	内　容
バイオ後続品 （バイオシミラー）	バイオ後続品とは，国内で既に新有効成分含有医薬品として承認されたバイオテクノロジー応用医薬品（以下，「先行バイオ医薬品」という）と同等／同質の品質，安全性，有効性を有する医薬品として，異なる製造販売業者により開発される医薬品のこと．一般に，品質，安全性及び有効性について，先行バイオ医薬品との比較から得られた同等性／同質性を示すデータ等に基づき開発することができる．バイオ後続品の申請は，先行バイオ医薬品の特許期間，再審査期間の終了後に可能となり，申請に必要な資料は後発医薬品とは別に定められ，原則として品質特性や臨床試験成績を示すデータが求められる．また，バイオ医薬品は遺伝子組換え技術や細胞培養技術等の最先端技術を用いて開発され，化学合成によって製造される医薬品と比べて膨大な開発費用を要するため一般的に薬価が高くなっている．バイオ後続品も同様に，後発医薬品と異なる薬価算定方式が用いられている（現行では，先行バイオ医薬品の薬価に 0.7 を乗じた額） なお，2024（令和6）年5月時点で 35 成分のバイオ後続品が承認されている（承認品目一覧 https://www.pmda.go.jp/files/000268795.pdf） （出典：厚生労働省　バイオ後続品の品質・安全性・有用性確保のための指針）
後発医薬品の 使用推進政策	後発医薬品を普及させることは，医療の質を保ちつつ患者負担の軽減や医療費の効率化を図ることができ，医療保険財政の改善に資することから，2007（平成19）年に「後発医薬品の安心使用促進アクションプログラム」，2013（平成25）年に「後発医薬品のさらなる使用促進のためのロードマップ」を作成し，後発医薬品の数量シェアについて目標を定め，後発医薬品の使用を進めてきた．その結果，後発医薬品がある医薬品における使用数量では約8割と，国民の健康・生命を守る医療の重要な基盤として成長してきた 一方で，その基盤を支える後発医薬品産業が未だ品質や安定供給の観点から脆弱性を抱えていることが明らかとなっていることを踏まえ，2024（令和6）年，「後発医薬品のさらなる使用促進のためのロードマップ」を「安定供給の確保を基本として，後発医薬品を適切に使用していくためのロードマップ」として改訂し，新たな数値目標を設定して，さらなる取り組みを進めることになった．具体的には，後発医薬品の供給不安を解消するための対策強化や，後発医薬品があるのにもかかわらず患者が先発医薬品を希望する場合に自己負担額が増える選定療養の導入などがある 同様に，バイオ後続品を普及させることは，後発医薬品と同様，医療の質を保ちつつ医療保険財政の改善に資する一方で，バイオ後続品はその特性や使用状況，開発状況や国民への認知度等が後発医薬品とは大きく異なるため，「バイオ後続品の使用促進のための取組方針」を別途策定し，あらたな数値目標を設定して取組を進めることになった ●数値目標

主目標	医薬品の安定的な供給を基本としつつ，後発医薬品の数量シェアを 2029 年度末までにすべての都道府県で 80% 以上
副次目標1	2029 年度末までに，バイオシミラーが 80% 以上を占める成分数が全体の成分数の 60% 以上
副次目標2	後発医薬品の金額シェアを 2029 年度末までに 65% 以上

（出典：厚生労働省　後発医薬品（ジェネリック医薬品）及びバイオ後続品（バイオシミラー）の使用促進について
https://www.mhlw.go.jp/stf/seisakunitsuite/bunya/kenkou_iryou/iryou/kouhatu-iyaku/index.html）

3-8-10 医薬品生産金額

項　　目	内　　　　　容
医薬品の生産金額	(1) 2021（令和 3）年の国内生産金額は 9 兆 1,767 円であった．この金額は 2019（令和元）年に急増した (2) 医療用医薬品と要指導医薬品・一般用医薬品の構成比は約 9：1 になっている

表 1　医薬品生産金額の年次推移

年		生産			医療用医薬品			要指導医薬品・一般医薬品		
		金額 （百万円）	伸び率 （％）	構成比 （％）	金額 （百万円）	伸び率 （％）	構成比 （％）	金額 （百万円）	伸び率 （％）	構成比 （％）
平 24	2012	6,976,712	△ 0.2	100.0	6,263,010	△ 1.3	89.8	713,702	11.0	10.2
25	2013	6,894,014	△ 1.2	100.0	6,193,983	△ 1.1	89.8	700,031	△ 1.9	10.2
26	2014	6,589,762	△ 4.4	100.0	5,868,927	△ 5.2	89.1	720,835	3.0	10.9
27	2015	6,748,121	2.4	100.0	5,996,890	2.2	88.9	751,231	4.2	11.1
28	2016	6,623,860	△ 1.8	100.0	5,871,373	△ 2.1	88.6	752,487	0.2	11.4
29	2017	6,721,317	1.5	100.0	6,007,419	2.3	89.4	713,898	△ 5.1	10.6
30	2018	6,907,722	2.8	100.0	6,172,570	2.7	89.4	735,152	3.0	10.6
令元	2019	9,475,366	37.2	100.0	8,652,322	40.2	91.3	823,044	12.0	8.7
2	2020	9,263,864	△ 2.2	100.0	8,478,053	△ 2.0	91.5	785,811	△ 4.5	8.5
3	2021	9,174,668	△ 1.0	100.0	8,425,490	△ 0.6	91.8	749,179	△ 4.7	8.2

（出典：薬事工業生産動態統計：結果の概要 令和 3（2021）年年報）

（https://www.mhlw.go.jp/toukei/list/105-1c.html）

項　　目	内　　　　　容
薬効群別生産金額	(1) 2021（令和 3）年の薬効群別生産金額は，その他の代謝性医薬品（14.6％），腫瘍用薬（14.2％），中枢神経系用薬（10.2％）が上位を占めていた．なお，その他の代謝性医薬品には糖尿病治療薬や痛風治療薬が含まれる (2) 2018（平成 30）年の薬効群別生産金額では，降圧薬，血管拡張薬，高脂血症溶剤などを含む循環器官用薬が 11.6％と最も多かったのに比べ，上位を占める薬効群に大きな変動がみられた

図 1　医薬品主要薬効大分類別生産金額

（出典：薬事工業生産動態統計：結果の概要 令和 3（2021）年）

（https://www.mhlw.go.jp/toukei/list/105-1c.html）

3-8-11 ▎薬物治療の経済評価の意義，評価手法

項　目	内　　容
経済評価とは	(1)薬物治療の経済評価は，ある薬物治療を行うために必要な費用①（医薬品や医療者など）だけでなく，その薬物治療によって避けられる費用②（入院費など）も計算する．また，その薬物治療によって期待できる臨床効果③も合わせて評価する (2)①の費用が②の費用よりも高い（つまり医療費が増加する）場合でも，その金額が期待できる効果③に見合うものであれば，経済評価的に問題がない，つまり費用対効果がよいと判断する (3)経済評価では，複数の選択（例えば，既存薬と新薬）を比較する．複数の薬物治療について，費用と効果を同時に検討する場合を「完全な経済評価分析」という．薬物治療にかかる費用だけを比較する分析は「費用分析」といい不完全なものである (4)経済評価分析の手法としては，期待できる効果の測定法に応じて，表1のように分類することができる (5)薬物療法の経済評価分析を行う場合，費用を効果で割って（①−②／③），費用効果比 Cost-Effectiveness Ratio（CER）を計算する 表1　薬物治療の経済分析手法 表1テーブル

表1　薬物治療の経済分析手法

手　法	費用の測定	効果の測定
費用効果分析	金銭単位 （薬剤費や医療費）	生存期間など，臨床評価に使われる単位
費用効用分析		費用効果分析の一部， 質調整生存年（QALY）を指標に使う
費用便益分析		治療効果すべてを金銭単位に置き換える
費用最小化分析		効果が同じだと仮定して，費用だけを比較する

項　目	内　　容
増分費用効果比 （ICER）	複数の薬物治療を比較する分析では，増分費用効果比 Incremental Cost-Effectiveness Ratio（ICER）を計算する．例えば，既存の治療法では 1,000 万円で 100 人中 60 人が救える，新薬では 1,500 万円で 85 人が救える場合，ICER は（1,500 万円 − 1,000 万円）／（85 人 − 60 人）＝ 500 万円／25 人となり，1 人追加で救うために 20 万円が追加で必要になると評価する
質調整生存年 （QALY）	薬物治療によって延命が期待できる場合は，何人救えるか（人数）や延命期間（生存年）などで効果を示すことができる．しかし，生活習慣病のような慢性疾患の場合は，健康でない状態で長く生存することになる．この健康状態を QOL 値（又は効用値）で表し，この健康状態を加味した生存年のことを質調整生存年 Quality-adjusted life-year（QALY）という．質調整生存年の計算方法を図1に示す 図1　生存年と質調整生存年の関係
分析の立場	経済評価では，分析の立場（視点）によって興味のある費用や効果が異なる．例えば，保険者など医療費を支払う立場の場合，保険医療によって支払われる医療費に興味を持つが，患者個人が支払う通院費や OTC 医薬品の費用には興味がないかもしれない．また，患者個人の場合は，医療や介護のために，仕事を休む時間も考慮する場合もある．分析の立場と費用の関係を表2にまとめた 表2　分析の立場と考慮すべき費用

表2　分析の立場と考慮すべき費用

立　場	目　的	費用の範囲
患者や家族	個々の患者の臨床判断	患者・家族が負担する費用
医療機関	患者の代理としての臨床判断，医療機関の経営者としての意思決定	医療機関で発生する費用
支払者（保険者）	保険償還の決定，価格決定の参考	保険システム内で発生する費用
社会全体	社会的な医療政策の決定	すべての経済的費用

3-8-11 薬物治療の経済評価の意義，評価手法（つづき）

項　目	内　　容
費用の種類	経済評価の対象となる費用は，医療費など「お金」の支払いが発生する直接費だけでなく，病気によって仕事を休む，仕事をやめるなど，失われた時間を費用に換算する間接費も考慮する．費用の分類を図2に示す
生産性損失	健康であれば仕事をして社会に貢献ができる．このため健康を損なうことで失う時間を金銭換算することで機会費用を算出できる．仕事を休むだけでなく，仕事の質が下がる（罹患費用）や早期死亡によって生涯年収が減る（死亡費用）などを考慮する場合もある．また，患者個人だけでなく，子どもや高齢者が病気になり，その付き添いや介護のために家族が使う時間も生産性費用に含むこともできる．どの費用を含むかは，分析の立場によって異なる
モデル分析（判断樹，マルコフモデル）	臨床研究などから得られた結果をもとに経済評価分析を実施する場合，追跡期間が短く長期の予想が難しい場合も少なくない．そのため臨床研究や疫学研究など複数の情報を統合するモデル分析が多く使われる．図3に示すように，新薬もしくは既存薬を選ぶことによって（選択），その後に発生する効果（結果）について確率的に期待値を計算するモデルを「判断樹モデル」という．一方，複数の健康状態をあらかじめ定義し（この場合，「健康」「病気」「死亡」の3つ），時間とともに健康状態がどのように変化するかをシミュレートするモデルを「マルコフモデル」という．薬物治療の種類や病気の進行状況に合わせて適切なモデルを選択する．例えば，インフルエンザワクチンの効果を比べる場合は判断樹モデル，がん治療の効果を比べる場合はマルコフモデルが選択されることが多い
割　引	経済分析の対象となる医療サービス（薬物治療など）は，医療費の支払いは先で，治療効果が後で発生する場合も少なくない（例えば，禁煙治療と肺がんの予防など）．そのため，長期間にわたる分析の場合，後から発生する費用や効果を，現在価値に換算するための「割引」を考慮する必要がある．通常は年2～5%の割引率を設定して，下記の計算式を使って現在価値を計算する．例えば，年間医療費 F = 70万円を3年間使う場合，割引率 r = 5%/年を使って現在価値（P）を計算すると210万円でなく約190万円になる $$P = \frac{F_n}{(1+r)^n} = \frac{70万円}{(1+0.05)^1} + \frac{70万円}{(1+0.05)^2} + \frac{70万円}{(1+0.05)^3} = 190.6万円$$
感度分析	経済評価は臨床効果や費用など，不確実性の高い複数の情報を使って分析する必要がある．そのため，「感度分析」を行い，個々の情報が結果（例えばICER）に与える影響を確認する必要がある．感度分析には，費用や効果の値（パラメータ）を一つずつ変化させる「一次元感度分析」と，すべてを同時に変化させる「確率的感度分析」などがある．結果に大きな影響を与える情報（費用や効果）が明らかな場合は，より確実性の高い情報を分析に用いるか，結果に与える影響を考慮した上で解釈する必要がある

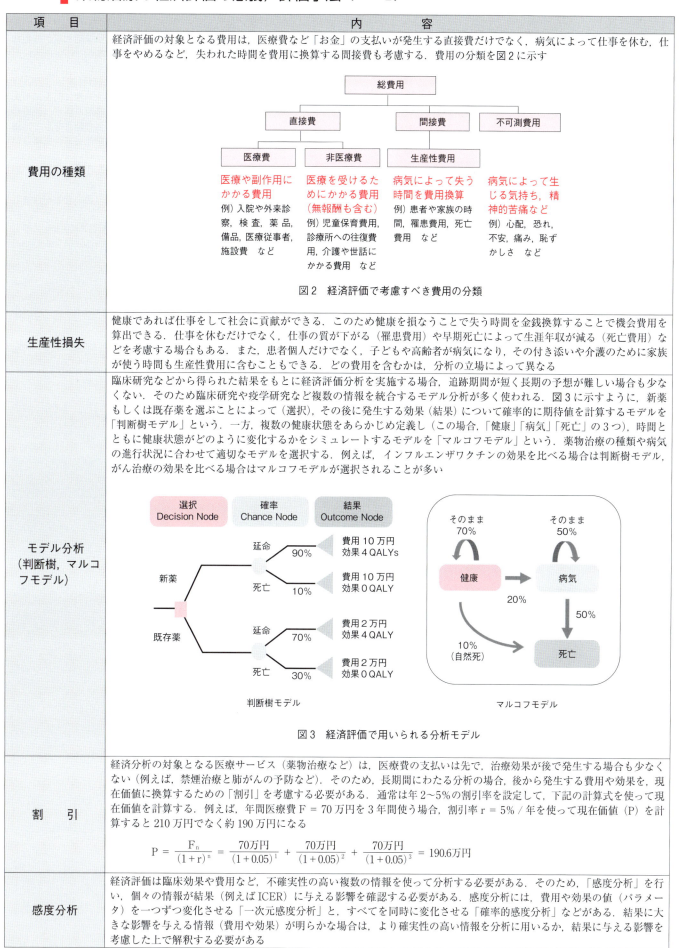

図2　経済評価で考慮すべき費用の分類

図3　経済評価で用いられる分析モデル

3-8-11 ▎薬物治療の経済評価の意義，評価手法（つづき）

項　目	内　容
医療技術評価 （HTA）	諸外国では，費用対効果の結果を参考に，「保険償還の可否に使う」「医薬品の価格設定に使う」など政策的利用が行われている．このような医療技術や医薬品等の意思決定に使う仕組みを医療技術評価 Health Technology Assessment（HTA）と呼ぶ わが国でも，このHTAを医薬品や医療機器の価格（薬価）を決めるために使えないかと，中央社会医療協議会（中医協）で2012（平成24）年から検討が進められ，2016（平成28）年からの試行的導入を経て，2019（令和元）年に医薬品や医療機器の価格制度に費用対効果評価を使うことが正式に導入された．海外の制度とは異なり，保険償還の決定に使用せず，薬価算定の加算並びに売上予測額を参考に対象となる医薬品や医療機器を選定し，費用対効果評価の結果をもとに価格（薬価）を調整する方式になっている．エビデンスに基づく医療政策の考え方に基づき，医薬品や医療機器の価格算定をより明確化し，公的医療をより持続可能なものとすることも目指している 2019（令和元）年の制度化以降，2024（令和6）年8月現在までに55品目が費用対効果評価の対象となり，28品目の評価が終了している．そのうち22品目の価格が引き下げとなった これまでの実績を踏まえ，価格調整の対象範囲，価格引き上げ条件，公的介護費用や生産性損失の取り扱いなどが今後の課題として検討される予定である （参考：国立保健医療科学院　保健医療経済評価研究センター） （https://c2h.niph.go.jp/assessment/application/index.html）

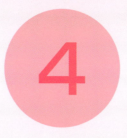

地域における薬局と薬剤師

④-1　地域の医薬品提供体制

④-2　地域薬局，薬剤師の役割

④-3　コミュニケーション

4 -1 　地域の医薬品提供体制

4-1-1 ┃ 医薬分業の概要と動向

項　　目	内　　容
医薬分業とは	「医薬分業」とは，医師が医療上患者に投薬を必要とした場合に，「医師が患者に処方箋を交付し，患者は薬局にその処方箋を持参し，薬局の薬剤師はその処方箋に基づいて調剤し，その調剤された薬剤を適正指導の下に患者に交付する一連の行為」の総称として用いられている
医薬分業の意義（使　命）	(1)日本薬剤師会は，医薬分業の意義を次のように記している 「医薬分業とは，地域において，医師の処方箋に基づき，薬の専門家である薬剤師が，処方内容を確認した上で，適正に管理されて品質が保証された医薬品を用い，正確に調製した薬剤を，適切な指導を加えて患者に交付することによって，医師と薬剤師が専門的な機能で協力し合い，よりよい医療を患者に提供することをいう」 (2)日本薬剤師会は，さらに，「医薬分業の理念」を，より職能論的に，次のごとく拡大した主張をも行っている 「医薬分業とは，医薬品に関する総ての業務，即ち，開発，製造，供給，試験，管理，情報，調剤，指導，相談に至るまでの責任と主体性を薬剤師が持つことによって，医療の合理化と医薬品供給の円滑化を図り，国民の健康な生活を確保するために貢献することをいう」　　　　　　　　　　　　　　　（昭和50年2月，医薬分業の理念，日本薬剤師会）
医薬分業の起源 世界の歴史	医薬分業は，一説には，今から約780年前の1240年，神聖ローマ帝国（現在のドイツ）のフリードリヒⅡ世が制定した5箇条の法令（薬剤師大憲章）により始まったといわれ，次のような5つの条文からなる法令が公布された 　　第1条　医師が薬室を持つことを禁ずる．また，薬剤師との共同経営を禁ずる 　　第2条　医師の委員が薬局を監視する 　　第3条　薬局の数を制限する 　　第4条　薬品調製の基準を定める 　　第5条　薬価計算法を制定する すなわち，医師が薬室（今日の薬局）を持つことを禁じたこのフリードリヒⅡ世による5箇条の法令が今日の医薬分業の起源といわれている．医薬品は有効性と同時に毒性，副作用を持つため「両刃の剣」に例えられるが，そのような医薬品の本質を考えると，医薬分業という制度が，医薬品の有効性と安全性を確保するための有効な医療システムとして創出されたものであろうことは疑う余地はない
医薬分業の起源 日本の歴史	明治7（1874）年の医制の発布によって萌芽した医薬分業制度は，明治22（1889）年の薬律の制定により，薬剤師の誕生と医薬分業体系の法制化によって形式的にその誕生をみたが大きな進展はみられなかった．しかし，第二次世界大戦後，連合軍総司令部（GHQ）による権力的な背景（医薬分業の勧告）のもと，様々な経緯を経て，昭和30（1955）年8月に医薬分業法（医師法，歯科医師法及び薬事法の改正）が公布され，現行法としての基盤が確立された しかしながら，医師法第22条の例外規定，薬局の受入れ体制の不備，国民の長い慣習から昭和49（1974）年までは大きな進展をみなかった 次いで，昭和49（1974）年10月の診療報酬の改定で処方箋料が一挙に10倍（50点）に引き上げられたのを契機に医薬分業の進展ムードは高まり，わが国の医薬分業は事実上のスタートを切った また，医薬分業推進のもう1つの柱として，患者の高齢化に伴う重複投薬，相互作用の回避など安全対策の必要性，また医療に対する患者の意識の向上などもあげられる かくして，近年は医師の理解と国民的合意による医薬分業へと方向転換が進められ，毎年大きな進展をみ，令和5（2023）年には全国平均で約80％の分業率に達した．一方，その費用の増大とともに，国民よりそのメリットについて，目に見える形での成果が強く求められる時代となった 医薬分業の進展等により，薬剤師及び薬局を取り巻く環境が大きく変化したことから，平成27（2015）年に厚生労働省は，医薬分業の原点に立ち返り現在の薬局を患者本位のかかりつけ薬局に再編するため，「患者のための薬局ビジョン」を策定した（次頁の図1およびp.211参照）
医薬分業の利点	(1)使用したい医薬品が手元になくても，患者に必要な医薬品を医師・歯科医師が自由に処方できること (2)処方箋を患者に交付することにより，患者自身が服用している薬について知ることができること (3)「かかりつけ薬剤師・薬局」において薬歴管理を行うことにより，複数診療科受診による重複投薬，相互作用の有無の確認などができ，薬物療法の有効性・安全性が向上すること (4)病院薬剤師の外来調剤業務が軽減することにより，本来病院薬剤師が行うべき入院患者に対する病棟活動が可能となること (5)薬の効果，副作用，用法などについて薬剤師が，処方した医師・歯科医師と連携して，患者に説明（服薬指導）することにより，患者の薬に対する理解が深まり，調剤された薬を用法どおり服用することが期待でき，薬物療法の有効性，安全性が向上すること　　　　　　　　　　　　　　　　　　　　　　　（出典：平成28年版 厚生労働白書）

4-1-1 医薬分業の概要と動向（つづき）

項　目		内　　容
医薬分業の体制	薬歴の活用とかかりつけ薬局	(1)「かかりつけ薬局」とは，患者が複数の診療科を受診したとき，どの医療機関で「処方箋」をもらっても，自分があらかじめ定めた薬局で調剤を受けることを決めた「信頼する薬局」をさす (2)「かかりつけ薬局」によって一元的に管理された「薬歴」による重複投薬の防止や相互作用の有無の確認は，医薬分業の最大の利点である (3)「薬歴」は，患者の個々のバックグラウンドや薬物治療に関するさまざまな情報を患者ごとに一元的に管理した薬剤服用歴である (4)この薬歴に基づく「かかりつけ薬局」での調剤をいかに推進するかが「薬局・薬剤師」に課せられた課題であり，その実現を目指し日本薬剤師会は「薬局のグランドデザイン」を制定し，その基盤を強化するため「基準薬局制度」，「新・薬剤師行動計画」，「薬剤師の将来ビジョン」等を策定した
	お薬手帳の活用	「お薬手帳」とは，薬剤による相互作用や重複投与を防ぐために，薬局や医療機関において調剤するごとに，医薬品名，投与量，注意事項等を経時的に記載した手帳をいう 〔手帳への記載事項〕 ①患者プロフィール（副作用歴，連絡先を含む） ②受診した医療機関等 ③薬剤の処方 ④服薬指導歴 〔手帳の活用・役割〕 ①他の医療機関を受診した際，手帳を見せることにより，薬の重複投与，相互作用の防止を行うことができる ②救急時などに手帳を携帯することで，救急救命措置が円滑に行える
今後の薬局の在り方（イメージ）		○薬局の薬剤師が専門性を発揮して，ICTも活用し，患者の服薬情報の一元的・継続的な把握と薬学的管理・指導を実施 ○これにより，多剤・重複投薬の防止や残薬解消なども可能となり，患者の薬物療法の安全性・有効性が向上するほか，医療費の適正化にもつながる **今後の薬局の在り方（イメージ）** **現状** 多くの患者が門前薬局で薬を受け取っている **今後** 患者はどの医療機関を受診しても，身近なところにあるかかりつけ薬局に行く 図1　医薬分業に対する厚生労働省の基本的な考え方 （厚生労働省　患者のための薬局ビジョン概要（2015年10月）を参考に作成）

4-1-1 医薬分業の概要と動向（つづき）

項　目	内　容
薬局数および処方箋枚数の年次推移	表1　薬局数および処方箋枚数の年次推移

表1　薬局数および処方箋枚数の年次推移

年　次	薬局数	処方箋枚数 (万枚/年)	1,000人当たり処方箋枚数 (枚/月)	医薬分業率全国平均 (％)
1989（平成元）年度	36,670	13,542	95.2	11.3
1991（　3）年度	36,979	15,957	111.7	12.8
1993（　5）年度	38,077	20,149	140.6	15.8
1995（　7）年度	39,433	26,508	182.5	20.3
1997（　9）年度	42,412	33,782	238.1	26.0
1999（　11）年度	45,171	45,537	307.3	34.8
2001（　13）年度	48,252	55,960	393.7	44.5
2002（　14）年度	49,332	58,462	393.0	48.8
2003（　15）年度	49,956	59,812	418.8	51.6
2004（　16）年度	50,600	61,889	368.7	53.8
2005（　17）年度	51,233	64,508	425.2	54.1
2006（　18）年度	51,952	66,083	442.5	55.8
2007（　19）年度	52,539	68,375	481.0	57.2
2008（　20）年度	53,304	69,436	483.0	59.1
2009（　21）年度	53,642	70,222	494.1	60.7
2010（　22）年度	53,067*	72,939	486.6	63.1
2011（　23）年度	54,780	74,689	498.3	65.1
2012（　24）年度	55,797	75,888	533.3	66.1
2013（　25）年度	57,071	76,303	510.2	67.0
2014（　26）年度	57,784	77,558	509.3	68.7
2015（　27）年度	58,326	78,184	513.1	70.0
2016（　28）年度	58,678	79,929	533.1	71.7
2017（　29）年度	59,138	80,386	529.8	72.8
2018（　30）年度	59,613	81,229	568.9	74.0
2019（令和元）年度	60,171	81,803	547.6	74.9
2020（　2）年度	60,951	73,116	533.1	75.7
2021（　3）年度	61,791	77,143	525.7	75.3
2022（　4）年度	62,375	79,987	539.2	76.6

資料：薬局数（厚生労働省医薬局調べ，1996年までは各年度12月31日現在，1997年以降は，各年度末現在），保険薬局数（厚生労働省保険局調べ，各年度4月1日現在），処方箋枚数，1,000人当たり処方箋枚数，医薬分業率（日本薬剤師会調べ）

（注）医薬分業率の計算の仕方

$$医薬分業率（％）＝\frac{薬局への処方箋枚数}{外来処方件数（全体）}×100$$

＊東日本大震災の影響で宮城県は含まれていない

（出典：令和6年版 厚生労働白書）

4 -2 地域薬局，薬剤師の役割

(1)医薬品医療機器等法では「薬局」の定義を「調剤と医薬品の販売を行う場所」として位置づけ，さらに，医療法では「医療提供施設」としての役割を定めているが，地域薬局本来の役割は，「ファーマシューティカル・ケア」[注1]の実践である
(2)平成 20（2008）年 6 月に厚生労働省が公表した「安心と希望の医療確保ビジョン」では，医療法に基づく「医療提供施設」に位置づけられた薬局には，調剤を中心とする医薬品等の提供拠点としての役割のみならず，薬物治療の安全を確保する面からの積極的な関与（情報収集，情報提供，他職種との患者情報の共有，服薬支援や指導），また，医療費を適正化する面からは，セルフメディケーションの推進，後発医薬品の使用推進，残薬の解消，医薬品の適正使用への積極的な関与が求められている
(3)平成 22（2010）年 3 月に発表された厚生労働省のチーム医療の推進に関する検討会報告書には，チーム医療において，薬剤師が主体的に薬物治療に参加することが，医療安全確保の観点から有益であると記載されている
(4)平成 25（2013）年 6 月に閣議決定された日本再興戦略には，「薬局を地域に密着した健康情報の拠点として，一般用医薬品等の適正な使用に関する助言や健康に関する相談，情報提供を行う等，セルフメディケーションの推進のために薬局・薬剤師の活用を推進する。」と明記されている
(5)平成 27（2015）年 10 月に発表された「患者のための薬局ビジョン」には，かかりつけ薬剤師・薬局がもつべき 3 つの機能として，①服薬情報の一元的・継続的な把握とそれに基づく薬学的管理・指導，②24 時間対応・在宅対応，③かかりつけ医をはじめとした医療機関等との連携強化が明記された．また，患者等のニーズに応じて強化・充実すべき 2 つの機能として，①健康サポート機能，②高度薬学管理機能が明示された

注1）ファーマシューティカル・ケアとは：ファーマシューティカル・ケアという考え方は，アメリカ・フロリダ大学のチャールズ・D．ヘプラーとリンダ・M．ストランドによって提唱された考え方であり，薬剤師の活動の中心に患者の利益を据える行動哲学である．
ファーマシューティカル・ケアは，患者の保健および QOL の向上のため，はっきりした治療効果を達成するとの目標を持って薬物治療を施す際の，薬剤師の姿勢，行動，関与，倫理，機能，知識，責務ならびに技能に焦点を当てるものである

4-2-1 調　　剤

項　　目	内　　　容	備　　考
医療提供施設としての役割	調剤を実施する薬局が医療法で「医療提供施設」として位置づけられたことに伴い，薬剤師は「医療の担い手」として，また「薬局」は「医療機能」に応じて効率的，かつ，福祉サービスその他の関連サービスを提供しなければならない（医療法第 1 条の 2）	
薬局機能の強化	(1)保険薬局の指定の他，公費医療制度による指定，麻薬小売業者の免許，高度管理医療機器販売業許可，管理医療機器の販売業・賃貸業許可，毒物劇物一般販売業登録を受けることが望ましい (2)地域の救急医療体制の整備や，診療所の夜間開業のため，保険薬局には夜間・休日等の調剤への対応が求められている．特に，在宅薬剤管理指導の充実を図る面から，24 時間対応可能な体制を整備することが望ましい (3)クリーンベンチ等，在宅医療に係る薬剤の無菌調製が可能な体制を整備すること（他薬局との共同利用体制を含む）	
薬学的管理	(1)薬物治療による薬効モニタリングや有害事象の発生状況の確認を行い，医師への照会等を通して患者情報を共有化し，処方の適正化を図る (2)アドヒアランス不良による「飲み残し」が生じている場合，問題点（漫然投与，有害事象，多剤併用等）を明確化した上で，当該薬剤の減量，変更，中止等の対応策を実践する (3)一般用医薬品を販売する際には，購入者の既往歴，受診状況，副作用歴，アレルギーの有無，他剤併用の有無等，購入予定者の背景や事情等を把握した上で情報提供を行い，必要に応じて受診勧奨を行う．逆に，医療用医薬品を調剤する際には一般用医薬品の使用状況を把握した上で行う（要指導医薬品を販売する際にも同様に対応する）	

4-2-1 調　剤（つづき）

項　目	内　容	備　考
服薬指導の充実	(1)患者に対する服薬指導を充実させるため，処方薬に関するおもな情報を文書等により患者に提供するとともに，患者ごとに作成された薬剤服用歴（薬歴）に，直接患者やその家族等から得た情報を記録し，それに基づいて必要な指導・説明を行う．保険薬剤師は患者に対して，当該患者の薬剤服用歴が経時的に管理できる手帳やマイナポータルの薬剤情報等により，薬剤服用歴及び服薬中の医薬品や服薬状況等の情報を踏まえ，処方された薬剤について薬学的に分析し，下記の指導等を行う ①患者ごとに作成した薬歴に基づいて処方薬の重複投与，相互作用，薬物アレルギー等を確認し，薬剤情報提供文書により情報提供し，薬剤の服用に関し基本的な説明を患者又はその家族等に行う ②患者又はその家族等と対話することにより，当該患者の服薬状況，服薬期間中の体調変化，残薬状況等の情報を収集し，その要点を薬歴に記録するとともに，これに基づき，投与される薬剤の適正使用のために必要な服薬指導を行う ③調剤を行った薬剤について，その投薬を受ける患者等に対して，調剤日，当該薬剤の名称（一般名処方による処方箋又は後発医薬品への変更が可能な処方箋の場合においては，現に調剤した薬剤の名称），用法，用量その他必要に応じて服用に際して注意すべき事項を患者の手帳に経時的に記載する ④残薬の状況については，患者ごとに作成した薬歴の記録に基づいて，また，患者又はその家族等から確認する．また，残薬が相当程度認められると判断される場合には，処方医に対して連絡，投与日数等の確認を行うよう努める ⑤薬剤情報提供文書により，調剤した薬剤に対する後発医薬品に関する情報について患者に提供する (2)麻薬の交付を受けている患者については，麻薬の服用・保管状況，副作用の有無等を確認する	
服薬管理の充実	服薬状況等の情報を踏まえ「薬学的知見に基づく」指導を実施すると共に，必要と認める場合，使用状況等を継続的かつ的確にフォローアップし，必要な対応を行う．また，服薬の自己管理が困難な外来患者が持参した調剤済みの薬剤について，薬局で整理し，一包化や服薬カレンダーの活用等により，服薬管理を支援する．さらに，抗悪性腫瘍剤，糖尿病用剤などの「ハイリスク薬」を使用している患者，乳幼児や医療的ケア児，喘息又は慢性閉塞性肺疾患のため吸入薬を使用している患者などの薬学的管理，指導を充実させる	注4）調剤報酬上，「外来服薬支援料」として評価されている
後発医薬品の使用	薬剤費の適正化を目指して，薬局における後発医薬品の調剤を促進する観点から，薬剤師には，後発医薬品の評価・選定・管理，患者への説明・情報提供，分割調剤の実施などが期待されている^{注1)} ・後発医薬品の積極的な使用の妨げにならないよう，医薬品を備蓄・供給できる体制を構築することが重要 ・薬学的管理に併せて，社会保障費（医療費）の適正化の観点から，患者に対し，後発医薬品の理解・普及を図る	注1）健康保険法による療養担当規則では，保険薬局は，後発医薬品の備蓄に関する体制その他の後発医薬品の調剤に必要な体制の確保に努めなければならないと規定されている　　　（薬担第7条の2）

4-2-2 医薬品の情報提供

項　目	内　容
医薬品の情報提供	(1)薬局医薬品は，薬剤師に販売させ又は授与させることが義務づけられた　　　（薬機法第36条の3） (2)薬局開設者は，薬局医薬品の適正な使用のため，薬局医薬品を販売し，又は授与する場合には，厚生労働省令で定めるところにより，その薬局において医薬品の販売又は授与に従事する薬剤師に，対面により，厚生労働省令で定める事項を記載した書面を用いて必要な情報を提供させ，及び必要な薬学的知見に基づく指導を行わせなければならない．ただし，薬剤師等に販売し，又は授与するときは，この限りでない　　　（薬機法第36条の4） (3)要指導医薬品については，薬剤師に販売させ又は授与させることが義務づけられた　　　（薬機法第36条の5） (4)薬局開設者等は，要指導医薬品の適正な使用のため，要指導医薬品を販売し，又は授与する場合には，薬剤師に対面により，書面等を用いて必要な情報を提供させ，及び必要な薬学的知見に基づく指導を行わせることが義務づけられ，当該情報提供及び指導にあたっては，当該薬剤師に，あらかじめ要指導医薬品を使用する者の年齢，他の薬剤又は医薬品の使用状況等の確認をさせることが義務づけられた　　　（薬機法第36条の6） (5)一般用医薬品については，リスクの程度に応じた情報提供と相談体制の整備が義務づけられている．特に第1類医薬品については，販売者は薬剤師に限定され，陳列は消費者が直接触れられない方法とし，薬剤師による積極的な情報提供（文書・口頭を義務づけ），相談応需，当該医薬品を使用する者の年齢，他の薬剤又は医薬品の使用状況等の確認が義務づけられている　　　（薬機法第36条の7, 第57条の2）

4-2-3 ┃ 地域医療活動

地域医療計画5年計画が始動
地域医療における役割
・地域の三師会（医師会，歯科医師会，薬剤師会）等が協力して，各種地域保健に係る活動を普及・啓発する
・医療機関と薬局の連携を強化し，患者情報（特に，薬物治療においては服薬状況や有害事象の発現状況等の情報）を医師と共有化する
・災害時の医薬品等の供給拠点としての役割を果たす
・残薬や期限切れ薬等，不要な医薬品や使用済みの注射針等を受け入れ，回収等を行い適切に廃棄する

項　目	内　　　　　容	備　　考
相談の応需	(1)薬剤師が日常業務で行っている「服薬指導」の中で得られる，患者の生活習慣などの情報に基づく患者指導の実施，地域住民からの健康管理に関する相談の応需 (2)介護や育児（特に服薬に関する）相談を応需し，対応策の提案，必要に応じて行政・関係機関（各種行政機関相談窓口，地域包括支援センター等）への連絡や紹介を行う	地域医療計画のポイント ・5疾病対策（がん，脳卒中，心筋梗塞等の心血管疾患，糖尿病，精神疾患） ・救急・災害・へき地・周産期・小児の各医療・生活習慣病対策（メタボリックシンドロームの予防）・在宅医療
患者等の教育	(1)患者や地域住民を対象にした，健康教室等の開催 (2)生活指導の実践 (3)平成26（2014）年4月，臨床検査技師等に関する法律が一部改正され，利用者自らが採取した血液について民間事業者が血糖値や中性脂肪などの生化学的検査を行う事業については，診療の用に供する検体検査を伴わないことから，診療の用に供する検体検査の適正の確保という衛生研究所の登録制度の主旨を踏まえ，簡易な検査を行う施設について，衛生検査所の登録が不要になった．当該法改正によって，薬局において簡易検査を行うことが可能になったことから，糖尿病や脂質異常症等の生活習慣病の予防や管理について，薬剤師がより効果的に関与・支援することが期待されている	
物品の供給	医薬品，衛生用品の供給のほか特定機能食品，サプリメントなどの栄養補助食品，自己血液検査キット，各種介護支援用品などの供給も地域医療にとって必要である ①在宅医療で用いられる医療・衛生材料・介護用品の販売（場合に応じて販売先を紹介）等に積極的に取り組む ②在庫切れに即応するために，近隣薬局との分譲体制を整備する	
薬事衛生	(1)指定薬物対策（2-6-26, p.101 参照）　　　（医薬品医療機器等法第76条の4） (2)薬物乱用などの防止活動 (3)医薬品等安全性情報報告制度[注1]への積極的な関与（2-6-11 (4), p.69 参照） 　　　　　　（医薬品医療機器等法第68条の10第2項） (4)学校薬剤師の活動（学校環境の安全業務等）（4-2-5, p.212 参照）	注1）医療の現場においてみられる医薬品又は医療機器の使用によって発生する健康被害等（副作用，感染症及び不具合）の情報を医療関係者等が直接厚生労働大臣に報告する制度
医薬品適正使用の啓発	(1)薬剤師は，医薬品の乱用・誤用を防止するために，患者のみならず国民全体に対して，医薬品に関する正しい情報を提供し，正しく使用するために必要な知識の普及と啓発に貢献することが求められている (2)国，都道府県，保健所を設置する市及び特別区は，関係機関及び関係団体の協力の下に，医薬品及び医療機器の適正な使用に関する啓発及び知識の普及に努めるものとする　　　（医薬品医療機器等法第68条の3）	背景 医薬品医療機器等法の施行にあたっては，「学校教育においても，医薬品の適正使用に関する知識の普及や啓発に努めること」という付帯決議が盛り込まれた
禁煙支援活動	日本薬剤師会は，「禁煙運動宣言」を発表している ・私達は，国民の健康を守るため，以下のような取り組みを進め，禁煙の推進・受動喫煙の防止に貢献します 　1. 国民の禁煙支援に積極的に取り組みます 　2. 特に妊婦・未成年者への禁煙啓発活動を行います 　3. 薬剤師の禁煙を徹底します 　4. 薬局・薬店内の禁煙を徹底します 　5. 薬剤師会館の全館禁煙を徹底します 　6. 薬局・薬店ではたばこの販売を行いません 薬剤師の努力規定[注2] ・患者や国民を禁煙に導くために必要な知識や技術を習得する ・禁煙希望者の支援や禁煙を呼びかけるキャンペーンへ積極的に参加する ・自ら禁煙の範を示す ・薬物治療の観点から，喫煙患者の薬歴には喫煙習慣があることを明記する 　　　　　　（日本薬剤師会ホームページより）	・薬剤師は公衆衛生の向上及び増進を図る意味で，禁煙を奨励したり禁煙活動を支援したりする責務を負っている 注2）国際薬剤師・薬学連合（FIP）による声明「喫煙のない将来に向けての薬剤師会の役割」より一部抜粋

4-2-3 ■ 地域医療活動（つづき）

項　目	内　　容
災害時医療における薬剤師の役割	薬剤師が行う救護活動は，主に，(1)災害医療救護活動，(2)被災地における医薬品等の安定供給の貢献，(3)避難所等における被災者支援，(4)その他の公衆衛生活動がある．以下，日本薬剤師会が平成24 (2012)年3月に策定した「薬剤師のための災害対策マニュアル」の内容を基に概説する (1)災害医療救護活動 　被災地で救護にあたる医療チームは，慣れない環境下で少人数の医師が自らの専門科以外の患者に対応したり，平時には使用経験がない医薬品を代用せざるを得ない場合がある．そこで薬剤師には，調剤や服薬指導以外にも，医師等に対して医薬品の選択や同効薬への代替について助言を行うなど，医薬品の適正使用に貢献することが期待される．したがって，薬剤師は医療用医薬品と一般用医薬品（OTC医薬品）の両方を熟知しておくことが望ましい．また，薬剤服用歴がない中での対応が想定されることから，薬剤師が患者への聴き取りやお薬手帳の確認を積極的に行い，患者が平時に使用している医薬品の特定，副作用歴，アレルギー歴等の把握と他職種との情報共有に努めることが肝要である (2)被災地における医薬品等の安定供給の貢献 　災害直後は，被災地外からの物資供給が間に合わないため，被災地内での対応によらざるを得ない面が大きい．したがって，薬剤師会が備蓄センター等を有している場合には，これを活用した医薬品等の備蓄・供給が期待される．また，災害時には，厚生労働省等からの指示により，被災地外から届けられた救援医薬品，医療材料，衛生材料などが集積所に続々と結集する．救護所や避難所の必要に対応するためには，医薬品等集積所，避難所等での薬剤師による医薬品等の仕分け・管理及び服薬指導等の実施が不可欠である．具体的には，①品名・数量，同種同効薬の有無，及び数量の管理，②医療用医薬品と一般用医薬品の別・薬効別・剤形別等の分類，③有効期間・使用期限の確認・管理，④保存に注意が必要な医薬品（要冷所・暗所保存，要防湿）の保管，⑤取扱いに注意が必要な医薬品（麻薬，向精神薬，毒薬・劇薬等）の保管，⑥保健所等からの要望に応じた医薬品等の供給，⑦不足医薬品等の発注，⑧行政担当者への連絡，⑨避難所向け救急医薬品セット及び医療材料・衛生用品等の供給，などの役割がある (3)避難所等における被災者支援 　避難所等では，医療救護分野にとどまらず，健康管理など生活面への配慮等広範な支援活動が求められる．具体的には，①一般用医薬品の保管・管理，及び被災者への供給，②医薬品や健康に関する相談，③被災者のメンタルケア，④いわゆるエコノミークラス症候群に対する注意喚起（自家用車内での寝泊まりなど），⑤トイレの消毒など避難所の衛生環境の管理，⑥飲料水の水質検査等の公衆衛生活動，⑦避難所となった学校における薬剤師活動，などがある (4)その他の公衆衛生活動 　過去の災害事例では，①被災地の飲料水確保のための水質検査，②倒壊建物からのアスベストの飛散状況の調査，③解体家屋や廃材の野焼き等により発生したダイオキシンの濃度の測定，④カドミウム雨や土壌・水質の汚染の実態調査等が実施された (5)その他の活動 　災害時要援護者（高齢者，障害者等）の支援活動として，①避難情報の伝達，②安否確認，③避難誘導，④救助活動，⑤避難所での支援，⑥在宅での支援，などがある．被災者支援では，行政の公助だけではなく，地域での共助，自助が不可欠であり，在宅患者や個別疾患患者（人工透析，在宅酸素療法，オストメイト，リウマチなど）の避難支援や薬物療法の確保は，薬局薬剤師に求められる重要な役割である
医療費の適正化	地域薬局において薬剤師が以下の業務へ積極的に取り組むことによって，医療費の適正化に貢献することができる ・国民のセルフメディケーションを支援し，一般用医薬品の適正使用や受診勧奨を通して重大な疾病の早期発見・早期治療を促す ・後発医薬品の品質情報を収集・評価し，良質な後発医薬品の使用を啓発する ・多職種連携により薬効モニタリング，有害事象の有無，アドヒアランスの確認を行い，問題解消に努める ・高齢者等の「問題がある多剤併用」の是正に向け，医師や他職種との連携を強化する ・地域包括ケアシステムにおいて，患者が在宅ケアを継続できるよう必要なサポートを行う

4-2-3 地域医療活動（つづき）

項　目	内　容
アンチ・ドーピング活動	(1)ドーピングとは，競技力向上のために禁止薬物や方法を使用したり，使用を隠したりする行為である (2)ドーピングは，試合の公平さを欠如するフェアプレー精神に反する行為であり，能力の限界に挑戦するスポーツの文化的価値を損なう反社会的な行為である．同時に，摂取薬物の有害作用によるアスリートの健康被害が懸念される (3)禁止薬物及び禁止方法は，世界ドーピング防止機構（WADA：World Anti-Doping Agency）が定めた世界アンチ・ドーピング規程により禁止表国際基準として公開される．禁止表国際基準は少なくとも1年に1度は見直され改定される (4)禁止表国際基準はドーピング検査の実施形態により「常に禁止される」と「競技会（時）に禁止される」に分かれて記載されている．OPEN LIST 方式であり，掲載物質名は一例である．監視プログラム[注1]の薬物は禁止物質には該当しない

<table>
<tr><td colspan="2">常に禁止される物質と方法（競技会（時）および競技会外）</td><td>競技会（時）に禁止される物質と方法</td></tr>
<tr><td colspan="2">［禁止物質］
S0. 無承認物質
S1. 蛋白同化薬
S2. ペプチドホルモン，成長因子，関連物質および模倣物質
S3. β_2作用薬
S4. ホルモン調整薬および代謝調節薬
S5. 利尿薬および隠蔽薬</td><td>［禁止物質］
S6. 興奮薬
　a. 特定物質でない興奮薬
　b. 特定物質の興奮薬
S7. 麻薬
S8. カンナビノイド
S9. 糖質コルチコイド</td></tr>
<tr><td colspan="2">［禁止方法］
M1. 血液および血液成分の操作
M2. 化学的および物理的操作
M3. 遺伝子ドーピング</td><td>特定競技において禁止される物質
P1. β遮断薬</td></tr>
</table>

	(5)ドーピングを目的とした意図的な使用でなくても，不注意で禁止薬物を摂取して検査が陽性となった場合にはドーピングとなる（「うっかりドーピング」と称されている）．市販薬やサプリメント，処方薬でも起こりうるため，薬剤師はうっかりドーピングの防止や，ドーピングを回避しながら健康管理を支援することが求められる (6)禁止薬物以外で治療が困難な場合には，治療使用特例（TUE）を申請し，国際基準の条件を満たしていると判定されたときは特例として使用が認められる (7)禁止物質の例 　常　に　禁　止：テストステロン（経口・外用含む），フロセミド，アセタゾラミド，スピノロラクトン等の利尿薬，ツロブテロール，クレンブテロール等のβ_2作用薬（吸入適応量のサルブタモール，ホルモテロール，サルメテロール除く） 　競技会時禁止：メチルエフェドリン，ストリキニーネ，ホミカエキス，麻黄，カンナビノイド，糖質コルチコイドの全身使用（注射，経口，直腸投与含む，外用・吸入薬除く）
	注1) カフェインやニコチン，フェニレフリン，フェニルプロパノールアミン，コデイン等．2024年からトラマドールは監視プログラムから禁止薬物に変更 「薬剤師のためのアンチ・ドーピングガイドブック」が日本薬剤師会より毎年発行されている

4-2

4-2-4 ▌ 各種制度が示す薬局・薬剤師の業務・運営・責務

薬局・薬剤師の業務・運営・責務について，次の各種の制度が策定され，その中で業務活動の方向性が示されている
　①厚生労働省からは，「薬局業務運営ガイドライン」，「薬局の求められる機能とあるべき姿」，「患者のための薬局ビジョン」
　②日本薬剤師会からは，「薬局のグランドデザイン」，「新・薬剤師行動計画」，「薬剤師の将来ビジョン」
以下，これらの基準・指針等に示された薬局・薬剤師の業務活動の項目を掲げる

項　目	内　　　　　容	
薬局業務運営ガイドライン	(1)「薬局業務運営ガイドライン」とは，薬局が患者指向の良質な医薬分業を推進し，地域医療に貢献するために果たすべき業務運営の方策を国が業務局長通知をもって定めたガイドラインである．このガイドラインでは，次の事項の遵守内容が定められている　　　　　　　　　　　　　　　　　　（平成 5 年 4 月 30 日薬発第 408 号業務局長通知）	
	①趣旨	⑩医薬品の備蓄
	②薬局の基本理念	⑪開局時間
	③医療機関，医薬品製造業者及び卸売業者からの独立	⑫休日・夜間等の対応
	④薬局の名称・表示	⑬業務
	⑤構造設備	⑭一般用医薬品の供給
	⑥開設者	⑮医薬品情報の収集等
	⑦管理者	⑯広告
	⑧保険薬局の指定等	⑰在宅医療・福祉
	⑨薬剤師の確保等	⑱薬事衛生等への参画
	(2)とくに薬局開設者に対しては，次の責務を課している 　①薬局開設者は，医療の担い手である薬剤師であることが望ましい 　②薬局開設者は，地域保健医療の担い手として，公共的使命を認識し，医薬品医療機器等法，薬剤師法等の関係法令及びガイドラインに従った薬局業務を適正に運営する 　③薬局開設者は，薬局の管理者が必要と認めて述べる意見を尊重する 　④薬局開設者は，その薬局に勤務する薬剤師等の資質の向上に努める 　⑤薬局開設者は，地域薬剤師会が地域の保健医療の向上のため行う処方箋受け入れ体制の整備等の活動に積極的に協力する 　⑥薬局開設者は，薬局の業務運営について最終的な責任を負う	
薬局のグランドデザイン	「薬局のグランドデザイン」は，日本薬剤師会が薬局の社会的役割・機能を踏まえて策定した近未来における薬局像である．平成 9（1997）年に公表された「薬局グランドデザイン」においては，以下の将来目標が掲げられた 　①地域住民の必要とする医薬品を常時，地域差なく，提供する 　②国民のセルフケアを支援する 　③在宅医療，在宅福祉に参画する 　④医療廃棄物，不要医薬品の回収・廃棄に努める 　⑤地域社会に貢献する その後，平成 26（2014）年に「薬局のグランドデザイン 2014（中間まとめ）」が公表され，少子高齢社会における社会保障制度改革および平成 27（2015）年を見据えた薬局の役割が掲げられた	
薬剤師行動計画	**新・薬剤師行動計画の背景**	医療法において薬局が「医療提供施設」に位置づけられたこと，薬事法（当時）において一般用医薬品の販売制度が改正されたこと，さらに，薬学教育の 6 年制がスタートしたことを契機に，日本薬剤師会が「薬局・薬剤師」及び「日本薬剤師会」等が取り組むべき，行動計画（骨子は下欄）を示したものである　　　　　（平成 18 年 9 月 15 日日本薬剤師会制定）
	新・薬剤師行動計画の骨子	(1)新たな医療制度への対応 　①医療計画を通じた医療連携体制への積極的な参画 　②薬局機能に関する情報の開示 　③薬局における安全管理体制の整備 　④調剤に当たっての情報提供・相談体制の整備 (2)新たな一般用医薬品販売体制への対応 　①リスクの程度に応じた情報提供と相談体制の整備 　②適切な情報提供と相談応需のための環境整備 (3)医薬品の適正使用への貢献 　①地域住民への啓発活動 　②医薬品の安全性の確保
薬剤師の将来ビジョン	「薬剤師の将来ビジョン」は，近未来に向けた薬剤師のあるべき絵姿を，薬局，病院・診療所，製薬，卸，学校薬剤師の各職域ごとに検討し，薬剤師の「将来ビジョン」として策定したものである．日本薬剤師会が策定し，平成 25（2013）年 4 月に公表された	

4-2-4 各種制度が示す薬局・薬剤師の業務・運営・責務（つづき）

薬局の求められる機能とあるべき姿	「薬局の求められる機能とあるべき姿」は，近年の社会情勢を踏まえて改めて薬局の機能と求められる姿についてとりまとめたものである．厚生労働科学研究費補助金（医薬品・医療機器等レギュラトリーサイエンス総合研究事業）で行われた研究報告として，平成26（2014）年1月に公表された．この中で示された薬局・薬剤師に求められる機能に関する基本的な考え方は，以下のとおりである ①最適な薬物療法を提供する医療の担い手としての役割 ②医療機関等と連携したチーム医療への積極的な取り組み ③在宅医療における医薬品等の供給体制や適切な服薬支援を行う体制の確保・充実 ④後発医薬品の使用促進や残薬解消などの医療の効率化への積極的な関与 ⑤セルフメディケーションの推進のための地域に密着した健康情報の拠点としての積極的な役割 ⑥患者の治療歴のみならず，生活習慣も踏まえた全般的な薬学的管理に責任を持つ
患者のための薬局ビジョン	「患者のための薬局ビジョン」は，医薬分業の原点に立ち返り，薬局を患者本位のかかりつけ薬局に再編するため，厚生労働省が策定し，平成27（2015）年10月23日に公表された 本ビジョンでは，患者本位の医薬分業の実現に向けて，①服薬情報の一元的・継続的な把握とそれに基づく薬学的管理・指導，②24時間対応・在宅対応，③かかりつけ医をはじめとした医療機関との連携強化など，かかりつけ薬剤師・薬局がもつべき今後の姿を明らかにするとともに，中長期的視野に立って，かかりつけ薬局への再編の道筋を示している また，患者等のニーズに応じて強化・充実すべき2つの機能として，①健康サポート機能，②高度薬学管理機能が明示された

4-2-5 学校薬剤師の役割

(1) 学校保健安全法による規制

項 目	内 容	備 考
学校薬剤師の法的根拠	(1)学校[注1]においては，別に法律で定めるところにより，幼児，児童，生徒，及び学生並びに職員の健康の保持増進を図るため，健康診断を行い，その他その保健に必要な措置を講じなければならない　　　　　　　　　　　　　　（学校教育法第12条） 上記法律を受けて，昭和33 (1958) 年4月10日に学校保健法が制定され，平成21 (2009) 年4月に，「学校保健安全法」に改称された (2)学校には学校医を，大学以外の学校には学校歯科医及び学校薬剤師を置くものとする　　　　　　　　　　　　　　　　　　（学校保健安全法第23条第1, 2項）	注1) 学校とは：学校教育法第1条で示された幼稚園，小学校，中学校，高等学校，中等教育学校，特別支援学校，大学及び高等専門学校
学校薬剤師とは	(1)学校薬剤師は，学校保健安全法の定めるところにより，幼稚園（幼稚園型認定こども園含む），小学校，中学校，義務教育学校，高等学校，中等教育学校，特別支援学校，高等専門学校に至るまで，大学を除く国立・公立・私立の学校すべてに委任委嘱されている (2)幼保連携型認定こども園及び専修学校も同法が準用され，学校薬剤師が必置となる　　　　　　　　　　　　（認定こども園法第27条，学校保健安全法施行規則第30条） (3)学校における保健管理に関する専門事項に関し，技術及び指導に従事する　　　　　　　　　　　　　　　　　（学校保健安全法第23条，第26〜30条）	注2) 学校設置者は，薬剤師の資格を有する者の中から学校薬剤師を任命あるいは委嘱し，学校薬剤師として学校保健・教育の推進にあたらせる
学校薬剤師に求められること	学校薬剤師には，学校保健活動のすべてが発育・発達の重要な時期にある児童生徒等の生涯教育の基本的な学習課題として有意義であるように，生活・学習・社会活動を通じて正しく履修できる指導・助言の提供が求められていることから，以下の素養が求められる　　　　　　　　　　　　　　　　　　　（日本薬剤師会学校薬剤師部会ホームページより） 1. 教育にふさわしい人間性 2. 教育への正しい理解 3. 職務に必要な知識（講習会，研修会等を通しての知識の研鑽）	
管理薬剤師の兼務許可申請	薬局の管理者が非常勤である学校薬剤師を兼ねる場合は，薬局の所在地の都道府県知事等に申請し，兼務許可を受ける[注3]　　　　　（医薬品医療機器等法第7条の兼務許可）	注3) 公共性が高く管理者の業務に支障をきたさないとき例外的に認められる
学校薬剤師の具体的な職務	(1)学校保健計画および学校安全計画の立案に参与すること (2)環境衛生検査に従事すること (3)学校環境衛生の維持及び改善に関し，必要な指導と助言を行うこと (4)児童生徒等の心身の健康に関し，健康相談を行うこと (5)児童生徒等に対して必要な保健指導を行うこと (6)学校において使用する医薬品，毒物，劇物並びに保健管理に必要な用具及び材料の管理に関し必要な指導と助言を行い，及びこれらのものについて必要に応じ試験，検査又は鑑定を行うこと (7)前各号に掲げるもののほか，必要に応じ，学校における保健管理に関する専門的事項に関する技術及び指導に従事すること 学校薬剤師は上記の職務に従事したときは，その状況の概要を学校薬剤師執務記録簿に記入して校長に提出する　　　　　　　　　（学校保健安全法施行規則第24条）	
学校保健計画の策定等	学校においては，児童生徒等及び職員の心身の健康の保持増進を図るため，児童生徒等及び職員の健康診断，環境衛生検査，児童生徒等に対する指導その他保健に関する事項について計画を策定し，これを実施しなければならない　（学校保健安全法第5条）	
学校環境衛生基準	(1)文部科学大臣は，学校における換気，採光，照明，保温，清潔保持その他環境衛生に係る事項について，児童生徒等及び職員の健康を保護する上で維持されることが望ましい基準（以下「学校環境衛生基準」という．）を定めるものとする (2)学校の設置者は，学校環境衛生基準に照らしてその設置する学校の適切な環境の維持に努めなければならない (3)校長は，学校環境衛生基準に照らし，学校の環境衛生に関し適正を欠く事項があると認めた場合には，遅滞なく，その改善のために必要措置を講じ，又は当該措置を講ずることができないときは，当該学校の設置者に対し，その旨を申し出るものとする　　　　　　　　　　　　　　　　　　　　　　　　　　　　　（学校保健安全法第6条）	

(1) 学校保健安全法による規制（つづき）

項　目	内　　容	備　考
学校環境衛生基準の構成	第1　教室等の環境に係る学校環境衛生基準 　　(1)換気及び保温等 　　(2)採光及び照明 　　(3)騒音 第2　飲料水等の水質及び施設・設備に係る学校環境衛生基準 　　(1)水質 　　(2)施設・設備 第3　学校の清潔，ネズミ,衛生害虫等及び教室等の備品の管理に係る学校環境衛生基準 　　学校の清潔 　　(1)ネズミ，衛生害虫等 　　(2)教室等の備品の管理 第4　水泳プールに係る学校環境衛生基準 　　(1)水質 　　(2)施設・設備の衛生状態 第5　日常における環境衛生に係る学校環境衛生基準[注4] 　　(1)教室等の環境 　　(2)飲料水等の水質及び施設・設備 　　(3)学校の清潔及びネズミ，衛生害虫等 　　(4)水泳プールの管理 第6　雑則（臨時検査）	注4）第5の日常点検は，教職員等が官能法で行う

(2) 医薬品，毒物，劇物並びに保健管理に関する専門的指導

項　目	内　　容	備　考
学校給食衛生管理基準	(1)文部科学大臣は，学校給食の実施に必要な施設及び設備の整備及び管理，調理の過程における衛生管理その他の学校給食の適切な衛生管理を図る上で必要な事項について維持されることが望ましい基準（以下この条において「学校給食衛生管理基準」という）を定めるものとする　　　　　　　　　　　　　　（学校給食法第9条） (2)HACCP（ハサップ：危機分析・重要管理点）の考え方に基づいて，給食調理場や受配校の実態把握に努め，衛生管理上に問題がある際には，学校医又は学校薬剤師の協力を得て，速やかな改善処置を図ること　　　（学校給食衛生管理基準第1総則） (3)学校給食施設は，設計段階において保健所及び学校薬剤師等の助言を受けるとともに，栄養教諭等その他の関係者の意見を取り入れ整備する 　　　　　　　　　　　　　　　　　　　　（学校給食衛生管理基準第2-1-5） (4)学校薬剤師等の協力を得て毎学年1及び3回定期に，検査を行い，その実施記録を保管する　　　　　　　　　　　　（学校給食衛生管理基準第2-2, 第3-2）	
学校における薬品管理（毒物・劇物，等）	(1)学校では，理科室の試薬，樹木の消毒・殺虫，プール水に用いる薬剤等，多くの薬品が保管されている (2)学校で毒物劇物の管理マニュアルを作成し管理体制を明確にするとともに，薬品ごとの管理点検記録を作成し，学校薬剤師は定期検査で適切な管理を確認する (3)「医薬品医療機器等法」「毒物及び劇物取締法」「農薬取締法」「消防法」「労働安全衛生法」等による規制を受けるものが多く，表示や施錠，取り扱い等適切な薬品保管方法を指導する	日本学校保健会「学校における薬品管理マニュアル」
学校における薬品管理（医薬品）	(1)学校での一般用医薬品の管理責任者は校長である (2)保健室の医薬品使用については，反復継続した手当は行えないことや保健室における救急処置の範囲を児童生徒及び保護者等へ周知する (3)学校薬剤師は，医薬品の選択，保管及び使用期限に対する配慮，使用法等について養護教諭等に指導・助言を行う (4)食物アレルギーやてんかんを持つ児童生徒において，保護者からの依頼により，アドレナリン自己注射用キット製剤（エピペン®）やジアゼパム坐剤及びミダゾラム口腔溶液（ブコラム®）等での緊急対処が求められることがある．教職員の危機管理研修は学校安全計画に位置づけられる (5)学校薬剤師は教職員に対して，医療用医薬品使用に関する取扱いや対応等の現職教育にも関与する	日本学校保健会「学校における薬品管理マニュアル」 文部科学省「学校の危機管理マニュアル作成の手引き」

(3) 学校薬剤師による保健指導

項　　目	内　　　　容	備　　考
感染症予防	(1)日常的な感染症予防（手洗い，うがい，適切な換気の方法） (2)インフルエンザや新興感染症の感染対策（咳エチケット，マスクや消毒薬の使用方法） (3)ノロウイルス感染対策（消毒方法） (4)アタマジラミ感染対策指導	
熱中症予防	(1)熱中症の予防策（水分や塩分の補給，体調や服装，運動の配慮等） (2)暑さ指数（WBGT）（適切な測定方法，指標の利用） (3)熱中症の症状や分類，発生時の対応	環境省・文部科学省「学校における熱中症対策ガイドライン作成の手引き」
環境汚染等の影響	(1)シックスクール症候群 (2)光化学スモッグや微小粒子状物質（PM2.5）の対応 (3)放射能の影響	
飲酒・喫煙・薬物乱用防止教育	(1)飲酒・喫煙・薬物乱用防止教育は，小学校，中学校，高等学校において保健の授業で取り上げることが学習指導要領で定められている (2)薬物乱用防止教室は，学校保健計画において位置付け，すべての中学校及び高等学校において年1回は開催するとともに，地域の実情に応じて小学校においても開催に努める（第六次薬物乱用防止五か年戦略） (3)薬物等に関する専門知識を有する警察職員，麻薬取締官，学校薬剤師等と連携して薬物乱用防止教室の充実強化を図る（第六次薬物乱用防止五か年戦略） (4)学校において飲酒・喫煙・薬物乱用防止は予防教育であり未然防止の観点で実施される	日本学校保健会より「薬物乱用防止教室マニュアル」「喫煙，飲酒，薬物乱用防止に関する指導参考資料（小学校編，中学校編，高等学校編）」が発行されている
医薬品教育	(1)インターネット販売規制緩和やセルフメディケーションの推進に伴い，一般用医薬品の適正使用が課題となっており，医薬品教育の重要性は高まっている (2)医薬品の適正使用に関する指導は，中学校・高等学校の保健体育科で行われることが学習指導要領で定められている (3)発展的な学習や特別活動等で，薬剤耐性（AMR）対策である抗生物質の適正使用や，薬物乱用防止教室の一環として医薬品の乱用（オーバードーズ）等が取り上げられている	日本学校保健会「興味を持って取り組める医薬品教育」や，日本薬剤師会・くすりの適正協議会により中高生向け小冊子や，小学生向けショート動画等の教育資材が作成されている
アンチ・ドーピング教育	(1)ドーピングとは，スポーツ選手が競技能力向上のために禁止されている薬物や方法を使用する不正行為である (2)ドーピングは，①フェアプレイの精神に反する，②能力の限界に挑戦するスポーツの文化的価値を失わせる，③選手自身の健康を損ねる行為である (3)ドーピングは中学校や高等学校の学習指導要領でも取り上げられており，薬物乱用であるとともに，医薬品の適正使用に関する問題である	

4-2-6 ▌ 在宅医療及び居宅介護における薬局と薬剤師の役割

(1) 薬局における在宅医療・居宅介護の推進と方法

項　　目	内　　　　　容	備　　考
在宅医療・居宅介護推進の背景	日本における，65歳以上の人口（老年人口）が総人口に占める割合（高齢化率）は，29.3％を占めている[注1]（令和6年）．さらに，年齢別人口において最も層の厚い団塊の世代[注2]が75歳を迎え始め，2025（令和7）年までに毎年約200万人が後期高齢者になると見込まれている 健康寿命[注3]は，男性が72.6年，女性が75.5年と延びてきているものの，平均寿命は男性81.1年，女性87.1年であり，今後，介護や医療の需要がさらに増加することが見込まれる 高齢者の高齢化が進む一方で，出生率は年々低下しており，今後人口は減少が続くと見込まれ，特に現役世代（生産年齢人口）の急減が懸念されている 高齢化の進展に伴う高齢者の慢性疾患の罹患率の増加により疾病構造が変化し，医療ニーズについては，病気と共存しながら，生活の質（QOL）の維持・向上を図っていく必要性が高まっている	注1）WHO（世界保健機関）と国連の定義に基づくと，高齢化率7％超の社会のことを高齢化社会，14％超で高齢社会，21％超で「超高齢社会」という 注2）1947（昭和22）〜1949（昭和24）年生を団塊の世代という 注3）健康寿命とは，健康上の問題で日常生活を制限されることなく生活できる期間
地域包括ケアシステム	2070（令和52）年の日本では，およそ4人に1人が75歳以上の高齢者となり，認知症の高齢者の割合や，世帯主が高齢者の単独世帯・夫婦のみの世帯の割合が増加していくと推計されている．そこで，このような社会構造の変化や高齢者のニーズに応えるために地域包括ケアシステムの構築が進められている 地域包括ケアシステムとは，高齢者の尊厳の保持と自立生活の支援を目的として，地域の事情に応じて高齢者が，可能な限り，住み慣れた地域でその有する能力に応じ自立した日常生活を営むことができるよう，医療，介護，介護予防という専門的なサービスと，住まい及び自立した日常生活の支援の福祉サービスが包括的に確保される体制のことをいう 高齢化の進行のスピードや地域資源の状況などは地域によって異なることから，介護保険の保険者である市町村や都道府県が主体となり，地域の自主性や主体性に基づき，3年ごとの介護保険事業計画の策定・実施を通じて，地域の特性に応じて構築している 図1　地域包括ケアシステムの考え方 （出典：平成28年地域包括ケア研究会報告書） 図2　地域包括ケアシステムの姿 （出典：厚生労働省ホームページ） 地域包括ケアシステムは，おおむね30分以内に必要なサービスが提供される「日常生活圏域」（具体的には中学校区）を単位として想定されており，市町村は日常生活圏内ごとに地域包括支援センターを設置する	

(1) 薬局における在宅医療・居宅介護の推進と方法（つづき）

地域包括支援センター	(1)地域包括支援センター：**市町村が設置主体となり，保健師・社会福祉士・主任介護支援専門員等を配置**して，住民の健康の保持及び生活の安定のために必要な援助を行うことにより，地域の住民を包括的に支援することを目的とする施設 （介護保険法第 115 条の 46 第 1 項） (2)全国で 5,431 ヵ所（支所含めると 7,397 ヵ所）設置されており，**すべての市町村にある**（令和 5 年） (3)**主な業務：介護予防支援及び包括的支援事業** ・**介護予防ケアマネジメント・介護予防支援業務**[注4] ・**総合相談支援業務** ・**権利擁護業務** ・**包括的・継続的ケアマネジメント支援業務**[注5] (4)制度横断的な連携ネットワーク（行政機関，保健所，医療機関，介護事業所，児童相談所，社会福祉協議会，民生委員，NPO など）を構築して実施する地域包括ケア実現に向けた中核的な機関である	注 4）**要支援者に対する介護予防サービス計画を作成する** 注 5）**地域ケア会議を開催し，①高齢者の個別課題解決，②地域課題把握，③地域支援ネットワーク構築構築，④地域づくり・資源開発，⑤政策形成などを行う**
薬局における在宅医療推進に向けた法制度の整備	(1)医療を受ける者の居宅等[注6]で調剤業務の一部を行うことを認めている （薬剤師法第 22 条） ②処方箋の送付（FAX・メール等）　①医師が処方箋を交付 薬局　←　患者の居宅等 ④薬剤師が患者宅を訪問 ③薬剤の準備　計量，注射薬の混合，錠剤の粉砕等については，構造設備上一定の基準を満たしている薬局で行う ⑤薬剤師が処方箋を確認した上で，薬剤を交付 ・処方箋受渡し及び確認 ・疑義照会 ・残薬調整 ・薬剤交付 ・服薬指導 図 3　居宅における調剤業務の流れ (2)保険医療機関の医師の処方箋に基づいて，保険薬局で交付することができる注射薬や特定保険医療材料等の拡大[注7] (3)**医療用麻薬の円滑な提供体制の整備**（2-10-2　p.116） 在庫不足により急な麻薬処方箋に対応できない場合や，90 日を超えて麻薬を保管している場合には，近隣の麻薬小売業者間（事前に共同で麻薬小売業者間譲渡許可申請が必要）で譲渡・譲受することが可能 （麻向法施行規則第 9 条の 2 第 2 項） 同一都道府県内 麻薬小売業者のグループ　麻薬小売業者間譲渡許可申請書（薬局 A〜D の連名）　→　都道府県知事 薬局 A　薬局 B　薬局 C　薬局 D 麻薬小売業者間譲渡許可証明書 薬局 E　譲渡不可 図 4　医療用麻薬の譲渡・譲受体制 (4)無菌製剤の円滑な提供体制の整備 **「無菌製剤処理」とは，無菌調剤室・クリーンベンチ・安全キャビネット等の無菌環境の中で，無菌化した器具を使用し，無菌的な製剤を行うこと．自施設に無菌調剤設備を有していない場合，無菌調剤室のみ共同利用が可能である** ・無菌調剤の処方箋を受け付けた薬局は，無菌調剤室を有する薬局の無菌調剤室を利用して無菌製剤処理を行うことができる． ・共同利用する場合には，適正な管理を確保するため，処方箋受付薬局の薬局開設者が，事前に無菌調剤室提供薬局の協力を得て指針を策定し，無菌製剤処理を行う薬剤師に研修を実施する． （医薬品医療機器等法施行規則第 11 条の 8） (5)訪問薬剤管理の地域薬局間連携体制の整備 小規模薬局が近隣薬局と連携することで在宅医療に参画できる仕組みとして，**在宅基幹薬局**[注9]の薬剤師に代わって，**在宅協力薬局**の薬剤師が訪問薬剤管理指導を行うことが可能となっている[注10] 在宅協力薬局は，**在宅基幹薬局**と薬学的管理指導計画の内容を共有し，在宅基幹薬局の薬剤師が対応できない場合の臨時対応として，代わりに訪問薬剤管理指導を行うことを事前に患者や家族等に同意を得る必要がある	注 6）医療を受ける者の居宅等 ・居宅自宅（有料老人ホーム，グループホーム，適合高齢者専用賃貸住宅（サービス付き高齢者住宅）などを含む） ・施設（児童福祉，生活保護，老人福祉，障害自立支援などの各法に規定する施設）の居室 ※電子処方箋が発行された場合は，薬局に引換番号を送付し，薬局にて処方箋受領・内容確認等を行う 注 7）処方箋調剤が可能な注射薬には，インスリン製剤，中心静脈栄養法輸液，モルヒネやフェンタニル，オキシコドン等の医療用麻薬（鎮痛剤），抗悪性腫瘍剤，インターフェロン製剤，ステロイド，PPI，H_2 受容体遮断薬等がある 特定保険医療材料には，ディスポーザル注射器，針，携帯型ディスポーザブル注入ポンプ，輸液バッグ，チューブ，カテーテル，創傷被覆材などがある 注 8）2 名以上の保険薬剤師がいる薬局で，2 つ以上の注射液を無菌的に混合して（麻薬の場合は希釈も含む），中心静脈栄養法輸液，抗悪性腫瘍剤又は麻薬を製剤した場合，調剤報酬上，注射薬薬剤調製料の「無菌製剤処理加算」として評価される． 注 9）訪問薬剤管理指導を主に行っている薬局 注 10）調剤報酬上は，調剤技術料や薬剤料は在宅協力薬局が算定し，在宅患者訪問薬剤管理指導料（介護保険利用者の場合は，居宅療養管理指導費）は在宅基幹薬局が算定する

(2) 在宅医療における薬局・薬剤師の役割

項　目	内　　　容	備　　考
主な役割	在宅患者への最適かつ効果的で安全・安心な薬物療法の提供するために，以下の役割がある ・患家への医薬品・衛生材料の供給 ・患者の状態に応じた調剤〔一包化，簡易懸濁法，無菌調剤，医療用麻薬（廃棄含む）等〕 ・薬剤服用歴管理（薬の飲み合わせ等の確認） ・患者・家族に対する薬剤情報提供，服薬指導 ・服薬状況と副作用等のモニタリング ・残薬の管理，調整 ・服薬状況に応じた支援（お薬カレンダー，お薬ボックス等） ・在宅担当医への処方提案等 ・医療・介護・福祉関係者との連携・情報提供	
在宅患者訪問薬剤管理指導	医師の指示に基づき，薬剤師が薬学的管理指導計画を策定し，患者居宅を訪問して，薬学的の管理及び指導を行う[注1] 図5　在宅患者訪問薬剤管理指導の流れ	注1）調剤報酬上，「在宅患者訪問薬剤管理指導料」として評価される．事前に事業者として地方厚生局に届出申請が必要 注2）訪問指示は，処方箋の備考欄への記載や電話等の口頭による．必要に応じて，診療情報提供書で情報を受け取る 注3）計画は訪問前に策定．訪問後，処方変更時等，月1回以上は見直しをする
緊急時の対応	(1)訪問薬剤管理指導を行っている患者の状態が急変した場合等，主治医の急な求めに応じて，薬剤師が患家を訪問し必要な薬学的管理・指導を行う[注4] (2)在宅での療養を行っている患者で，通院が困難なものの状態の急変等に伴い，在宅医療を担う保険医の求めにより，関係する医療従事者と共同で患家を訪問し，カンファレンスに参加し，共同で療養上必要な指導を行う[注5]	注4）調剤報酬上，「在宅患者緊急訪問薬剤管理指導料」として評価されている 注5）調剤報酬上，「在宅患者緊急時等共同指導料」として評価されている
退院時の対応	保険医療機関に入院中の患者について，退院後の訪問薬剤管理指導を行う保険薬局（患者が指定する）の薬剤師が保険医療機関におもむき，患者の同意を得て，退院後の在宅での療養上必要な薬剤に関する説明や指導を，入院中の保険医療機関の保険医又は看護師等と共同で行った上で，文書による情報提供を行う[注6]	注6）調剤報酬上，「退院時共同指導料」として評価されている

(3) 介護における薬剤師の役割

項　目	内　　　容	備　　考
薬局・薬剤師の役割	(1)入退院時を含め，他の医療提供施設との服薬情報の一元的・継続的な情報連携 (2)居宅療養管理指導（居宅サービス事業） (3)福祉用具貸与サービス事業 (4)介護支援専門員	
居宅療養管理指導・介護予防居宅療養管理指導	薬剤師による訪問薬剤管理指導は，介護保険においては，要支援者は「介護予防居宅療養管理指導」，要介護者は「居宅療養管理指導」となる．実施内容は，医療保険における在宅患者訪問薬剤管理指導と同様である 介護保険法における薬剤師が行う居宅療養管理指導には，医師又は歯科医師の指示に基づき，薬剤師が薬学的管理指導計画を策定し，利用者の居宅を訪問し，薬歴管理，服薬指導，薬剤服用状況及び薬剤保管状況の確認等の薬学的管理指導がある．実施した内容については，速やかに記録を作成し，医師に報告する．また，必要に応じ他の関連職種に情報提供する[注1] 図6　薬剤師による居宅療養管理指導のながれ	注1）保険薬局は，みなし的に介護保険における指定サービス事業者として，一定の業務（居宅療養管理指導）を行うことができる 注2）介護保険の場合は，重要事項説明書による説明及び居宅療養管理指導契約書を交わす 注3）処方医に加えて，介護支援専門員にも文書で報告．他の職種にも情報共有する 注4）居宅療養管理指導は区分支給限度外

(3) 介護における薬剤師の役割（つづき）

福祉用具貸与	福祉用具取扱者の認定を取得すれば，薬局は「福祉用具貸与事業所」としての役割を果たすことができる[注5]	注5) 介護保険制度では，福祉関連機器の貸与は居宅サービスの1つに位置づけられている
介護支援専門員	介護支援専門員になるためには，実務研修を受講する必要があり，それを受講するために受講資格試験に合格しなければならない．実務経験5年以上の薬剤師は受講資格試験を受験することができる．介護保険の指定支援事業者，介護保険施設には，介護支援専門員の配置が義務づけられている[注6]	注6) 介護支援専門員は，介護保険において要支援・要介護と認定された人に対して，アセスメントに基づいたケアプランを作成したり，介護全般に関する相談援助・関係機関との連絡調整・介護保険の給付管理等を行う職種である

4-2-7 セルフメディケーションにおける薬剤師の役割

項　目	内　容
セルフメディケーションの重要性	一般用医薬品（OTC 薬）の使用を中心とするセルフメディケーション self medication は，今後の日本の地域医療において極めて重要な位置づけを有する．また，その実践は薬局薬剤師の業務において，調剤と並んで大きな柱である．特に，医薬品医療機器等法で制度化された要指導医薬品の適正な販売は，薬局薬剤師のみが行える重要な役割であり，国及び国民の期待は大きい
セルフメディケーションの定義づけ	(1)セルフメディケーションについて，WHO は「自分自身の健康の責任 responsible を持ち，軽度な身体の不調 minor ailments は自分で手当てする」と定義している（WHO，2000 年） (2)国際薬剤師・薬学連合 International Pharmaceutical Federation (FIP) は「セルフメディケーションとは，自分の意志で非処方箋薬を使用することである．薬剤師は，セルフメディケーションに利用可能な医薬品について支援，アドバイスおよび情報を人々に提供するのに，重要な役割を担っている」と定義している
セルフメディケーションの薬剤師の役割	(1)日本薬剤師会は，セルフメディケーションについての薬剤師の役割について，次のように定義している 　セルフメディケーションとは，自己の健康管理のため，医薬品等を自分の意思で使用することである．薬剤師は生活者に対し，医薬品等について情報を提供し，アドバイスする役割を担う (2)FIP は薬剤師の役割について，次のように定義している 　①薬剤師は，セルフメディケーションおよびセルフメディケーションに使用される医薬品について，信頼できかつ事実に基づいたアドバイスを提供するという義務を負っている 　②薬剤師は，処方箋なしで購入された医薬品の副作用について，規制当局に報告および製造会社に連絡する義務を負っている 　③薬剤師は，セルフメディケーションが不適切と判断した場合，医師の診断を薦める義務を負っている 　④薬剤師は，医薬品が注意深く保管および使用されるように，さらには，必要量以上に医薬品が購入されないようにする義務を負っている
セルフケアとセルフメディケーションの関係	(1)セルフメディケーションは，セルフケアを構成する一要素と解釈されている (2)人々が自分自身で健康をいかに確立し，維持し，病気を予防したり，手当てしたりすることへの概念は，世界的に広がりつつある (3)セルフケアの範囲は，①運動や食生活，②一般用医薬品，③漢方薬，④生薬製剤（含む民間薬），⑤サプリメント，⑥介護・看護，⑦心療・心理　など広範囲に及ぶ (4)セルフケアの関連因子は，①衛生，②栄養，③生活習慣，④環境因子，⑤社会経済的因子，⑥セルフメディケーション　などである 近年，生活習慣病の増大により，セルフプリベンション self prevention という広義の予防概念が重視され，セルフメディケーションはその中で，治療して対処する領域として位置づけられている したがって，その目的は，国民が医薬品等を適正に使用・利用し健康に繋げることであり，高騰する医療費の削減が目的ではない．したがって，セルフメディケーションを広義に捉えると「病気の人はその進行を抑え，健康な人は病気にならないように予防する」という意味が含まれる
用語の意味	①セルフケア　　　　　　　　self care　　　　：健康管理 ②セルフチェック　　　　　　self check　　　：体重・血糖値・体脂肪・血圧・食事のカロリー・運動などのチェック ③セルフプリベンション　　　self prevention：自己判断による予防 ④セルフメディケーション　　self medication：一般用医薬品など薬効のある製品を使う自己治療
広義のセルフメディケーション	NPO 法人セルフメディケーション推進協議会は，セルフメディケーションについて，広い意味の概念として，「未病の改善」や「生活習慣病の予防」のほかに，「OTC 薬の使用」，「ヘルスチェッカーの使用」，「サプリメントの活用」，「運動」，「介護」，「食生活の改善」など日常の生活範囲で行う管理を積極的に取り入れた「広い概念」をセルフメディケーションと位置づけ，薬局・薬剤師はその活動の中心に存在するものと位置づけている

219

4 -3 コミュニケーション

薬剤師は，販売又は授与した薬剤を患者や顧客が適正に取り扱い，薬剤の効果および安全性を確保するために，必要な情報を収集し，提供することが求められる
また，適正な薬物治療を遂行するためには，医師や他の医療従事者等との情報の共有が求められる
すなわち，薬剤師業務を行ううえで，患者，顧客，医療従事者等と良好なコミュニケーションをとることは，適正な薬物治療を行ううえで不可欠であるといえる

4-3-1 コミュニケーション

項　　目	内　　容
言語的コミュニケーションと非言語的コミュニケーション	人は通常，言語的コミュニケーション verbal communication と非言語的コミュニケーション non-verbal communication の両者を用いて相手に情報を伝達している 言語的コミュニケーションとは，言語（言葉）で伝える会話や文字によるコミュニケーションであり，非言語的コミュニケーションとは，身体的動作（表情，アイコンタクト，動作など），相手との距離，服装，側言語（声の大きさや高低，話すスピードなど）で伝えるコミュニケーションである 通常のコミュニケーションにおいては，人が受け取る情報の量は，言語（言葉）で受け取る情報よりも，非言語で受け取る情報のほうが多いことがさまざまな実験結果により示されており，対人関係において非言語的コミュニケーションの果たす役割は大きい
質　問　の　技　法	相手からの情報を的確に収集するためには，開いた質問 open-ended question と閉じた質問 closed-ended question の両者を使い分ける 開いた質問とは，相手（回答者）の気持ちや考えなどが自由に表現できるような質問法である．「いかがでしょうか」，「どうされましたか」，「お薬をどのように使っておられますか」などのように，相手が質問者に自由に情報を伝達できるような質問が該当する．具体例を引き出す場合や経過や感情を尋ねる場合などで使用されることが多い 一方，閉じた質問は，相手に特定の情報を求めるための質問法である．「痛みはありますか」，「薬は食前に服用されていますか」，「今朝の体温は何度でしたか」などのように，相手が「はい」，「いいえ」で回答できる質問，および，限られた選択肢の中から回答するような質問が該当する．閉じた質問は，質問者が知りたい必要な情報を迅速に得ることができる
患　者　と　の信頼関係の構築（患者との関係作り）	通常の服薬指導では，患者は薬剤師から薬の知識や情報を聞こうとしていて，情報を受け取る準備ができている．そのため薬剤師が知識や情報を伝え，患者はそれを"聞いて"内容を理解することができる（薬剤師が話の流れをコントロールし，正しい知識や情報を正確に伝え，それを患者は理解することで解決する）．一方，患者の中に疾病や服薬に関して，不安や後悔・怒り等があり，薬剤師の伝える知識や情報（通常の服薬指導）を受け取る準備ができていない場合もある．その場合，薬剤師は患者の言葉を"聴く"（患者の想いの内容を理解し，気持ちも受け止めようとする）ことが必要であり，患者の心に寄り添いながら話を"聴く"ことで，患者は"わかってもらえた"と感じ（患者との関係が"ON"になる），問題解決に向かう準備が整ってくる（参考：CBT-A 服薬支援研究会）．図1に1つの型として「関係作りの ABC」を示す 図1　関係作りの ABC （参考：堀越勝，認知行動療法を始める前に学んでおきたいコミュニケーションスキル・トレーニング，独立行政法人 国立精神・神経医療研究センター 認知行動療法センター）

4-3-2 相手への配慮

(1) 医療従事者に求められる姿勢

項　目	内　　容
傾　聴	医療従事者と患者との対話において，医療従事者に求められる基本的な態度は，相手の話をさえぎらず，うなずき，あいづちなどで相手の話を促しながら，真剣に聴く傾聴の姿勢である 医療従事者が，患者の話を聴きながら別のことを考えていたり，患者の話を聴いていても自分の体験や過去の患者の事例と重ね合わせたり，自分の考えと相手の意見との違和感が生じることにより，患者は相手に質問をしたり，意見を言いたくなくなるなどのブロッキング（心の壁）が起こりやすくなる 患者の話を傾聴するためには，医療者がブロッキングを自覚し，意識して話をさえぎらないように心がけて，話の内容だけでなくその話を通して表現される「気持ち」も丁寧に聴くことが大切である
受　容	相手の言葉・感情などを，自分の価値観で批判したり評価をせず，ありのままに受け止めることである．つまり，患者の状況，考えや気持ちが，医療従事者の意見や価値観と異なっていても，「その容認できない内容を含めて，患者の存在」を肯定することである
共　感	医療従事者が患者の立場になって同情したり，同感だと伝えることではなく，患者の立場であればおそらく同じように感じるであろうことを言語，非言語で伝えることである 医療従事者が患者に共感を示し，相手の気持ちに寄り添う状態を構築することは，患者の心を癒し，気づきを深める共感的な態度だけでなく，患者の話のなかで強い感情がみられた部分を捉えて，医療従事者が共感的に繰り返して確認することで，相手が本当に言いたかったことが伝わったかどうかを感じとることができる

(2) 病気と患者の心理

患者の治療を支援するためには，病気を持つ人の心理状態を察した上で接することが重要である
病気に対する一般的な心理として，以下のようなことが言われている

心理状態	説　明	補　足
退　行	子供に返った状態	自分はこの状態に対処できない，だから周囲に何とかしてほしいと助けを求める
抑　制	病気に対する感情をなくする心の動き	抑制：必要に応じて一時的に考えないようにする／比較的健康な防衛機制
抑　圧		抑圧：無意識のうち嫌なことに対する感情を押し殺す／マイナス面もある
否　認		否認：嫌なことを認めない（がんの診断は医師の誤りだとする）／有害になりうる
不　安	先が見えないことによる心の動き	病気によって最も一般的に起こる反応 具体的には社会的能力の低下，離別，愛情喪失，身体機能低下，判断力低下，痛みなど
怒　り	"なぜ自分が！"という理不尽さに対する心の反応	怒りの矛先はしばしば医師など医療者に向かう
悲　哀	喪失体験に伴う一般的な心の動き	さらにうつ状態に進展することもある

(参考：日本薬学会編，スタンダード薬学シリーズⅡ-1薬学総論Ⅰ，病気に対する患者の心理，東京化学同人，2015)

一方，死に直面した患者が死を受容するまでの心理状態の変化については，エリザベス・キューブラー・ロスの死の5段階の説（死の受容のプロセス）が広く知られている

第一段階：否認と孤立	"病気だなんて，そんなことはありえない" 自分だけが死に向かっているという孤独感
第二段階：怒　り	"なぜ自分がこんな病気に……" 忘れ去られるのではないかという恐怖も
第三段階：取り引き	"この病気が治るなら，何でもする"
第四段階：抑　鬱	"自分はもう役に立たない"
第五段階：受　容	すべてを受入れて，ある種の希望に至る

(参考：日本薬学会編，スタンダード薬学シリーズⅡ-1薬学総論Ⅰ，死の五段階，東京化学同人，2015)

4-3-3 行動科学

(1) アサーション

アサーションとは，自分の気持ち，考え，意見などを，自分に対して正直に，相手に対して素直に，その場に合った適切な方法で伝える自己表現のことである（自他尊重のコミュニケーション）．うまく自己表現できるかどうかは，その人が社会から得られる利益に関わってくる．つまり自己表現が適切にできる人は，生き生きとした人間関係を発展させ，そこから多くの情報や気付きを得ることができるが，自己表現が下手な人は社会から孤立しがちで，本来であれば得られた利得を阻害されてしまう．自己表現は大きく分けて3つのタイプがある

非主張的表現（Non-Assertive）	自分は2の次，相手を優先（I am not OK, You are OK）
攻撃的表現（Aggressive）	自分を優先，相手は無視・軽視（I am OK, You are not OK）
アサーション（Assertion）	自分を大切に，相手にも配慮（I am OK, You are OK）

他者の価値観を尊重しつつ自分の意見を主張することが大切だと認識したとしても，普段そのような言動をとらない人にとっては，どのような言語表現をすればよいのか戸惑うことがある．このような場合，アサーティブな態度のひな形として活用できるのがDESC法である

D "Describe"	相手の行動または状況を客観的，具体的に描写する ステップ1：何が問題か？
E "Express, Explain, Empathize"	相手の行動または状況に対するあなたの気持ちを評価的でなく冷静にかつ明確に表現する相手に共感する ステップ2：何が言いたいのか？
S "Specify"	相手にとってもらいたい行動を1つか2つ提案する（相手の同意を求める） ステップ3：どのように言うか？
C "Choose"	返事がイエスの場合．または同意されたことが遂行されたら，自分はどうできるかを伝える 返事がノーの場合．または，同意されたことが遂行されなかった時，自分はどうするかも伝える

（参考：改訂版アサーション・トレーニング，平木典子，金子書房，2009）

(2) 認知行動療法

認知行動療法（CBT：Cognitive Behavioral Therapy）とは，人間の気分や行動，身体反応は，"認知（ものの考え方・受け取り方）に影響を受ける"という理解に基づき，精神疾患を治療することを目的として構造化された精神療法である．現在では治療を目的とせず，ストレスなどによりつらい時，誰にでも役に立つ方法として，対人支援に関わるさまざまな職種・領域に有用なスキルとしても用いられている

認知再構成法は認知行動療法のスキルの1つであり，認知再構成法を用いた服薬支援アプローチ（参考：CBT-A服薬支援研究会）では不安な出来事などが起こったとき，患者の頭に浮かんだ考えを捉え，気分などを確認した上で，その考えを裏づける事実（根拠）とその考えと矛盾する事実（患者が気づいていない事実：反証）を薬剤師の問いかけにより，患者自身が自ら気づくよう導くことで，患者に視野を広げた考えを持ってもらい，その結果として，考え方が適応的（適応的思考）になり気分が楽になることが可能となる

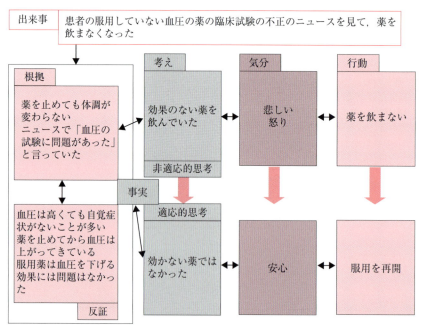

図1 認知再構成法を取り入れた服薬支援の例

（参考：CBT-A服薬支援研究会）

(3) 変化（行動変容）のステージモデル

変化のステージモデルは，行動変容をイベントとして捉えるのではなく，順次性のある一連のプロセスと捉え，適時適切なアプローチを行うことができる実践的なモデルとして，現在では喫煙をはじめ幅広い健康行動の実践に活用されている．変化のステージモデルは，次の4つの理論概念から構成されるトランスセオリティカルモデル（TTM）として構築されている

(1) 禁煙支援の研究から生まれた包括的健康行動モデル．次の4つの理論概念から構成されている．個人の準備状況に応じて最適な介入方法を用いることできる
  ① 変化のステージ：健康行動を獲得するまでの過程を「無関心期（前熟考期）」「関心期（熟考期）」「準備期」「実行期」「維持期」の5段階のステージに分類（図2）
  ② 変化のプロセス：各ステージの進行促進のため10のプロセス（働きかけ）を提示（図2）．準備期までは①〜⑤（個人の信念や価値観，感情に働きかける方法），準備期以降は⑥〜⑩に示すような具体的な支援によりステージを進めていく
  ③ 意思決定バランス：不健康な行動をとっているときと健康行動をとるようになったときのメリットとデメリットをあげ，どちらが優位かを検討
  ④ 自己効力感（セルフエフィカシー）：特定の状況下における行動遂行に対する自信感（見込み感）のことで，TTMの中ではその行動を妨げる要因を克服するために使われることが多い
(2) TTMは汎理論モデル，行動変容ステージモデル，変化ステージモデルなどとも呼ばれている
(3) わが国では禁煙サポートや2型糖尿病の療養指導などに幅広く活用されている

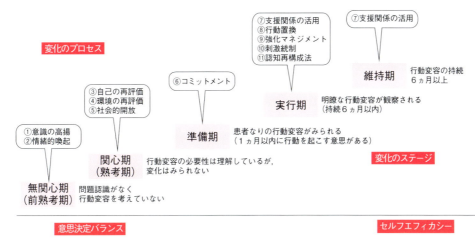

図2　トランスセオリティカルモデル

(参考：日本ファーマシューティカルコミュニケーション学会監，ファーマシューティカルケアのための医療コミュニケーション，南山堂，2014)

(4) エンパワメント

エンパワメントは，医療分野では「健康に影響を及ぼす行動や意思決定を，人々がよりよくコントロールできるようにするプロセス」といった定義がなされている．言い換えれば，薬剤師が支援者の立場をとり，患者やそれを支える家族の自己決定を促したり，動機付けしたり，自己効力感を高めたりする働きかけを表している

薬剤師が患者のエンパワメントを高めるには，下記原則に注意する必要がある

表1　エンパワメントの原則

① 目標を当事者が選択する
② 主導権と決定権を当事者が持つ
③ 問題点と解決策を当事者が考える
④ 新たな学びと，より力をつける機会として当事者が失敗や成功を分析する
⑤ 行動変容のために内的な強化因子を当事者と専門職の両者で発見し，それを増強する
⑥ 問題解決の過程に当事者の参加を促し，個人の責任を高める
⑦ 問題解決の過程を支えるネットワークと資源を充実させる
⑧ 当事者のウェルビーイングに対する意欲を高める

(参考：日本ファーマシューティカルコミュニケーション学会 編，基礎から学ぶ行動科学　理論とその技法，薬事日報社，2018)

索　引

欧文

C 型肝炎　110
CRC　65
GCP　5, 59, 60, 63
GCP 基準　75
GLP　59, 60
GLP 基準　74
GMP　59, 60
GMP 基準　73, 74, 76
GPSP　59, 60
GPSP 基準　77
GQP　57, 60
GQP 基準　74, 76, 89
GQP 省令　74
GVP　57, 59, 60
GVP 基準　77, 89
GVP 省令　74
HTA　200
ICER　198
MR　188
MS　188
OTC 医薬品　36
PBRER　67
phocomelia　110
PL 法　14, 15
PMS　59
QALY　198
QMS 省令　96
RMP　59
SMON 病　110

あ

アザラシ肢症　110
アナフィラキシーショック　110
アヘンアルカロイド系麻薬　117
アミノピリン　110
アンチ・ドーピング　209, 214
アンプル感冒薬　110
あへん　118, 132
あへんの独占権　132
あへん法　9, 132
安全性定期報告　59, 67
安全な血液製剤の安定供給の確保等に関する
　法律　9, 107
安楽死　7

い

インフォームド・コンセント　4, 65, 148
医業・歯科医業の独占　25
医師法　9, 25
医師法第 22 条　21
一般医療機器　94, 95
一般拠出金　112
一般病床　149
一般用医薬品　40, 41, 219
一般用医薬品の外箱表示　83
一般用医薬品の陳列　43
一般用医薬品の流通　188
医の倫理　5
医薬情報担当者　188
医薬品　32, 66, 85
医薬品安全性監視計画　59
医薬品，医薬部外品，化粧品，医療機器及び
　再生医療等製品の製造販売後安全管理の基
　準　77
医薬品，医薬部外品，化粧品及び再生医療等
　製品の品質管理の基準　76
医薬品医療機器総合機構法　111
医薬品，医療機器等の品質，有効性及び安全
　性の確保等に関する法律　9, 30
医薬品医療機器等法　9, 30, 116
医薬品及び医薬部外品の製造管理及び品質管
　理の基準　76
医薬品卸販売担当者　188
医薬品開発　60
医薬品生産金額　197
医薬品製造業　71, 72, 73
医薬品製造販売業　71
医薬品適正使用　207
医薬品等の広告　88
医薬品等の製造販売業の許可の権限　57
医薬品等の総括製造販売責任者等の変更命令
　　　104
医薬品の安全性に関する非臨床試験の実施の
　基準　74
医薬品の記載義務事項の表示の特例　83
医薬品の記載禁止事項　84
医薬品の供給　18
医薬品の情報提供　206
医薬品の製造及び品質管理に関する基準　73
医薬品の製造業の構造設備基準　73
医薬品の製造販売　57

医薬品の製造販売後の調査及び試験の実施の
　基準　77
医薬品の封　81
医薬品の分類　34
医薬品の臨床試験の実施の基準　5, 75
医薬品の臨床試験の実施の基準に関する省令
　　　63
医薬品販売業　52
医薬品表示　82
医薬品リスク管理計画　59
医薬品流通　188
医薬部外品　32, 89, 90
医薬分業　202, 204
医療 DX　155
医療安全　151, 153
医療過誤　153
医療機器　33, 85, 94
医療機器及び体外診断用医薬品の製造管理及
　び品質管理の基準に関する省令　96
医療機器修理業　96
医療機器の製造販売規制　95
医療機器の製造販売承認　95
医療機器の品質基準　96
医療技術評価　200
医療享受体制　30
医療計画　152
医療事故　4, 151, 153
医療事故調査　151
医療事故防止対策　154
医療施設数　163
医療従事者数　163
医療制度　8, 30, 168
医療提供施設　151, 205
医療提供制度　30
医療提供体制　151, 152
医療の担い手　4
医療法　9, 148
医療保険　162, 169
医療保険給付　168
医療保険制度　162, 166, 168
医療用医薬品　35
医療用医薬品の流通　188

う

うっかりドーピング　209
運営管理者　74

225

索　引

え

衛生検査所　28
疫学研究に関する倫理指針　4

お

お薬手帳　203
卸売販売業　52, 55
卸売販売業者　189
オンライン資格確認　156
オンライン診療　158
オンライン服薬指導　158

か

介護　215
介護給付　180
外国製造業者　73
介護認定審査会　182
介護報酬　185
介護保険制度　179, 180
介護保険法　10, 179
回収命令　104
改善命令　104
回復期機能　153
かかりつけ薬剤師　202
かかりつけ薬局　203
覚醒剤　127, 129
覚醒剤原料　128, 130, 131
覚醒剤取締法　9, 127
学校環境衛生基準　212
学校保健安全法　10, 212
学校薬剤師　212
家庭麻薬　118
家庭麻薬製造業者　118
家庭麻薬の製造　119
看護師　26
看護師の特定行為　26
監査　75
患者参加の医療　148
患者の権利　5
患者のための薬局ビジョン　205, 210
患者本位の医療　148
患者申出療養　170
感染救済給付　113
感染拠出金　113
感染症　69
感染症病床　149
感染症予防法　178
感度分析　199
管理医療機器　94, 95
管理薬　116

管理薬剤師　47

き

キノホルム　110
疑義照会　22
機構　114
機構法　111
希少疾病用医薬品　61, 66, 100
希少疾病用医療機器　100
希少疾病用再生医療等製品　100
規制対象向精神薬　122, 123
規制対象麻薬　117
規則　8
救済給付　111, 113
救済制度　114
急性期機能　153
協会けんぽ　166
共感　221
共済組合　166
行政的責任　13
行政命令　103, 104, 105
業として　135
業務体制省令　49
許可医薬品　112
許可生物由来製品　113
許可の取消し，業務の停止命令　105
居宅介護　215
居宅療養管理指導　181, 217
禁煙支援　207
緊急命令　104

く

クロイツフェルト・ヤコブ病　110
クロロキン　110
組合健保　166

け

経済評価　198, 199, 200
刑事的責任　13
傾聴　221
景品表示法　189
劇物　134, 135, 136, 144
劇物の譲渡手続・交付制限　141
劇物の廃棄・回収　142
劇物の表示　141
劇薬　79
けし　132
けしがら　118, 132
けし栽培者　132
化粧品　33, 91, 92

化粧品製造販売業　91
化粧品の表示　92
血液供給体制　107
血液凝固第IX因子製剤　110
血液製剤　107
結核病床　149
欠陥　14
血漿分画製剤　107
原価計算方式　186, 187
現金給付　168
献血者等　107
健康サポート薬局　50
健康保険　170
健康保険法　9
言語的コミュニケーションと非言語的コミュニケーション　220
検査命令　104
原資料　75
検体測定室　28
検体測定室に関するガイドライン　29
検定制度　78
原爆被爆者の医療等に関する法律　178
現物給付　168
憲法　8

こ

コカインアルカロイド系麻薬　117
コミュニケーション　220
コンパッショネート・ユース　174
公害健康被害補償法　178
後期高齢者医療広域連合　177
後期高齢者医療制度　169, 175, 177
公正競争規約　189
向精神薬　122
向精神薬取扱者　123
向精神薬の規制　124
合成麻薬　117
厚生労働省令で定める医薬品　66
公知申請　174
行動科学　222
高度管理医療機器　94, 95, 96
高度急性期機能　153
後発医薬品　187, 196, 206
後発医薬品の安心使用促進アクションプログラム　196
後発医薬品のさらなる使用促進のためのロードマップ　196
後発医薬品の数量シェア　196
公費負担　162
公費負担医療　178
興奮，幻覚，麻酔の作用を有する毒物劇物　144
高齢者医療制度　175

高齢者の医療の確保に関する法律　10
告示　8
国保連合会　171
国民医療費　191, 192, 193, 194
国民皆保険制度　166
国民健康保険　167, 170
国民健康保険組合　166
国民健康保険制度　170
国民健康保険団体連合会　170
国民健康保険法　10, 170
個人情報　16
個人情報取扱事業者　16
個人情報の保護に関する法律　10, 16
個人情報保護法　16, 17
個人番号カード　155
小分け　135
混合診療　170

さ

サリドマイド　110
災害医療　208
採血　107, 108
採血等の制限　108
再審査　59, 66, 68
再審査制度　66
再生医療　7
再生医療等製品　33, 85, 97
再生医療等の安全性の確保等に関する法律
　　9
在宅医療　215
在宅患者緊急時等共同指導料　217
在宅患者緊急訪問薬剤管理指導料　217
在宅患者訪問薬剤管理指導料　217
再評価　59, 67, 68
再評価制度　67
再評価対象医薬品　67

し

ジェネリック医薬品　196
ジュネーブ宣言　5
死　7
歯科医師法　9, 25
試験責任者　74
市場実勢価格加重平均値調整幅方式　187
死生観　7
質調整生存年　198
指定医薬部外品　90
指定第2類医薬品　40
指定薬物　101, 102
児童福祉法　178
支払基金　171

市販後調査　59
市販直後調査　71
社会医療診療行為別統計　195
社会扶助　160
社会保険　166
社会保険関係法規　2
社会保険診療報酬支払基金　171
社会保障給付費　160
社会保障財源　161
社会保障制度　160
守秘義務　65
守秘義務規定　65
准看護師　26
償還払　168
使用期限表示医薬品　82
使用成績の調査・報告義務　67
承認審査　61
承認申請　59
承認の取消し　105
情報提供　44, 45, 206
条約　8
条例　8
症例報告書　75
除外医薬品　73
職域保険　166
助産師　26
処方箋医薬品　35, 80, 81
処方箋医薬品以外の医療用医薬品　35
処方箋交付義務　25
処方箋による調剤　22
省令　8
新医薬品　66
新医療用配合剤　66
新効能・効果医薬品　66
審査支払機関　171
新指定医薬部外品　90
人体実験　5
身体障害者福祉法　178
新投与経路医薬品　66
新範囲医薬部外品　90
新薬　59
新用法・用量医薬品　66
信頼性保証部門責任者　74
診療応需義務　25
診療所　148
診療報酬　171, 184
診療録　25

す

スイッチOTC　37
スルピリン　110

せ

セルフメディケーション　219
生活保護法　178
請求明細書　171
精神病床　149
精神保健福祉法　178
製造　135
製造管理者　73
製造業　71
製造業者　107
製造業者等　14
製造専用医薬品　82
製造販売　57
製造販売業　71
製造販売業者　58, 107
製造販売後安全管理　59
製造販売後調査　66, 67
製造販売後調査・試験　59
製造販売後データベース調査　59
製造販売承認　59, 60, 61, 62
製造物　14
製造物責任　14
製造物責任法　10, 14
生物学的製剤　78
生物由来製品　98, 99
生物由来製品感染等被害救済業務　113
政令　8
設置管理医療機器　94
船員保険　166
先駆的医薬品　66
全国医療情報プラットフォーム　155
戦傷病者特別援護法　178
選定療養　170
先発医薬品　187

そ

ソリブジン　110
総括製造販売責任者　58
増分費用効果比　198
損害賠償制度　14
尊厳死　7

た

ダイレクトOTC　37
第1相試験　59, 65
第1類医薬品　40, 41
第2相試験　59, 65
第2類医薬品　40, 41, 42
第3相試験　59, 65
第3類医薬品　40, 41, 42

索　引

退院時共同指導料　217
体外診断用医薬品　93
大衆薬　37
対照薬　75
代諾者　75
大麻　133
大麻栽培者　133
大麻草　133
大麻草研究栽培者　133
大麻草採取栽培者　133
立入検査　103

ち

地域医療計画　207
地域医療支援病院　149
地域包括ケアシステム　215
地域保険　166
地域薬局　205
治験　4, 59, 63, 64
治験実施医療機関　75
治験審査委員会　75
治験の基準適合性に関する調査　64
治験薬 GMP　74
治験薬提供者　75
注意事項等情報の公表　85
注意事項等情報の届出等　86
調剤　18, 21, 205
調剤応需義務　21
調剤業務　21, 46
調剤権　21
調剤された薬剤　34, 44, 45
調剤の場所　21
調剤報酬　171, 184, 185
調剤録　23

つ

通知　8

て

適応外使用　174
電子カルテ情報共有サービス　157
電子処方箋　157
店舗販売業　52, 53, 54

と

ドーピング　209, 214
トランスセオリティカルモデル　223
同一性新医薬品　66
統一名収載方式　186

独占禁止法　189
特定医療機器　94
特定管理医療機器　96
特定機能病院　150
特定健康診査　176
特定行為　26, 27
特定疾病　180
特定生物由来製品　98
特定毒物　135, 136, 139, 140
特定販売　50
特定保健指導　176
特定保守管理医療機器　94, 96
特定麻薬等原料卸小売業者　118
特定麻薬等原料製造業者　118
特定用途医薬品　66
毒物　134, 135, 136, 144
毒物及び劇物指定令　135
毒物及び劇物取締法　9, 134, 147
毒物劇物営業者　135, 137, 142
毒物劇物取扱責任者　138, 143
毒物の譲渡手続・交付制限　141
毒物の廃棄・回収　142
毒物の表示　141
匿名加工情報　16
毒薬　79
毒薬劇薬表示　79
独立行政法人医薬品医療機器総合機構法
　　　　　　　　　　　　　　　　9, 110
特例承認　62
閉じた質問　220
届出体外診断用医薬品　93

に

日本医療機能評価機構　4
日本薬局方　78

の

農業用品に対する着色　145
脳死　7

は

ハインリッヒの法則　4, 153
廃棄命令　104
配置販売業　52, 56
罰則　24, 106
判断樹モデル　199
販売業者　107
販売体制の整備命令　104

ひ

ヒト乾燥硬膜　110
ヒポクラテスの誓い　5
ヒヤリ・ハット事例　4, 153
非加熱濃縮血液製剤　110
被験薬　75
被験薬の副作用等　64
非特異性脳脊髄膜炎　110
人血漿　107
病院　148
評価療養　170
被用者保険　166
標準型電子カルテシステム　156
病床　149
病床機能報告対象病院等　153
病床の機能区分　153
開いた質問　220
品質基準　78
品質再評価　68

ふ

ファーマシューティカル・ケア　205
フィブリノゲン製剤　110
フェーズⅠ　59
フェーズⅡ　59
フェーズⅢ　59
付加拠出金　112
副作用　69
副作用・感染症報告制度　69, 70
副作用救済給付　111
副作用救済制度　111
副作用被害　110
副作用被害救済制度，要指導・一般用医薬品
　の　37
福祉的医療業務従事者　163
福祉用具貸与事業所　218
服薬管理　206
服薬指導　23, 206
不当景品類及び不当表示防止法　189
分割調剤　206
分割販売　36

へ

ペニシリン注射剤　110
ヘルシンキ宣言　5

ほ

法規　8
報告命令　103

索引

防除用医薬部外品　90
訪問薬剤管理指導　216
法律　2,8
法令　8
保険医　172
保険医療機関　171
保健衛生上の見地　134
保健衛生法規　2
保険外併用療養費制度　170
保健師　26
保健師助産師看護師法　9,26
保険薬剤師　172
保険薬局　171
母子保健法　178

ま

マイナンバー制度　155
マルコフモデル　199
麻薬　117
麻薬及び向精神薬取締法　9,116
麻薬管理者　118,121
麻薬研究者　118,120
麻薬原料植物　118,126
麻薬向精神薬原料　126
麻薬小売業者　118,121
麻薬施用者　118,121
麻薬中毒　118
麻薬取扱者　118
麻薬の管理　121
麻薬の禁止行為　119
慢性期機能　153

み

未承認医薬品　174
自ら治験を実施する者　75
民事的責任　12
民法　12

む

無処方箋調剤　22

め

銘柄別収載方式　186

も

モデル分析　199
モニタリング　75
網膜症　110

や

薬害　110
薬害エイズ　110
薬学的管理　205
薬学的知見に基づく指導　44
薬剤師行動規範　4,6
薬剤師行動計画　210
薬剤師綱領　6
薬剤師国家試験　20
薬剤師大憲章　202
薬剤師の将来ビジョン　210
薬剤師法　9,18
薬剤師免許　19
薬剤料　184,185,195
薬事衛生　18,207
薬事関係法規　2
薬事監視　103,104,105
薬事監視員　105
薬物濫用対策　116
薬歴　203
薬価基準　35,186
薬価基準収載申請　59
薬価基準制度　186
薬価差　186
薬価調査　187
薬価の補正加算　186
薬機法　30
薬局　47,205
薬局医薬品　34,35
薬局開設者の遵守事項　50,51
薬局管理者　47
薬局業務運営ガイドライン　210
薬局製剤　36,74
薬局製造販売医薬品　36,74
薬局製造販売医薬品の製造販売・製造業の構造設備の特例　49
薬局製造販売医薬品の製造販売に係る許可　57
薬局調剤医療費　194
薬局等構造設備基準　73
薬局等構造設備規則　48

薬局並びに店舗販売業及び配置販売業の業務を行う体制を定める省令　49
薬局の開設　47
薬局の管理及び運営に関する掲示　51
薬局のグランドデザイン　203,210
薬局の求められる機能とあるべき姿　211

ゆ

有害事象　75,110
優先審査　61
輸血　107

よ

要介護者　180
要介護状態　180
容器等への符号等の記載　85
要支援者　180
要支援状態　180
要指導・一般用医薬品　34,36
要指導医薬品　37,38
要指導医薬品及び一般用医薬品の販売制度に関する掲示　51
要配慮個人情報　16
予防給付　180

り

リスクマネジメント　154
リスボン宣言　5
療養病床　149
臨床研究コーディネーター　65
臨床研究中核病院　150
臨床研究法　9
臨床検査技師　28
臨床検査技師等に関する法律　28
臨床試験　59
倫理　2

る

類似薬効比較方式　186,187

れ

レギュラトリーサイエンス　115
レセプト　171

MEMO

MEMO

MEMO

薬事法規・制度・倫理マニュアル

1989年 2月20日	1版1刷	©2025
2023年 4月 1日	16版1刷	
2025年 4月 1日	17版1刷	

編著者
　かめい み わ こ　　おん だ みつ こ　　うらやま たか お　　あか ば ね ひでのり
　亀井美和子　恩田光子　浦山隆雄　赤羽根秀宜

発行者
　株式会社 南山堂　代表者 鈴木幹太
　〒113-0034　東京都文京区湯島 4-1-11
　TEL 代表 03-5689-7850　www.nanzando.com

ISBN 978-4-525-71237-2

JCOPY ＜出版者著作権管理機構 委託出版物＞
複製を行う場合はそのつど事前に(一社)出版者著作権管理機構(電話03-5244-5088,
FAX 03-5244-5089, e-mail: info@jcopy.or.jp)の許諾を得るようお願いいたします.

本書の内容を無断で複製することは，著作権法上での例外を除き禁じられています．
また，代行業者等の第三者に依頼してスキャニング，デジタルデータ化を行うことは
認められておりません．